HANIZU
YAOWUZHI

哈尼族药物志

主 编

陈 佳 尹子丽 冯德强

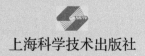

上海科学技术出版社

内 容 提 要

　　哈尼族医药文化是我国民族医药文化宝库中熠熠生辉的一块瑰宝。本书的编写,基于对哈尼族居住较为集中的云南省红河、墨江、镇沅、勐海等市县开展药物调查,并完成100余位民间哈尼族医生田野调查,以及对新中国成立以来的哈尼族医药专著、论文等研究成果的全面整理。全书共3章,共收录哈尼药912味,附方2329首。第一章为植物类哈尼药,共收录有功效主治记录的哈尼药749味,附方2181首。第二章为动物类哈尼药,共收录有功效主治记录的哈尼药49味,附方148首。第三章为文献记载哈尼药,包括植物类103味,动物类11味。通过一手的田野调查资料及对原有哈尼族文献进行规范化整理,本书解决了诸多哈尼药同名异物和同物异名问题,并补充了对应的中医药用经验、毒性和使用禁忌,完善哈尼族药用经验收录,使得药物描述涵盖的内容更详实系统。本书的出版,有助于推动哈尼族药物规范化和标准化系统整理研究进程,并为哈尼族药物的科学评价、保护开发,以及哈尼族医药的传承发展提供帮助。

　　本书内容详实,全景式规范化地展现了当前哈尼族药物概况,可为哈尼族医药的科研、教学、应用等提供有效参考。

图书在版编目（CIP）数据

哈尼族药物志 / 陈佳，尹子丽，冯德强主编. —— 上海 ：上海科学技术出版社，2022.8
ISBN 978-7-5478-5745-8

Ⅰ. ①哈… Ⅱ. ①陈… ②尹… ③冯… Ⅲ. ①哈尼族—民族医学—中药志 Ⅳ. ①R295.4

中国版本图书馆CIP数据核字(2022)第128304号

哈尼族药物志
主编　陈　佳　尹子丽　冯德强

上海世纪出版(集团)有限公司
上海科学技术出版社　出版、发行
(上海市闵行区号景路159弄A座9F-10F)
邮政编码201101　　www.sstp.cn
上海展强印刷有限公司印刷
开本787×1092　1/16　印张25
字数：560千字
2022年8月第1版　2022年8月第1次印刷
ISBN 978 - 7 - 5478 - 5745 - 8/R · 2520
定价：168.00元

编委会名单

主 编

陈　佳　尹子丽　冯德强

副主编

何婧琳　浦仕彪　罗淑杰　段小花

编　委

（按姓氏笔画排序）

尹丽芳　孔春芹　玉儿光　玉叫的　冯泽辉　刘冬云
米　琪　杨　锐　杨玉红　杨丽萍　李　媛　李明明
李琼超　张　继　张莹莹　张雪梅　张雅琼　陈　普
明　惠　罗文秀　查媛媛　徐　雨　郭　英　郭沛鑫
董波丽　静　也　谭　慧　谭文红　濮玉冰

前　言

哈尼族作为中华民族大家庭的成员之一,是云南省独有的少数民族。哈尼族自称"哈尼""爱伲""豪尼""卡多""碧约""白宏"等,史称"和蛮""和泥""窝泥""俄泥""哈泥""阿泥"等,其先民可能是古代羌人南移后的分支。哈尼族世代居住在云南的红河、澜沧江流域以及哀牢山与无量山之间的广大山区和半山区,该地区高山峡谷众多、土地贫瘠、环境严酷,但气候温和、植被丰富。哈尼族人民在如此独特的自然环境中繁衍生息,经过长期的生存斗争,积累了丰富的疾病治疗和药用经验,逐渐孕育出熠熠生辉的哈尼族医药文化。

基于"土杰毛若、毛若土杰(通则不痛、痛则不痛)"的医理,哈尼族喜用单验方和药食同源药物,较少使用矿物类药物;常采用取象比类的思维方法,即将药物与其形态色泽、生存环境、生长特性等因素联系起来进行类比,依据"药以其类,同形相趋,同气相求"的原则来认识药物的功效,并指导临床用药;由于信仰"万物有灵",哈尼族药物多就地取材,且种类丰富多样,具有明显的地域性和一定的独特性。新中国成立前的哈尼族没有文字,对本民族医药文化的传承只能以口传心授的方式进行;同时受家族传承、师徒传承等传统思想影响,哈尼族医药经验散在于民间,未能充分发展而形成完整的理论体系,在一些地区甚至处在濒临失传的局面。新中国成立后的哈尼族有了文字,哈尼族聚居地区的政府和科研机构制定并实施了一系列保护和发展措施,对哈尼族医药知识、特色医疗技术和民间医生的用药经验进行发掘整理,使得哈尼族医药得到较快发展,为祖国的医药宝库增添了新的篇章。然而,民间哈尼族医生逐渐萎缩、后继乏人的现状并未得到有效改善,哈尼族医药的传承和发展仍然面临基础薄弱,理论体系建设不完善,传承体系不健全,教学体系未建立,基础性的临床发掘成果亟待科学评价,同时也尚未见哈尼族药物临床和生产的省级标准等问题。加强对哈尼医药的挖掘整理和传承发展工作是一项任重道远的艰巨任务。

哈尼族药物的规范性整理研究是挖掘整理哈尼医药文化,促进其传承发展的重要手段。以哈尼族药物的名称和基原植物的确定为例,哈尼族目前使用哈雅、碧卡、豪白三大方言,三大方言中又分为哈尼次方言、雅尼次方言、碧约次方言、豪尼次方言、白宏次方言等,方言体系的复杂性造成哈尼族药物别名较多,多种多样的别名亦造成同名异物和同物异名现象突出,基原植物混淆的情况多见。因此,规范化和标准化的哈尼族药物专著的出版能够为哈尼族药物的标准制定、科学评价、人才教育和开发利用提供帮助。目前临床使用的哈尼族药物估计约 800 余种,被著作收录的不足 500 种。已被收录的药物中,同一哈尼族药物在各地区不同发音的名称未完整收录;同名异物和同物异名现象较突出,某些药物的正品基原混淆,亟待厘清;部分药物的哈尼药名、中文名、拉丁名未规范统一;部分药物的采收加工、药用经验、使用禁忌等资料不全,需要补充和更新。为此,本书在国家重点研发计划"中医药现代化研究"专项民族医药发掘整理与学术传承研究课题"独龙族等 8个民族医药抢救性发掘研究"(2017YFC1703901)的支持下,对哈尼族药物进行规范化和标准化的系统整理研究,以期为哈尼族药物的科学评价、保护开发,以及哈尼医药的传承发展提供参考。

　　本书共 3 章。第一章为植物类哈尼药,共收录有功效主治的哈尼药 749 味,来源 151科 453 属,附方 2 181 首。第二章为动物类哈尼药,共收录有功效主治的哈尼药 49 味,来源 42 科,附方 148 首。第三章为文献中出现但信息不全或待考证的哈尼药,包括植物类103 味,来源 56 科 99 属;动物类 11 味,来源 11 科。全书共收录植物类哈尼药 852 味,动物类哈尼药 60 味,其中 80 余味药物为哈尼族特有的习用药物。本书记载的动物类哈尼药,是为反映哈尼族在历史沿革中对动物药物的使用,其中涉及的猴、穿山甲、熊、象等已禁用或限用的动物药种类,仅是对哈尼族医药文化的记录,不作为使用参考,特此说明。

本书力求药物基原明确,物种鉴定准确,完整地对哈尼族药物信息进行全面收录,是目前收录哈尼族药物种类最多,资料最全,集知识性、工具性和资料性为一体的哈尼族药物规范化研究全景专著,将为哈尼医药的普及、科研、教学和开发提供重要参考,对推动哈尼医药的挖掘整理和传承发展具有重要意义。

国家重点研发计划"中医药现代化研究"专项民族医药发掘整理与学术传承研究课题"独龙族等8个民族医药抢救性发掘研究"(2017YFC1703901)为本书提供编研经费。云南省傣医药与彝医药重点实验室、云南中医药大学民族医药学院、云南中医药大学中药学院、普洱市民族传统医药研究所、中国民族医药协会、墨江县中医医院等单位的专家参与本书编写,或在编写过程中给予编者专业的指导和热情的鼓励。本书在编撰过程中,走访了许多哈尼族民间医生,他们积极主动地献方献药,为本书提供了宝贵的第一手资料。在此,对参与和提供指导帮助的专家、民间医生表示衷心的感谢!

完全掌握哈尼族药物资料,还需要长时间深入的调查研究,尽管编者在编写过程中竭尽所能,但书中难免出现错漏和不足之处,恳请专家、读者批评指正,提出宝贵意见,以便今后进一步完善。愿共同努力,促进哈尼医药的进步、传承和可持续发展!

冯德强

2021 年 3 月 1 日

凡　例

本书基于下列编写原则完成编纂。

1. 全书内容基于野外调查结果并参考哈尼族医药和中医药相关文献,引用的参考文献见附录。

2. 各类哈尼族药物在书中按其来源的植物/动物拉丁学名排序,植物拉丁学名参考《中国植物志》和《云南植物志》,动物拉丁学名参考《中国动物志》。

3. 每种哈尼族药物的哈尼药名、别名以常见地方名为序。

4. 每种哈尼族药物包括:哈尼药名,别名,来源,植物形态,生境分布,哈尼族药用经验,中医药用经验,附注等项目。因资料收集等原因,少数哈尼药物有缺项。

5. "哈尼药名"条目中罗列该种哈尼药由哈尼语到汉语的音译名。哈尼族在云南省分布的地域广泛,方言众多,同一种哈尼药可能有多种哈尼语名称,音译名也有所不同。因此,类似发音的音译名之间用顿号连接,能够确定地域者标注在后面;不同发音或不同地域的音译名之间用分号相隔;部分音译名有国际音标,国际音标标注在前面。

6. "别名"条目中罗列该种哈尼药在云南省的常见别名。

7. "来源"条目中包括该种哈尼药的基原、药用部位和采收加工。

8. "植物形态"条目中描述该种哈尼药基原植物的形态特征。

9. "生境分布"条目中描述该种哈尼药的常见生境,罗列其在云南省分布的主要地区。

10. "哈尼族药用经验"条目中包括哈尼医对该种哈尼药的药性、药味和功效的认识,以及使用经验。

11. "中医药用经验"条目中罗列中医对同一基原植物的中药性味、归经和功效认识,供读者与哈尼族药用经验对照。

12. "附注"条目中包括该哈尼药的使用禁忌、是否为哈尼族特色习用药物、同名异物和异物同名现象等说明。

13. 附基原拉丁名索引、哈尼药名索引和药材中文名索引,方便读者查阅。

目　录

· 第二章　动物类哈尼药 ·

309

· 第三章　文献记载哈尼药 ·

333

• 索引 •

• 参考文献 •

第一章

植物类哈尼药

　　植物类哈尼药是哈尼医药宝库中最重要的组成部分,其种类最多、使用频率最高、药用经验最丰富。植物类哈尼药有草本、灌木、乔木和藤本,包括真菌类、蕨类、裸子植物、单子叶植物和双子叶植物,其中豆科、菊科、茜草科、唇形科等科的植物最为常见,其次是百合科、大戟科、芸香科、蔷薇科、毛茛科、萝藦科、姜科、马鞭草科、桑科、天南星科、蓼科、茄科、禾本科、樟科、兰科、伞形科、胡椒科等科的植物,蕨类植物中常见石松科、卷柏科、水龙骨科、石杉科、木贼科、瓶尔小草科、阴地蕨科、海金沙科、槲蕨科等。哈尼族医生在使用植物类哈尼药时擅鲜用或入药膳,喜用单方,配方简练,注重里外并重、内病外治。药材的各个部位皆能入药,其中全草最为常见,其次是根及根茎、茎、藤、皮、叶、枝、芯材、花、鳞茎及珠芽、果实及种子、汁、寄生物等。药材加工方式简单,多经洗、切、晾晒后备用,亦有酒炒、泡、煨、蒸、煮、炖等加工方式。常见剂型有煎剂、酒剂、散剂、洗剂等,可作内服、冲服、外敷、外洗、涂擦、嚼服、熏蒸等。常见功效有清热解毒、活血、散瘀、祛风、除湿、消肿、止痛、止血、接骨、利尿、止咳、收敛、解痉、健胃、健脾、益肾、滋补、安神等。常用于治疗跌打损伤、风湿疼痛,以及肝炎、肝脾肿大、急慢性肠胃炎、腹泻等消化道疾病,气管炎、咽炎、肺炎、肺结核、哮喘等呼吸道疾病,肾炎、尿路感染、尿路结石等泌尿系统疾病,月经不调、白带、崩漏、

产后病、流产等妇产科疾病,以及骨折脱臼,感冒,发热,乳腺炎,心慌心悸,头痛,胆石症,带状疱疹,疮疡肿痛,皮炎,烫伤,疟疾,痞块,目翳,遗精,毒蛇咬伤,高血压,糖尿病,癌症,神经衰弱等症,部分药物用于解毒。

哈尼族大多居住在海拔 800～2 500 m 的热带、亚热带山区,茫茫原始森林以其丰富多样的生态系统和生物多样性成为哈尼医药天然的药材库,因此植物类哈尼药具有明显的地域性和一定的独特性,哈尼族特有的习用植物药多达 80 余种。哈尼族本身具有保护生态的传统价值观念,草果、砂仁、马蓝、重楼、野三七、葛根、大血藤等药材的种植历史悠久。哈尼族居住地区是全国草果、马蓝种植面积最大、产量最多、质量最好的地区。但是近年来,受到药材资源的过度采挖、自然栖息地受到破坏、哈尼医药文化遗失等原因的影响,植物类哈尼药的使用和发展面临诸多挑战。金毛狗脊、金芭蕉、大草乌、小白及、滇重楼、小芭蕉、云南独蒜兰、石竹子、姜状三七等药材的野生种群数量急剧减少,已被列入中国红色物种保护名录和濒危物种国际贸易公约附录中。本章对植物类哈尼药进行了全面的收录和规范性整理,期望为植物类哈尼药的基础研究,多样性可持续保护,种植、产业化发展和知识产权保护等工作提供帮助。

1 野棉花娘

哈尼药名 · Caqlal almaq baqhal 查拉啊麻罢哈(元江);阿米撒腊腊然(普洱)。

别名 · 黄茄花,野棉花,山芙蓉,假芙蓉。

来源 · 为锦葵科秋葵属长毛黄葵 *Abelmoschus crinitus* 的根、种子、花。根:秋、冬季采,洗净,切片晒干。花:7—9月采,阴干或烘干。

植物形态 · 多年生草本,全株被黄色长硬毛。茎下部的叶圆形具5浅裂;茎中部的叶心形,具粗齿,茎上部的叶箭形;托叶线形。花顶生或腋生,3～9朵花排列成总状花序;小苞片线形;萼佛焰苞状,较长于小苞片;花黄色,花柱枝5,柱头扁平。蒴果近球形;种子多数,肾形,具乳突状脉纹。花期5—9月。

生境分布 · 分布于云南省双柏、金平、河口、文山、红河、西双版纳、临沧等地。生于海拔300～1300 m的草坡。

哈尼族药用经验 · 清热利湿,利尿通淋。

(1)黄疸型肝炎:野棉花娘根30 g,龙胆草6 g。水煎服,每日1剂,每日3次。

(2)血淋:野棉花娘种子10 g(捣碎),木通15 g,连翘15 g,猪鬃草15 g,滑石10 g,仙鹤草10 g,甘草5 g。水煎服,每日1剂,每日3次。

中医药用经验 · 味淡,性平。归肺经。根:健脾消食,解毒。花:解毒敛疮。

附注 · 哈尼族特色习用药物。

2 野棉花

哈尼药名 · Almilsaqlaq laqssaq 阿迷撒拉拉然。

别名 · 大号花,野油麻,芙蓉麻,麝香秋葵,香秋葵。

来源 · 为锦葵科秋葵属黄葵 *Abelmoschus moschatus* 的根、全株。全年均可采根,洗净切片,晒干。

植物形态 · 一年生或二年生草本,全体密生黄色短茸毛。根粗壮,富含黏胶质。叶通常掌状5～7深裂,裂片披针形至三角形,边缘具不规则锯齿。花单生于叶腋间,花梗被倒硬毛;小苞片8～10,线形;花萼佛焰苞状,5裂;花黄色,内面基部暗紫色。蒴果长圆形,顶端尖,被黄色长硬毛;种子肾形,具腺状脉纹,有香味。花期6—10月。

生境分布 · 分布于云南省红河、西双版纳、德宏、昆明、景谷、金平、河口等地。生于平原、山谷、溪涧旁或山坡灌丛中。

哈尼族药用经验 · 味苦,性寒。祛瘀止痛,理气杀虫,拔毒生肌。

(1)风湿痛:野棉花10 g,辣椒根10 g,生姜10 g。水煎服。

(2)蛔虫症:野棉花10 g,花椒5粒。水煎服。

(3)痈疮,无名肿毒:野棉花鲜品,捣敷。

(4)烫火伤:野棉花研粉,加菜油调匀,外搽。

中医药用经验 · 味微甘,性寒。归心、肺经。清热解毒,下乳通便。

附注 ·

(1)同属植物黄蜀葵 *Abelmoschus manihot*,哈尼药名亦为"Almilsaqlaq laqssaq 阿迷撒拉拉然",或名"Biqyoq 碧约"、"连好潮落"(普洱),与本品功效相同。

(2)以"野棉花"为名入药的尚有同属植物长毛黄葵 *Abelmoschus crinitus*(见"野棉花娘"词条);锦葵科木槿属美丽芙蓉 *Hibiscus indicus*(见"野槿麻"词条);锦葵科梵天花属地桃花 *Urena lobata*(见"地桃花"词条);毛茛科银莲花属野棉花 *Anemone vitifolia*、打破碗花花 *Anemone hupehensis*、大火草 *Anemone tomentosa* 等,功效不同,用时注意区分。

3 磨盘草

哈尼药名·Paqhheq yobol 扒额药波。

别名·苘麻,白麻,青麻,累子草,磨片果,覆盆子,合包花。

来源·为锦葵科苘麻属磨盘草 *Abutilon indicum* var. *indicum* 的全草。夏秋采收,切碎,晒干备用。

植物形态·一年生或多年生直立的亚灌木状草本。叶卵圆形或近圆形,先端短尖或渐尖,基部心形,边缘具不规则锯齿,两面均密被灰色星状柔毛;叶柄被灰色短柔毛和疏丝状长毛;托叶钻形,外弯。花单生于叶腋,近顶端具节,被灰色星状柔毛;花萼盘状,密被灰色柔毛;花黄色,花瓣5,较萼稍长,瓣上具明显脉纹。果为倒圆形似磨盘,成熟后裂开。种子肾形,被毛。花期7—10月。

生境分布·分布于云南省东南部。生于海拔140~800 m的山坡、旷野、路旁。

哈尼族药用经验·味苦,性平。疏风清热,消滞利湿,止血。

(1)痈疮肿毒:磨盘草鲜品,加蜂蜜捣烂外敷。

(2)痢疾,中耳炎:磨盘草10~30 g。水煎服。

(3)耳鸣,耳聋:磨盘草10~30 g。配方后水煎服。

(4)关节酸痛:磨盘草根15 g,金毛木通15 g。泡酒500 mL,每次服10~15 mL。

中医药用经验·味甘、淡,性平。归肺、肾经。疏风清热,化痰止咳,消肿解毒。

附注·

(1)孕妇慎服。

(2)同属植物苘麻 *Abutilon theophrasti* 和恶味苘麻 *Abutilon hirtum* 的哈尼药名亦为"Paqhheq yobol 扒额药波",前者功效与本品相似,后者功效与本品不同。恶味苘麻,别名"黄花磨盘草""团叶子草树",是哈尼族特色习用药物,哈尼族以根、种子入药。健脾消食,利水消肿。①饮食积滞:恶味苘麻种子10 g。炒黄研末,红糖为引内服。②脾虚水肿:恶味苘麻15 g,血莽草10 g,夏枯草12 g。水煎服。

4 三加皮

哈尼药名·珠朵。

别名·鸡脚菜,刺五爪,鹅掌筋,三叶五加,白茨根,白竻根。

来源·为五加科五加属白簕 *Acanthopanax trifoliatus* var. *trifoliatus* 的根皮。全株、根:全年可采,洗净,切片,晒干。叶:夏、秋季采,鲜用或阴干。

植物形态·灌木;枝软弱铺散,常依持他物上升,疏生下向刺;刺基部扁平,先端钩曲。叶有小叶3,稀4~5,纸质,椭圆状卵形至椭圆状长圆形,边缘有细锯齿或钝齿。伞形花序3~10个、稀多至20个组成顶生复伞形花序或圆锥花序,有花多数,稀少数;花黄绿色;萼边缘有5个三角形小齿;花瓣5,三角状卵形,开花时反曲;雄蕊5。果实扁球形,黑色。花期8—11月,果期9—12月。

生境分布·分布于云南省各地。生于海平面以上至3 200 m的村落、山坡路旁、林缘、灌丛中。

哈尼族药用经验·根茎用于肝炎。

中医药用经验·味苦、辛,性凉。清热解毒,祛风利湿,活血舒筋。

附注·

(1)孕妇慎服。

(2)同属植物刚毛白簕 *Eleutherococcus*

setosus、康定五加 *Eleutherococcus lasiogyne* 亦作"三加皮"入药。

5 土一枝蒿

哈尼药名 · Eilheiq 一枝蒿；吃母（红河）；尺目。

别名 · 飞天蜈蚣，蜈蚣草，蓍草，西南蓍草，白花一枝蒿，野一枝蒿，乱头发。

来源 · 为菊科蓍属云南蓍 *Achillea wilsoni-ana* 的全草、地上部分。夏、秋季采收，鲜用或切段晒干。

植物形态 · 多年生草本。茎中部以上被较密的长柔毛，叶腋常有不育枝。叶无柄，下部叶在花期凋落，中部叶矩圆形，二回羽状全裂。头状花序多数，集成复伞房花序；总苞片3层，覆瓦状排列，卵状披针形；托片披针形，具稍带褐色的膜质透明边缘。边花6～8(16)朵；舌片白色，偶有淡粉红色边缘，顶端具深或浅的3齿，翅状扁；管状花淡黄色或白色。瘦果矩圆状楔形，具翅。花果期7—9月。

生境分布 · 分布于云南省香格里拉、宁蒗、维西、大理、曲靖、盐津等地。生于海拔2300～3600 m的灌丛中或山坡草地。

哈尼族药用经验 · 止血，消炎止痛。用于月经不调，痈疖肿痛。

中医药用经验 · 味辛，性温。归肝、胃、心经。消肿止痛，活血祛风。

附注 ·

（1）有毒，不可过量服用，孕妇禁服。

（2）同属植物高山蓍 *Achillea alpina*、蓍 *Achillea millefolium* 与本品功效类似。

6 土牛膝

哈尼药名 · Miqsaoqsaoqnil 棉梭梭呢；梭呢。

别名 · 倒梗草，倒钩草，倒扣草，倒挂刺，红牛膝。

来源 · 为苋科牛膝属土牛膝（原变种）*Achyranthes aspera* var. *aspera* 的根、茎、叶、全草。全年可采，鲜用或洗净晒干备用。

植物形态 · 多年生草本；根土黄色；茎四棱形，节部稍膨大，分枝对生。叶片纸质，宽卵状倒卵形或椭圆状矩圆形，具突尖。穗状花序顶生，花期后反折；总花梗具棱角，粗壮，坚硬，密生白色柔毛；小苞片刺状，常带紫色，基部两侧各有1个薄膜质翅；花被片披针形，花后变硬且锐尖；退化雄蕊有具分枝流苏状长缘毛。胞果卵形。种子卵形，棕色。花期6—8月，果期10月。

生境分布 · 分布于云南省昆明、腾冲、丽江、孟连、蒙自、景洪、勐腊、德钦等地。生于海拔800～2300 m的山坡疏林或村庄附近空旷地。

哈尼族药用经验 ·

（1）吐血，咯血：土牛膝全草30～60 g。水煎服。

（2）跌打损伤，脚气肿胀，肝硬化水肿，疮疖肿痛：土牛膝根及茎9～15 g。水煎服。

（3）跌打损伤，瘀血肿痛，风湿痹痛：土牛膝鲜品适量。捣碎外敷患处，每日换药1次。

（4）疮疖肿痛：土牛膝鲜根、叶适量。捣敷。

中医药用经验 · 味甘、苦、酸，性平。归肝、肾经。活血祛瘀，泻火解毒，利尿通淋。

附注 ·

（1）脾虚泄泻、梦遗滑精、月经过多者、孕妇忌服。

（2）同属植物褐叶土牛膝 *Achyranthes aspera* var. *rubro-fusca*、钝叶土牛膝 *Achyranthes aspera* var. *indica* 等哈尼药名亦为"棉梭梭呢"，与本品功效相同。

7 金纽扣

哈尼药名 · Moqnav 膜纳。

别名 · 遍地红,黄花草,过海龙,小麻药。

来源 · 为菊科金纽扣属金纽扣 *Acmella paniculata* 的全草。全年可采,鲜用或切段晒干。

植物形态 · 一年生草本。茎带紫红色,有明显的纵条纹,有节;叶卵形,宽卵圆形或椭圆形,波状或具波状钝锯齿。头状花序单生,或圆锥状排列;总苞片 2 层,绿色,卵形或卵状长圆形;花黄色,雌花舌状,舌片宽卵形或近圆形,顶端 3 浅裂;两性花花冠管状;瘦果长圆形,暗褐色,有白色的软骨质边缘、疣状腺体及疏微毛,顶端有细芒。花果期 4—11 月。

生境分布 · 分布于云南省大部分地区。生于海拔 800～1900 m 的田边、沟边、溪旁潮湿地、荒地、路旁及林缘。

哈尼族药用经验 · 味辛、麻,性温,有小毒。通经活血,消肿散瘀,麻醉止痛,祛风湿。

(1) 蛇咬伤:金纽扣鲜品适量。捣敷,每日换药 1 次。

(2) 牙痛:金纽扣鲜品适量。嚼含。

(3) 刀、枪伤出血疼痛,疮毒:金纽扣、多叶唐松草、白丁香花根、飞机草各等量。鲜品捣碎,外敷患处,每日 1 次。

(4) 类风湿关节炎之关节疼痛、变形、关节功能障碍:金纽扣 15 g,百部 20 g,金毛木通 20 g,滑木通 20 g。水煎服,每日 1 剂,每日 3 次。

中医药用经验 · 味辛、苦,性微温,有小毒。止咳平喘,解毒利湿,消肿止痛。

附注 ·

(1) 孕妇慎用。

(2) 菊科金纽扣属美形金纽扣 *Acmella calva* 亦名"小麻药",哈尼药名"吃比比然"。哈尼族以全草入药,与本品功效相似。祛风除湿,散瘀止痛。用于骨折,跌打损伤,风湿性关节痛,通经,胃寒痛,牙痛,感冒风寒,外伤出血。

8 大草乌

哈尼药名 · Cavni ziilyoq 扎尼兹哟、扎尼兹约;叉尼震友约玛(普洱)。

别名 · 昆明乌头,昆明堵喇,草乌。

来源 · 为毛茛科乌头属黄草乌 *Aconitum vilmorinianum* 的根。秋冬季采挖,去残茎、须根,置沸水煮 4 小时,或用石灰水浸泡 7～10 日,清水漂 3 日,每日换水 2 次,晒干备用。炮制方法:取乌头用甘草、黑豆的煎汁及生姜汁浸泡至透心,捞出,蒸 12 小时后,取出,晒干。

植物形态 · 多年生藤本。块根椭圆球形或胡萝卜形。叶片坚纸质,五角形,三全裂达或近基部。花序有 3～6 花;轴和花梗密被淡黄色反曲短柔毛;苞片线形;小苞片生花梗中部或下部,狭线形;萼片紫蓝色,外面密被短柔毛,上萼片高盔形,下缘与外缘形成向下展的喙,花瓣向后弯曲。蓇葖直;种子三棱形,只在一面密生横膜翅。花期 8—10 月。

生境分布 · 分布于云南省中部和西部。生于海拔 2100～2500 m 的山地灌丛中。

哈尼族药用经验 · 味苦、辛、麻,性热,有剧毒。祛风除湿,散寒止痛,活血散瘀。

(1) 风湿性关节疼痛,跌打损伤:制大草乌 0.5～1 g,研末内服。外用鲜品捣烂,酒炒热敷;或泡酒外搽。

(2) 胃痛:制大草乌研粉,每服 0.5 g,每日 2 次。

(3) 胃下垂:大草乌 500 g。用菜油炸香,研粉,开水冲服,每次服 3 g,每日 3 次,连服

2～3个月。剂量不宜过大,忌服冷水。

(4) 无名肿毒,癣:根磨酒外搽。

(5) 风寒痹痛,四肢关节疼痛,遇寒冷则疼痛加剧:①大草乌、大树跌打各适量。泡酒外搽。②大草乌30g,雪上一枝蒿10g,红花6g,川芎6g。捣细,用白酒调和后外敷患处。有毒,忌内服。

(6) 本品还可治疝气痛,各种神经痛,半身不遂。

中医药用经验 · 味辛、苦,性温,有大毒。祛风散寒,活血止痛,解毒消肿。

宜先煎、久煎。

附注 ·

(1) 本品有剧毒,严禁生服。炮制后内服,不可过量。孕妇忌服,有创面者忌用。

(2) 服后禁服酸冷、腥味食物;不宜与半夏、瓜蒌、瓜蒌子、瓜蒌皮、天花粉、川贝母、浙贝母、平贝母、伊贝母、湖北贝母、白蔹、白及等同用。

(3) 同属植物丽江乌头 *Aconitum forrestii*、小白撑 *Aconitum nagarum* var. *heterotrichum*、膝瓣乌头 *Aconitum geniculatum* 等亦作"大草乌"入药,与本品功效相同。

(4) 同科植物翠雀花属云南翠雀花 *Delphinium yunnanense*[哈尼药名"叉尼振友哟然"(红河)]、滇川翠雀花 *Delphinium delavayi*、翠雀 *Delphinium grandiflorum* 及罂粟科紫堇属小距紫堇 *Corydalis appendiculata* 的根,均以"小草乌"为名入药,与本品功效相似。

9 水菖蒲

哈尼药名 · Lanxal 朗虾。

别名 · 家菖蒲,白菖蒲。

来源 · 为菖蒲科菖蒲属菖蒲 *Acorus calamus* var. *calamus* 的根茎、全草。全年均可采收,但以8—9月采挖者良。洗净泥沙,去除须根,晒干。

植物形态 · 多年生草本。根茎横走,黄褐色,芳香,肉质根多数。叶基生,基部两侧膜质叶鞘。叶片剑状线形,基部宽,对褶,中部以上渐狭,草质,绿色,光亮;中肋在两面均明显隆起。花序柄三棱形;叶状佛焰苞剑状线形;肉穗花序斜向上或近直立,狭锥状圆柱形。花黄绿色。浆果长圆形,红色。花期(2—)6—9月。

生境分布 · 分布于云南省西北部、东南部。生于海拔2600m以下的水边、沼泽湿地或湖泊浮岛上,多栽培。

哈尼族药用经验 · 味辛、苦,性温。开窍化痰,辟秽杀虫。

(1) 风湿痛:水菖蒲根茎、石菖蒲、水香薷、河沙、树生芭蕉、山羊胃、酒糟各适量。外敷,每日换药1次。

(2) 鼻流浊涕而量多:水菖蒲200g。用75%乙醇500mL浸泡1周,鲜萝卜捣碎取汁与药液混合点鼻,或用棉球药液塞鼻内。

(3) 本品的根茎还可治慢性气管炎,肠炎,食欲不振。

中医药用经验 · 味辛、苦,性温。归心、肝、胃经。化痰开窍,除湿,健脾胃,杀虫止痒。

附注 · 阴虚阳亢、汗多、精滑者慎服。

10 随手香

哈尼药名 · Haqluv lolsal 哈卢罗沙;Lumagukeel 鲁骂古克、鲁马古几。

别名 · 石菖蒲,九节菖蒲,菖蒲,建菖蒲,水剑草,十香和。

来源 · 为天南星科菖蒲属金钱蒲 *Acorus gramineus* 的根茎、全草。秋、冬季采挖,除去须根及泥沙,洗净,晒干。

植物形态 · 多年生草本。根茎芳香,淡黄色,肉质,须根密集。根茎上部多分枝,呈丛生状。叶基对折,两侧膜质叶鞘棕色。叶片质地较厚,线形,绿色。花茎扁三棱形,佛焰苞叶状,肉穗花序自佛焰苞中部旁侧裸露而出,无梗,斜上或稍直立,呈狭圆柱形;花两性,淡黄绿色,花被 6,雄蕊 6。浆果肉质,倒卵形,黄绿色。花期 5—6 月,果 7—8 月成熟。

生境分布·分布于云南省西北部至东南部。生于海拔 1 800 m 以下的水旁湿地或石上,多栽培。

哈尼族药用经验·味辛,性温。安神开窍,理气活血,和胃去湿。

（1）热病神昏:随手香全草 8 g,连翘 10 g,水牛角 30 g。水煎服。

（2）破伤风抽搐,角弓反张,颈项强直:随手香 10 g,花木通 15 g,奶浆藤 10 g,扁藤 15 g,三台花 10 g。水煎服,每日 1 剂,每日 3 次。用鲜品时量酌加。

（3）耳聋,健忘:随手香全草 10 g,人参 10 g,远志 10 g,茯神 10 g。研粉吞服。

（4）食滞呕吐:随手香全草适量。水煎服。

（5）慢性胃炎之胃脘疼痛:随手香 10 g,何首乌 15 g,南木香 10 g,化血丹 50 g。泡酒服,每日 3 次,每次服 10 mL。

（6）本品的全株还可治心口痛,消化不良,风湿性关节炎。

中医药用经验·味辛、苦,性温。归心、胃经。开窍豁痰,醒神益智,化湿开胃。

附注·

（1）阴虚阳亢,烦躁汗多,咳嗽,吐血,精滑者慎服。

（2）本品与菖蒲新鲜时较易区分:菖蒲叶片质地薄,较宽长,揉之气味辛辣,多生长于沼泽或浅水域;金钱蒲叶片厚,较窄小,芳香,手触摸之后香气长时不散,多生长于湿地或石上。

11　螺丝薄荷

哈尼药名·Alnioq alzil 啊疟啊之(元江)。

别名·水薄荷,鱼香草。

来源·为唇形科尖头花属尖头花 *Acrocephalus indicus* 的全草。夏、秋季采收,切段,晒干,或鲜用。

植物形态·草本或亚灌木状。茎四棱形,有时倚伏地面,近于木质,多纤细分枝。叶披针形或卵圆形,边缘疏生有锯齿,草质。轮伞花序多花,多数覆瓦状排列组成球状或椭圆状的头状花序,其下常承以成对苞叶;苞片多数,通常菱状扇形。花萼花时卵珠形,二唇形,果时花萼增大。花冠白至紫红色,甚小,冠檐二唇形。小坚果卵珠形,黑褐色,光滑。花期 9—10 月,果期 11 月。

生境分布·分布于云南省南部。生于海拔 600 m 以下的田间野草丛中及竹丛中或沟边林缘。

哈尼族药用经验·疏风散寒,利水消肿。

（1）风寒感冒:螺丝薄荷 20 g,生姜 3 片。水煎服。

（2）营养不良性水肿:螺丝薄荷 50 g,威灵仙 12 g,水茄子 15 g。水煎服。

（3）口腔糜烂:将螺丝薄荷嫩叶揉碎,用淘米水沉淀的米泥拌匀,涂擦糜烂处。

附注·

（1）哈尼族特色习用药物。

（2）以"鱼香草"为名入药的尚有同科薄荷属圆叶薄荷 *Mentha × rotundifolia* 的茎叶或嫩枝头,与本品功效不同。味辛,性凉。祛风,解毒,和胃,润肤。用于感冒,目疾,胃痛,疮疖,脚生皲裂。

12 海红豆

哈尼药名·田内。

别名·相思豆,孔雀豆,红豆。

来源·为豆科海红豆属海红豆 *Adenanthera microsperma* 的种子。秋季果熟时采摘果实,打下种子,晒干。

植物形态·落叶乔木。二回羽状复叶;羽片3～5 对,小叶 4～7 对,互生,长圆形或卵形,具短柄。总状花序单生于叶腋或在枝顶排成圆锥花序;花小,白色或黄色,有香味,具短梗;花萼与花梗同被金黄色柔毛;花瓣披针形,基部稍合生;雄蕊 10 枚。荚果狭长圆形,开裂后果瓣旋卷;种子近圆形至椭圆形,鲜红色,有光泽。花期 4—7 月,果期 7—10 月。

生境分布·分布于云南省华宁、金平、西畴、富宁、西双版纳等地。生于山沟、溪边、林中,或栽培于园庭。

哈尼族药用经验·海红豆种子治花癣,头面游风,痢疾。

中医药用经验·味微苦、辛,性微寒,有小毒。归肺、心、脾经。疏风清热,燥湿止痒,润肤养颜。

附注·

（1）种子有小毒,根有催吐、泻下作用;叶则有收敛作用,可用于止泻。

（2）同属植物光海红豆 *Adenanthera pavonina* 的哈尼药名亦为"田内",与本品功效相同。

13 老母猪耳朵

哈尼药名· Hhavqma naqbol 阿玛纳波。

别名·肥猪草,猪耳朵叶,风气草,拔毒散,水胡椒,汗苏麻,胖婆娘,白龙须。

来源·为菊科下田菊属下田菊 *Adenostemma lavenia* var. *lavenia* 的全草。夏、秋季采收,洗净晒干。

植物形态·一年生草本。茎单生,坚硬,被白色短柔毛,全株有稀疏的叶。中部的茎叶较大,长椭圆状披针形,顶端急尖或钝,基部宽或狭楔形,叶柄有狭翼,边缘有圆锯齿,通常沿脉有较密的毛;上部和下部的叶渐小。头状花序小,少数稀多数在假轴分枝顶端排列成松散伞房状或伞房圆锥状花序。花全为管状,花柱二叉伸出管外。瘦果倒披针形,熟时黑褐色。冠毛约 4 枚,棒状,基部结合成环状,顶端有棕黄色的黏质的腺体分泌物。花果期 8—10 月。

生境分布·分布于云南省南部。生于海拔460～2 000 m 的水边、路旁、柳林沼泽地、林下、山坡灌丛中。

哈尼族药用经验·味辛、微甘,性凉。祛风除湿,清热解表。

（1）间日疟,恶性疟:老母猪耳朵 30～60 g。水煎服,每日 2 次。

（2）感冒,腮腺炎,无名肿毒:老母猪耳朵30～60 g,水煎服。外用鲜品适量,捣敷。

（3）跌打肿痛,骨折,风湿疼痛:老母猪耳朵根 10～15 g,配方泡酒服。外用鲜品适量,捣敷。

中医药用经验·味苦,性寒。清热利湿,解毒消肿。

14 大猪鬃草

哈尼药名· Haqdal dalnav 哈达达纳。

别名·猪鬃草,铁线草,黑龙丝,菲岛铁线蕨。

来源·为凤尾蕨科铁线蕨属半月形铁线蕨 *Adiantum philippense* 的全草。四季可采,鲜用或晒干备用。

植物形态·多年生蕨类草本。根状茎被褐色披针形鳞片。叶簇生;柄栗色,基部被相同的鳞片;叶片披针形,奇数一回羽状;羽片 8～12 对,互生,对开式的半月形或半圆肾形,不育叶的边缘具波状浅裂,老时羽片易从关节脱落而柄宿存。孢子囊群每羽片 2～6 枚;囊群盖线状长圆形,宿存。孢子周壁具明显的细颗粒状纹饰。

生境分布 · 分布于云南省富民、禄劝、新平、大姚、金平、河口、麻栗坡、广南、富宁、西双版纳、大理、漾濞等地。生于海拔 150～1750 m 的林下疏荫处土壁、石隙及阴湿溪沟边的酸性土上。

哈尼族药用经验 · 味淡,性凉。清热利湿,利水通淋,消肿。

(1) 黄疸型肝炎,尿路感染:大猪鬃草 9～15 g。水煎服。

(2) 尿路结石:大猪鬃草配葫芦茶。水煎服。

(3) 肾炎水肿:大猪鬃草 15 g,秧草 10 g。水煎服。

(4) 尿路感染,小便频数,热涩刺痛,淋沥不畅:大猪鬃草 20 g,鸡内金 20 g,金钱草 20 g,小狗响铃 15 g,白花蛇舌草 20 g。水煎服,每日 1 剂,每日 3 次。

(5) 烫火伤:大猪鬃草 15 g,打不死 15 g。水煎服并外洗。

中医药用经验 · 味淡,性平。归肺、膀胱经。清肺止咳,利水通淋,消痈下乳。

附注 ·

(1) 同属植物白背铁线蕨 Adiantum davidii 和铁角蕨科铁角蕨属云南铁角蕨 Asplenium exiguum 的全草亦作"猪鬃草"入药,与本品功效相似。

(2) 同属植物铁线蕨 Adiantum capillus-veneris[哈尼药名"哈达达纳"、"好嘈如呐"(普洱)]的全草与本品功效相同。

15 水茄子

哈尼药名 · Aqkeil balbei 阿克帮杯、阿科邦呗、阿剀帮杯(红河);阿翘帮杯(元江);丧。

别名 · 娑罗子,火麻树,牛卵子果,马卵果。

来源 · 为无患子科七叶树属云南七叶树 Aesculus wangii var. wangii 的果实。秋季果实成熟时采收,除去果皮,晒干或低温干燥。

植物形态 · 落叶乔木。树皮灰褐色,小枝紫褐色,有显著皮孔。掌状复叶;小叶 5～7 枚,纸质,椭圆形至长椭圆形,稀倒披针形。圆锥花序顶生,花杂性,雄花花萼管状,裂片 5,花瓣 4;两性花的子房有很密的褐色茸毛;蒴果扁球形,具疣状突起,常 3 裂。种子常仅 1 粒发育,近于球形,暗栗褐色。花期 4—5 月,果期 10 月。

生境分布 · 分布于云南省东南部。生于海拔 900～1700 m 的林中。

哈尼族药用经验 · 味甘,性平、微温。行气止痛。

(1) 小儿疝气:水茄子果 3 g,杉树包包 5 g,白皮锥栗果外壳 3 g。共捣碎,装入猪腰子 1 付内,煮熟后吃肉喝汤。

(2) 急、慢性肾炎:水茄子 10 g。研细末,炖猪肾服,每日 1 次。

中医药用经验 · 味甘,性温。归肝、胃经。理气宽中,和胃止痛。

附注 ·

(1) 气虚及阴虚者忌用。

(2) 2020 版《中华人民共和国药典》(以下简称《药典》)所载娑罗子基原为同属植物七叶树 Aesculus chinensis 或天师栗 Aesculus chinensis var. wilsonii 的成熟果实。

(3) 同属植物长柄七叶树 Aesculus assamica 亦名"水茄子",与本品功效相似。味甘、性温。归肝、胃、肾经。理气止痛,宽中,通络,消炎。

16 树萝卜

哈尼药名· Albol hhoqpul 阿波俄普。

别名·石萝卜,大树萝卜,叶上花,小叶爱楠,葫芦暗消,猴子板凳,石矮陀,石不生,岩包。

来源·为杜鹃花科树萝卜属白花树萝卜 *Agapetes mannii* 的根茎。全年可采,鲜用或切片晒干。

植物形态·附生常绿灌木;根通常块状。枝条细长,灰褐色,幼枝有微柔毛。叶片革质,倒卵状长圆形或匙形。花单生或双生于叶腋;花萼小,有柔毛,5裂,裂片锐尖,三角形;花冠圆筒形,白色或淡绿白色,裂片小,三角形,先端钝,直立或外卷;雄蕊10枚,背面的距平伸而上举。果圆球形。花期7—9月,果期10—11月。

生境分布·分布于云南省大部分地区。生于海拔(1400～)2100～2800(～3600)m的常绿阔叶林中树上或岩石面上。

哈尼族药用经验·味涩、淡,性凉。散瘀止痛,利尿消肿。

(1)胃疼:树萝卜15g。泡酒服,多配方用。

(2)外伤出血:树萝卜研末外敷。

(3)病后体虚、水肿:树萝卜鲜品100g。炖肉吃。

(4)肝炎:树萝卜15g。水煎服。

(5)月经不调,痛经:树萝卜15g。水煎服,每日1剂,每日3次。

(6)本品的茎还可治跌打损伤,水肿。

中医药用经验·味淡,性凉。归心、肝、肾经。疏肝,祛风利湿,散瘀消肿。

附注·

(1)哈尼族特色习用药物。

(2)同属植物夹竹桃叶树萝卜 *Agapetes neriifolia* 亦作"树萝卜"入药。哈尼药名"Albaolhhaoqbu 阿波我脯",别名"大花树萝卜"。与本品功效相似,味微苦,性凉。归脾经。利水消肿,活血祛瘀。用于水肿,跌打损伤。治各种眼疾:大花树萝卜15～25g,捣敷患处,每日换药1次。

17 凤尾兰

哈尼药名· Yamapavqtaiv 鸦吗把滇。

别名·菠萝麻。

来源·为天门冬科龙舌兰属剑麻 *Agave sisalana* 的叶。全年可采,以冬季为好。洗净鲜用,或晒干。

植物形态·多年生植物。茎粗短。叶呈莲座式排列,叶刚直,肉质,剑形,初被白霜,后渐脱落而呈深蓝绿色,顶端有1硬尖刺,刺红褐色。圆锥花序粗壮;花黄绿色,有浓烈的气味;花被裂片卵状披针形;雄蕊6。蒴果长圆形。一般6～7年生的植株便可开花,花期多在秋冬间。

生境分布·分布于云南省各地。有栽培,有逸为野生。

哈尼族药用经验·

(1)小儿麻痹:凤尾兰、水菖蒲、泽兰、车前草各适量。捣敷,每日换敷1次。

(2)本品的叶还可治痈肿,疮疡。

中医药用经验·味甘、辛,性凉。凉血止血,消肿解毒。

附注·哈尼族特色习用药物。

18 胜红蓟

哈尼药名· Xiqfaolcao 血封草、雪风草。

别名·白花草,广马草,消炎草,紫花毛草,重阳草,油贴贴草,胜红药,水丁药,鬼点火。

来源 · 为菊科藿香蓟属藿香蓟 *Ageratum conyzoides* 的嫩叶尖。夏、秋季采收，洗净，干燥。

植物形态 · 一年生草本，被粗毛，有特殊气味。全部茎枝淡红色，被白色尘状短柔毛或上部被稠密开展的长绒毛。叶卵形，对生，上部互生，边缘有钝齿。头状花序 4～18 个在茎顶排成通常紧密的伞房状花序；总苞钟状或半球形，总苞片 2 层，长圆形或披针状长圆形。花冠檐部 5 裂，淡紫色。瘦果黑褐色，5 棱，具芒状鳞片形冠毛。花果期全年。

生境分布 · 分布于云南省除东北部外的大部分地区。生于海拔 100～1 800 m 的林下、林缘、灌丛中、山坡草地、河边、路旁、田边荒地。

哈尼族药用经验 ·

（1）痛经：胜红蓟嫩叶尖 7 枚揉烂，配生藤，加酒少量，置于炭火中，另用一碗盖上隔水蒸服。

（2）外伤出血，跌打损伤：胜红蓟、大麻药、洋草、飞机草各适量。鲜品捣碎，外敷于伤口处。

中医药用经验 · 味苦，性寒。归心、肺经。疏风清热，解毒止痒，止血。

19 仙鹤草

哈尼药名 · Joqto ciqdeil 角拖齐德；实时仔尼腊起（普洱）。

别名 · 粘龙芽草，脱力草，黄龙尾，石打穿，水消石，马灵安。

来源 · 为蔷薇科龙芽草属龙芽草 *Agrimonia pilosa* var. *pilosa* 的地上部分、地下冬芽。夏、秋间，在枝叶茂盛未开花时，割取全草，除净泥土，晒干。于地上部分枯萎直至翌年春植株萌发前，挖出根部，取下冬芽，洗净晒干。

植物形态 · 多年生草本。根多呈块茎状，基部常有 1 至数个地下芽。茎被疏柔毛及短柔毛。间断奇数羽状复叶，通常有小叶 3～4 对；小叶片倒卵形，倒卵椭圆形或倒卵披针形，有显著腺点。花序穗状总状顶生，苞片通常深 3 裂，裂片带形，小苞片对生，卵形；萼片 5，三角卵形；花瓣黄色，长圆形。果实倒卵圆锥形，包于具钩刺的宿存花萼内。花果期 5—12 月。

生境分布 · 分布于云南省昆明、马龙、罗平、会泽、澄江、腾冲、大关、丽江、景东、凤庆、屏边、元阳、文山、麻栗坡、广南、福贡、贡山、兰坪、德钦、维西等地。生于海拔 100～3 800 m 的溪边、路旁、草地、灌丛、林缘及疏林下。

哈尼族药用经验 · 全草。味苦、辛，性平。收敛止血，止痢，健胃。

（1）吐血，咯血，便血：仙鹤草 15 g，翻白叶根 15 g，苏木 6 g。水煎服。

（2）各种外伤出血，吐血，咯血，便血，赤白痢疾：仙鹤草 50 g，马齿苋 30 g。外伤出血，用鲜品捣碎外敷伤口处，或干品研末撒于伤口处。内伤出血，水煎服，每日 1 剂，分 3 次服。

（3）外伤出血，疮疡：仙鹤草、飞机草、大麻药各等量。上药晒干研细末，撒敷患处。

（4）鼻出血：仙鹤草 30 g。水煎服。

（5）肠炎腹泻：仙鹤草 15 g，翻白叶根 6 g，草血竭 6 g。水煎服。

（6）湿热痢疾，大便赤多白少者：仙鹤草 50 g。将仙鹤草炒焦存性，研成细末，加红糖适量，用温开水送服，每日 1 剂，分 3 次服。

（7）胃炎、消化不良：仙鹤草 10～15 g。水煎服。

（8）本品还可治胃溃疡。

中医药用经验 · 地上部分：味苦、涩，性平。归心、肝经。收敛止血，截疟，止痢，解毒，补虚。冬芽：驱虫。

附注 ·

（1）非出血不止者不用。

（2）同属植物黄龙尾 Agrimonia pilosa var. nepalensis 亦作本品使用。

20 小一支箭

哈尼药名·此哈。

别名·牛尾一支箭,肾炎草,卵叶宽穗兔儿风,马蹄草。

来源·为菊科兔儿风属细穗兔儿风 Ainsliaea spicata 的全株。全年可采,洗净晒干备用。

植物形态·多年生草本。根颈密被污白色或黄白色绒毛;须根肉质。茎直立,花葶状,被黄褐色丛卷毛。叶聚生于茎的基部,莲座状,叶片纸质,倒卵形或倒卵状圆形。头状花序具花3朵,单生或数个聚生,于花茎上部复排成疏松或间断的穗状花序。花全部两性;花冠管状。瘦果倒锥形,具10纵棱,密被白色粗毛。冠毛黄褐色,羽毛状。花期4－6月及9－10月。

生境分布·分布于云南省昆明、玉溪、保山、彝良、丽江、景东、凤庆、双柏、武定、文山、砚山、麻栗坡、大理、梁河、贡山等地。生于海拔1100～2000 m的草地、林缘、松林、杂木林中。

哈尼族药用经验·全草治流感,牙痛,肾炎,疟疾。

中医药用经验·味涩、苦,性寒。消炎,杀菌,利尿,杀虫。

21 八角枫

哈尼药名· Toqla aqzovq 托拉阿着;软藤妖（普洱）。

别名·白龙须,白金条,接骨木,酸酱叶树,大风药,大力王。

来源·为山茱萸科八角枫属八角枫 Alangium chinense subsp. chinense 的根、根皮、叶、花。全年可采,切碎,晒干备用。

植物形态·落叶乔木或灌木;幼枝紫绿色,无毛或有稀疏的疏柔毛。叶近圆形,先端渐尖或急尖,基部两侧常不对称;不定芽长出的叶常5裂,基部心形。聚伞花序腋生;小苞片线形或披针形,花萼具齿状萼片6～8,花瓣与萼齿同数,线形;白或黄色。核果卵圆形,幼时绿色,成熟后黑色,萼齿和花盘宿存,种子1颗。花期5－7月和9－10月,果期7－11月。

生境分布·分布于云南省盐津、师宗、维西、德钦、贡山、泸水、富宁、西畴、文山、麻栗坡、河口、屏边、绿春、蒙自、盈江、瑞丽、景洪、景东、孟连、元江等地。生于海拔1 800 m以下的山地或疏林中。

哈尼族药用经验·味辛,性温,有毒。祛风通络,散瘀镇痛。

（1）风湿疼痛,麻木瘫痪,腰腿痛:八角枫须根15 g。泡酒500 mL,每次服10～15 mL。

（2）跌打损伤,腰肌劳损:八角枫研粉0.5～1 g。温开水送服。

（3）本品还可治外伤出血,疟疾,坐骨神经痛。

中医药用经验·根:味辛,性温,有毒。归肝、肾、心经。祛风除湿,舒筋活络,散瘀止痛。叶:味苦、辛,性平,有小毒。归肝、肾经。化瘀接骨,解毒杀虫。花:味辛,性平,有小毒。归肝、胃经。散风,理气,止痛。

附注·

（1）八角枫有剧毒,过量导致麻痹萎软等症状,因此必须严格控制剂量。应从小剂量开始,至患者出现不同程度的软弱无力、疲倦感觉为度。孕妇、小儿及年老体弱者均不宜服用。

（2）白金条,侧根名;白龙须,须状根名。

（3）同属植物三裂瓜木 Alangium platanifolium var. trilobum 的根亦作"八角枫"用,与本品功效相同。

22 铁夜蒿

哈尼药名· Maqsal salbol 麻沙沙玻(元江);麻沙玻。

别名· 大叶合欢。

来源· 为豆科合欢属阔荚合欢 *Albizia lebbeck* 的根皮。秋、冬季挖取根部,剥取根皮,除去栓皮,切段,鲜用或晒干。

植物形态· 落叶乔木;树皮粗糙。二回羽状复叶;羽片 2～4 对,长椭圆形或略斜的长椭圆形。头状花序,1 至数个聚生于叶腋;花芳香,花萼管状,被微柔毛;花冠黄绿色,裂片三角状卵形;雄蕊白色或淡黄绿色。荚果带状,扁平,麦秆色,光亮,无毛,常宿存于树上经久不落;种子 4～12 颗,椭圆形。花期 5—9 月,果期 10 月至翌年 5 月。

生境分布· 分布于云南省元江、景东、大理等地。生于海拔高达 2 100 m 的潮湿处岩石缝中,多栽培为行道树。

哈尼族药用经验· 镇惊安神,驱虫。忌鸡肉(血)和猪肉。

(1)心悸失眠:铁夜蒿 15 g,枣仁 10 g,茯神 15 g,夜交藤 15 g,元肉 10 g。水煎服。

(2)驱蛲虫:铁夜蒿 15 g,紫花地丁 15 g,杨柳树须根 15 g(浮于水中的白色须根)。水煎服。

附注· 哈尼族特色习用药物。

23 肺筋草

哈尼药名· Beilcao guqqil 卑操谷期。

别名· 小肺筋草,鸡心草,驱蛔草,山韭菜。

来源· 为沼金花科肺筋草属粉条儿菜 *Aletris spicata* 的全草。5—6 月采收,洗净,鲜用或晒干。

植物形态· 多年生草本。根毛局部膨大。叶簇生,纸质,条形。花葶有棱,密生柔毛;总状花序疏生多花;苞片 2 枚,窄条形,位于花梗的基部,短于花;花梗极短,有毛;花被黄绿色,上端粉红色,外面有柔毛,裂片条状披针形。蒴果倒卵形或矩圆状倒卵形,有棱角,密生柔毛。花期 4—5 月,果期 6—7 月。

生境分布· 分布于云南省红河等地。生于海拔 350～2 500 m 山坡上、路边、灌丛边、草地上。

哈尼族药用经验· 味微苦,性凉。凉血止血,利尿驱虫。

(1)产后出血:肺筋草 15 g。水煎服。

(2)水肿:肺筋草 15 g,玉米须 15 g。水煎服。

(3)蛔虫症:①肺筋草 15 g,生姜 10 g,草果 10 g。水煎服。②肺筋草 30 g。水煎服。

(4)高热,小儿腹泻:肺筋草 15 g。水煎服。

(5)本品还可治体虚盗汗,水肿,头痛。

中医药用经验· 味甘、苦,性平。归肺、肝经。清热,润肺止咳,活血调经,杀虫。

附注·

(1)同属植物短柄粉条儿菜 *Aletris scopulorum* 亦可作本品用。

(2)伞形科变豆菜属薄片变豆菜 *Sanicula lamelligera* 和天蓝变豆菜 *Sanicula caerulescens*,习称"大肺筋草",与本品功效不同。全草入药,味辛、甘,性微温。祛风发表,化痰止咳,活血调经。

24 硬一把抓

哈尼药名· Meqzal zalhaq 墨章章啥(元江);墨章章哈。

别名· 硬一把抓草。

来源·为凤尾蕨科粉背蕨属棕毛粉背蕨 *Aleuritopteris rufa* 的全草。全年可采,洗净晒干备用。

植物形态·多年生草本。根状茎短而直立,先端密被鳞片;鳞片长钻状披针形。叶簇生;叶柄暗褐色或乌木色,通体密被棕色鳞片和鳞毛;叶片长圆形,二回羽状深裂;侧生羽片4~8对,对生,顶羽片彼此连合成羽裂状;基部一对羽片斜三角形或长圆披针形。孢子囊群由多数孢子囊组成,彼此汇合成线形;囊群盖断裂,棕色,边缘撕裂成睫毛状。孢子钝三角形,周壁具拟网状纹饰,网脊细而密,不连接。

生境分布·分布于云南省昆明、会泽、峨山、丽江、砚山、西畴、麻栗坡、马关、广南、勐腊、漾濞、鹤庆等地。生于海拔 1 400~2 600 m 的干旱石灰岩隙中。

哈尼族药用经验·益气升提,清热解毒。

（1）脱宫,脱肛:硬一把抓15 g。水煎服。

（2）小儿疳积:硬一把抓 10 g,石头花15 g。共捣烂,炖鸡蛋内服。

（3）咽喉肿痛:硬一把抓 20 g,重楼 5 g。晒干研末,每日 3 次,每次服 1.5 g。

附注·哈尼族特色习用药物。

25 葱

哈尼药名· Seilbaoq 色包、瑟宝;豁啪格波累。

别名·和事草,火葱,大葱。

来源·为石蒜科葱属葱 *Allium fistulosum* 的全草。全年可采,一般鲜用。

植物形态·鳞茎单生,圆柱状,稀为基部膨大的卵状圆柱形;鳞茎外皮白色,稀淡红褐色,膜质至薄革质。叶圆筒状,中空,向顶端渐狭,约与花葶等长。花葶圆柱状,中空,中部以下膨大,约在1/3以下被叶鞘;总苞膜质,2 裂;伞形花序球状,多花,较疏散;小花梗纤细,基部无

小苞片;花白色;子房倒卵状;花柱细长,伸出花被外。花果期 4—7 月。

生境分布·分布于云南省各地。广泛栽培。

哈尼族药用经验·味辛,性温。解表,通阳,解毒。

（1）伤寒头痛,鼻塞:葱捣敷,炒熨于太阳穴或塞耳、鼻窍中。

（2）风寒感冒,恶寒,头痛,喷嚏:葱白20 g,生姜 20 g,胡椒 3 g,草果 3 个。以上药共捣碎,开水冲服,每日 3 次。

（3）阴寒腹痛:葱鲜品20 g,生姜20 g。加红糖适量,水煎服。

（4）早期急性乳腺炎:鲜葱白、半夏、生姜各等量。春碎,贴敷患乳约 20 分钟。

（5）蛲虫病:葱白30 g,大蒜30 g。切碎加水 200 mL,微火煮烂,过滤,睡前灌肠。

（6）夜尿:生葱白 3 根。捣烂,用布包好,每晚睡前敷肚脐。

中医药用经验·味辛,性温。归肺、胃经。发表,通阳,解毒,杀虫。

附注·表虚多汗者忌服。

26 大蒜

哈尼药名· Xaqseil 哈色、哈瑟(普洱)。

别名·胡蒜,独蒜,蒜头。

来源·为石蒜科葱属蒜 *Allium sativum* 的全草或鳞茎。春、夏采收全草,扎把,悬挂通风处,阴干备用。3—5月叶枯时采挖鳞茎,晒干备用。

植物形态·鳞茎球状至扁球状,通常由多数肉质、瓣状的小鳞茎紧密地排列而成,外面被数层白色至带紫色的膜质鳞茎外皮。叶宽条形至条状披针形,扁平。花葶实心,圆柱状,中部以下被叶鞘;伞形花序密具珠芽;花常为淡红色;花被片披针形至卵状披针形;花丝内轮齿

端成长丝状,长超过花被片;子房球状;花柱不伸出花被外。花期 7 月。

生境分布 · 分布于云南省各地。广泛栽培。

哈尼族药用经验 · 味辛,性温。解毒,健胃,杀虫。

(1)心腹冷痛:大蒜用醋浸泡 2～3 年,每次服数粒。

(2)小儿腹痛:大蒜 1 个。连皮烧焦,再与半碗水烧开,加适量白糖服汤,每日 1 次。

(3)疟疾:大蒜适量。火烧存性,研末服。

(4)鼻衄,尿血:大蒜 2 枚。捣烂,热敷于百会穴和涌泉穴。

(5)肿毒,皮炎:大蒜鲜品适量。捣烂,纱布包敷。

(6)牙痛:大蒜去皮,放炉上煨热,趁热切开,外熨痛处,蒜凉了再换,连续数次有效。

中医药用经验 · 味辛,性温。归脾、胃、肺经。解毒消肿,杀虫,止痢。

附注 ·

(1)阴虚火旺者,以及目疾、口齿、喉、舌诸患及时疫病后均忌食。

(2)食用大蒜引起的口臭可嚼生的花生解。

27 韭菜

哈尼药名 · Sailqiv 晒基。

别名 · 久菜,扁菜。

来源 · 为石蒜科葱属韭 *Allium tuberosum* 的全草、根、种子。全草、根:全年可采,可鲜用。种子:秋季采摘,晒干,搓出种子,筛去杂质即可。

植物形态 · 多年生草本,具横生根状茎。鳞茎簇生,近圆柱状;鳞茎外皮暗黄色至黄褐色,破裂成纤维状,呈网状或近网状。叶条形,扁平实心。花葶圆柱状,常具 2 纵棱,下部被叶鞘;

总苞宿存;伞形花序半球状或近球状,具多但较稀疏的花;花白色;花被片常具绿色或黄绿色的中脉,2 轮;子房倒圆锥状球形,具 3 圆棱,外壁具细的疣状突起。花果期 7—9 月。

生境分布 · 分布于云南省各地。生于海拔 1800～2500 m 处,野生或栽培。

哈尼族药用经验 · 味辛、甘,性温。补肾,助阳。

(1)气管炎:韭菜根 50 g,干蚯蚓 20 g,干蟑螂 20 g。用酒浸泡 1 周或半月后,每日服 3 次,7 日为 1 个疗程。

(2)中耳炎:鲜韭菜汁适量,加入明矾融化后滴耳。

(3)皮肤病:鲜韭菜和淘米水按 1:10 重量配好,先泡 2 小时再连韭菜一起加热至 90 ℃,冷却后,去韭菜用水洗痒处或洗澡,洗后勿用清水过身,每日外洗 1 次,连洗 3 日。

(4)催乳:韭菜叶 50 g,猪瘦肉适量或猪蹄 1 对。炖服,每日 1 剂,连服 3～5 日。

中医药用经验 · 种子:味辛、甘,性温。归肝、肾经。温补肝肾,壮阳固精。根、鳞茎:味辛,性温。温中,行气,散瘀。叶:味辛,性温。归肝、肾经。温中,行气,散血,解毒。

附注 · 阴虚内热及疮疡、目疾者忌食。

28 野韭菜

哈尼药名 · Guqciv 古资衣。

别名 · 山韭菜,黑花韭,不死草,书带草。

来源 · 为石蒜科葱属多星韭 *Allium wallichii* 的全草、种子。全草:全年可采,多鲜用。种子:成熟时采。

植物形态 · 多年生宿根草本。鳞茎圆柱状;外皮黄,褐色,片状破裂或呈纤维状。叶狭条形至宽条形,具明显的中脉。花葶三棱状柱形,下部被叶鞘;伞形花序扇状至半球状,具多数疏散或密集的花；花红色、紫红色、紫色至黑紫色，星芒状开展；花被片矩圆形至狭矩圆状椭圆形，花后反折。蒴果三角状倒卵形，具 6 棱，熟后 3 瓣裂，每室具种子 2 枚，黑色。花果期 7—9 月。

生境分布 · 分布于云南省昆明、腾冲、镇雄、丽江、宁蒗、楚雄、砚山、大理、宾川、洱源、鹤庆、贡山、德钦、维西等地。生于海拔 2 300～4 800 m 的湿润草坡、林缘、灌丛下或沟边。

哈尼族药用经验 · 味甘，性平。全草：散瘀止痛，排异物，止痒。种子：健脾养血，壮元气。

（1）金属异物食入腹内：野韭菜鲜品去汁后吞下，即可随粪便排出。

（2）刀枪伤，异物入肉：野韭菜鲜品适量。捣敷，异物入肉则敷于伤口背面。

（3）皮癣：野韭菜鲜叶配大蒜各等量。捣烂，用纱布包裹后烘热，外擦患处。

（4）阳痿：野韭菜种子 10 g（捣烂），淫羊藿 10 g。浸白酒 500 mL，每次服 10 mL。

中医药用经验 · 味辛、甘，性平。归肝、脾经。活血散瘀，祛风止痒。

附注 ·

（1）阴虚内热，疮疡，目疾患者忌食。

（2）可入菜食用，健脾养血，强筋壮骨。

（3）同科植物葱属滇韭 *Allium mairei*，别名"山韭菜"，哈尼药名"Nilhaq huqciln 尼哈姑雌"，为哈尼族特色习用药物，以种子和叶入药。与本品功用类似，两者常混用。种子温肾壮阳；叶外用于风疹瘙痒。①肾虚阳痿：滇韭种子 15 g，盐汤煎服。②祛风除疹：滇韭叶适量，搓揉外擦。

29 旱冬瓜

哈尼药名 · Heiqnyuq albol 赫聂阿波；蛤哪。

别名 · 蒙自桤木，冬瓜树，水冬瓜。

来源 · 为桦木科桤木属尼泊尔桤木 *Alnus nepalensis* 的树皮、叶。全年可采剥，切片，晒干或鲜用。

植物形态 · 乔木；树皮灰色或暗灰色；枝条暗褐色；芽具柄，具 2 枚芽鳞。叶厚纸质，倒卵状披针形、倒卵形、椭圆形或倒卵状矩圆形，密生腺点，幼时疏被长柔毛，以后沿脉被黄色短柔毛，脉腋间具簇生的髯毛。雄花序多数，排成圆锥状，下垂。果序多数，呈圆锥状排列，矩圆形；果苞木质，宿存，具 5 枚浅裂片；小坚果扁圆形，具小翅，狭而透明。

生境分布 · 分布于云南省大部分地区。生于海拔 700～3 600 m 的山坡林中、河岸阶地及村落中。

哈尼族药用经验 · 味苦、涩，性凉。收敛止血，健胃。

（1）胃及十二指肠溃疡，胃痛：旱冬瓜皮 60 g，木贼 15 g，水煎服。或研末，每服 3～6 g。

（2）消化不良：旱冬瓜皮配马蹄香等量。研末，每次服 1 g，每日 3 次。

（3）红白痢疾：旱冬瓜皮 15 g，马尾黄连 15 g。水煎服。

（4）外伤出血：旱冬瓜叶研末外敷。

中医药用经验 · 味苦、涩，性平。清热解毒，利湿止泻，接骨续筋。

30 大麻芋

哈尼药名 · Byuqziiv ziivnav 白兹兹那；麻哈拉。

别名 · 麻芋头，野芋头，岩芋，天合芋，大黑附子，黑附子，滴水芋。

来源 · 为天南星科海芋属海芋 *Alocasia odora* 的根茎。全年可采，加工时隔手以免中毒，用刀削去外皮，切片，以清水浸漂 6～7 日，多次换水，取出晒干或鲜用。炮制方法：用大米共炒至焦黄,久煎煮(2 小时以上)去毒。

植物形态 · 大型常绿草本植物,茎皮黑褐色,多黏液。叶多数,叶柄绿色或污紫色,螺状排列;叶片亚革质,草绿色,箭状卵形,边缘波状。花序柄 2～3 枚丛生,圆柱形。佛焰苞管部绿色、卵形或短椭圆形;檐部蕾时绿色,花时黄绿色、绿白色,凋萎时舟状,长圆形,略下弯,先端喙状。肉穗花序芳香,雌花序白色,不育雄花序绿白色,能育雄花序淡黄色。浆果红色,卵状,种子 1～2。花期四季,但在密阴的林下常不开花。

生境分布 · 分布于云南省金平、红河、普洱、西双版纳等地。生于海拔 1 700 m 以下,多成片生长于热带雨林林缘或河谷野芭蕉林下。

哈尼族药用经验 · 根茎。味淡、麻,性寒,有大毒。拔毒生肌,杀虫,消肿止痛。

(1)无名肿毒,蛇虫咬伤,疮疖,乳腺炎,腮腺炎:大麻芋鲜品适量。捣敷或加蜂蜜调敷。

(2)乳腺炎导致的乳房肿胀疼痛,乳汁流通不畅:①大麻芋 200 g。用开水 6 L 文火煎熬 4 小时,浓缩为 1 L 药液,用香烟半支为药引,1 日内分 5 次服完。②大麻芋 250 g。用火烤熟,鲜烟叶 3 片用火烤软,烤熟的大麻芋切片放于烟叶上外包乳腺炎患处。

(3)风湿疼痛,跌打肿痛:大麻芋鲜品适量。捣敷。

(4)烫伤烧伤:大麻芋鲜品取汁外搽,或用蜂蜜调敷。

(5)风寒湿痹,关节疼痛,腰腿痛,四肢麻木:大麻芋 30 g。沸水煎 6 小时后去渣加红糖服。

(6)骨结核:大麻芋根 10 g,肉桂 10 g,重楼 10 g,岩葱 10 g。上药取干品研成细末,用沸水调和后外敷患处。

(7)感冒有泥鳅痧者:大麻芋 30 g。煮沸,姜为引内服,每日 1 剂,每日 3 次。

中医药用经验 · 味微甘、辛,性温,有毒。归肺、脾、心、肝经。根茎:除风解毒,退热解痉,消肿止痛,止咳化痰。果实:行气止痛。

附注 ·

(1)大麻芋有毒,生用或煎煮时间过短,会引起舌肿麻木,甚者有中枢神经中毒症状;皮肤接触鲜草汁液后会瘙痒,误入眼内可能引起失明。一般外用,内服需经炮制。轻症中毒时,民间用醋加生姜汁少许共煮,内服或含漱解毒。

(2)孕妇忌用,体虚者慎服。

31 芦荟

哈尼药名 · Miqlanlpavqbovq 弥啷把搏;Yaqhaqfeil 亚哈菲、亚哈飞(普洱)。

别名 · 油葱,象鼻草,象鼻莲,斑纹芦荟。

来源 · 为阿福花科芦荟属芦荟 *Aloe vera* 的叶、液汁浓缩后的干燥物、花。叶全年可采,鲜用。割取叶片收集流出的液汁蒸发到适当浓度,逐渐冷却硬固,即得干浸膏。

植物形态 · 多年生草本。根系段状。茎短或无茎。叶簇生,螺旋状排列,直立,肥厚;叶片狭披针形,先端渐尖,基部阔而包茎,边缘有刺状小齿,下有斑纹。花茎单生或分枝;总状花序疏散;花黄色或有紫色斑点,具膜质苞片;花被筒状,6 裂,裂片稍向外弯;雄蕊 6,有时突出,花药 2 室,背部着生;子房上位,3 室,花柱线形。蒴果三角形。花期 7—8 月。

生境分布 · 分布于云南省玉溪、西双版纳、红河等地。多栽培。

哈尼族药用经验 · 味苦,性寒。清热消肿,杀虫止痒,润肠通便。

(1)烧伤烫伤,防晒:斑纹芦荟鲜叶取汁外搽。

(2)便秘:斑纹芦荟 20 g,朱砂 15 g。以白酒少许制丸,每次服 9 g。

(3)小儿惊风:斑纹芦荟 3 g,胆南星 3 g,天竺黄 3 g,雄黄 3 g。共研为末,以甘草煎汤制丸,每次服 1 丸,每丸 1.5 g。

(4)痈疮疖肿:斑纹芦荟鲜叶捣烂外敷,或取汁外搽。

(5)牙痛:斑纹芦荟研粉,外搽患处。

(6)美容(脸上长有疖、疮、痘等):斑纹芦荟鲜叶取汁外搽,或斑纹芦荟鲜叶剖开外贴,或制成美容液外洗。

中医药用经验 · 汁液浓缩干燥物:味苦,性寒。归肝、胃、大肠经。泻下通便,清肝泻火,杀虫疗疮。

附注 ·

(1)脾胃虚寒作泻及不思食者禁用,痔疮出血及孕妇忌用。

(2)本品即为文献所载库拉索芦荟(*Aloe barbadensis* Miller)。同属植物好望角芦荟 *Aloe ferox* 及多种同属近缘植物亦作"芦荟"用,与本品功效相同。其中,好望角芦荟习称"新芦荟",本品习称"老芦荟",一般认为新芦荟质量较老芦荟为差。

32 大良姜

哈尼药名 · Aoqmeil melicil 奥麦麦其。

别名 · 红蔻,大高良姜,山姜。

来源 · 为姜科山姜属红豆蔻 *Alpinia galanga* 的根茎、果实。根茎:秋季采挖,除去地上部分及须根,切片晒干。鲜品随采随用。果实:秋季变红时采收,除去杂质,阴干。

植物形态 · 多年生草本。根茎块状,稍有香气。叶片长圆形或披针形,干时边缘褐色。圆锥花序密生多花,花序轴被毛,分枝多而短,每一分枝上有花 3～6 朵;花绿白色,有异味;萼筒状,果时宿存;侧生退化雄蕊细齿状至线形,

紫色;唇瓣倒卵状匙形,白色而有红线条,深 2 裂。蒴果长圆形,熟时棕色或枣红色,顶端有白色管状宿萼,不开裂,手捻易破碎,内有种子 3～6 颗。花期 5－8 月,果期 9－11 月。

生境分布 · 分布于云南省东南部至西南部。生于海拔 100～1 300 m 的山野沟谷阴湿林下、灌木丛中、草丛中。

哈尼族药用经验 · 味辛,性温。温中散寒,止痛消食。

(1)风寒感冒,胃腹冷痛:大良姜 1～3 g,水煎服。或研末 0.6～1.5 g,温开水送服。

(2)慢性胃炎胃脘痛:大良姜 15 g。水煎服,加红糖少许为引,每日 1 剂,每日 2 次。

(3)十二指肠溃疡:大良姜 3～5 g。水煎服。

(4)泄泻:大良姜 5 g,白头翁 15 g。水煎服。

(5)痛经:大良姜 3 g,香附 9 g。水煎服。

(6)骨折:大良姜鲜品 1.5 g,土三七 20 g,叶上花 15 g,小接骨丹 20 g,曼陀罗 10 g。捣敷。

中医药用经验 · 味辛,性温。归脾、肺经。散寒燥湿,醒脾消食。

附注 ·

(1)阴虚有热者忌服;胃热者不宜用。

(2)果实即为中药"红豆蔻"。

(3)与本品名称类似的姜科植物,如"滇高良姜"为同科喙花姜属喙花姜 *Rhynchanthus beesianus* 的根茎,"云南红豆蔻"为同科山姜属节鞭山姜 *Alpinia conchigera* 的根茎,功效与本品相似。

33 高良姜

哈尼药名 · Caqziivq zeihaq 草子真寒。

别名 · 南姜,良姜,风姜,小良姜。

来源 · 为姜科山姜属高良姜 *Alpinia officinarum* 的根、叶、茎、花。夏末秋初采挖根,除去须根和残留的鳞片,洗净,切段,晒干。

植物形态 · 多年生草本,根茎圆柱形。叶片线形,顶端尾尖,基部渐狭;叶舌薄膜质,披针形,不2裂。总状花序顶生,直立,花序轴被绒毛;小苞片极小;花萼管顶端3齿裂,被小柔毛;花冠管较萼管稍短,裂片长圆形,后方的一枚兜状;唇瓣卵形,白色而有红色条纹;子房密被绒毛。果球形,熟时红色。花期4－9月,果期5－11月。

生境分布 · 分布于云南省普洱、保山、临沧、文山、红河、西双版纳等地。生于荒坡灌丛或疏林中,有栽培。

哈尼族药用经验 ·

(1) 胃寒痛,呕吐,食积腹胀:高良姜6～9g。水煎服。

(2) 汗斑:高良姜鲜品适量。捣烂,搽患部。

(3) 慢性胃炎胃脘痛:高良姜15g。水煎服,加红糖少许为引,每日1剂,每日2次。

中医药用经验 · 味辛,性热。归脾、胃经。温胃止呕,散寒止痛。

附注 · 阴虚有热者忌服。

34 灯台树

哈尼药名 · Ganlziq 干吉;Cuqhaoq haoqma 吃毫毫吗(红河);吃毫毫玛、哧嚎嚎吗;阿波果汁(红河);王瓜皮(红河);阿布粿吱。

别名 · 面条树,象皮树,大枯树,大树将军,理肺散,大树理肺散,阿根木,鸭脚木,大矮陀陀,大树矮陀陀。

来源 · 为夹竹桃科鸡骨常山属糖胶树 *Alstonia scholaris* 的叶、树皮、茎木。夏、秋季采收,洗净,晒干或鲜用。

植物形态 · 乔木;枝轮生,具乳汁。叶3～8片轮生,倒卵状长圆形、倒披针形或匙形。花白色,多朵组成稠密的聚伞花序,顶生,被柔毛;花冠高脚碟状,裂片在花蕾时或裂片基部向左覆盖,长圆形或卵状长圆形。蓇葖2,细长,线形,外果皮近革质,灰白色;种子长圆形,红棕色,两端被红棕色长缘毛。花期6－11月,果期10月至翌年4月。

生境分布 · 分布于云南省昆明、红河、金平、河口、麻栗坡、西双版纳、梁河等地。生于海拔650m以下的低丘陵山地疏林中、路旁或水沟边。

哈尼族药用经验 · 味淡,性平。消炎,止咳化痰,止痛。

(1) 百日咳,急慢性气管炎,支气管哮喘,咳嗽:灯台树叶6～9g或树皮5～10g。炒黄,水煎服或配方用。

(2) 支气管哮喘:灯台树15g,冬瓜皮10g,枇杷叶6g。水煎服,每日1剂,每日3次。

(3) 支气管炎,百日咳:灯台树叶6～9g,配野猪胆0.1～0.5g。泡酒500mL或泡开水内服。

(4) 老年慢性气管炎:灯台树叶9g,瓜蒌壳6g,滇紫菀4.5g,炒黄芩6g,炒地龙6g,重楼6g。水煎服。

(5) 肺结核以低热,咳嗽为主的证候:灯台树15g,罂粟壳3g,硼砂1.5g,板蓝根15g,大百部10g,百合10g。水煎服,每日1剂,每日3次。

(6) 风湿关节痛,跌打损伤,胃痛:灯台树叶6～9g或树皮5～10g。水煎服或泡酒服。

(7) 本品的叶、树皮还可治疟疾。

中医药用经验 · 味淡,微涩,性平。归脾、肺经。清热解毒,祛痰止咳,止血消肿。

附注 ·

(1) 脾胃虚弱者慎服。

（2）山茱萸科山茱萸属灯台树 *Cornus controversa* 的树皮或根皮、叶亦以"灯台树"为名入药，与本品功效相同。

35 草果

哈尼药名·Caqgaoq 草果；得嘿、的嘿（红河）。

别名·红草果。

来源·为姜科豆蔻属草果 *Amomum tsaoko* 的果实。秋季果实成熟时采收，除去杂质，晒干或低温干燥。

植物形态·多年生草本。茎丛生，全株有辛香气，地下部分略似生姜。叶片长椭圆形或长圆形，两面光滑无毛。穗状花序不分枝，每花序约有花 5～30 朵；总花梗被密集的鳞片；花冠红色，裂片长圆形；唇瓣椭圆形。蒴果密生，熟时红色，干后褐色，不开裂，长圆形或长椭圆形，顶端具宿存花柱残迹，干后具皱缩的纵线条，基部常具宿存苞片，种子多角形，有浓郁香味。花期 4－6 月，果期 9－12 月。

生境分布·分布于云南省西畴、麻栗坡、金平等地。生于海拔 1 100～1 800 m 疏林下，有栽培。

哈尼族药用经验·味辛，性温。燥湿除寒，祛寒截疟，消食化积。

（1）小儿便秘：草果 5～10 g。焙黄研细，配少量红糖，冲开水内服。

（2）肠胃型感冒：草果 5 g，生姜 3 片，大蒜 5 g，薄荷 10 g。水煎服，每日 1 剂，每日 3 次。

（3）本品还可治脘腹冷痛，泻积，食积。

中医药用经验·味辛，性温。归脾、胃经。燥湿温中，除痰截疟。

附注·

（1）阴虚血少者禁服，无寒湿实邪者忌服。

（2）以个大、饱满、色红棕、气味浓者品质为佳。

（3）哈尼族将本品当佐料用。

36 砂仁

哈尼药名·Mailmal 麦码。

别名·春砂仁，阳春砂仁，砂果。

来源·为姜科豆蔻属砂仁 *Amomum villosum* 的果实、根。夏、秋季果实成熟时采收，晒干或低温干燥。

植物形态·多年生草本。根茎匍匐，节上被褐色膜质鳞片。中部叶片长披针形，上部叶片线形；叶鞘上有略凹陷的方格状网纹。穗状花序椭圆形；苞片披针形；小苞片管状，一侧有一斜口；花冠管裂片倒卵状长圆形，白色；唇瓣圆匙形，白色，顶端具黄色的小尖头，中脉黄色而染紫红，基部具二个紫色的痂状斑，具瓣柄。蒴果椭圆形，成熟时紫红色，干后褐色，表面被不分裂或分裂的柔刺；种子多角形，有浓郁的香气。花期 5－6 月，果期 8－9 月。

生境分布·分布于云南省西双版纳等地。大量栽培或野生于山地阴湿处。

哈尼族药用经验·味辛，性温。化湿开胃。

（1）食用菌中毒：砂仁根 50 g。水煎服，每日 1 剂，每日 3 次。

（2）食物中毒后引起的上吐下泻：砂仁果实、草果各 10～15 g，焙黄研末，月季花 15～20 g。水煎服，每日 1 剂，每日 3 次。

中医药用经验·果实：味辛，性温。归脾、胃、肾经。行气止痛，健胃消食，化湿开胃，温脾止泻，理气安胎。

附注·

（1）阴虚有热者忌服。

（2）同属植物缩砂密 *Amomum villosum* var. *xanthioides*（绿壳砂仁）、矮砂仁 *Amomum villosum* var. *nanum* 亦可作本品用。

37 野葡萄

哈尼药名 · Miqcyuqma alsiq 米脆玛阿席（普洱）。

别名 · 玉葡萄，山葡萄，绿葡萄，金刚散，五爪金，飞蜈蚣藤。

来源 · 为葡萄科蛇葡萄属三裂蛇葡萄 *Ampelopsis delavayana* var. *delavayana* 的根。秋季采挖，除去杂质，干燥。

植物形态 · 木质藤本。卷须 2～3 叉分枝，相隔 2 节间断与叶对生。叶为 3 小叶，中央小叶披针形或椭圆披针形，基部不对称，边缘有粗锯齿，齿端通常尖细。多歧聚伞花序与叶对生；花蕾卵形；萼碟形；花瓣 5，卵椭圆形。果实近球形，有种子 2～3 颗，成熟后蓝紫色。种子淡红褐色，倒卵圆形，顶端种脊突出，腹部中棱脊突出。花期 6—8 月，果期 9—11 月。

生境分布 · 分布于云南省各地。生于海拔 50～2 200 m 的山谷林中、山坡灌丛、林中。

哈尼族药用经验 · 味甘，性平。消积，行血。

（1）腹胀：野葡萄 60 g，玉米须 30 g。水煎服。

（2）痔疮，瘀血肿痛：野葡萄 60 g，蚯蚓 10 g。水煎服。

（3）月经不调：野葡萄 20 g，野丁香根 20 g。水煎服。

（4）肾炎水肿：野葡萄根 15 g，马鞭草梢 10 g，合血香 10 g。加甜白酒 30 g，水煎服，每日 1 剂，每日 3 次。

（5）骨折，跌打损伤，关节炎，外伤出血：野葡萄根 80 g，大树跌打 20 g。鲜品捣烂，加少许白酒外敷患处。外伤出血者晒干研粉撒敷。

中医药用经验 · 味涩、微苦，性温。归肝、肾、膀胱、大肠经。散瘀止痛，接骨续筋，去腐生新，清热解毒。

附注 · 《哈尼族药用植物》中所载"野葡萄"为同属植物东北蛇葡萄 *Ampelopsis glandulosa* var. *brevipedunculata* 的根或根皮，哈尼药名"惜巴尔惜"，与本品功效相同。

38 桃

哈尼药名 · Siqymq 习涌。

别名 · 桃子，毛桃。

来源 · 为蔷薇科桃属桃 *Amygdalus persica* 及其栽培变种的根、树皮、叶、种子。根、树皮：全年可采。叶：夏季采，鲜用或晒干。种子：成熟后采收，除去果肉及核壳，取出种子，晒干。

植物形态 · 乔木。叶片长圆披针形、椭圆披针形或倒卵状披针形。花单生，先于叶开放；花瓣长圆状椭圆形至宽倒卵形，粉红色，罕为白色。果实形状和大小均有变异，卵形、宽椭圆形或扁圆形，色泽变化由淡绿白色至橙黄色，常在向阳面具红晕，外面密被短柔毛；果肉白色、浅绿白色、黄色、橙黄色或红色，多汁有香味，甜或酸甜；核大，离核或粘核，椭圆形或近圆形，两侧扁平；种仁味苦，稀味甜。花期 3—4 月，果实成熟期因品种而异，通常为 8—9 月。

生境分布 · 云南省各地均有栽培。

哈尼族药用经验 · 味苦、甘，性平。解毒，止痒。

（1）肠炎：桃树根 25 g，甜竹根 20 g。水煎服，每剂服 3 次，3 剂为 1 个疗程。

（2）预防疟疾：桃子树皮 6 g，樱桃树皮 6 g。水煎服，每日 1 剂，每日 3 次。

（3）发热，头痛，咽喉疼痛：桃子叶 15 g，青蒿尖 10 g，臭灵丹尖 3 枝。水煎服，每日 1 剂，每日 3 次。

（4）皮癣，皮肤瘙痒：桃树皮煮水外洗，叶烤至发软涂搽患处。

（5）习惯性便秘：①桃仁 15 g，火麻仁

20 g,九股牛 15 g。水煎服,每日 1 剂,每日 3 次。②桃仁 10 g,毛木通 15 g,五丫果心 20 g,冬瓜仁 15 g。水煎服,每日 1 剂,每日 3 次。

中医药用经验·根:味苦,性平,无毒。归肝经。清热利湿,活血止痛,消痈肿。种子:味苦、甘,性平。归心、肝、大肠经。活血祛瘀,润肠通便,止咳平喘。枝叶:味苦,性平。归心、肝经。活血通络,解毒杀虫。

附注·

(1) 孕妇慎用其种子。

(2) 同属植物山桃 *Amygdalus davidiana* 的种子与本品同等入药。

39 小猫屎花

哈尼药名· Dilzal zaqssal 地杂扎然(元江)。
别名·小火草。
来源·为菊科青香属旋叶香青 *Anaphalis contorta* 的全草。全年可采,晒干备用。

植物形态·多年生草本,根状茎木质。下部叶在花期枯落,线形;顶部叶较细短;全部叶下面被白色密棉毛。头状花序极多数,在茎和枝端密集成复伞房状。总苞钟状;总苞片 5～6 层,外层浅黄褐色或带紫红色,内层在雌株白色;在雄株乳白色稀稍红色。雌株头状花序外围有多层雌花,中央有 1～4 个雄花;雄株头状花序全部有雄花。瘦果长圆形,具小腺体。花果期 8—10 月。

生境分布·分布于云南省中部、西部。生于海拔 1 700～3 500 m 的干燥或湿润山坡草地。

哈尼族药用经验·清肝明目,止血止痛。

(1) 肝阳头痛:小猫屎花全草 30 g,白茅根 30 g,百部 12 g,百合 12 g。水煎服。

(2) 风火眼病:小猫屎花全草适量。洗净、捣烂、蒸熟,拌糯米饭,做成粑粑吃。

(3) 外伤出血:用小猫屎花鲜品或干花捣碎调敷。

附注·

(1) 哈尼族特色习用药物。

(2) 文献中"小火草"多指菊科火绒草属鼠曲火绒草 *Leontopodium forrestianum*,哈尼药名"Miqdu duqssaq 迷都都然",与本品功效相似。味甘、淡,性平。清肝明目,驱虫消积,解毒生肌。用于角膜云翳,小儿腹泻,蛔虫病,感冒,咳嗽,疮疡久不收口。

40 虎掌草

哈尼药名· Daoltav eelseil 刀达吾色;Luqdaqwaf 罗达望;冬台欧生(普洱)。

别名·白花虎掌草,白花舌头草,汉虎掌,土黄芩,土黄芪,见风青,见风黄,玉梅。

来源·为毛茛科银莲花属草玉梅 *Anemone rivularis* 的根、全草。秋冬采收,切片,鲜用或晒干备用。

植物形态·多年生草本。根状茎木质。基生叶 3～5,有长柄;叶片肾状五角形,三深裂,两面都有糙伏毛;叶柄有白色柔毛,基部有短鞘。聚伞花序(1～)2～3 回分枝;苞片 3(～4),似基生叶,宽菱形,三裂近基部,膜质;萼片白色,倒卵形或椭圆状倒卵形。雄蕊长约为萼片之半,花药椭圆形,花丝丝形;子房狭长圆形,有拳卷的花柱。瘦果狭卵球形,宿存花柱钩状弯曲。5—8 月开花。

生境分布·分布于云南省南部、东南部。生于海拔 1 800～3 100 m 的山地草坡、小溪边或湖边。

哈尼族药用经验·味苦、辛,性平,有小毒。清热解毒,活血止痛。

(1) 风湿痛,跌打痛:虎掌草 10 g,五爪金龙 15 g。水煎服。

(2) 牙痛:虎掌草鲜根适量,咬于痛处。

（3）局部疮痈肿痛，化脓：虎掌草 30 g，梨头草 20 g。先用消毒纱布盖于患处，鲜品捣碎敷于纱布上。

（4）蛇虫咬伤：虎掌草全草配白花蛇舌草等量，共捣外敷。

（5）疟疾：①虎掌草根 15 g，水煎服，每日 1 剂，每日 3 次。或捣烂外敷内关、间使穴，发作前半小时用药。②虎掌草全草 10 g，杏叶防风 10 g。水煎服。

（6）月经不调：虎掌草根 9～15 g，配白瑞香根适量。水煎服。

中医药用经验 · 味微苦、辛，性寒，有小毒。归肝、肾、肺、胃经。清热解毒，止咳祛痰，利湿消黄，消痞散结。

附注 ·

（1）本品有毒，对皮肤刺激性大。

（2）同属植物小花草玉梅 Anemone rivularis var. flore-minore 亦作"虎掌草"使用，功效与本品相同。

41 土当归

哈尼药名 · Moqhhoq 莫俄。

别名 · 松香疳药。

来源 · 为伞形科当归属隆萼当归 Angelica oncosepala 的根。秋冬采收，晒干备用。

植物形态 · 多年生草本。根圆柱形，表面棕褐色。基生叶和茎生叶均为三出式一回羽状复叶，宽卵形；顶生叶片阔卵形；侧生叶片常呈不等的 2 裂；茎生叶叶柄基部膨大成管状叶鞘。复伞形花序；伞辐 13～20；总苞片 2～3，线形，常早落；花瓣卵圆形，顶端稍内曲，主脉明显，花药带红色。果实卵圆形，成熟时黄褐色，侧棱翅状。花期 7 月，果期 8—10 月。

生境分布 · 分布于云南省西北部。生于海拔 3 500～4 300 m 的澜沧江与怒江分水岭峡谷高寒地带。

哈尼族药用经验 · 味辛、微甘，性温。补血润燥。

（1）贫血，虚弱：土当归根 15～30 g。煮羊肉吃。

（2）肺结核：土当归根 30 g，白及 20 g。水煎服。

（3）月经不调，痛经：土当归根 20 g，紫丹参 15 g。水煎服。

（4）风湿骨疼，跌打损伤：土当归根 15 g，飞龙斩血 15 g。泡酒服。

（5）本品的根还可治肠燥便秘，消化不良，感冒。

中医药用经验 · 味辛、微甘，性温。活血调经，补血润燥。

附注 · 湿阻中满，大便溏泻者忌用。

42 大观音座莲

哈尼药名 · 故季麻。

别名 · 马蹄蕨，马蹄根，大莲座蕨，观音座莲。

来源 · 为合囊蕨科观音座莲属披针观音座莲 Angiopteris caudatiformis 的根茎。全年可采，洗净，切片晒干。

植物形态 · 多年生蕨类。叶柄粗如拇指，干后浅绿棕色，光滑；叶二回羽状；羽片长圆形，基部略变狭，长达 70 cm；小羽片 14～18 对，几对生，柄短；基部小羽片斜向上，长披针形，基部近圆形，先端长渐尖，边缘有锯齿。叶为纸质，上面灰绿色，下面浅灰绿色，下面中脉及细脉上有棕色线形的鳞片疏生，或几光滑。孢子囊群线形，有孢子囊 18～24 个，距平伏不育的边缘 1 mm 处着生，先端不育。

生境分布 · 分布于云南省东南部。生于海拔约 1 000 m 的密林下沟中。

哈尼族药用经验 ·

（1）胃痛：大观音座莲根 20 g。水煎服，每日 1 剂,每日 3 次,3 日为 1 个疗程。

（2）本品还可治横结肠肿瘤。

中医药用经验 · 味苦、涩,性寒。归心、肺、大肠经。清热解毒,利尿祛湿,活血止血,祛瘀止痛。

附注 · 同属植物莲座蕨 *Angiopteris evecta*,哈尼药名"浩浩倒模"（普洱）,与本品功效不同。祛瘀止血,解毒。用于跌打损伤,功能性子宫出血,外用蛇咬伤,疔疮,创伤出血。

43 大叶山楝

哈尼药名 · 叶好娇。

别名 · 红果树,小红果,云连树,油桐。

来源 · 为楝科山楝属山楝 *Aphanamixis polystachya* 的根、叶。全年均可采。根：洗净泥土,切片,晒干。叶：鲜用或晒干。

植物形态 · 乔木。叶为奇数羽状复叶,有小叶 9～11（～15）片,对生,初时膜质,后变亚革质,在强光下可见很小的透明斑点。花序腋上生,短于叶,雄花组成穗状花序复排列成广展的圆锥花序,雌花组成穗状花序；花球形,无花梗,花蕾下有小包片 3；萼 4～5,圆形；花瓣 3,圆形。蒴果近卵形,熟后橙黄色,开裂为 3 果瓣；种子有假种皮。花期 5—9 月,果期 10 月至翌年 4 月。

生境分布 · 分布于云南省南部。生于低海拔地区的杂木林中,目前已广为栽培。

哈尼族药用经验 · 根、叶治风湿病,筋骨疼痛。

中医药用经验 · 味苦、辛,性温。祛风止痛。

44 白木香

哈尼药名 · Manqhaol 瞒耖。

别名 · 沉香,女儿香,莞香,六麻树,牙香树。

来源 · 为瑞香科沉香属土沉香 *Aquilaria sinensis* 的含树脂心材。选择树干直径 30 cm

以上的土沉香树,用刀在树干上顺砍数刀,伤口深 3～4 cm,为菌类感染数年后,伤口处黑色沉淀物即为"沉香"。取下晒干后,用刀挖去黏附在其上面的白色木片即成。

植物形态 · 乔木。叶革质,圆形、椭圆形至长圆形,有时近倒卵形。花芳香,黄绿色,多朵,组成伞形花序；花梗密被黄灰色短柔毛；萼筒浅钟状,5 裂,裂片卵形；花瓣 10,鳞片状着生于花萼筒喉部,密被毛；雄蕊 10；子房卵形。蒴果卵球形,密被黄色短柔毛,2 瓣裂,2 室,每室具有 1 种子,种子褐色,卵球形,附属体下端成柄状。花期春夏,果期夏秋。

生境分布 · 分布于云南省除东北部外的其他地区。生于低海拔的山地、丘陵以及路边阳处疏林中。

哈尼族药用经验 · 味辛、苦,性温。降气,调中,暖胃,止痛。

跌打损伤,风伤骨痛：白木香心材 10～15 g,配枳棋根 15～20 g。水煎服或泡酒服。

中医药用经验 · 味辛、苦,性微温。归脾、胃、肾经。行气止痛,温中止呕,纳气平喘。

附注 · 本药材为片状或不规则的长条状,大小不一,一面多具纵沟,由棕黑色的含树脂部分与淡黄色木质部交错形成花纹,微有光亮；另一面（人工伤面或虫伤面）多为黄褐色腐朽的木质,表面凹凸不平,入水半浮或上浮。气芳香,味苦,燃烧时发浓烟,并有强烈的愉快香气及黑色油状物浸出。以色黑质重,树脂显著,入水下沉者为佳。

45 花生

哈尼药名 · Milcaqalsiq 米察阿习、咪查阿西。

别名 · 地松米,花生米,落花松,落地松,地果,长生果,香豆。

来源 · 为豆科落花生属落花生 *Arachis hy-*

pogaea 的种子。秋末挖取果实,剥去果壳,取种子晒干。

植物形态 · 一年生草本。根部有丰富的根瘤;茎直立或匍匐,茎和分枝均有棱。叶通常具小叶 2 对;具纵脉纹;叶柄基部抱茎;小叶纸质,卵状长圆形至倒卵形;花单生或簇生于叶腋;花萼与花托合生成托管,呈花梗状,萼齿 2 唇形;花黄色,旗瓣近圆形,龙骨瓣先端有喙;雄蕊 9 枚合生,1 枚退化;子房藏于萼管中。荚果膨胀,荚厚有网纹,成熟于土中。花果期 6 — 8 月。

生境分布 · 云南省各地均有栽培。

哈尼族药用经验 · 味甘,性平。润肺和胃,养血柔肝。

(1) 燥咳,反胃,乳妇奶汁少:花生 50 g。研细,煮汤服。

(2) 血小板减少症:花生种皮 30 g。研细服。

(3) 口腔蒜味、异味:花生 2～3 粒。生嚼服。

(4) 便秘:花生生品加水研汁,煎服。

(5) 失眠多梦,头昏头晕,心慌健忘,神疲乏力等神经衰弱综合征:花生 15 g,接骨草根 20 g,棉花叶 10 g,黄豆 15 g,绿鸭蛋壳 1 个。将上药研粉炖熟服,每日 1 剂,分 3 次服。

中医药用经验 · 味甘,性平,无毒。归脾、肺经。健脾养胃,润肺化痰。

附注 · 体虚湿滞及肠滑便泄者不宜服。

46 刺脑包

哈尼药名 · 毕尔卡图;卡同同然;我绯;咯统统然。

别名 · 刺老苞,树头菜,鹊不宿,雀不站,鸟不企。

来源 · 为五加科楤木属黄毛楤木 *Aralia chinensis* 的根、全株。全年可采,洗净切片,晒

干备用。鲜品随用随采。

植物形态 · 灌木,有稀少的刺和黄褐色绒毛。叶大,二回羽状复叶,叶轴和羽片轴基部有 1 对小叶,每羽片有小叶 7～11 片,革质;小叶片卵形至长圆状卵形边缘具细锯具。花由多数伞形花序组成的大型顶生圆形花序,密被黄色绒毛;伞形花序有花 30～50 朵;花淡绿白色,花萼 5 齿裂,花瓣 5,三角状卵形;雄蕊 5。核果球形,浆果状,有 5 棱。花期 8 — 9 月,果期 10 — 11 月。

生境分布 · 分布于云南省屏边、河口、砚山、西畴、麻栗坡、西双版纳、福贡等地。生于森林、灌丛或林缘路边,垂直分布从海平面至海拔 2 700 m。

哈尼族药用经验 ·

(1) 风寒性头痛:刺脑包 100 g,鱼子兰 100 g。均取鲜叶,切细捣绒,敷于后颈,每日 1 次,每次 1 小时,连用 3 日。

(2) 本品的根还可治黄疸型和无黄疸型肝炎,痢疾,高血压头痛,神经衰弱头痛;全株可治跌打损伤,坐骨神经痛。

中医药用经验 · 味苦、辛,性平。祛风除湿,活血通经,解毒消肿。

附注 ·

(1) 嫩芽包可入菜食用,孕妇禁服。

(2) 同属植物野楤头 *Aralia armata*,哈尼药名"美登追",与本品功效相同。

47 大黄藤

哈尼药名 · Cavni nisiil 扎尼尼斯;Qilsiil 期斯。

别名 · 黄连藤,黄藤。

来源 · 为防己科古山龙属古山龙 *Arcangelisia gusanlung* 的藤茎。全年可采,以秋季采为好,洗净切片,晒干备用。

植物形态·木质大藤本,木材鲜黄色,有放射状菊花纹,味极苦。叶片革质至近厚革质,阔卵形至阔卵状近圆形;叶柄两端均肿胀。雄花序通常生于老枝叶痕之上,为圆锥花序;雄花花被3轮,每轮3片;聚药雄蕊有9个花药。雌花序和雌花均未见。果序生于老茎上,粗壮,果梗粗壮,果近球形,成熟时黄色,最后变黑色,中果皮肉质,果核近骨质,扁球形,被锈色长毛,无凸起。花期夏初。

生境分布·分布于云南省红河、玉溪、普洱、临沧、西双版纳等地。生于常绿阔叶林和灌木丛中。

哈尼族药用经验·味苦,性寒。清热解毒,消炎。

(1)妇科炎症,外科感染,口腔炎,咽峡炎,扁桃体炎,细菌性痢疾,肠炎,呼吸道感染,泌尿道感染,结膜炎:大黄藤15～30 g。水煎服。

(2)刀枪伤及外伤出血:大黄藤。水煎液冲洗,或研成细粉外敷。

(3)慢性溃疡,乳腺炎,烧伤,黄水疮,痱疖,湿疹:大黄藤细粉10 g,凡士林90 g。制成软膏外敷,或煎水外洗。

中医药用经验·味苦,性寒,有小毒。归心、肺、大肠经。清热利湿,泻火解毒。

附注·防己科天仙藤属天仙藤 *Fibraurea recisa* 亦名"大黄藤",与本品功效相似。味苦,性寒。清热解毒。用于妇科炎症,外伤感染,细菌性痢疾,肠炎,呼吸道及泌尿道感染,眼结膜炎,疮疡肿毒。

48 牛蒡

哈尼药名·傲虎怒麽枣孤(普洱)。

别名·恶实,鼠粘子,大力子。

来源·为菊科牛蒡属牛蒡 *Arctium lappa* 的果实、根。果实:秋季成熟时采收果序,晒干,打下果实,除去杂质,再晒干。根:10月间采挖2年以上的根,洗净晒干。

植物形态·二年生草本,具粗大的肉质直根。茎直立,通常带紫红或淡紫红色,全部茎枝被稀疏的乳突状短毛及长蛛丝毛并混杂以棕黄色的小腺点。基生叶宽卵形,基部心形。茎生叶与基生叶同形或近同形。头状花序多数或少数在茎枝顶端排成疏松的伞房花序或圆锥状伞房花序。小花紫红色。瘦果倒长卵形或偏斜倒长卵形,两侧压扁,浅褐色,有多数细脉纹,有深褐色的色斑或无色斑。冠毛多层,浅褐色。花果期6—9月。

生境分布·分布于云南省各地。生于海拔750～3 500 m 的山坡、山谷、林缘、林中、灌木丛中、河边潮湿地、村庄路旁或荒地。

哈尼族药用经验·根用于跌打损伤。

中医药用经验·果实:味辛、苦,性寒。归肺、胃经。疏散风热,宣肺透疹,解毒利咽。根:味苦、微甘,性凉。归肺、心经。散风热,消毒肿。

附注·

(1)果实能滑肠,气虚便溏者忌用。

(2)根入菜食用。

49 朱砂根

哈尼药名·Siqniljavqyov daoqqil 席尼拉约刀期、希尼腊月道其;Haqmaqlavqssev 红马栏惹、红麻蓝喏。

别名·高陀陀,反背红,天青地红,山豆根,八爪金龙,豹子眼睛果。

来源·为报春花科紫金牛属朱砂根 *Ardisia crenata* var. *crenata* 的全株。秋、冬季采挖,洗净,切碎,晒干。

植物形态·灌木。叶片革质或坚纸质,椭圆形、椭圆状披针形至倒披针形,边缘具皱波状或波状齿,具明显的边缘腺点。伞形花序或聚伞花序,着生于侧生特殊花枝顶端;花瓣白色,稀略带粉红色,盛开时反卷,卵形,顶端急尖,里面有时近基部具乳头状突起;雄蕊较花瓣短,花药三角状披针形,背面常具腺点;雌蕊与花瓣近等长或略长,子房卵珠形。浆果球形,鲜红色,具腺点。花期 5—6 月,果期 10—12 月,有时 2—4 月。

生境分布·分布于云南省西北部、西南部及东南部。生于海拔 90～2 400 m 的疏、密林下阴湿的灌木丛中。

哈尼族药用经验·用根、叶。味苦、辛,性平。行血祛风,解毒消肿,散瘀止痛。

(1)咽峡炎,扁桃体炎,支气管炎:朱砂根 50 g。水煎服。

(2)肾炎:朱砂根 15～25 g,回心草 15～25 g。水煎服,每日 1 剂,分 3 次服。

(3)跌打肿痛,风湿骨痛:朱砂根 25 g,黑骨头 15 g,八角枫 15 g,伸筋草 25 g,透骨草 25 g。泡酒服,每次 5～10 mL,每日 2 次。

(4)骨折:外用鲜品捣敷。

(5)本品还可治小儿疳积,外伤出血,肺结核咯血,骨痛。

中医药用经验·味微苦、辛,性平。归肺、肝经。根:解毒消肿,活血止痛,祛风除湿。叶:活血行瘀。

附注·

(1)虚弱者慎用。

(2)同属植物红凉伞 Ardisia crenata var. bicolor 和伞形紫金牛 Ardisia corymbifera 亦作"朱砂根"使用,与本品功效相同。

50 大罗伞

哈尼药名·Telniq niqmaq 偷尼尼麻(元江)。
别名·米汤果,扣子果,扭子果,拗子果。
来源·为报春花科紫金牛属钮子果 Ardisia

virens var. virens 的根、根皮。全年均可采,洗净,切段,晒干。

植物形态·灌木。叶片坚纸质或厚,椭圆状或长圆状披针形,或狭倒卵形,边缘具皱波状或细圆齿。复伞房花序或伞形花序,着生于侧生特殊花枝顶端;花瓣初时白色或淡黄色,以后变粉红色,卵形至广卵形,顶端急尖;雄蕊较花瓣略短,花药披针形或近卵形;雌蕊与花瓣等长或略短,子房球形,具密腺点。果球形,红色,具密腺点。花期 6—7 月,果期 10—12 月或至翌年元月。

生境分布·分布于云南省东南至西南部及普洱以南地区。生于海拔 300～2 700 m 的密林下,阴湿而土壤肥厚的地方。

哈尼族药用经验·祛风,逐湿,止吐,止泻。

(1)跌打劳伤,风寒湿痹:大罗伞 30 g,叶上花、叶下花各 20 g,透骨草 15 g。泡白酒 1 000 mL,7 日后每次内服 15 mL。

(2)呕吐,泄泻:大罗伞根皮 3 g。捣细,开水冲服。

(3)头昏,心慌,失眠,神疲,乏力,健忘等症:大罗伞 20 g,通血香 20 g,刺三加 20 g,五味子 10 g。水煎服,每日 1 剂,每日 3 次。

中医药用经验·味苦、辛,性凉。清热解毒,散瘀止痛。

附注·同属植物朱砂根 Ardisia crenata 亦名"大罗伞",与本品功效不同,见"朱砂根"词条。

51 槟榔

哈尼药名·Maolaolsiq 么佬习。
别名·海南子,槟榔子,大腹子。
来源·为棕榈科槟榔属槟榔 Areca catechu 的种子。春末至秋初采收成熟果实,用水煮后,干燥,除去果皮,取出种子,干燥。
植物形态·乔木状,有明显的环状叶痕。叶簇生于茎顶,羽片多数,狭长披针形,上部的羽片合生,顶端有不规则齿裂。雌雄同株,花序多分枝;雄花小,通常单生,萼片卵形,雄蕊6枚,退化雌蕊3枚;雌花较大,萼片卵形,花瓣近圆形,退化雄蕊6枚;子房长圆形。果实长圆形或卵球形,橙黄色,中果皮厚,纤维质。种子卵形,胚乳嚼烂状。花果期3～4月。

生境分布·分布于云南省西双版纳、德宏、元江、河口等地。广泛栽培。

哈尼族药用经验·味苦、辛、涩,性温。杀虫消积,降气,行气。

(1)驱绦虫,蛔虫:熬1碗槟榔浓汁备用。先炒南瓜子100 g,全部嚼吃,引肚里的绦虫、蛔虫活跃起来,然后把槟榔汤喝下去,约3小时后腹泻,泻到7～8次后,喝下已备好的用童子鸡熬的粥即可。服用1次便可。

(2)蛔虫病:槟榔20 g,酸石榴根20 g。以上药物粉碎,饭前空腹服,每日2次,每次5 g。

中医药用经验·味苦、辛,性温。归胃、大肠经。杀虫消积,降气,行水,截疟。

附注·气虚下陷者慎服。

52 白鹤藤

哈尼药名·阿铺区妮。

别名·一匹绸。

来源·为旋花科银背藤属白鹤藤 *Argyreia acuta* 的全草。全年或夏、秋季采收,鲜用或晒干。

植物形态·攀援灌木,全株被银色绢毛。单叶互生;叶片椭圆形或卵形,先端锐尖或钝。聚伞花序腋生或顶生;苞片椭圆形或卵圆形;花两性;花萼5,分内外两轮,萼片卵形,不等大;花冠漏斗状,白色,冠檐5深裂;雄蕊5。果实球形,红色,为增大的萼片包围。种子2～4颗,卵状三角形,褐色。花期6—9月。

生境分布·分布于云南省屏边。生于疏林下或路边灌丛、河边。

哈尼族药用经验·收涩固脱,敛肺,止血。治久泻脱肛,子宫脱垂,热咳,月经过多,外伤出血。

中医药用经验·味微酸、微苦,性凉。祛风利尿,化痰止咳,止血活络,拔毒生肌。

附注·同属植物灰毛白鹤藤 *Argyreia osyrensis var. cinerea* 哈尼药名亦为"阿铺区妮",别名"藤本夜关门",与本品功效相同。

53 天南星

哈尼药名· Haoltav haolcil 蒿达蒿期。

别名·法夏,一把伞,狗玉米,山棒子,山包谷,蛇包谷,蛇子麦,蛇芋,麻蛇饭,刀口药,闹狗药。

来源·为天南星科天南星属一把伞南星 *Arisaema erubescens* 的块茎。秋、冬季茎叶枯萎时采挖,除去须根及外皮,干燥。炮制:取净天南星,按大小分别用水浸泡,每日换水2～3次,如起白沫时,换水后加白矾(每100 kg天南星,加白矾2 kg),泡1日后,再进行换水,至切开口尝微有麻舌感时取出。将生姜片,白矾置锅内加适量水煮沸后,倒入天南星共煮至无干心时取出,除去姜片,晾至四至六成干,切薄片,干燥。

植物形态·多年生草本。块茎扁球形,表皮黄色,有时淡红紫色。叶1,极稀2,叶柄中部以下具鞘,红或深绿色,具褐色斑块;叶片放射状分裂。花雌雄异株,成肉穗花序,佛焰苞绿色,背面有清晰的白色条纹,或淡紫色至深紫色而无条纹。雄花有多数雄蕊,每2～4枚聚为一簇,花药黑紫色;雌花密聚,每花由一雌蕊组成,子房卵形,花柱短。果序柄下弯或直立,浆果红色,种子1～2,球形,淡褐色。花期5—7

月,果9月成熟。

生境分布·分布于云南省大部分地区。生于海拔3 200 m以下的林下、灌丛、草坡、荒地。

哈尼族药用经验·味辛、麻,性温,有毒。燥湿化痰,散结消肿,祛风。

(1)咳嗽痰多:制天南星9 g,橙皮9 g。水煎服。

(2)破伤风,口噤强直:生天南星粉末适量,麝香少许,酒调外搽双侧颊车穴。并用温开水送服胆南星粉3 g。

(3)中风,小儿惊风:天南星3 g。配方用。

(4)蛇咬伤,无名肿毒:天南星鲜品捣敷。或干品磨醋外搽。

(5)癣疮:生天南星30 g,生半夏30 g,雪上一枝蒿9 g。白酒100 mL浸泡,外搽。

(6)风寒湿痹,肢体关节疼痛剧烈,遇寒冷则疼痛加剧:天南星20 g,草乌20 g,雪上一枝蒿20 g,大麻药15 g,千年健15 g。白酒500 mL浸泡1周,外擦患处,每日2次。有毒忌内服。

中医药用经验·味苦、辛,性温,有毒。归肺、肝、脾经。燥湿化痰,祛风止痉,散结消肿。

附注·

(1)有毒,内服宜慎。阴虚燥咳,热极、血虚动风者禁服,孕妇慎服。

(2)同属植物天南星 *Arisaema hetero-phyllum*、东北南星 *Arisaema amurense*、虎掌 *Pinellia pedatisecta* 均可作"天南星"用,与本品功效相同。

54 小楠木香

哈尼药名· Neivqssaq wuqhuv 能然吴乎。

别名·化肉丹,化肉藤,云南马兜铃,藤子暗消。

来源·为马兜铃科马兜铃属西藏马兜铃 *Aristolochia griffithii* 的根茎。夏、秋季采收根、根茎及藤,洗净,切片,晒干。

植物形态·木质大藤本;嫩枝密被红棕色长柔毛,老枝干后具不规则纵裂纹。叶纸质至革质,卵状心形或心形,上面疏被乳突状短柔毛,下面密被红棕色或白色长柔毛;叶柄密被红棕色长柔毛。花单生叶腋,具细长花梗,花被管状弯曲,口外翻,紫色,管内部黄色,外面淡绿色,下部灰白色。蒴果倒卵形,成熟后瓣裂,种子多数,卵状三角形。花期3—5月,果期8—10月。

生境分布·分布于云南省东川、漾濞、宾川、维西、红河、普洱、西双版纳等地。分布于海拔2 100~2 800 m的密林中。

哈尼族药用经验·味辛、微苦,性温。散瘀止痛,消食健胃,顺气,通乳。

(1)胃炎,腹胀,消化不良,胃痛:小楠木香根9~15 g。水煎服。

(2)乳汁不下:小楠木香根15 g。炖肉服。

(3)风湿疼痛,跌打损伤:小楠木香根15~20 g,黑骨头12 g。泡酒服。

中医药用经验·味辛、微苦,性温。归脾、胃、肝经。温中散寒,理气止痛。

55 鸡脚暗消

哈尼药名· Hucavq siqhuvq 乎扎席胡。

别名·蝴蝶暗消,葫芦暗消,藤子内消,细尖马兜铃,黄木香,青藤香。

来源·为马兜铃科马兜铃属粉质花马兜铃 *Aristolochia transsecta* 的根。全年可采,晒干备用。

植物形态·木质藤本;茎纤细而弯扭,具纵棱。叶革质,卵形或长卵形,基部深心形,两面疏被白色伏毛。花单生于叶腋;花梗向下弯垂,近基部具一钻形小苞片;小苞片和花梗均被暗棕色绒毛;花漏斗状,雄蕊6枚;花药长圆形,成对贴生于合蕊柱上;子房不明显 6 室;合蕊柱粗短,顶端 3 裂。蒴果球形具棱,成熟时由果柄裂开,呈倒伞形。花期 5—6 月。

生境分布·分布于云南省怒江一带、红河南部等地。生于海拔 680～2 100 m 的坡地、林中潮湿地。

哈尼族药用经验·味苦、涩,性温。行气健胃,祛风止痛。

（1）消化不良,胃痛,腹胀:鸡脚暗消鲜品 3～6 g,生嚼服。或干品研末,每次 2～3 g,温开水送服。

（2）风湿骨痛:鸡脚暗消根 6～10 g。水煎服,白酒为引,或配方用。

（3）高血压:鸡脚暗消根 6～10 g。水煎服。

中医药用经验·味苦、涩,性温。行气健胃,祛风止痛。

56 艾

哈尼药名·阿哈节朵(普洱)。

别名·艾蒿,艾叶,家艾,红艾,火艾,五月艾。

来源·为菊科蒿属艾 *Artemisia argyi* var. *argyi* 的叶。夏季花未开时采摘,除去杂质,晒干。

植物形态·多年生草本或略成半灌木状,植株有浓烈香气,全株密被白色茸毛。叶互生,下部叶在花期枯萎;中部叶卵状三角形或椭圆形;上部叶三裂或不分裂。头状花序排列成复总状,花后下倾;总苞片 3～4 层,覆瓦状排列,背面被绵毛;雌花 6～10 朵,花冠狭管状,檐部具 2 裂齿,紫色;两性花 8～12 朵,花冠管状或高脚杯状,檐部紫色。瘦果长卵形或长圆形。花果期 7—10 月。

生境分布·分布于云南省中部。生于低海拔至中海拔地区的荒地、路旁河边及山坡等地,

也见于森林草原及草原地区,局部地区为植物群落的优势种。

哈尼族药用经验·叶治肾绞痛。

中医药用经验·味辛、苦,性温,有小毒。归肝、脾、肾经。温经止血,散寒止痛,外用祛湿止痒。

附注·同属植物牡蒿 *Artemisia japonica*,哈尼药名"奥可柯饶"(普洱)。全株入药,解表,清热,杀虫。治感冒身热,劳伤咳嗽,潮热,小儿疳积,疟疾,口疮,疥癣,湿疹。

57 土艾

哈尼药名·Eiqhal halpel 额哈哈拍(元江)。

别名·白蒿子,灰蒿枝。

来源·为菊科蒿属灰苞蒿 *Artemisia roxburghiana* var. *roxburghiana* 的叶、嫩尖。秋季花盛开时采割,除去老茎,阴干。

植物形态·半灌木状草本。茎紫红色或深褐色,具纵棱;茎、枝被灰白色蛛丝状薄柔毛。叶厚纸质或纸质,背面密被灰白色蛛丝状绒毛。头状花序多数,卵形、宽卵形或近半球形,稀为长圆形,基部常有小苞叶;雌花 5～7 朵,花冠狭管状,檐部紫色,具 2 裂齿;两性花 10～20 朵,花冠管状或高脚杯状,檐部反卷,紫色或黄色。瘦果小,倒卵形或长圆形。花果期 8—10 月。

生境分布·分布于云南省昆明、丽江、鹤庆、会泽、芒市、临沧、保山、绿春、麻栗坡、元江、勐海、泸水、德钦、香格里拉等地。生于海拔700～3 900 m 附近的荒地、干河谷、阶地、路旁、草地等。

哈尼族药用经验·行气,止血。

（1）脘腹胀满:土艾 15 g。水煎服。

（2）崩漏,吐血,衄血:土艾炒炭,取 20 g,水煎服。

（3）外伤出血：土艾炒炭、研末，撒于伤口，稍加按压。

附注 · 可作艾 *Artemisia argyi*（艾叶）的代用品。

58 钻地蜈蚣

哈尼药名 · Haqdal dalleiv 哈达达勒。

别名 · 毛消，毛虫树，地蜈蚣，搜山虎，钻地风，凤尾搜山虎。

来源 · 为水龙骨科节肢蕨属多羽节肢蕨 *Arthromeris mairei* 的根茎。夏秋冬采收，洗净，去须根，子母灰中炮炙半小时，刮去皮毛，切片晒干备用。外用鲜品。

植物形态 · 土生植物。根状茎横走，密被鳞片；鳞片卵状披针形，浅棕色或偶为灰白色，边缘有睫毛。叶近生或远生；叶柄禾秆色或淡紫色，光滑无毛。叶片一回羽状，羽片可多达12对，卵状披针形。叶草质，两面光滑无毛。孢子囊群的大小和分布都变化较大，在羽片中脉两侧各多行或各1行，多行者，孢子囊群通常极小，单行者，孢子囊群又通常极大，孢子具刺和疣状纹饰。

生境分布 · 分布于云南省大部分地区。生于海拔 1000～2700 m 的山坡林下。

哈尼族药用经验 · 味苦、涩，性凉，有小毒。消积通便，活络止痛。

（1）食积，腹胀，便秘，目赤痛，牙痛，风湿筋骨疼痛：钻地蜈蚣根茎 3～6 g。水煎服，蜂蜜为引。

（2）骨折：钻地蜈蚣鲜品配大接骨丹茎皮、叶各适量（约 50 g）。共捣敷，每 2 日一换。

（3）脾肿大：钻地蜈蚣鲜品 50～60 g，配葱根 20～30 g。共捣敷。

（4）头痛，坐骨神经痛：钻地蜈蚣根茎 20～25 g。水煎服。

中医药用经验 · 味苦，性微寒。归脾、胃经。消积滞，通便，降火，活络。

附注 ·

（1）生品泻下作用强，须根尤甚；熟用性缓。内服须经炮炙，过量致腹泻，可服稀饭解。

（2）年老、体虚者及孕妇慎服。

59 大树菠萝

哈尼药名 · Aoqlyullyulma savqbaoq 奥吕吕玛撒泡。

别名 · 菠萝蜜，树波罗，木波罗，牛肚子果。

来源 · 为桑科波罗蜜属波罗蜜 *Artocarpus heterophyllus* 的果实、种仁、叶、树脂。果实：夏秋间成熟时采收，鲜用或晒干。种仁：除去果实及果肉，取出种子晒干。叶：全年可采，鲜用或晒干备用。树脂：春末夏初采集，用刀刺破树皮，待有乳汁流出，用盛器装好备用。

植物形态 · 常绿乔木；老树常有板状根；全株有乳汁。叶革质，螺旋状排列，椭圆形或倒卵形；托叶抱茎。花雌雄同株，花序生老茎或短枝上，雄花花被管状，雄蕊 1 枚，花丝在蕾中直立，花药椭圆形，无退化雌蕊；雌花花被管状，顶部齿裂，基部陷于肉质球形花序轴内，子房 1 室。聚花果椭圆形至球形，或不规则形状，幼时浅黄色，成熟时黄褐色，表面有坚硬六角形瘤状凸体和粗毛；核果多数，肾形。花期 2—3 月。

生境分布 · 分布于云南省蒙自、红河、景谷、澜沧、金平、河口、麻栗坡、瑞丽、西双版纳等地。多栽培。

哈尼族药用经验 · 味甘、微酸，性平。皮和叶：味微涩，性凉。补中益气，生津止渴，拔毒消肿，收敛止痛。

（1）肺燥咳嗽，口干舌燥，四肢无力，胃痛，产后乳汁少等：大树菠萝鲜品 60～120 g，炖肉服。或用干树皮 15～30 g,水煎服。

（2）疮疖红肿,外伤出血:取乳汁外涂或叶研粉外敷。

（3）胃及十二指肠溃疡:大树菠萝干树皮 15 g,水煎服。或树汁 1.5 g,温开水送服。

中医药用经验 · 果实:味甘、微酸,性平。生津除烦,解酒醒脾。种仁:味甘、微酸,性平。益气,通乳。叶:活血消肿,解毒敛疮。树脂:味淡、涩,性平。消肿散结,收湿止痒。

附注 · 果实作水果食用。

60 天门冬

哈尼药名 · Alludalpial 阿鲁哒飘。

别名 · 野鸡食,大当门根,天冬,天冬草,十二兄弟。

来源 · 为天门冬科天门冬属天门冬 Asparagus cochinchinensis 的块根。秋、冬季采挖块根,洗净,除去须根,放入锅内煮或蒸至透心,趁热除去外皮,洗净,干燥。

植物形态 · 攀援植物。根在中部或近末端成纺锤状膨大。叶状枝通常每 3 枚成簇,扁平或由于中脉龙骨状而略呈锐三棱形,稍镰刀状;茎上的鳞片状叶基部延伸为硬刺,在分枝上的刺较短或不明显。花通常每 2 朵腋生,淡绿色;雄花花丝不贴生于花被片上;雌花大小和雄花相似。浆果,熟时红色,有 1 颗种子。花期 5－6 月,果期 8－10 月。

生境分布 · 分布于云南省各地。生于海拔 1750 m 以下的山坡、路旁、疏林下、山谷或荒地上。

哈尼族药用经验 · 用于肺结核,支气管炎,口燥咽干。

中医药用经验 · 味甘、苦,性寒。归肺、肾经。养阴润燥,清肺生津。

附注 ·

（1）虚寒假热、脾肾溏泄及风寒咳嗽者禁服。

（2）本品与同属植物密齿天门冬 Asparagus meioclados 功效相似,常混用,见"天冬"词条。

61 山百部

哈尼药名 · Daqsuqxoqtaq 达术削台、打术学台。

别名 · 小百部,滇百部,儿多母苦,一窝羊,一窝鸡,山扫帚,铁扫把,山漏芦。

来源 · 为天门冬科天门冬属短梗天门冬 Asparagus lycopodineus 的块根。秋季采挖,沸水烫过,趁热除去外皮,干燥。

植物形态 · 直立草本。根通常在距基部成纺锤状膨大。茎平滑或略有条纹,上部有时具翅,分枝全部有翅。叶状枝通常每 3 枚成簇,扁平,镰刀状,有中脉;鳞片状叶基部近无距。花每 1～4 朵腋生,白色;花梗很短;雄蕊不等长,花丝下部贴生于花被片上;雌花较小。浆果,通常有 2 颗种子。花期 5－6 月,果期 8－9 月。

生境分布 · 分布于云南省南部至西部。生于海拔 450～2600 m 的灌丛中或林下。

哈尼族药用经验 · 止咳祛痰,平喘。用于咳嗽痰多,气喘;外用灭虱。

中医药用经验 · 味甘、微苦,性寒。归肺经。养阴生津,润肺止咳。

62 天冬

哈尼药名 · Milcavhaqdal alsiq 迷扎哈达阿席。

别名 · 小茎叶天冬,天门冬,小天冬,天冬草,连枝草,地草果,地龙松。

来源 · 为天门冬科天门冬属密齿天门冬

Asparagus meioclados 的块根。秋冬季采收,水煮去皮,晒干备用。

植物形态·直立草本。根簇生,肉质,先端膨大呈纺锤形。茎除基部外,具棱并密生软骨质齿,分枝也如此,但在末端或嫩枝上,软骨质齿渐趋减少以至消失。叶状枝通常每 5～10 枚成簇,近扁的圆柱形,一般不具软骨质齿;鳞片状叶基部稍延伸为近刺状的距,无明显的硬刺。雄花每 1～3 朵腋生,绿黄色。浆果,熟时红色,通常有 1～2 颗种子。花期 5—7 月,果期 10 月。

生境分布·分布于云南省西北部至东南部。生于海拔 1 300～3 500 m 的林下、山谷、溪边或山坡上。

哈尼族药用经验·味甘、苦,性微寒。滋阴润肺,清热化痰,解毒消肿。

(1) 肺燥咳嗽,慢性支气管炎,肺结核久咳:天冬 12 g,天花粉 12 g。水煎服,蜂蜜为引。

(2) 热痰伤阴症,感冒,咳嗽,便秘:天冬 15 g,生地 15 g,人参 10 g。水煎服。

(3) 咽喉肿痛:天冬 50 g,沙参 50 g,星秀花 50 g。混匀,每次 10～20 g 开水浸泡,当茶饮。

(4) 无名肿毒,毒蛇咬伤:天冬 9 g,九股牛 15 g,水煎服。并用鲜品捣敷。

(5) 尿路感染:天冬 15～25 g,配车前草 15～25 g,小狗响铃 15～20 g,野薏苡根 15～20 g,水菖蒲 15～20 g,黄花远志根 15 g,肾茶 10～15 g。水煎服,每日 1 剂,分 3 次服。

(6) 本品还可治乳腺癌,肺癌,白血病。

中医药用经验·味甘、淡,性平。滋阴,润肺,止咳。

附注·

(1) 同属植物天门冬 *Asparagus cochinchinensis*,与本品功效相似,常混用,见"天门冬"词条。

(2) 同属植物短梗天门冬 *Asparagus lycopodineus*(哈尼药名"daqsuqxoqtaq 达术削台",见"山百部"词条);羊齿天门冬 *Asparagus filicinus*(哈尼药名"月牙一枝蒿")亦作"天冬"使用,与本品功效相似。

63 儿多母苦

哈尼药名·Beildal haqsol solmaq 背当哈嗦嗦麻(元江)。

别名·野山茴香。

来源·为天门冬科天门冬属细枝天门冬 *Asparagus trichoclados* 的块根。春、秋季采挖,除去须根,洗净,置沸水中略烫或蒸至无白心,取出,晒干。

植物形态·攀援植物。茎圆柱形,平滑,节间长可达 2～3 cm,分枝具棱并密生软骨质齿。叶状枝每 4～8 枚成簇,刚毛状,多少压扁,有不明显的 3～4 钝棱;鳞片状叶基部稍延伸为刺状距,无明显的硬刺。浆果有 1～2 颗种子,果梗关节位于近中部。果期 11 月。

生境分布·分布于云南省中南部。生于海拔 1 150～1 350 m 的疏林下或开旷山坡上。

哈尼族药用经验·滋阴养血,润肺止咳。

(1) 久病血虚,体弱无力:儿多母苦 30 g。捣碎,炖蛋或炖肉吃。

(2) 缺铁性贫血,头晕眼花,面色苍白,不思饮食:儿多母苦 30 g。洗净切碎,蒸鸡蛋或炖肉服。

(3) 肺热咳嗽:儿多母苦 30 g,麦冬 15 g,葛根 15 g,甘草 6 g。水煎服。

附注·

(1) 哈尼族特色习用药物。

(2) "儿多母苦"存在同名异物现象,除本种外,尚有同科植物天门冬属天门冬 *Aspara-*

gus cochinchinensis、密齿天门冬 Asparagus meioclados、羊齿天冬 Asparagus filicinus（见"天冬"词条），以及石竹科蝇子草属纺锤根蝇子草 Silene rubicunda 等以"儿多母苦"为名入药，功效各不相同。

（3）《中国哈尼族医药》《云南天然药物图鉴》中记载的"儿多母苦"为百部科百部属大百部 Stemona tuberosa，哈尼药名"Hhavqteiq moqqul 阿特莫曲"，见"大百部"词条。

64 花粽叶

哈尼药名 · Hoqniaoq pavqtov alpavq 合鸟巴多阿巴。

别名 · 九龙盘，盘龙七，蛇退，青蛇莲，地蜈蚣，蜘蛛抱蛋，粽粑叶，竹叶盘，俞莲，赶山鞭。

来源 · 为天门冬科蜘蛛抱蛋属九龙盘 Aspidistra lurida 的根茎。四季可采，鲜用或晒干备用。

植物形态 · 多年生常绿宿根草本。根状茎圆柱形，具节和鳞片。叶单生，叶片狭矩圆形至矩圆状披针形；叶柄明显。花单生，花梗直接从根状茎的鳞片腋内抽出，总花梗具 2～3 枚褐紫色鳞片；花基部有苞片 1～3 枚，宽卵形，紫褐色；花被杯状，紫褐色，底部淡黄白色，具紫色细点，有 6～8 浅裂，裂片近三角形，向外弯曲；雄蕊 6～8 枚；子房基部膨大，柱头盾状膨大，边缘波状。浆果球形，成熟时绿紫色，内有种子 1 粒。

生境分布 · 分布于云南省南部。生于海拔 600～1700 m 的山坡林下或沟旁。

哈尼族药用经验 · 味辛、微苦，性平。祛风解毒，祛瘀止痛。

（1）小儿消化不良，胃及十二指肠溃疡：花粽叶干品 15 g。水煎服。

（2）骨折，刀枪伤：花粽叶鲜品适量。捣敷或配方用。

（3）风湿骨痛，跌打损伤：花粽叶 15 g，千只眼 15 g，糯米 100 g。水煎服，亦可泡酒服。

中医药用经验 · 味辛、微苦，性平。健胃止痛，续骨生肌，祛风解毒，祛瘀止痛。

附注 · 孕妇慎用。

65 地柏枝

哈尼药名 · Daoqmi haqdal 刀米哈达。

别名 · 长生铁角蕨，倒生莲，树林珠，水柏枝，刷把草，定草根。

来源 · 为铁角蕨科铁角蕨属长叶铁角蕨 Asplenium prolongatum 的全草、叶。夏秋采收，洗净，鲜用或晒干备用。

植物形态 · 附生草本蕨类。根状茎先端密被黑褐色鳞片。叶簇生；叶片线状披针形，二回羽状；轮廓线状披针形，先端引出一长尾可落地生根，小叶片狭线形，先端钝或微凹，基部上小叶片常分裂，每一小叶片背面中央脉附近着生孢子囊群。囊群盖狭线形，灰绿色，膜质，全缘，开向叶边，宿存。

生境分布 · 分布于云南省峨山、景东、澜沧、耿马、蒙自、屏边、金平、绿春、河口、文山、西畴、麻栗坡、马关、广南、勐海、贡山、红河、普洱、临沧等地。生于海拔 150～1800 m 的林中树干上或潮湿岩石上。

哈尼族药用经验 · 味淡、微辛，性平。活血祛瘀，利尿通乳。

（1）乳汁不通，膀胱炎，尿道炎，吐血，产后瘀血，血崩，肠炎腹泻，痢疾：地柏枝 30 g，猪鬃草 15 g。水煎服。

（2）风湿疼痛：地柏枝鲜品适量。捣烂外敷。

中医药用经验 · 味辛、苦，性平、凉。归肝、肾经。清热除湿，化瘀止血，止咳化痰，利尿通乳。

66 野冬菊

哈尼药名 · 兹萨、资萨。

别名 · 肋痛草,菊花暗消,城头菊,狗屎叶。

来源 · 为菊科紫菀属石生紫菀 *Aster oreophilus* 的全草、花。夏、秋间采收,晒干。

植物形态 · 多年生草本,茎丛生。莲座状叶狭匙形,下部渐狭成具翅的长柄;茎下部叶匙状或线状长圆形;中部及上部叶线状或披针状长圆形。头状花序伞房状排列稀在茎端单生;花序梗被长密毛。总苞片约 3 层,外层匙状长圆形或舌形,常紫褐色;内层被短密毛,下部厚膜质。舌状花约 30 个或更多,舌片蓝紫色。管状花冠毛带红色或污白色。瘦果倒卵形,一面有肋,被密绢毛。花果期 8—10 月。

生境分布 · 生于云南省北部及西北部。分布于海拔 2 300～4 000 m 的高山和亚高山针林下、开旷坡地或山坡路旁。

哈尼族药用经验 · 全草治感冒,发热,腰痛,甲状腺炎。

中医药用经验 · 花:味苦,性凉。清热解毒,消肿止痛。

附注 · 同属植物密毛紫菀 *Aster vestitus* 亦名"菊花暗消",哈尼药名"灭地医搜"(普洱)。哈尼族医生以根入药,与本品功效相似。味辛、苦,性微温。祛风除湿,行气止痛。用于风寒感冒,风湿痹痛,胃脘痛。

67 野高粱

哈尼药名 · Neivqha seillaoq 能哈色劳;Siiqssiiqsav 拾日筛、十日筛、十日晒。

别名 · 红升麻,大升麻,水滨升麻,假升麻,假淫羊藿,滇淫羊藿,黄药,野洋红。

来源 · 为虎耳草科落新妇属溪畔落新妇 *Astilbe rivularis* var. *rivularis* 的根、全草。秋、冬季采收,洗净切断,晒干。

植物形态 · 多年生草本。茎被褐色长腺柔毛。二至三回羽状复叶;小叶片,顶生者菱状椭圆形至倒卵形,侧生者卵形。圆锥花序,多花;苞片 3,近椭圆形;萼片 4～5,近膜质,绿色,卵形、椭圆形至长圆形,内面稍凹陷,外面略弓凸;无花瓣;雄蕊 5～12,心皮 2,基部合生,子房近上位,花柱叉开。结蓇葖果;种子多数。花果期 7—11 月。

生境分布 · 分布于云南省昆明、腾冲、景东、绿春、西畴、麻栗坡、大理、洱源、贡山、维西等地。生于海拔 920～3 200 m 的林下、林缘、灌丛和草丛中。

哈尼族药用经验 · 味涩、苦,性凉。清热解毒,透疹止泻。

(1)肺结核:野高粱 20 g,百合 20 g,蚯蚓 10 g。水煎服。

(2)肝炎:野高粱 30 g,玉米须 30 g,大枣 30 g。水煎服。

(3)红白痢疾:野高粱 60 g,白泡根 3 g。水煎服。

(4)风湿性心脏病:野高粱 9 g。水煎服。

(5)外伤出血:野高粱根茎 30 g,木浆子树皮 30 g。水煎服。

(6)夜啼哭,手足心热,面红唇赤,烦躁不安,小便黄:野高粱 5 g,葛根 6 g,树甘草 5 g。水煎服,每日 1 剂,每日 3 次。

中医药用经验 · 味辛、微苦,性温。行气止痛,活血散瘀,祛风除湿。

68 鸡肉参

哈尼药名 · Tolda haqsal 拖当哈沙(元江)。

别名 · 土沙参,西南牧草。

来源·为桔梗科牧根草属球果牧根草 *Asyneuma chinense* 的根。春、夏季采挖,洗净,晒干。

植物形态·多年生草本。根胡萝卜状,肉质。叶全部近无柄,叶片卵形,卵状披针形,披针形或椭圆形,两面多少被白色硬毛。穗状花序少花,每个总苞片腋间有花1~4朵。花萼筒部球状,裂片稍长于花冠,开花以后常反卷;花冠紫色或鲜蓝色。蒴果球状,基部平截形,甚至向顶端凹入有3条纵而宽的沟槽。种子卵状矩圆形,有一条棱,棕黄色。花果期6—9月。

生境分布·分布于云南省除东部以外各地。生于海拔3 000 m以下山坡草地、林缘或林下。

哈尼族药用经验·润肺止咳,益气补血。

（1）肺虚咳嗽:鸡肉参根30 g,鸡脚花15 g。水煎服。

（2）肺热咳:鸡肉参根15 g,麦冬15 g,桔梗12 g,五味子5 g,甘草6 g。水煎服。

（3）小儿羸瘦:鲜品或干品捣碎,炖肉或蛋吃。

中医药用经验·味甘,性平。健脾益气,润肺止咳。

附注·

（1）文献所载"拖当哈沙"为同属植物长果牧根草 *Asyneuma fulgens*,过去认为本种广布于我国西南地区,实际我国至今仅见于西藏南部,应是 *Asyneuma chinense* 的误认。因此本书采用 *Asyneuma chinense* 为本品的基原植物。

（2）哈尼族特色习用药物。

69 木耳

哈尼药名· Daoqma naqbol 刀玛那波、道马呐啵。

别名·云耳,黑木耳,耳子,木纵。

来源·为木耳科木耳属木耳 *Auricularia auricula* 的子实体。夏季采收、捡净,晒干备用。

形态特征·子实体形如人耳,直径可达10 cm。内面呈暗褐色,平滑,外面淡褐色,密生柔软的短毛。湿润时呈胶质,干燥时革质。不同大小的子实体簇生一丛,上表面子实层,中的担子埋于胶质中,担子分离,通常由4个细胞组成,每个细胞有1孢子梗伸出,孢子梗顶端各生1担孢子。

生境分布·分布于云南省各地。生于阴湿腐质的树干上,有栽培。

哈尼族药用经验·味甘,性平。凉血,止血。可入菜食用。

（1）牙痛:木耳、荆芥各等量。煎汤漱口,痛止为度。

（2）血痢:木耳15 g,黄龙尾15 g,翻白叶15 g。水煎服。

（3）鼻出血:木耳10 g,侧柏叶15 g。开水泡饮。

（4）痔疮:木耳30 g。摘去污物洗净,加水少许,文火煮成羹,服食。

（5）胃痛:木耳15 g,韭菜15 g。以上药物共剁细,炖蛋服,每日3次,5日为1个疗程。

（6）养颜,美容护肤:木耳30 g,红枣20枚,瘦猪肉300 g。将木耳、红枣浸开,洗净,文火炖开后调入瘦肉,煲至肉熟服食。

（7）本品还可治肠风、血淋、崩漏、痔疮出血。

中医药用经验·味甘,性平。归胃、大肠经。补气养血,润肺止咳,凉血,止血。

附注·

（1）虚寒溏泻者慎服。

（2）同属植物毛木耳 *Auricularia polytricha*、皱木耳 *Auricularia delicata* 亦可作"木耳"用,与本品功效相同。

70 红毛藤

哈尼药名 · Nisav 尼沙。

别名 · 羊蹄甲,红绒毛羊蹄甲,金毛羊蹄甲,牛蹄藤。

来源 · 为豆科羊蹄甲属火索藤 *Bauhinia aurea* 的根、花。根:全年可采,晒干备用;花:夏季采收。

植物形态 · 粗壮木质藤本。枝、叶、花蕾、荚果等密被褐色茸毛。嫩枝具棱;卷须初时被毛。叶厚纸质,近圆形,基部深或浅心形,裂片顶端圆钝,脉上毛更密。伞房花序顶生或侧生,有花十余朵,花开放前花蕾密集于花序总轴先端使花序呈头状;萼片披针形,开花时向下反折;花瓣白色,匙形,具瓣柄。荚果带状,果瓣木质;种子 6~11 颗,椭圆形。花期 4—5 月,果期 7—12 月。

生境分布 · 分布于云南省金平、蒙自、马关、景洪等地。生于海拔 400~1 200 m 山坡或山沟岩石灌丛中。

哈尼族药用经验 · 味苦、涩,性平。补肾涩精,祛风湿,止血。

(1)肾炎:红毛藤 15 g,萝芙木 6 g。水煎服。

(2)黄疸型肝炎:红毛藤根皮 60 g。与绿壳鸭蛋同煮食用。

(3)吐血,尿血,泌尿道感染:红毛藤鲜品或花 60~120 g。水煎服。

附注 · 哈尼族特色习用药物。

71 马鞍花

哈尼药名 · Laqbi biqssaq 拉比比然。

别名 · 马鞍叶,夜关门,夜合花。

来源 · 为豆科羊蹄甲属鞍叶羊蹄甲 *Bauhinia brachycarpa* var. *brachycarpa* 的花、根、幼枝及叶。花:开时采集;根:全年采;幼枝及叶:夏季采,晒干。

植物形态 · 直立或攀援小灌木。叶纸质或膜质,近圆形,先端 2 裂达中部。伞房式总状花序侧生,有密集的花十余朵;苞片线形;花蕾椭圆形;花托陀螺形;萼佛焰状,裂片 2;花瓣白色,倒披针形,具羽状脉;能育雄蕊通常 10 枚,5 枚较长。荚果长圆形,先端具短喙,成熟时开裂,果瓣革质,开裂后扭曲;种子 2~4 颗,卵形。花期 5—7 月,果期 8—10 月。

生境分布 · 分布于云南省大部分地区。生于海拔 800~2 200 m 的山地草坡和河溪旁灌丛中。

哈尼族药用经验 · 味涩、微苦,性温。活血散瘀,驱风止痛。

(1)风湿痛,跌打损伤,胃痛:马鞍花 9~15 g。水煎服或泡酒。

(2)头晕,目眩,耳鸣:马鞍花 9~15 g。炖鸡蛋服。

(3)小儿疝气:马鞍花 10 g,苦楝皮 8 g,荔枝核 10 g。水煎服。

中医药用经验 · 根:味酸、涩,性平。止泻,安神,止痛,散结。叶,幼枝:味苦、涩,性凉。清热敛阴,润肺止咳,去腐生肌。

附注 · 豆科胡枝子属截叶铁扫帚 *Lespedeza cuneata* 亦名"夜关门",与本品功效不同,哈尼药名"五奴蹈袭"。哈尼族医生以全草、根和叶入药。味苦、涩,性凉。归肺、肝、肾经。补肾涩精,健脾利湿,祛痰止咳,清热解毒。咳嗽兼表寒者慎服。

72 夜合花

哈尼药名 · Yilhe alyel 依合阿也。

别名 · 老白花,白花羊蹄甲。

来源·为豆科羊蹄甲属洋紫荆 *Bauhinia variegata* var. *variegata* 的根、树皮、叶、花。根、树皮：全年可采。叶及花：春夏季采，晒干备用。

植物形态·落叶乔木；树皮暗褐色；枝硬而稍呈之字曲折。叶近革质，广卵形至近圆形，基部浅至深心形。总状花序侧生或顶生，多少呈伞房花序式，少花；花大；花蕾纺锤形；萼佛焰苞状，一侧开裂为一广卵形的裂片；花瓣倒卵形或倒披针形，具瓣柄，紫红色或淡红色，杂以黄绿色及暗紫色的斑纹，近轴一片较阔。荚果带状，具长柄及喙；种子10～15颗，近圆形。花期全年，3月最盛。

生境分布·分布于云南省南部、东南及西南部。有野生，亦见栽培。

哈尼族药用经验·根、皮：味涩，性凉。健脾止血。叶：味淡，性平。润肺止咳，缓泻。花：味淡，性凉。镇静消炎。

（1）消化不良：夜合花根15 g，山楂15 g。水煎服。

（2）肺热咳嗽：夜合花叶10 g，鱼腥草10 g。水煎服。

（3）便秘：夜合花叶10 g，桃仁10 g。水煎服。

（4）胃热：夜合花的花适量。炖鸡蛋服。

（5）头昏失眠：夜合花的花适量。水煎服。

中医药用经验·根：味微涩，性微凉。止血，健脾。树皮：味苦、涩，性平。健脾燥湿。叶：味淡，平性。润肺止咳，缓泻。花：味淡，性凉。镇静消炎。

附注·

（1）同属植物白花洋紫荆 *Bauhinia variegata* var. *candida*，哈尼药名"Dulbialpavq都别阿波、都别阿楼"及"都飘阿胭"，别名"大白花"。哈尼族以根、树皮、叶、花入药，与本品功效相同。急性支气管炎、肺炎：新鲜白花洋紫荆500 g。水煮后清水漂洗1次，滤干，可作菜食用，每日2次。

（2）名为"夜合花"的尚有木兰科长喙木兰属夜香木兰 *Lirianthe coco*，以花入药，与本品功效不同。味辛，性温。行气祛瘀，止咳止带。用于胁肋胀痛，乳房胀痛，疝气痛；癥瘕，跌打损伤，失眠，咳嗽气喘，白带过多。

73 一口血

哈尼药名·Guqcaq naqcil 谷查那雌（元江）。

别名·接骨药，岩丸子，红白二丸，散血子，活血，紫背天葵，红天葵，岩酸。

来源·为秋海棠科秋海棠属独牛 *Begonia henryi* 的带根茎全草。秋后采挖，洗净，晒干或鲜用。

植物形态·多年生无茎草本。根状茎球形，有残存褐色的鳞片。叶均基生，叶片两侧不相等或微不相等，三角状卵形或宽卵形，稀近圆形，基部呈深心形，边缘有大小不等三角形单或重之圆齿，被褐色卷曲长毛；托叶膜质，卵状披针形。花葶细弱；花粉红色，通常2或4朵呈2～3回二歧聚伞状；苞片膜质，边有齿；雄花：花被片2，雄蕊多数，花丝离生，花药倒卵形；雌花：花被片2；子房倒卵状长圆形，花柱3。蒴果下垂；长圆形；3翅不等大；种子极多数，小，长圆形。花期9—10月，果期10月开始。

生境分布·分布于云南省昆明、彝良、元谋、洱源、元江、迪庆、丽江、大理、红河、文山等地。生于海拔850～2600 m的山坡阴处岩石上、石灰岩山坡岩石隙缝中、山坡路边阴湿处和常绿阔叶混交林下。

哈尼族药用经验·接筋骨，调气血。

（1）骨折：一口血适量。捣细，调温酒适量，拌匀，敷于患处。

（2）月经不调：一口血 10～15 g，马鞭草 5 g，草血竭 5 g。水煎服。

中医药用经验 · 味苦、酸，性微寒。活血消肿，止血，解毒利湿。

附注 · 多种同属植物亦以"一口血"为名入药，如掌裂叶秋海棠 *Begonia pedatifida*（哈尼药名"Luvxindol 鲁兴多"，见"红孩儿"词条）、秋海棠 *Begonia grandis*、心叶秋海棠 *Begonia labordei*、中华秋海棠 *Begonia grandis* subsp. *sinensis*、云南秋海棠 *Begonia modestiflora* 等，功效各有不同，用时注意区分。

74 野海棠

哈尼药名 · Luvma qeiltaoq 卢玛且淘。

别名 · 红酸杆，红半边莲，无翅秋海棠。

来源 · 为秋海棠科秋海棠属粗喙秋海棠 *Begonia longifolia* 的根茎、全草。全草：全年均可采，晒干或鲜用。根茎：秋季采挖，洗净，切碎，晒干或鲜用。

植物形态 · 多年生肉质草本。球茎膨大，呈不规则块状，有残存褐色的鳞片和多数粗壮纤维状根。茎细弱，多节，有棱，褐色。叶互生，具柄，披针形至卵状披针形，基部斜心形，边缘具细锯齿，叶面绿色具浅紫色斑晕，叶背紫色，叶脉被毛尤密。花白色，2～4 朵，腋生，二歧聚伞状。蒴果下垂，近球形，顶端具粗厚长喙；种子极多数，小，淡褐色。花期 4—5 月，果期 7 月。

生境分布 · 分布于云南省澜沧、西盟、永德、沧源、屏边、绿春、河口、西畴、麻栗坡、马关、西双版纳等地。生于海拔 500～2 000 m 的杂木林下。

哈尼族药用经验 · 根。味酸、涩，性凉。清热止咳，散瘀消肿。

（1）肺热咳嗽：野海棠 10 g，鱼腥草 10 g。水煎服。

（2）跌打损伤：野海棠 10 g，野韭菜 10 g。水煎服。

（3）瘀血肿痛：野海棠适量，煎水外洗。或鲜品捣碎，外敷患处。

（4）骨折初期（24 小时内），局部瘀血肿痛：①野海棠鲜品适量。捣碎，外敷患处，每日换药 1 次。②姜黄、大血藤叶、小接骨丹、乌节黄、鸡肝散、烟叶各等量。用①方消肿后，再用②方药物取鲜品捣碎外敷于固定的小夹板缝隙中，每日换药 1 次，包 2～3 日。若皮肤过敏者，可用血满草适量煎水外洗后再包。

中医药用经验 · 味酸、涩，性凉。凉血解毒，消肿止痛。

75 红孩儿

哈尼药名 · Luvxindol 鲁兴多。

别名 · 血蜈蚣，岩红。

来源 · 为秋海棠科秋海棠属掌裂叶秋海棠 *Begonia palmata* 的全草入药。全年可采，鲜用或洗净晒干。

植物形态 · 多年生草本。根茎粗肥，具节。茎肉质，节膨大，绿红色。茎和叶柄均密被或被锈褐色交织的绒毛；叶片轮廓和大小变化较大，通常斜卵形，裂片宽三角形至窄三角形，先端渐尖，边缘有齿或微具齿；花玫瑰色或白色，花被片外面密被混合毛。蒴果有三翅，内具种子多数。花期 6 月开始，果期 7 月开始。

生境分布 · 分布于云南省景东、孟连、临沧、屏边、石屏、绿春、西畴、景洪、德宏等地。生于海拔 100～1 700 m 的河边阴处湿地岩石上、岩石边潮湿地、山坡常绿阔叶林下。

哈尼族药用经验 · 味酸，性凉。清热解毒，润肺止咳，散瘀消肿。

（1）慢性支气管炎，肺热咳喘，外感风寒，扁桃体炎，百日咳：红孩儿 6～9 g。水煎服。

（2）痈疮红肿,无名肿毒:红孩儿鲜品捣敷,或捣汁外搽。

（3）跌打损伤:红孩儿鲜品捣敷。金平一带哈尼族喜用鲜品煎水后加醋外洗,或鲜品50 g加大血藤叶（木通科大血藤属大血藤 *Sargentodoxa cuneata*）同捣敷,消肿效果较好。

中医药用经验 · 味甘、酸,性寒。清热解毒,散瘀消肿。

76 射干

哈尼药名 · Qailaqhhyu 铅阿威。

别名 · 乌扇,山蒲扇,扁竹,绞剪草,剪刀草,野萱花,蝴蝶花。

来源 · 为鸢尾科射干属射干 *Belamcanda chinensis* 的根茎、叶。根茎:春初刚发芽或秋末茎叶枯萎时采挖,除去须根及泥沙,干燥。叶:8～9月采收,切丝,干燥。

植物形态 · 多年生草本。根状茎为不规则的块状,黄色或黄褐色。叶互生,嵌迭状排列,剑形,基部鞘状抱茎。花序顶生,叉状分枝,每分枝的顶端聚生有数朵花;花梗及花序的分枝处均包有膜质的苞片,苞片披针形或卵圆形;花橙红色,散生紫褐色的斑点。蒴果倒卵形或长椭圆形,无喙,常残存有凋萎的花被,成熟时室背开裂,果瓣外翻,中央有直立的果轴;种子圆球形,黑紫色,着生在果轴上。花期6—8月,果期7—9月。

生境分布 · 分布于云南省昆明、会泽、腾冲、丽江、凤庆、砚山、西畴、景洪、勐海、大理、福贡、维西等地。生于海拔2 000～2 200 m的林缘或山坡草地,在西南山区大部分生于海拔较低的地方。

哈尼族药用经验 · 根茎:味辛、微苦,性寒。泻火解毒,利咽喉,散结核。

咽喉肿痛:射干15～20 g。水煎服,每日1剂,每日3次。

中医药用经验 · 根茎:味苦,性寒。归肺经。清热解毒,消痰,利咽。叶:味微苦、涩,性凉。归肾、膀胱、肝、胆、肺经。清火解毒,凉血止血,利胆退黄,利尿化石,收敛止汗。

附注 ·

（1）无实火及脾虚便溏者不宜服,孕妇忌服。

（2）同科植物鸢尾属鸢尾 *Iris tectorum*,哈尼药名"唉嘛咯普",别名"川射干""蓝蝴蝶""扁竹叶"。哈尼族以根茎入药,与本品功效不同。味辛、苦,性凉,有毒。清热解毒,祛风利湿,消肿止痛。

77 冬瓜

哈尼药名 · Tanqhoqalwuvl 汤合阿乌;Zeiqca-oq 则糟。

别名 · 白瓜,苦冬瓜。

来源 · 为葫芦科冬瓜属冬瓜 *Benincasa hispida* var. *hispida* 的外层果皮、瓤、全草。秋、冬季采收,洗净,晒干。

植物形态 · 一年生蔓生或架生草本;茎和叶被黄褐色硬毛及长柔毛。叶柄粗壮;叶片肾状近圆形,5～7浅裂或有时中裂,裂片宽三角形或卵形。卷须2～3歧,被粗硬毛和长柔毛。雌雄同株;花单生。雄花花冠黄色,辐状,裂片宽倒卵形;雌花梗密生黄褐色硬毛和长柔毛;子房卵形或圆筒形。果实长圆柱状或近球状,大型,有硬毛和白霜。种子卵形,白色或淡黄色,压扁。花果期夏季。

生境分布 · 云南省各地均有栽培。

哈尼族药用经验 · 消炎,消肿。

（1）无名肿毒:冬瓜瓤15 g,马粪10 g,栗树根10 g,红毛树皮10 g,黄泡叶10 g。拌匀用芭蕉叶包好,用灶灰煨热后包患处,1次包2日,1个疗程为3次。

(2) 外伤出血,消炎,瘀血肿痛:老冬瓜瓤50g,老南瓜瓤50g,野花椒叶30g。取鲜品捣碎,外敷患处,每日1次。

(3) 肾炎水肿:冬瓜皮20g,海金沙藤15g,石韦15g,土茯苓20g,半边莲15g,玉米须10g,金钱草15g。水煎服,每日1剂,每日3次。

(4) 本品的全草还可治上呼吸道感染,咽喉肿痛,急性阑尾炎,胃肠炎,跌打损伤。

中医药用经验·果实:味甘、淡,性微寒。归肺、大小肠、膀胱经。利尿,清热,化痰,生津,解毒。果皮:味甘,性凉。归脾、小肠经。利尿消肿。

附注·

(1) 虚寒肾冷、久病滑泄者忌食本品的果实。

(2) 因营养不良而致虚肿者慎用本品的皮。

(3) 果实可入菜食用。

78 鬼针草

哈尼药名· Ceilcov 策作;Cevcaov 侧糟;尼枝切。

别名·金盏银盘,一包针,婆婆刺,对叉草,粘人草,粘连子。

来源·为菊科鬼针草属鬼针草 *Bidens pilosa* var. *pilosa* 的全草。夏秋采收,鲜用或晒干备用。

植物形态·一年生草本,茎钝四棱形。羽状复叶对生,茎下部叶较小,3裂或不分裂,通常在开花前枯萎;小叶3~7枚,卵状椭圆形,边缘有锯齿。头状花序着生枝顶及近顶叶腋,中央的管状花黄色,外围有1~2圈白色的舌状花;

花后每一花序结芒刺的瘦果多数,簇生呈圆球状,每一瘦果的顶端有2条分叉的钩刺。花果期8月至翌年5月。

生境分布·分布于云南省南部以及东南部。生于海拔(350~)820~2 800 m的山坡、草地、路边、沟旁和村边荒地。

哈尼族药用经验·味甘、微苦,性凉。清热解毒,散瘀消肿。

(1) 感冒发热,咽喉炎,扁桃体炎:鬼针草100g。水煎服。

(2) 流感,感冒,发热,头痛,咳嗽,咽喉疼痛:①鬼针草30g,山白芷15g,理肺散10g,洗碗叶6g。水煎服,每日1剂,每日3次。②鬼针草30g,松毛尖15g,生藤15g,三台红花10g。水煎服,每日1剂,每日3次。孕妇忌服。

(3) 哮喘,支气管炎:鬼针草15~25g,小狗响铃根15~20g,白叶火根草15g,台乌根1g,靛叶根15g,野芭蕉块茎15g,紫茎泽兰根10g。水煎服,每日1剂,每日3次。

(4) 湿疹,皮肤瘙痒:鬼针草鲜品适量。煎水外洗。

(5) 红肿热痛:鬼针草鲜品适量,配蓖麻叶。捣敷。

中医药用经验·味苦,性平。归肝、肾、胃经。解表清热,解毒散瘀。

附注·

(1) 孕妇忌服。

(2) 同属植物白花鬼针草 *Bidens pilosa* var. *radiata* 亦作"鬼针草"入药,与本品功效相同。

(3) 同属植物婆婆针 *Bidens bipinnata*,哈尼药名"习蓬",别名"鬼针草""刺针草""鬼骨针"。哈尼族以全草入药,常与本品混用。清热解毒,祛风活血。全草治风湿骨痛,痈疽,疮疡。

79 秋桐

哈尼药名·我洒喇吗哟和节。

别名·酸苔树,万年青树,重阳木,鸭脚枫。

来源 · 为叶下珠科秋枫属秋枫 *Bischofia javanica* 的全株。全年可采,鲜用或晒干。

植物形态·常绿或半常绿大乔木;树皮砍伤后流出汁液红色,干凝后变瘀血状;木材鲜时有酸味。三出复叶;小叶片纸质,卵形、椭圆形、倒卵形或椭圆状卵形,顶端急尖或短尾状渐尖,边缘有浅锯齿。花小,雌雄异株,多朵组成腋生的圆锥花序,被疏微柔毛;雄花序下垂;雄花萼片膜质,半圆形,内面凹成勺状;雌花萼片边缘膜质,长圆状卵形,内面凹成勺状。果实浆果状,圆球气形或近圆球形,褐色;种子长圆形。花期4—5月,果期8—10月。

生境分布 · 分布于云南省各地。生于海拔 800 m 以下的山地潮湿沟谷林中,或平原栽培,尤以河边堤岸或行道树为多。

哈尼族药用经验·用于痛经,跌打损伤,感冒,皮肤瘙痒。

中医药用经验·味微辛、涩,性凉。归心经。行气活血,祛风除湿,消肿解毒。

附注·同属植物重阳木 *Bischofia polycarpa* 亦作"秋桐"使用,与本品功效相同。

80 白及

哈尼药名 · Milcaq haqseil 米查哈塞;啊拔护略(红河)。

别名·白芨,白鸡,白鸡娃,地螺丝。

来源·为兰科白及属白及 *Bletilla striata* 的块茎。8—11月采挖,除去残茎、须根,洗净泥土,经蒸煮至内面无白心,然后撞去粗皮,再晒干或烘干。

植物形态·多年生草本。假鳞茎扁球形,上面具荸荠似的环带,富黏性。茎粗壮,劲直。叶4~6枚,狭长圆形或披针形,基部收狭成鞘并抱茎。花序具3~10朵花;花序轴或多或少呈"之"字状曲折;花苞片长圆状披针形,开花时常凋落;花大,紫红色或粉红色;萼片狭长圆形;花瓣较萼片稍宽;唇瓣较萼片和花瓣稍短,倒卵状椭圆形,白色带紫红色,具紫色脉。蒴果纺锤形,有 6 条纵棱。花期 4—5 月。

生境分布·分布于云南省昆明、丽江、屏边、洱源、鹤庆、德钦等地。生于海拔 100~3 200 m 的常绿阔叶林下、栎树林或针叶林下、路边草丛或岩石缝中,有栽培。

哈尼族药用经验·味苦,性平。补肺生肌,化瘀止血。

(1)肺结核:①白及 1 000 g。研粉,每次服 3~15 g(根据病情调整剂量),温开水送服,每日 3 次。②白及 30 g,大血藤 30 g,仙茅 10 g。水煎服。

(2)肺结核咳嗽、咯血、吐血、衄血者,支气管炎:①白及 30 g,重楼 15 g。共研粉,每次 3~5 g,每日 3 次,温开水送服。②白及 10 g,侧柏叶 10 g。水煎服。

(3)慢性支气管炎,咳喘气粗,喉中哮鸣,干咳无痰或痰少,或痰色黄而黏稠:白及 30 g,叶上花 15 g,土细辛 6 g,一支箭 15 g。水煎服,每日 1 剂,每日 3 次。

(4)内外伤出血:①白及 200 g,侧柏叶炭 100 g,地榆 100 g,丹皮 50 g。研粉,撒布出血创面即可,每日换药 2 次。②白及 120 g,侧柏炭 60 g。共研粉混匀,撒于出血创面。

(5)尿血,便血:白及 10 g,地榆 15 g,过路黄 10 g。水煎服。

(6)痈疮肿毒:白及鲜品适量。捣敷。

(7)烧伤,烫伤:白及、虎杖各 30 g。制成药末外用,每日 3 次,可用到伤好为止。

（8）本品还可治百日咳。

中医药用经验·味苦、甘、涩,性微寒。归肺、肝、胃经。收敛止血,消肿生肌。

附注·

（1）外感咳血,肺痈初起及肺胃有实热者忌服,有创面者禁用。

（2）反乌头。

81 苞叶藤

哈尼药名· Heqbiq zoqkol 喝笔着科（元江）;楼板皂角。

别名·鸡胀藤,鸡帐蓬。

来源·为旋花科苞叶藤属苞叶藤 *Blinkworthia convolvuloides* 的根。秋冬采收,鲜用或晒干备用。

植物形态·攀援小灌木,分枝细,木质,先端缠绕,被粗伏毛。叶椭圆形至长椭圆形;革质,中肋在背面明显突起。花序梗腋生单生,单花,中部具 3～4 个匙形小苞片;萼片卵圆形至圆形,基部近心形;花冠钟形,白色,或淡绿及黄色,中部以上具 5 条明显的瓣中带,稍厚肉质,间隔部分膜质;雄蕊 5,子房圆锥状。浆果卵圆形,为宿存萼片包围。种子 1 粒,卵形,无毛。

生境分布·分布于云南省南部。生于海拔 360～600（～2 500）m 干热河谷的稀树乔木林及灌丛草地中。

哈尼族药用经验·养血宁神,益气升提。

（1）惊悸怔忡:苞叶藤 15 g。冰糖为引,水煎服。

（2）子宫脱垂:苞叶藤 30 g。水煎服。

附注·哈尼族特色习用药物。

82 艾纳香

哈尼药名· Yaq manaq baq 牙吗拿把、牙嘛拿把。

别名·冰片艾,冰片草,冰片叶,大风艾,大风药,真荆叶,真金草。

来源·为菊科艾纳香属艾纳香 *Blumea balsamifera* 的全草。全年可采,但以秋季采的质量较好,采后晒干。

植物形态·多年生草本或亚灌木。茎多分枝,灰褐色有纵棱,密被黄褐色柔毛。下部叶宽椭圆形或长圆状披针形,柄两侧有 3～5 对狭线形的附属物,下面被密绢状棉毛。头状花序多数,排列成开展具叶的大圆锥花序;花黄色,雌花多数,花冠细管状,檐部 2～4 齿裂;两性花较少数,花冠管状,檐部 5 齿裂,裂片卵形。瘦果圆柱形,具 5 条棱,被密柔毛。冠毛红褐色,糙毛状。花期几乎全年。

生境分布·分布于云南省富宁、文山、河口、金平、个旧、绿春、新平、双柏、普洱、景谷、蒙自、西双版纳、沧源、临沧、保山等地。生于海拔 600～1 000 m 的林缘、林下、河床谷地或草地上。

哈尼族药用经验·味辛、苦,性微温。祛风消肿,调经活血。

（1）皮肤过敏:艾纳香鲜叶配桃叶、黑蒿叶、白茅根、木姜子叶各适量。煎水洗全身。

（2）脚气,瘙痒湿烂:艾纳香、四方蒿、石榴皮各适量。研末撒鞋内。

（3）本品的全草还可治腹泻,跌打损伤,皮肤瘙痒,湿疹。

中医药用经验·味辛、微苦,性温。祛风除湿,活血解毒,温中止泻。

附注·

（1）阴虚血热者慎用。

（2）同属植物裂苞艾纳香 *Blumea martiniana* 和柔毛艾纳香 *Blumea axillaris*,哈尼药均名"我杀拉玛""我煞拉玛""我煞腊马"。前者为哈尼族特色习用药物,以根入药,治咳嗽;后者以全草入药,治不孕。

83 苎麻

哈尼药名 · Loqhei heiqma 罗黑黑玛。

别名 · 元麻,家麻,大麻,青麻,白麻,野麻,竹麻,钻地风。

来源 · 为荨麻科苎麻属苎麻 *Boehmeria nivea* var. *nivea* 的根、叶、皮。根:冬、春季采挖,除去地上茎和泥土,晒干。叶:秋季采收,晒干备用或鲜用。皮:春末夏初采收,晒干。

植物形态 · 亚灌木或灌木;茎上部与叶柄均密被长硬毛和贴伏的短糙毛。叶互生;叶片草质,通常圆卵形或宽卵形边缘在基部之上有牙齿,下面密被雪白色毡毛。圆锥花序腋生,雌雄同株;雄花花被片 4,狭椭圆形;雄蕊 4;退化雌蕊狭倒卵球形。雌花花被椭圆形,果期菱状倒披针形;柱头丝形。瘦果小,长圆形,被毛,聚生成小球状。花期 8—10 月。

生境分布 · 分布于云南省南部。生于海拔 200~1 700 m 的山谷林边或草坡,多栽培。

哈尼族药用经验 · 味苦、甘,性微寒。清热解毒,凉血止血,利尿安胎,助阳。

(1) 骨折:苎麻鲜根适量。捣烂,兑酒适量,外包或另配方外包患部。同时用根泡酒内服。

(2) 急性关节扭伤:苎麻配方外包患部。

(3) 风湿关节炎:苎麻配方泡酒内服。

(4) 子宫脱垂,脱肛,胎动不安,尿路结石,血尿,疖肿,丹毒:苎麻根 10~15 g。水煎服或炖肉吃。

(5) 妊娠期胎动不安,阴道少量流血,色淡,腰腹胀痛或坠胀:苎麻 10 g,土麦冬 15 g,胡椒 5 g,红糖 20 g。水煎服,每日 1 剂,每日 3 次。

(6) 流产:苎麻根适量。煮鸡服,可连服

7~10 日。

(7) 阳痿:苎麻根 30 g,锅铲叶根 30 g,羽萼根 20 g,白花木锦根 20 g。上药均用鲜品,用开水泡 20 分钟后内服,每日 2~3 次,忌水煎。

中医药用经验 · 根,叶:味甘,性寒。归肝、心、膀胱经。凉血止血,清热安胎,利尿,解毒。皮:味甘,性寒。归胃、膀胱、肝经。清热凉血,散瘀止血,解毒利尿,安胎回乳。

附注 ·

(1) 胃弱泄泻者勿服,无实热者慎服。

(2) 同属植物束序苎麻 *Boehmeria siamensis*,哈尼药名"Yama na ba 牙吗拿把、呀玛那把、牙吗拿拔",别名"野麻""大接骨""八楞麻""双合合""老母猪挂面""牛鼻子树"。哈尼族以根和全草入药,与本品功效相似。①婚久不孕,月经后期量少,血色紫黑有血块,或痛经,平时少腹作痛,痛时拒按:束序苎麻根 30 g,通血香 15 g,活血香 15 g,生藤 15 g,小枣 15 g。小枣焙黄研细炖服,其余水煎冲服,每日 1 剂,每日 3 次。②全草治腹泻,跌打损伤,皮肤瘙痒,湿疹。

84 石椒草

哈尼药名 · Alnilwoqqiq 阿尼哦奇(墨江碧约方言);豪稍那奇(普洱);罗卓;Beqpucaol 白虎草。

别名 · 千里马,羊不吃,羊膻草,二号黄药,罗灶,九牛二虎草,壁虱草,小豆藤根,铜脚一枝蒿,铁扫把,石芫荽,石茭,臭草,臭石椒。

来源 · 为芸香科石椒草属臭节草 *Boenninghausenia albiflora* var. *albiflora* 的全草。夏、秋季采收,鲜用或切段晒干。

植物形态 · 常绿草本,有浓烈气味。分枝甚多,嫩枝的髓部大而空心。叶薄纸质,小裂片倒卵形、菱形或椭圆形,老叶常变褐红色。顶

生聚伞花序,有花甚多;花瓣白色,有时顶部桃红色,长圆形或倒卵状长圆形,有透明油点。雄蕊 8,长短相间。蒴果卵形,成熟时从顶部起沿腹缝线开裂,4 瓣;种子肾形,褐黑色,表面有细瘤状凸起。花果期 7—11 月。

生境分布· 分布于云南省西北部、中部、东北部及红河、泸水等地。生于海拔 1500～2800 m 的山地草丛中或疏林下、土山或石岩山地。

哈尼族药用经验· 味苦、辛,性温。消炎解毒,祛风湿。

（1）风湿、跌打损伤、荨麻疹、预防流感、中耳炎:石椒草 15～30 g。水煎服。

（2）风寒感冒,发热,头痛,身痛,咳嗽,咽喉疼痛:石椒草 10 g,生藤 10 g,排草 10 g,银花 10 g,甘草 6 g。水煎服,每日 1 剂,每日 3 次。

（3）本品的全草还可治咽喉炎,支气管炎,疟疾。

中医药用经验· 味辛、苦,性温,有小毒。归脾、胃、膀胱经。疏风解表,行气止痛,清热利湿。

85 攀枝花

哈尼药名· Lalbol albol 拉波阿波、啦伯阿啵。

别名· 木棉,红棉,英雄树。

来源· 为锦葵科木棉属木棉 *Bombax ceiba* 的树皮、根、花。树皮:全年可采,刮去粗皮,切片,干燥。根:全年均可采,以秋、冬季采者质佳,洗净鲜用或切片,或剥取根皮,晒干。春季采收盛开花朵,晒干或烘干。

植物形态· 落叶大乔木,高可达 25 米,树皮灰白色,幼树的树干通常有圆锥状的粗刺。掌状复叶,小叶 5～7 片,长圆形至长圆状披针形。花单生枝顶叶腋,花瓣肉质红色,有时橙红色;中间 10 枚雄蕊较短,不分叉,外轮雄蕊多数,集成 5 束,每束花丝 10 枚以上。蒴果长圆形,

密被灰白色长柔毛和星状柔毛;种子倒卵形。花期 3—4 月,果夏季成熟。

生境分布· 分布于云南省大部分地区。生于海拔 1400（～1700）m 以下的干热河谷及稀树草原,也可生长在沟谷季雨林内,也有栽培作行道树的。

哈尼族药用经验· 花:味甘、淡,性凉。清热利湿,解暑。根、皮:祛风除湿,活血消肿。

（1）肠炎,痢疾:攀枝花干花 10 g,白头翁 10 g,苦地胆 10 g。水煎服。

（2）胃痛,腹痛:攀枝花干根皮 15～30 g。水煎服。

（3）风湿疼痛:攀枝花根 20 g,九股牛 20 g。泡酒服。

（4）中暑:攀枝花鲜花适量。开水泡,当茶饮。

（5）痈疮,外伤出血:攀枝花鲜根皮适量。捣敷。

中医药用经验· 树皮:味苦、涩,性凉。归肺、脾、肝、胆经。清火解毒,凉血止血,止咳化痰,生肌敛疮。根,根皮:味微苦,性凉。归脾、胃经。祛风除湿,清热解毒,散结止痛。花:味甘、淡,性凉。归大肠经。清热,利湿,解毒。

附注· 夹竹桃科牛角瓜属牛角瓜 *Calotropis gigantea* 的根、叶,别名"野攀枝花",哈尼药名"啊极度豪骚"（普洱）。与本品功效不同。味淡、涩,性平,有小毒。祛痰定喘。用于痢疾,风湿,支气管炎,哮喘,百日咳,癫癣及梅毒。孕妇忌服。

86 独蕨蕨

哈尼药名· Alzeiv haqdal 阿责哈达;Fuvpidaldaoq 肤枇搭兜（墨江碧约方言）;阿健汉单（普洱）。

别名· 细蕨,独蕨箕,独脚金鸡,肺心草,一朵

红云,一朵云。

来源·为瓶尔小草科阴地蕨属阴地蕨 *Botrychium ternatum* 的全草。夏、秋采收,洗净,晒干备用。

植物形态·多年生草本。根状茎短而直立,有一簇粗健肉质的根。总叶柄短、细瘦、淡白色,干后扁平;营养叶片为阔三角形,三回羽状分裂;叶干后为绿色、厚草质,遍体无毛,表面皱凸不平。叶脉不见。孢子叶有长柄,远远超出营养叶之上,孢子囊穗为圆锥状,2～3 回羽状,小穗疏松,略张开,无毛。

生境分布·分布于云南省大理、红河、普洱、临沧等地。生于海拔 400～1 000 m 的丘陵地灌丛阴处。

哈尼族药用经验·味微苦、涩,性平。清热解毒,消疳通乳。

(1) 毒蛇咬伤,痈疮:独蕨蕨 100 g,水煎服。外用鲜品捣敷。

(2) 小儿疳积:独蕨蕨 15 g。炖猪肝吃。

(3) 肺结核,支气管炎:独蕨蕨 15 g,鸡儿根 15 g。炖鸡吃。

(4) 头晕,体虚:独蕨蕨 3～5 株。炖肉服。

(5) 本品还可治风湿疼痛,跌打损伤,解蜂毒。

中医药用经验·味甘、苦,性凉、微寒。归肺、肝经。清热解毒,平肝息风,止咳,止血,明目去翳。

附注·

(1) 虚寒、体弱及腹泻者禁服。

(2) 同属植物绒毛阴地蕨 *Botrychium lanuginosum* 亦可作本品用。

87 来江藤

哈尼药名· Woqceil bavqpuv 窝车八甫、蜗车拔甫(红河)。

别名·蜜桶花,蜂蜜花,扎蜜花,密札札。

来源·为列当科来江藤科来江藤 *Brandisia hancei* 的根、叶、全草。全年均可采收,切段晒干或鲜用。

植物形态·灌木,全体密被锈黄色星状绒毛。叶片卵状披针形,基部近心脏形,全缘。花单生于叶腋,中上部有 1 对披针形小苞片;萼宽钟形,5 裂至 1/3 处;萼齿宽短,宽卵形至三角状卵形齿间的缺刻,底部尖锐;花冠橙红色,上唇宽大 2 裂,裂片三角形;下唇 3 裂,裂片舌状。蒴果卵圆形,略扁平,有短喙,具星状毛。花期 11 月至翌年 2 月,果期 3—4 月。

生境分布·分布于云南省大部分地区。生于海拔 500～2 600 m 的林中及林缘。

哈尼族药用经验·

(1) 外伤出血:来江藤叶适量。研末外敷。

(2) 先兆流产:来江藤根 30～60 g,糯米 60 g。煮干粥去根,每日 1 剂,每日 3 次。

(3) 骨髓炎:来江藤根 200 g。泡酒 1 000 mL,早、晚服 15～20 mL。牛皮胶(非化学合成)加热熔化,根据瘘管大小抽条备用。换药时先用双氧水或硼酸水冲洗瘘管,用开水将牛皮胶烫软,塞入瘘管,填满为度,隔日 1 换。

(4) 本品的根、叶还可治肝炎,小便不利,尿血,肠出血,痈疮,丹毒,肛门肿痛,脱肛,子宫炎,赤白带下。

(5) 本品的全草治风湿病,肝炎。

中医药用经验·味微苦,性凉。祛风利湿,清热解毒。

88 跳八丈

哈尼药名· Aqjilssaqpaq 阿节仁粑、阿节仁爬。

别名·小柿子,地石榴,小面瓜,小叶黑面神。

来源 • 为大戟科黑面神属钝叶黑面神 *Breynia retusa* 的根、叶。根:全年均可采挖,洗净,晒干。叶:夏季采摘,鲜用或晒干。

植物形态 • 灌木;小枝具四棱;全株无毛。叶片革质,椭圆形,近叶缘处密被小鳞片。花小,黄绿色;花梗纤细;雄花:花萼陀螺状,顶端6裂;雄蕊3,合生呈柱状,药隔尖而伸出花药之外;雌花:花萼盘状,顶端6裂;子房3室,每室2胚珠,花柱3,粗短。蒴果近圆球状,果皮肉质,不开裂,橙红色,基部花萼宿存。花期4—9月,果期7—11月。

生境分布 • 分布于云南省南部、西南部及东南部。生于海拔150~1500 m的山地密林中或山坡灌木丛中。

哈尼族药用经验 •

(1) 湿疹,皮炎,皮肤瘙痒,烧伤:跳八丈鲜叶30 g,水煎服。或配方用。

(2) 本品的根还可治月经过多,崩漏,痛经,白带,痢疾,腹泻,黄疸,膀胱炎,口腔炎,扁桃体炎,喉炎,预防流脑。

中医药用经验 • 味苦、涩,性凉。根:归心、大肠经。清热利湿,凉血解毒。叶:归肺经。燥湿止痒,收敛止血。

附注 • 同属植物喙果黑面神 *Breynia rostrata*,哈尼药名"阿节节粑""阿接接爬""阿节节爬",别名"小面瓜""黑面神""绿子树""小柿子"。哈尼族以根入药,与本品功效相似。味苦、涩,性凉。清热解毒,止血,止痛。用于感冒发热,扁桃体炎,咽喉炎,急性胃肠炎,痢疾,月经过多,崩漏,白带,经痛。外用治外伤出血,疮疖,湿疹,皮肤瘙痒,烧伤。

89 构树

哈尼药名 • Masal 吗仁;乌赛(红河)。

别名 • 毛桃,谷树,谷桑,楮,楮桃。

来源 • 为桑科构属构树 *Broussonetia papyrifera* 的嫩根、树皮的韧皮部。根:9—10月采。春、秋季剥取树皮,除去外皮,晒干。

植物形态 • 乔木;树皮暗灰色;小枝密生柔毛。叶螺旋状排列,广卵形至长椭圆状卵形,基部心形,两侧常不相等,边缘具粗锯齿。花雌雄异株;雄花序为柔荑花序,粗壮;花被4裂,裂片三角状卵形,被毛;雌花序为球形头状,花被管状,顶端与花柱紧贴。聚花果,成熟时橙红色,肉质;瘦果具与等长的柄,表面有小瘤,龙骨双层,外果皮壳质。花期4—5月,果期6—7月。

生境分布 • 分布于云南省各地。野生或栽培。

哈尼族药用经验 •

(1) 感冒,发热,头痛,咳嗽,咽喉疼痛:构树根30 g,白茅根20 g,马鞭草根30 g。水煎服。

(2) 本品的根,树皮还可治水肿,筋骨酸痛。

中医药用经验 • 根:味甘,性微寒。凉血散瘀,清热利湿。皮:味甘,性平。利水消肿,止血,祛风湿。

90 打不死

哈尼药名 • Pavqcul 巴粗、把粗。

别名 • 见肿消。

来源 • 为景天科落地生根属落地生根 *Bryophyllum pinnatum* 的根、全草。全年可采,多鲜用。

植物形态 • 多年生肉质草本。羽状复叶,小叶长圆形至椭圆形,质地厚,多浆,先端钝,边缘有圆齿,圆齿底部容易生芽,芽长大后落地即成一新植物。圆锥花序顶生;花下垂,花萼圆柱形;花冠高脚碟形,基部稍膨大,向上成管状,裂片4,卵状披针形,淡红色或紫红色;雄蕊8,心皮4。蓇葖包在花萼及花冠内;种子小,有条纹。花期1—3月,果期3—6月。

生境分布·分布于云南省景东、澜沧、麻栗坡、富宁、西双版纳、盈江等地。生于海拔800～2200m的林缘、山坡或路边。

哈尼族药用经验·味酸,性寒。凉血止血,消肿止痛,拔毒生肌。

（1）疮毒红肿:打不死鲜叶30g。捣汁外搽。

（2）乳腺炎:打不死鲜叶30～60g。捣烂外敷。

（3）跌打损伤,吐血:打不死鲜叶5～10片。捣汁,调酒、红糖少许,炖热温服。

（4）内外伤出血:打不死30g,豆瓣草30g,五爪金龙30g。配红糖适量,舂烂包患处,2日1剂,3剂为1个疗程。

（5）烧烫伤:打不死鲜品适量。捣汁外搽。

（6）外伤筋断:打不死10g,过山龙10g,小青竹标10g,满山香10g,小胖药10g。共捣敷。

（7）骨折瘀肿,无名肿毒,疮痈:打不死、叶上花、接骨丹、大毒蒜各等量。取鲜品捣碎外敷患处,每日换药1次。

中医药用经验·味苦、酸,性寒。归肺、肾经。凉血止血,消肿解毒。

附注·脾胃虚寒者忌用。

91 七里香

哈尼药名· Aolkov hoqsiil 奥果和斯;Masal 吗仁;按坡(红河)。

别名·羊耳花,羊咪咪花,羊耳朵,羊耳朵朵尖,米汤花,糯米花,酒药花,九里香。

来源·为玄参科醉鱼草属密蒙花 *Buddleja officinalis* 的根、叶、树皮、花序和花蕾。根:全年可采,晒干备用。花蕾和花序在枝叶茂盛,

花朵初开时采集,除去杂质,干燥。

植物形态·灌木。小枝略呈四棱形,灰褐色;小枝、叶下面、叶柄和花序均密被灰白色星状短绒毛。叶对生,纸质,狭椭圆形、长卵形、卵状披针形或长圆状披针形;托叶在两叶柄基部之间缢缩成一横线。花多而密集,组成顶生聚伞圆锥花序;花冠紫堇色,后变白色或淡黄白色,喉部橘黄色,花冠管圆筒形,花冠裂片卵形。蒴果椭圆状,外果皮被星状毛,基部有宿存花被;种子狭椭圆形,两端具翅。花期3—4月,果期5—8月。

生境分布·分布于云南省各地。生于海拔200～2800m的向阳山坡、河边、村旁的灌木丛中或林缘,石灰岩山地亦能生长。

哈尼族药用经验·味甘、苦,性淡、微寒。清肝热,明目退翳,止咳平喘。

（1）黄疸型肝炎:七里香叶或花9～15g,根15～30g。水煎服。

（2）百日咳、哮喘:七里香鲜花或叶15～30g。水煎服。

（3）哮喘:七里香干花9g,豆腐适量。同炖,每日2次内服。

（4）支气管炎,咳嗽痰少,咳痰不爽:七里香15g,黑心姜20g,紫苏15g,野三七10g,天冬15g。水煎服,每日1剂,每日3次。

（5）火眼,角膜云翳,夜盲,目赤肿痛:七里香花15g。水煎服。

（6）小儿腹泻,腹胀:七里香鲜品适量。捣汁,每次服1匙。

（7）外伤出血:七里香鲜叶适量。捣敷。

（8）牙痛:七里香鲜根15～30g。水煎服。

（9）本品的根、树皮还可治水肿,筋骨酸痛,感冒发热。

中医药用经验·根:味甘,性平、微寒。归肝经。目赤肿痛,多泪羞明,目生翳膜,肝虚目暗,视物昏花。花序和花蕾:味甘,性微寒。归

肝经。清热泻火,养肝明目,退翳。

附注·

(1)红河地区以"七里香"为名入药的尚有同属植物狭叶醉鱼草 *Buddleia asiatica*,哈尼药名"熬果赫斯"。哈尼药名与本品相似,功效与本品不同。祛风利湿、行气活血。用于产后头风痛、胃寒作痛、风湿关节痛等。

(2)同属植物白背枫 *Buddleja asiatica* 哈尼药名亦为"熬果赫斯",与狭叶醉鱼草 *Buddleia asiatica* 功效相似,与本品功效不同。

92 小绿芨

哈尼药名· Laqmasiilsoq soqssaq 拉玛施索索然。

别名· 石链子,匍匐石豆兰,果上叶,麦斛,牛虱子。

来源· 为兰科石豆兰属伏生石豆兰 *Bulbophyllum reptans* 的全草。全年可采,洗净,晒干或蒸后晾干备用,亦可鲜用。

植物形态· 多年生草本。根状茎匍匐生根,被筒状鞘。假鳞茎卵形或卵状圆锥形,在幼时被鞘所包,顶生 1 枚叶。叶革质,直立,狭长圆形,在上面中肋凹陷。花葶从假鳞茎基部抽出;总状花序通常具 3～6 朵花;花序柄被 3～4 枚筒状鞘;花苞片卵状披针形;花淡黄色带紫红色条纹;花瓣质地较薄,卵状椭圆形或倒卵形,唇瓣近肉质。花期 1—10 月。

生境分布· 分布于云南省东南部、南部及西北部。生于海拔 1 000～2 800 m 的山地常绿阔叶林中、树干上或林下岩石上。

哈尼族药用经验· 味甘、淡,性凉。滋阴润肺,止咳化痰,续筋骨。

(1)支气管炎,咳嗽,肺结核咳嗽、咯血:小绿芨 15～30 g。水煎服。

(2)跌打损伤,骨折:小绿芨鲜品适量。捣敷。

(3)咽喉炎:小绿芨 30 g。水煎服。

中医药用经验· 味淡、微甘,性平。消炎,止痛,润肺止咳,接骨。

附注· 同属植物短齿石豆兰 *Bulbophyllum griffithii* 亦名"小绿芨",与本品功效相同。

93 黄杨木

哈尼药名· Daoqpuqma alssaol 朵普马阿绕。

别名· 杨木,黄丫木。

来源· 为黄杨科黄杨属雀舌黄杨 *Buxus bodinieri* 的叶。全年可采,晾干备用。

植物形态· 灌木。叶薄革质,通常匙形,亦有狭卵形或倒卵形,中脉两面凸出,侧脉极多。花序腋生,头状,花密集;苞片卵形;雄花约 10 朵,萼片卵圆形;雌花柱头倒心形,下延达花柱 1/3～1/2 处。蒴果卵形,宿存花柱直立。花期 2 月,果期 5—8 月。

生境分布· 分布于云南省大部分地区的溪旁或疏林中。多栽培。

哈尼族药用经验· 味苦,性寒,有小毒。清热利湿,镇惊除黄。

(1)肝炎:黄杨木 5 g,玉米须 30 g。水煎服。

(2)尿路感染:黄杨木 10～15 g。配方水煎服。

(3)肾炎:黄杨木 15 g,水石榴 20 g。水煎服。

(4)被惊吓后黄疸:黄杨木 20 g。加金戒子共煎,服药液。

中医药用经验· 味苦、辛,性平。祛风除湿,行气活血止痛。

附注· 同属植物黄杨 *Buxus sinica*,与本品同等入药。

94 苏木

哈尼药名 · Yeiq 耶、椰;Gulpuaoqqiq 枯朴嗷漆;Kulpuvoqqiq 枯朴噢漆(墨江碧约方言)。

别名 · 苏方,苏枋,苏方木,落夕树。

来源 · 为豆科云实属苏木 *Caesalpinia sappan* 的根、老茎的心材。多于秋季采伐,除去白色边材,干燥。

植物形态 · 小乔木,主根心材棕红色。具疏刺,枝上的皮孔密而显著。二回羽状复叶;羽片 7～13 对,对生,小叶片纸质,长圆形至长圆状菱形。圆锥花序顶生或腋生;萼片 5,下面一片比其他的大,呈兜状;花瓣黄色,阔倒卵形,最上面一片基部带粉红色。荚果木质,近长圆形至长圆状倒卵形,上角有外弯或上翘的硬喙,红棕色;种子 3～4 颗,长圆形,稍扁,浅褐色。花期 5—10 月,果期 7 月至翌年 3 月。

生境分布 · 分布于云南省金沙江河谷、红河河谷等干热河谷中。有野生分布。

哈尼族药用经验 · 味甘、咸,性平。散瘀血,收敛止血,通经止痛。

(1) 产后瘀阻,腹痛,经闭腹痛,痈肿:苏木 3～10 g。水煎服或浸酒服。

(2) 尿路感染,尿闭:苏木 3 g,槲寄生 6 g,绿烟锅寄生 6 g。水煎服。

(3) 吐血,跌打损伤:苏木 3 g,红稗子 3 g。水煎服。

(4) 骨折,跌打损伤,风湿骨痛:苏木 10 g,通血香 10 g,桂花跌打 3 g,珍珠兰 6 g。泡酒 500 mL,每次服 3～5 mL,每日 2～3 次。

(5) 跌打损伤,局部瘀血肿痛:苏木 50 g,见水青 50 g,金毛木通 15～25 g,川芎 15 g。水煎服,每日 1 剂,每日 3 次,或煎水热敷患部。

(6) 月经不调,月经过多,色鲜红或暗红,质稠黏:苏木 15 g,仙鹤草 15 g,水红蒿 20 g,茜草 15 g。水煎服,每日 1 剂,每日 3 次。

(7) 月经数月不行,精神抑郁,少腹胀满或疼痛拒按:苏木 20 g,山乌龟 20 g,化血香 15 g,大血藤 20 g。水煎服,每日 1 剂,每日 3 次。

(8) 月经停闭,精神抑郁,烦躁易怒,胸胁胀满,腹胀痛或拒按:苏木 15 g,满口血 20 g,通血香 15 g,野姜 20 g,大黄藤 20 g。水煎服,每日 1 剂,每日 3 次。

(9) 月经不调:苏木、巴豆藤、莪术、锅铲叶、大通气、黑骨头、鸡儿根各 20 g。水煎煮,患者进行坐浴或熏蒸治疗,每日熏蒸 1 次,每次约 30 分钟,3 日为 1 个疗程。

(10) 本品的心材还可治妇科病,慢性肠炎,痢疾,心慌心跳。

中医药用经验 · 味甘、咸,性平。归心、肝、脾经。行血祛瘀,消肿止痛。

附注 · 血虚无瘀,月经过多者及孕妇慎用。

95 野黄豆

哈尼药名 · Albol neesiq 阿波能席。

别名 · 三叶豆,树豆,观音豆,扭豆。

来源 · 为豆科木豆属木豆 *Cajanus cajan* 的根、种子、叶。秋冬采收根,切段,晒干备用。果实成熟时采收种子,晒干。叶随时可采。

植物形态 · 直立灌木。小枝有明显纵棱,被灰色短柔毛。叶具羽状 3 小叶;小叶纸质,披针形至椭圆形,上面被灰白色短柔毛,下面毛较密,有黄色腺点。总状花序腋生;花数朵簇生于花序轴的顶部或近顶部;花萼钟状,萼齿 5,三角状披针形;花冠黄色,旗瓣近圆形,翼瓣稍短于旗瓣,龙骨瓣短于翼瓣,均具瓣柄。荚果线状长圆形,于种子间具明显凹入的斜横槽;种子 3～6 颗,近圆形,种皮暗红色,有时有褐色斑点。花果期 2—11 月。

生境分布 · 云南省各地有栽培。

哈尼族药用经验·味辛、涩,性平。利湿消肿,散瘀止痛。

（1）黄疸型肝炎:野黄豆 10 g,玉米须15 g。水煎服。

（2）风湿性关节炎:野黄豆 15 g,辣椒树根10 g。水煎服。

（3）外伤瘀血肿痛:野黄豆 15 g,大黄藤10 g,水煎服。

中医药用经验·根:味辛、涩,性平。利湿消肿,散瘀止痛。种子:味辛、涩,性平。归肝、脾经。利湿,消肿,散瘀,止血。叶:味淡,性平,有小毒。归心经。解毒消肿。

附注·以"野黄豆"为名入药的尚有:①同科蝶豆属三叶蝶豆 *Clitoria mariana*,别名"大山豆"。以根、叶、花入药,与本品功效不同。味甘,性温。补肾,止血,舒筋。②同科山蚂蟥属饿蚂蝗 *Desmodium multiflorum*,别名"山黄豆"。以根、全株、种子和花入药,与本品功效不同。味甘、苦,性凉。入肺、胃、肝、胆经。活血止痛,解毒消肿。

96 红半夏

哈尼药名·Luvma pavqnil 卢玛巴尼。

别名·石芋头,独角芋,红水芋,珍珠磨玉散,五彩玉。

来源·为天南星科五彩芋属五彩芋 *Caladium bicolor* 的块根。春秋采挖,洗净,用石灰水泡至无麻味后,漂净,切片,晒干,方可内服。

植物形态·多年生草本。块茎扁球形。叶柄被白粉;叶片盾状或三角形基部深裂,全缘,叶面绿色,具红紫色彩晕;叶背粉绿色,并有半透明斑点,叶柄盾状着生。佛焰苞管部卵圆形,外面绿色,内面绿白色,基部常青紫色;檐部凸尖,白色。肉穗花序:雌花序几与雄花序相等,雄花序纺锤形,向两头渐狭。花期 4 月。

生境分布·分布于云南省红河南部、玉溪南部、普洱、临沧等地。常温室栽培,也有逸生于山谷箐沟较阴湿处。

哈尼族药用经验·味苦、辛(麻),性温,有毒。解毒消肿,散瘀止痛。

（1）风湿疼痛,跌打肿痛,胃痛:红半夏 3～10 g,水煎服。或取干粉约 1 g,温开水送服。

（2）无名肿毒,腮腺炎,痈,疮,疖,狗和蛇虫咬伤:红半夏鲜品捣敷,或取干粉用酒调敷。

（3）癣,湿疹,全身瘙痒:红半夏鲜品适量。用 75％乙醇浸泡,取浸出液外擦。

（4）牙痛:取鲜品一小块塞入蛀牙洞。

（5）刀枪伤,电击伤:红半夏鲜品捣汁外擦。

（6）本品还可接骨止血。

中医药用经验·味苦,辛,性温,有毒。祛风燥湿,散瘀止痛,解毒消肿。

附注·

（1）本品有毒,鲜品只作外用,不可内服。孕妇禁服。

（2）炮制方法参照半夏,制后亦有化痰止咳之效。

（3）本种的栽培变种极多,常与本品混用。

97 大发汗

哈尼药名·Nixaq 尼下;妮哦、尼农(红河)。

别名·大力王,舒筋大力王,白花藤,大毛豆,巴豆藤,滇桂崖豆藤,白花藤。

来源·为豆科鸡血藤属滇桂鸡血藤 *Callerya bonatiana* 的根茎、藤。冬季采挖、除去杂质、晒干。

植物形态·藤本。小枝密被黄色柔毛,具纵棱。羽状复叶均被黄色绒毛;小叶 5～6 对,纸质,卵形或卵状椭圆形,两面均被柔毛。总状花序腋生,密被黄色绒毛;苞片披针形;花萼钟状,密被绢毛;花冠淡紫色,旗瓣密被黄色绢毛,长圆状卵形,翼瓣长圆状镰形,龙骨瓣阔镰形;雄蕊二体,对旗瓣的 1 枚分离。荚果线状长圆形,密被灰褐色绒毛,果瓣革质,瓣裂,有种子 4 粒;种子褐色,扁圆形,花期 4—6 月,果期 6—10 月。

生境分布 · 分布于云南省昆明、江川、景东、河口、弥勒、澄江、红河、玉溪、普洱、西双版纳等地。生于海拔 1 500 m 左右的溪谷灌木丛中。

哈尼族药用经验 · 味苦、辛,性温,有毒。发汗解表,祛风止痛。

(1) 风寒感冒,头痛无汗,四肢酸痛:大发汗根茎 1~1.5 g。开水冲服。

(2) 跌打损伤,风湿疼痛,腰痛:大发汗根茎 3~5 g。泡酒服。

(3) 骨折,拔异物:大发汗根茎适量。配方外敷。

(4) 面部神经麻痹:大发汗藤 1.5~3 g,茜草 10 g,当归 1.5 g,飞龙斩血 1.5 g,水煎服,出汗为度。再取肉桂 1 g,制草乌 30 g,茜草 30 g,三七粉 1 g,虎杖 30 g,共研末,每服 0.5 g,每日 2 次,温开水送服。

中医药用经验 · 味苦、辛,性温,有毒。归肺、脾经。发汗解表,祛风除湿。

附注 ·

(1) 体虚、经期及孕妇忌服。

(2) 本品有毒,哈尼族民间以少量用作发汗药,过量服用可引起大量出汗、虚脱等中毒反应。解救时,除对症治疗外,民间有服用红糖水、冷开水或稀饭缓解,或服浓茶盐水、烧灰存性的牛皮解救。

98 大叶紫珠

哈尼药名 · Keeqju' luljul julma 克局鲁局局玛;Eeqbi alpavq 哦必阿帕、俄必阿怕。

别名 · 细串团花,小米团花,狗耳朵叶,羊耳朵树,赶风紫,止血草,马踏皮,豆豉树,豆丝叶,豆树,白叶子树,山蜂蜜。

来源 · 为唇形科紫珠属大叶紫珠 *Callicarpa macrophylla* 的根、叶。根:全年可采,洗净,切片晒干。叶:夏、秋采收晒干或鲜用。

植物形态 · 灌木,稀小乔木;小枝近四方形,密生灰白色粗糠状分枝茸毛,稍有臭味。叶片长椭圆形、卵状椭圆形或长椭圆状披针形,边缘具细锯齿,表面被短毛,背面密生灰白色分枝茸毛。聚伞花序;苞片线形,萼杯状,被灰白色星状毛和黄色腺点,萼齿不明显或钝三角形;花冠紫色,疏生星状毛。果实球形,有腺点和微毛。花期 4—7 月,果期 7—12 月。

生境分布 · 分布于云南省西南部、南部至东南部。生于海拔 100~2 000 m 的疏林下和灌丛中。

哈尼族药用经验 · 根:味苦、辛,性平。散瘀消肿,止血止痛。

(1) 胃肠出血,衄血,咯血:大叶紫珠 15~30 g。水煎服。

(2) 外伤出血:大叶紫珠适量。研粉外敷。

(3) 痢疾:大叶紫珠根皮 30 g,猪苓 12 g,红升麻 15 g。水煎服。

(4) 风湿骨痛,跌打肿痛,偏头痛:大叶紫珠根或叶 15~30 g。水煎服。

(5) 本品的根还可治各种炎症,跌打劳伤。

(6) 本品的根、叶还可治黄水疮,皮肤瘙痒。

中医药用经验 · 味辛、苦,性平。归肝、肺、胃经。散瘀止血,消肿止痛。

附注 · 孕妇忌用。

99 细叶紫珠

哈尼药名 · Kalpol 康坡(元江)。

来源·为唇形科紫珠属长毛紫珠 *Callicarpa pilosissima* 的根、叶。全年可采,叶:鲜用或晒干研末。根:切片晒干。

植物形态·灌木;小枝、叶柄和花序梗均密生黄褐色多细胞的长毛。叶片狭披针形,顶端长尖,基部微心形或浑圆,表面毛较短而疏,背面密生黄褐色多细胞的长毛,具细小黄色腺点。聚伞花序;花萼被长毛,萼齿钝三角形;花冠无毛。果实球形,成熟后具明显皱纹和腺点。花期 10 月,果期 11—12 月。

生境分布·分布于云南省元江。生于高地或山坡林中。

哈尼族药用经验·收敛,止血。

(1) 水、火烫伤:细叶紫珠叶适量。捣汁外敷创面。

(2) 月经过多,鼻衄:细叶紫珠根 20 g。水煎服。

(3) 咯血,吐血,衄血,便血,尿血,崩漏等内脏出血:细叶紫珠 20 g,杨梅树皮 20 g,飞机草 15 g。水煎服,每日 1 剂,每日 3 次。

附注·哈尼族特色习用药物。

100 斑鸠站

哈尼药名·Keeqjulluljul 克局鲁局。

别名·小叶紫珠,细米珠,小灰果,西米果,小鸡碎米果,斑鸠钻,螃蟹蛋,狗脑花。

来源·为唇形科紫珠属狭叶红紫珠 *Callicarpa rubella* f. *angustata* 的根、叶。全年采收,鲜用或晒干备用。

植物形态·直立灌木。幼枝四棱形,被棕色茸毛。单叶对生,披针形至倒披针形,边缘具细锯齿,背面密被黄棕色星状毛。叶、花萼、花冠均被星状毛或腺毛并有黄色腺点;聚伞花序着生叶腋,小花粉红色,萼碟状,平截,近四方形,被短毛。核果球形,熟后紫色,秃净。花期 5—

7 月,果期 7—11 月。

生境分布·分布于云南省东南部、南部、西南部至西部、西北部。生于海拔 700~3 500 m 的林中或灌丛中。

哈尼族药用经验·味辛、苦、涩,性平。收敛止血,解毒消肿。

(1) 胃出血,便血:斑鸠站 15~30 g。水煎服。

(2) 产后腹痛:斑鸠站根 15~30 g。水煎服。

(3) 小儿麻疹:斑鸠站根 6~9 g,水煎服。或配方服。

(4) 黄水疮,荨麻疹:斑鸠站鲜叶适量。煎水外洗。

(5) 阳痿:斑鸠站根 10 g。研粉,配瓦雀 1 只,炖服。

附注·哈尼族特色习用药物。

101 普洱茶

哈尼药名·Luoboq 捋帛;来扣(普洱);捞楷(普洱)。

别名·大叶茶,蚂蚁茶,多萼茶,多脉茶,苦茶。

来源·为山茶科山茶属普洱茶 *Camellia sinensis* var. *assamica* 的嫩叶加工品、根。叶:清明前后枝端初发嫩叶时采摘,干燥加工成条状。根:全年均可采挖,鲜用或晒干。

植物形态·大乔木,嫩枝有微毛,顶芽有白柔毛。叶薄革质,椭圆形,网脉在上下两面均能见,边缘有细锯齿,叶柄被柔毛。花腋生,花柄长被柔毛。苞片 2,早落。萼片 5,近圆形,外面无毛。花瓣 6~7 片,倒卵形。雄蕊离生。子房 3 室;花柱先端 3 裂。蒴果扁三角球形,3 片裂开。种子每室 1 个,近圆形。花期 10—12 月,果期次年 8—10 月。

生境分布·分布于云南省昆明、元江、腾冲、龙陵、昌宁、景东、凤庆、云县、镇康、双江、耿马、蒙自、屏边、建水、泸西、元阳、红河、金平、河口、西畴、麻栗坡、西双版纳、大理、瑞丽、梁河、陇川、贡山等地。生于海拔 100～1500 m 的常绿阔叶林中,多栽培。

哈尼族药用经验·

（1）草乌中毒:普洱茶、野柿花叶、蓝靛叶、猪油各适量。捣烂拌匀,温开水送服,每日 1～2 剂,每剂 1 次。

（2）本品还可治肠炎,嗜睡症,烧烫伤,肝炎,心脏病,水肿。

中医药用经验·叶:味苦、甘,性寒。归肝、胃经。清热生津,辟秽解毒,消食解酒,醒神透疹。根:味苦,性凉。归心、肾经。强心利尿,活血调经,清热解毒。

附注·虚证禁用。

102 土党参

哈尼药名· Almilzalyal hhoqpul 阿迷扎牙俄普;Almilanlgaoq 阿米因果。

别名·野党参果,算盘果,土人参,牛尾参,白云参,奶浆根。

来源·为桔梗科金钱豹属金钱豹 *Campanumoea javanica* subsp. *japonica* 的根。以秋、冬季采集为好,采后不要立即水洗,以免折断,待根内缩水变软后再洗净蒸熟,晒干。

植物形态·草质缠绕藤本,具乳汁,具胡萝卜状根。叶对生,极少互生的,具长柄,叶片心形或心状卵形,边缘有浅锯齿,极少全缘的。花单朵生叶腋,各部无毛,花萼与子房分离,5 裂至近基部,裂片卵状披针形或披针形;花冠上位,白色或黄绿色,内面紫色,钟状,裂至中部;雄蕊 5 枚;柱头 4～5 裂,子房和蒴果 5 室。浆果黑紫色,紫红色,球状。种子不规则,常为短柱状,表面有网状纹饰。花期 8—9 月。

生境分布·分布于云南省各地。生于海拔 2400 m 以下的灌丛中及疏林中。

哈尼族药用经验·味甘,性平。补中益气,润肺生津,柔肝养血,清热解表,散寒止痛,止咳化痰。

（1）虚弱无力,肺结核,多汗:土党参50 g。炖猪肉吃。

（2）气阴两虚感冒,恶寒发热,头痛,自汗,口干咽燥,气短倦怠:土党参 20 g,玉竹 15 g,金柴胡 15 g,薄荷 10 g。水煎服,每日 1 剂,每日 3 次。

（3）体虚感冒,恶寒发热,头痛,自汗,气短,面色不华:土党参 20 g,桑寄生 15 g,干姜 10 g,当归 20 g,四块瓦 15 g。水煎服,每日 1 剂,每日 3 次。

（4）贫血,头晕心慌,面黄,无力,不思饮食,口渴少津:土党参 15 g,黄精 15 g,玉竹 15 g,麦冬 10 g,万丈深 15 g,仙茅 10 g,大枣 10 枚,红牛膝 15 g,桂皮 15 g,红背三七 15 g。水煎服,每日 1 剂,每日 3 次。

（5）贫血,年老久病,体弱消瘦,面色苍白,乏力气短,不思饮食:土党参 20 g,鸡儿根 20 g,山药 20 g,盘龙参 15 g,双肾参 15 g。水煎服,每日 1 剂,每日 3 次。

（6）贫血,头晕眼花,心悸气短,面色苍白,失眠健忘:土党参15 g,猪肝50 g,阿胶15 g,三七 5 g。将三七、土党参研细,与猪肝、阿胶炖服,每日 1 剂,每日 2 次。

（7）贫血,体弱消瘦,少气乏力,不思饮食,口渴少津:土党参20 g,玉竹 20 g,黄精15 g,甲珠 10 g。水煎服,每日 1 剂,每日 3 次。

（8）食欲不振,久泻不愈:土党参 100 g。炖肉服。

（9）神经衰弱:土党参20 g,五味子 10 g,刺五加 10 g。水煎服。

（10）胃下垂:土党参20 g,山蜗牛 20 g,升麻 20 g。水煎服或炖肉服。

（11）多汗虚咳：土党参50g，对对参50g。炖肉服。

（12）外伤出血：土党参研末外敷。

（13）本品还可治小儿疳积。

中医药用经验 · 味甘，性平。归脾、肺经。健脾益气，补肺止咳，下乳。

附注 · 同属植物大花金钱豹 *Campanumoea javanica* subsp. *javanica* 亦作本品用。

103 心不干

哈尼药名 · Lomazanmanl 拶吗赃曼；Maqnie-ilpal 麻年趴。

别名 · 心不甘，岩七，万年青，大寒药，土知母，牛尾七，竹根七。

来源 · 为天门冬科开口箭属开口箭 *Campylandra chinensis* 的根茎、全株。全年可采集，切碎，鲜用或晒干备用。

植物形态 · 多年生常绿草本。根状茎长圆柱形，多节，绿色至黄色。叶基生，近革质或纸质，倒披针形、条状披针形、条形或矩圆状披针形；鞘叶2枚，披针形或矩圆形。穗状花序直立，密生多花；苞片绿色，卵状披针形至披针形，除每花有一枚苞片外，另有几枚无花的苞片在花序顶端聚生成丛；花短钟状；裂片卵形，肉质，黄色或黄绿色。浆果球形，熟时紫红色。花期4—6月，果期9—11月。

生境分布 · 分布于云南省禄劝、龙陵、巧家、华坪、景东、凤庆、双柏、建水、景洪、漾濞、泸水、贡山、兰坪、红河南部、普洱、西双版纳等地。生于海拔1000~2000 m的林下阴湿处、溪边或路旁。

哈尼族药用经验 · 味微苦、涩，性凉，有小毒。清热解毒，健胃止痛，除湿散瘀。

（1）胆绞痛，胃痛：心不干鲜根3g，生嚼吃。或干根9g，枳实6g，共研末，分3次，温开水送服。

（2）毒蛇咬伤，无名肿毒：心不干干根3g，茜草6g，水煎服。并用鲜品捣敷。

（3）流感：心不干根9g。水煎服。

（4）支气管炎：心不干根9g。研末，分10次服。

（5）本品的根还可治跌打损伤，扁桃体炎，咽喉炎，风湿性关节炎，风湿麻木。

中医药用经验 · 味甘、微苦，性温，有小毒。归肺、肝、胃经。活血止痛，软坚散结，止咳化痰。

附注 · 含强心苷，用量不宜过大。中毒时可见头痛、眩晕、恶心、呕吐等症状，需立即停药抢救。

104 假大红袍

哈尼药名 · Zaofni nipeiq 皂女女拍（元江）。

别名 · 灰靛花，多花杭子梢，壮筋草，假花生，见肿消，万年消。

来源 · 为豆科杭子梢属杭子梢 *Campylotropis macrocarpa* var. *macrocarpa* 的根、枝叶。夏、秋季采挖根部或采枝叶，洗净，切片或切段，晒干。

植物形态 · 灌木。羽状复叶具3小叶。总状花序单一（稀二）腋生并顶生；苞片卵状披针形，小苞片近线形或披针形，早落；花萼钟形，萼裂片狭三角形或三角形；花冠紫红色或近粉红色，旗瓣椭圆形、倒卵形或近长圆形等，翼瓣微短于旗瓣或等长，龙骨瓣呈直角或微钝角内弯。荚果长圆形、近长圆形或椭圆形，先端具短喙尖。花果期（5—）6—10月。

生境分布 · 分布于云南省嵩明、澄江、丽江、弥勒、大理、维西等地。生于海拔150~1900 m，稀达2000 m以上的山坡、灌丛、林缘、山谷沟边及林中。

哈尼族药用经验 · 清热除湿，驱风止痒，舒筋活络。

（1）痢疾：假大红袍 50 g，橄榄树皮 50 g，石榴皮 30 g，白头翁 15 g。加红糖适量，水煎服。

（2）皮肤瘙痒：假大红袍 20 g，花椒适量。水煎服，药渣擦洗患部。

（3）筋骨疼痛：假大红袍 25 g，三角枫 20 g，花皮杜仲 10 g，土牛膝 1 g，飞龙斩血 15 g，黑骨头 5 g，四块瓦 10 g，买麻藤 20 g。泡酒 1 000 mL，3 日后，每次 5～10 mL 内服。

中医药用经验·味苦、微辛，性温。归肝、脾经。疏风解表，舒筋活血。

附注·哈尼族特色习用药物。

105 三叶豆

哈尼药名· Albol naqsiq 阿波讷习。

别名·干枝柳，滇南杭子梢，化食草。

来源·为豆科杭子梢属槽茎杭子梢 Campylotropis sulcata 的根。秋季采收，洗净，切段晒干备用。

植物形态·灌木，全株密被短绒毛。枝有棱。羽状复叶具 3 小叶；托叶披针形、披针状钻形或线状披针形；小叶卵状披针形或为近长圆形、长圆状椭圆形而向两端渐狭。总状花序于枝上部单一腋生并顶生，苞片线状披针形或披针形；花萼钟形或宽筒状钟形；花冠紫色，瓣片略呈直角内弯。荚果宽椭圆形或椭圆形，顶端具短喙尖。花果期多在 8—10 月。

生境分布·分布于云南省通海、易门、保山、镇康、文山、砚山、凤庆等地。生于海拔 1 200～2 100 m 的山坡、灌丛及林间。

哈尼族药用经验·味甘，性温。清热利湿，收敛止泻。

（1）治跌打损伤：三叶豆适量。加甜白酒捣碎，敷患处。

（2）治刀伤：三叶豆鲜品适量。捣碎敷伤口。

（3）治痢疾：三叶豆 15 g。水煎服。

（4）肾炎，膀胱炎：三叶豆 50 g，黑骨头 30 g，野荞麦根 25 g，地板藤 25 g，水石榴根 35 g。水煎服。

中医药用经验·味甘，性温。清热利湿，祛痰止痛。

附注·在哈尼族民间，同属植物银叶杭子梢 *Campylotropis argentea*（别名"银背杭子梢"）与本品功效相似，清热利湿，收敛止泻，止血，止咳。

106 野蚕豆

哈尼药名· Kovqtovkovltov albeiv 各朵各朵阿本。

别名·大发表，大树狗响铃，自消容，黄花马尿藤，野罗松，三楞草，十字珍珠草。

来源·为豆科杭子梢属三棱枝杭子梢 *Campylotropis trigonoclada* 的全草、根。夏秋季采收，除去杂质，晒干。

植物形态·半灌木或灌木。枝稍呈之字形屈曲，具三棱，并有狭翅。羽状复叶具 3 小叶；托叶斜披针形，近膜质，宿存；叶柄三棱形，通常具较宽的翅；小叶形状多变化。总状花序疏散，有花 20～30 朵，花冠蝶形，金黄色。荚果椭圆形，顶端喙尖，表面贴生微柔毛或短柔毛。7—11 月开花，10—12 月结实。

生境分布·分布于云南省大部分地区。生于海拔 1 000(500)～2 800 m 的山坡灌丛、林缘、林内、草地或路边等处。

哈尼族药用经验·味淡，性微凉。清热解毒，凉血利尿。

（1）咳嗽：野蚕豆 20 g，玉米须 20 g。水煎服。

（2）牙痛：野蚕豆 20 g，蚯蚓 15 g。水煎服。

(3) 肾炎,膀胱炎:野蚕豆 15 g,黑骨头 15 g,野荞麦根 15 g,地板藤 15 g。水煎服。

中医药用经验·味辛、甘,性凉。归肺、脾、肾、膀胱经。解表清热,利湿通淋,止痛,止痢。

附注·同属植物马尿藤 Campylotropis trigonoclada var. bonatiana(别名"三棱梢""毛三棱枝梗子梢")与本种功效相似,在云南作本品使用。

107 刀豆

哈尼药名·馁呢的。

别名·挟剑豆,尖萼刀豆。

来源·为豆科刀豆属刀豆 Canavalia gladiata 的种子、根、茎、叶。秋季采集,分别晒干备用或鲜用。

植物形态·缠绕草本。羽状复叶具 3 小叶,小叶卵形,侧生小叶偏斜。总状花序具长总花梗,有花数朵生于总轴中部以上;花梗生于花序轴隆起的节上;花萼具 2 枚阔而圆的裂齿,下唇 3 裂;花冠白色或粉红,旗瓣宽椭圆形,翼瓣和龙骨瓣均弯曲,具向下的耳。荚果带状,略弯曲,有棱;种子椭圆形或长椭圆形,种皮红色或褐色,种脐约为种子周长的 3/4。花期 7—9 月,果期 10 月。

生境分布·云南省各地均有栽培。

哈尼族药用经验·

(1) 呃逆不止:刀豆 20 g,柿蒂 3～5 只,水煎服。

(2) 本品还可治胃痛,肾虚,腰痛,跌打损伤。

中医药用经验·种子:味甘,性温。归胃、肾经。温中,下气,止呃。

附注·

(1) 胃热盛者慎服。

(2) 同属植物直生刀豆 Canavalia ensiformis 与本品功效相似。

108 大麻

哈尼药名·Ziq 籽。

别名·火麻,黄麻,线麻,状元红。

来源·为大麻科大麻属大麻 Cannabis sativa subsp. sativa 的果实、根。秋季果实成熟时采收,除去杂质,晒干。

植物形态·一年生直立草本,枝具纵沟槽,密生灰白色贴伏毛。叶掌状全裂,裂片披针形或线状披针形。雄花序花黄绿色,花被 5,膜质,外面被细伏贴毛,雄蕊 5,花丝极短,花药长圆形;雌花绿色;花被 1,紧包子房,略被小毛;子房近球形,外面包于苞片。瘦果为宿存黄褐色苞片所包,果皮坚脆,表面具细网纹。花期 5—6 月,果期 7 月。

生境分布·云南省各地均有栽培。

哈尼族药用经验·润燥,滑肠。用于体弱,津亏,便秘。

食欲不振:大麻根 20～25 g,配黄花远志根 20～25 g。水煎服,每日 1 剂,每日 3 次。

中医药用经验·果实:味甘,性平。归脾、胃、大肠经。润肠通便。根:去瘀,止血。

附注·

(1) 多食损血脉,滑精气,妇人多食发带疾。

(2) 大麻能镇痛、致幻、有成瘾性,属"麻醉药品"。需按《麻醉药品和精神药品管理条例》《处方管理办法》等有关规定实行严格管制,哈尼族用法仅供了解。

109 猪肚木

哈尼药名· Haqdaq daqnyul 哈答答疟、哈达

达疟。

别名·大果猪肚木，铁屎米，小叶铁屎米，大花铁屎米，刺鱼骨木。

来源·为茜草科猪肚木属猪肚木 *Canthium horridum* 的叶、根。夏季采摘叶；全年可挖根切片，鲜用或晒干。

植物形态·灌木，具刺；小枝纤细被紧贴土黄色柔毛；刺，对生，劲直，锐尖。叶纸质，卵形，椭圆形或长卵形。花小，具短梗或无花梗，单生或数朵簇生于叶腋内；萼管倒圆锥形，萼檐顶部有不明显波状小齿；花冠白色，近瓮形，喉部有倒生髯毛，顶部 5 裂，裂片长圆形，顶端锐尖。核果卵形，单生或孪生，顶部有微小宿存萼檐，内有小核 1～2 个；小核具不明显小瘤状体。花期 4－6 月。

生境分布·分布于云南省普洱、澜沧、金平、河口、马关、西双版纳等地。生于低海拔的灌丛。

哈尼族药用经验·

（1）关节痛：猪肚木叶适量。水煎服。

（2）外伤感染，大头疮，黄水疮：猪肚木叶鲜品适量，捣烂外敷。或研粉撒敷。

（3）本品的根还可治黄疸，跌打损伤。

中医药用经验·味淡、辛，性寒。清热利尿，活血解毒。

附注·哈尼族特色习用药物。

110 地米菜

哈尼药名· Alzilhhoqcil 阿基俄期、啊及恶其（普洱）。

别名·芥，荠菜。

来源·为十字花科荠属荠 *Capsella bursa-pastoris* 的全草。春季采收，鲜用或洗净晒干备用。

植物形态·一年或二年生草本。茎单一或从下部分枝。基生叶丛生，羽状分裂，稀全缘，顶端裂片三角形，茎生叶互生，长圆形或线状披针形，基部耳状抱茎。总状花序顶生及腋生；萼片长圆形；花瓣白色，卵形，有短爪，雄蕊 6，4 长 2 短。短角果倒三角形或倒心状三角形，扁平，无毛，顶端微凹，裂瓣具网脉。种子 2 行，长椭圆形，浅褐色。花果期 4－6 月。

生境分布·分布于云南省大部分地区。生于山坡、田边及路旁，野生或栽培。

哈尼族药用经验·味甘、淡，性平。清热凉血，利尿通淋。

（1）目赤肿痛：地米菜鲜根或全草 15～30 g。水煎服。

（2）肺结核咳嗽，泌尿道结石，血尿，子宫出血，月经过多，咯血，肠出血，肺出血，肠炎，痢疾：地米菜 30～60 g。水煎服。

（3）本品还可治肾炎，小便不利，滋补体虚。

中医药用经验·味甘、淡，性凉。归肝、心、肺经。凉肝止血，平肝明目，清热利湿。

附注·可入菜食用。

111 小米辣

哈尼药名· Hosil laqpil 火思辣皮（元江）；Laqpil 拉批；啦拔。

别名·碎米辣，小米椒，野辣子。

来源·为茄科辣椒属辣椒 *Capsicum annuum* 的栽培变种的根、叶、果实。夏、秋季果皮变红色时采收，除去枝梗，晒干。夏、秋季植株生长茂盛时采摘叶，鲜用或晒干。秋季采挖根部，洗净，晒干。

植物形态·灌木或亚灌木；分枝稍之字形曲折。叶柄短缩，叶片卵形，中部之下较宽，顶端渐尖，基部楔形，中脉在背面隆起，侧脉每边约 4 条。花在每个开花节上通常双生，有时三至数朵。花萼和花梗之间存在收缩，花冠暗白色;果实俯垂;花冠绿白色,果实常直立。浆果纺锤状,绿色变红色,味极辣。种子多数。四季均可开花结果。

生境分布 · 分布于云南省东南部、南部及西南部热带地区。生于海拔 500～1 180 m 的荒坡沟谷边及屋边路旁,野生或栽培。

哈尼族药用经验 · 味辛、辣,性热。温中散寒,健胃消食,解表,降压。

(1)风寒感冒:小米辣根 30 g,野薄荷 15 g,臭灵丹 15 g。水煎服。

(2)胃寒疼痛,产后腹痛:小米辣根 250 g。煨猪脚,吃肉喝汤。

(3)胃寒疼痛,胃肠胀气,口苦,消化不良:小米辣鲜果 1～2 枚。生吃。

(4)果为皮肤发赤剂,可治疗冻疮,风湿痛,腰肌痛:小米辣果实适量。泡酒外搽。

(5)高血压:小米辣根 250 g,苦荬菜 20 g。水煎服。

中医药用经验 · 果实:味辛,性热。归心、脾经。温中散寒,开胃消食。叶:味苦,性温。消肿涤络,杀虫止痒。根:味辛、甘,性热。散寒除湿,活血消肿。

附注 · 阴虚火旺及患咳嗽,目疾者忌服。

112 红稗

哈尼药名 · Neivqhaq sulkaq 能哈苏卡、能哈苏咔;苏木、素姆(普洱)。

别名 · 山红稗,山稗子,土稗子,野稗,野鸡稗,小红米,野红米草,野高粱,水高粱。

来源 · 为莎草科薹草属浆果薹草 *Carex baccans* 的全草、果实、根。夏秋采收,除去杂质,切碎,晒干备有。

植物形态 · 多年生草本,根状茎木质。秆密丛生,三棱形,中部以下生叶。叶基生和秆生,长于秆,基部具红褐色、分裂成网状的宿存叶鞘。

苞片叶状,长于花序,基部具长鞘。穗状花序排成圆锥状花序着生枝顶,小花单性,雌雄同株,顶端具芒。果囊倒卵状球形或近球形,近革质,成熟时鲜红色或紫红色。小坚果椭圆形,三棱形,成熟时褐色,外被红色苞片。花果期 8—12 月。

生境分布 · 分布于云南省红河、玉溪南部、普洱、西双版纳、临沧等地。生于海拔 200～2 700 m 林边、河边及村边。

哈尼族药用经验 · 味微苦、涩,性凉。清热透表,凉血止血。

(1)麻疹:红稗干根或全草 10～15 g。水煎服,每日 3 次。

(2)感冒:红稗 5～15 g。水煎服。

(3)鼻衄,产后流血不止,月经过多:红稗 50～100 g。加红糖适量,水煎服。

中医药用经验 · 味微苦、涩,性凉。归肺、肝经。根:调经止血。种子:透疹止咳,补中利水。

附注 · 全草兼具根与种子之功用。

113 番木瓜

哈尼药名 · Albol maldei 阿波玛得。

别名 · 木瓜,番瓜,树冬瓜,缅冬瓜,缅芭蕉,满山抛,万寿果。

来源 · 为番木瓜科番木瓜属番木瓜 *Carica papaya* 的果、叶。全年可采,鲜用,或果未熟时切片晒干,或取汁晒干研末备用。

植物形态 · 常绿软木质小乔木,具乳汁;茎具螺旋状排列的托叶痕。叶大,聚生于茎顶端,近盾形,通常 5～9 深裂,每裂片再为羽状分裂;叶柄中空。花单性或两性,雌雄异株。雄花排列成下垂圆锥花序;花冠乳黄色,下半部合成筒状;雌花单生或数朵排列成伞房花序,花瓣 5,分离,乳黄色或黄白色,柱头流苏状。

浆果肉质,成熟时橙黄色或黄色,矩圆形,果肉柔软多汁,味香甜;种子多数,成熟时黑色。花果期全年。

生境分布·分布于云南省西部、南部热区。生于河谷、山林中,多栽培。

哈尼族药用经验·味甘淡、微酸,性平。清热解暑,助消化,催乳,驱虫,消肿,收敛。

(1)急性中暑:番木瓜熟瓜1个。去皮、籽,捣汁服。

(2)产后缺乳:番木瓜生瓜1～2个,煮猪脚吃。或配黑骨头15g,共煮服。

(3)烦渴:番木瓜熟瓜1～2个。生吃。

中医药用经验·果实:味甘,性平。健胃消食,滋补催乳,舒筋通络,解毒驱虫。叶:味甘,性平。解毒,接骨。

附注·

(1)叶含番木瓜碱,对中枢神经有麻痹作用,过量会引起呼吸麻痹、心脏障碍等中毒反应。

(2)果实可入菜食用。

114 鸡冠花

哈尼药名·Alyeivnaq pavq 阿焉拿别;Hapyulmolbiaq alyeiv 哈苤莫扁阿耶、哈苤莫扁阿也;哈皮闹包。

别名·青葙花,鸡公花,鸡冠头,海冠花,老来少。

来源·为苋科青葙属鸡冠花 Celosia cristata 的花序、根茎、种子油。秋季花盛开时采收,晒干备用。

植物形态·一年生草本。茎粗壮直立,上端扁平。叶互生,有柄,叶片卵形或卵状披针形,先端渐尖,基部渐狭,全缘,两面光滑无毛。稠密的穗状花序簇生于枝顶,形状各异,多呈扁平皱折的鸡冠状;花两性,密生,花及花穗通常红色,并有白、黄、橙、红紫等色相杂。果实卵形,熟后盖裂;内有种子数粒,扁圆形,黑色,坚硬,有光泽。花果期7—9月。

生境分布·分布于云南省各地。多栽培于庭院、屋旁。

哈尼族药用经验·味甘,性凉。收敛止泻,凉血止血。

(1)红崩,痔漏,肠出血,便血,吐血,鼻衄:鸡冠花(红花)15～30g。水煎服。

(2)白带:鸡冠花(白花)15～30g,水煎服,红糖为引。或研末,每次3g,温开水送服,以酒为引。

(3)贫血,神经衰弱:鸡冠花30g,丁香花根15g。炖猪肉吃。

中医药用经验·味甘、涩,性凉。归肝、大肠经。收敛止血,止带,止痢。

附注·有积滞者忌用。

115 积雪草

哈尼药名·Keeqseiq laqpul 克色拉普、柯瑟拉普;抄窝巴。

别名·崩大碗,破铜钱,马蹄草,红马蹄草,马蹄叶,草如意。

来源·为伞形科积雪草属积雪草 Centella asiatica 的全草。夏、秋季采收,除去泥沙,晒干。

植物形态·多年生草本,茎匍匐,节上生根。叶片膜质至草质,圆形、肾形或马蹄形,边缘有钝锯齿,基部叶鞘透明膜质。伞形花序聚生于叶腋;苞片通常2;每一伞形花序有花3～4,聚集呈头状;花瓣卵形,紫红色或乳白色,膜质。果实两侧扁压,圆球形,基部心形至平截形,每侧有纵棱数条,棱间有明显的小横脉,网状,表面有毛或平滑。花果期4—10月。

生境分布·分布于云南省各地。生于海拔

200～1900 m阴湿的草地或水沟边。

哈尼族药用经验·味苦、辛,性寒。清热利湿,消肿解毒。

(1)湿热黄疸:积雪草15 g,玉米须20 g,大枣30 g。水煎服。

(2)砒霜中毒:积雪草15 g,明矾3 g。水煎服。

(3)目赤喉肿:积雪草15 g,菊花10 g,桑叶10 g。水煎服。

中医药用经验·味苦、辛,性寒。归肝、脾、肾经。清热利湿,解毒消肿。

附注·

(1)虚寒者不宜用。

(2)嫩叶可入菜。

116 鹅不食草

哈尼药名· Hhayqmi miqssaq 阿米迷然。

别名·球子草,地胡椒,天胡荽,鞭打锈球。

来源·为菊科石胡荽属石胡荽 *Centipeda minima* 的全草。夏、秋季花开时采收,洗去泥沙,晒干。

植物形态·一年生小草本。茎多分枝,匍匐状。叶互生,楔状倒披针形,边缘有少数锯齿,无毛或背面微被蛛丝状毛。头状花序小,扁球形,单生于叶腋,无花序梗或极短;总苞半球形;总苞片2层,椭圆状披针形,绿色,边缘透明膜质,外层较大;边缘花雌性,多层,花冠细管状,淡绿黄色,顶端2～3微裂;盘花两性,花冠管状,顶端4深裂,淡紫红色,下部有明显的狭管。瘦果椭圆形,具4棱,棱上有长毛,无冠状冠毛。花果期6—10月。

生境分布·分布于云南省昆明、耿马、砚山、景洪、勐海、红河、玉溪、普洱等地。生于路旁、荒野阴湿地。

哈尼族药用经验·味辛,性温。解毒消肿,通

窍,截疟。

(1)毒蛇咬伤,痈疮红肿:鹅不食草鲜品适量。捣敷。

(2)感冒,慢性鼻炎,过敏性鼻炎,牙痛:鹅不食草鲜品捣烂或干品研粉,取少许塞入鼻腔或牙齿,每日2次。另取干品6～12 g,水煎服。

(3)百日咳,疟疾:鹅不食草6～12 g。水煎服。

中医药用经验·味辛,性温。归肺、肝经。发散风寒,通鼻窍,止咳。

附注·药材气微香,久嗅有刺激感。以灰绿色、有花序、无杂质、嗅之打喷嚏者为佳。

117 大花胡麻草

哈尼药名· HaoLbu qilnilnilssaq 蒿布期尼尼然。

别名·小红药,野蚕豆,灵芝草,化血丹。

来源·为列当科胡麻草属大花胡麻草 *Centranthera grandiflora* 的根。夏秋采收,鲜用或晒干备用。

植物形态·直立粗壮草本。茎基部圆柱形,上部略成方形而有凹槽,被倒生硬毛。叶无柄,下部的对生,椭圆形,边缘多少背卷,具疏锯齿,两面被硬毛,此种硬毛着生于泡沫状的突起上或圆盘状的鳞片上,下面具3条隆起而多少并行的纵脉。花具梗;小苞片钻状,着生于花梗基部,与花梗及萼同被短硬毛;萼卵形,先端收缩成尖头;花冠黄色。花期7—9月。

生境分布·分布于云南省麻栗坡、文山、富宁、屏边、红河、普洱、玉溪南部等地。生于海拔(800～)1 200～1 410 m的石山灌木丛中的草坡、路旁岩石处。

哈尼族药用经验·味甘、淡,性温。活血调经,舒筋活络,止痛。

（1）妇女崩漏，产后流血过多，闭经，痛经，腹部痞块疼痛：大花胡麻草配鸡儿根各等量。共研末，每次服 1～2.5 g。

（2）跌打劳伤，风湿骨痛、腰痛：大花胡麻草 10～15 g。水煎服或配方泡酒服。

（3）外伤出血，刀枪伤：大花胡麻草适量，研末调敷。或鲜品捣敷。

中医药用经验 · 味甘、淡，性温。活血调经，散瘀止痛。

118 癫子药

哈尼药名 · Geilnaqcil 给那雌（元江）。

来源 · 为唇形科角花属角花 *Ceratanthus calcaratus* 的全草。四季可采，鲜用或晒干。

植物形态 · 多年生草本。茎基部匍匐生根，茎、枝四棱形，具槽，常呈紫红色，被稀疏锈色串珠状腺柔毛。叶卵形至卵状长圆形，纸质，下面较淡或呈紫红色。轮伞花序 4～10 花，在主茎及侧枝顶部组成稀疏的总状花序；苞片卵圆形；花萼宽漏斗形，萼檐二唇形。花冠蓝色，冠筒基部之距长为花冠全长之半，冠檐二唇形。雄蕊 4，花药蓝色，汇合成 1 室。小坚果近球形，灰褐色，具细凹点。花期 9—10 月，果期 10—11 月。

生境分布 · 分布于云南省中南部。生于海拔 800～1600 m 的沟谷、溪旁、疏密林下。

哈尼族药用经验 · 化瘀散结，驱风止痒。

（1）原因不明的肝脾肿大：癫子药 10 g，木香 5 g，青皮 10 g，龙胆草 10 g，虎掌草 5 g，甘草 10 g。水煎服。

（2）疥癣，皮肤瘙痒：癫子药适量。煎水洗患部。

附注 · 哈尼族特色习用药物。

119 闭鞘姜

哈尼药名 · Maqbaomagaoqyyuq 麻波吗果由；嘎喇丫莫。

别名 · 老妈妈拐棍，樟柳头，牛尾巴菜，大接骨叶，毛姜。

来源 · 为姜科闭鞘姜属闭鞘姜 *Cheilocostus speciosus* 的根茎。秋、冬季采收，除去须根，洗净，切片，干燥。

植物形态 · 多年生草本，基部近木质，顶部旋卷。叶片长圆形或披针形。穗状花序顶生，椭圆形或卵形；苞片卵形，革质，红色，具增厚及稍锐利的短尖头；小苞片淡红色；花萼革质，红色，3 裂，嫩时被绒毛；花冠管短，裂片长圆状椭圆形，白色或顶部红色；唇瓣宽喇叭形，纯白色，顶端具裂齿及皱波状；雄蕊花瓣状，上面被短柔毛，白色，基部橙黄。蒴果稍木质，红色，种子黑色，光亮。花期 7—9 月，果期 9—11 月。

生境分布 · 分布于云南省东南部至西南部。生于海拔 45～1700 m 的疏林下、山谷阴湿地、路边草丛、荒坡、水沟边等处。

哈尼族药用经验 · 味酸，性寒，有小毒。消炎利尿，散瘀消肿。

中耳炎，肾炎水肿：闭鞘姜适量。捣汁内服，每日 2～3 次。

中医药用经验 · 味微辛、酸，性温，有小毒。归心、肺、肾经。除风解毒，利咽化痰，活血止痛，利水消肿。

附注 · 孕妇及体虚者忌服。

120 斑叶唇柱苣苔

哈尼药名 · Hallaq meilciq jaqal 哈拉美雌甲啊（元江）。

别名·老虎胡子草,虎须草。

来源·为苦苣苔科唇柱苣苔属斑叶唇柱苣苔 *Chirita pumila* 的全草。全年可采,鲜用或晒干。

植物形态·一年生草本。茎有 1～6 节,不分枝或有短分枝,被柔毛。叶对生,同一对叶稍不等大;叶片草质,有紫色斑,狭卵形、斜椭圆形或卵形。花序腋生,有长梗,1～4 回分枝,稀不分枝,有(1～)2～7 花;苞片卵形、宽卵形或披针形;花萼 5 裂,裂片狭三角形或三角形。花冠淡紫色;筒细漏斗状,唇形。蒴果长 6～12 cm,种子椭圆形。花期 7－9 月,果期 9－11 月。

生境分布·分布于云南省普洱、景谷、临沧、屏边、河口、文山、砚山、麻栗坡、勐腊、贡山等地。生于海拔 800～2 380 m 的山地林中、溪边、石上或陡崖上、土山草丛中。

哈尼族药用经验·舒筋活血,消肿止痛。

跌打损伤,瘀血肿痛:斑叶唇柱苣苔、鱼子兰各适量。捣烂敷患处。

附注·哈尼族特色习用药物。

121 四块瓦

哈尼药名·莫批批冉、莫匹匹然。

别名·四叶金,黑细辛,土细辛。

来源·为金粟兰科金粟兰属全缘金粟兰 *Chloranthus holostegius* 的全株、根、叶。全年可采挖,洗净,干燥。

植物形态·多年生草本。根状茎生多数须根;茎下部节上对生 2 片鳞状叶。叶对生,通常 4 片生于茎顶,呈轮生状,坚纸质,宽椭圆形或倒卵形。穗状花序顶生和腋生,通常 1～5 聚生;苞片宽卵形或近半圆形,不分裂;花白色;雄蕊 3 枚,药隔基部连合;子房卵形。核果近球形或倒卵形,绿色。花期 5－6 月,果期 7－8 月。

生境分布·分布于云南省中部、西部、南部。生于海拔 700～1 600 m 的山坡、沟谷密林下或灌丛中。

哈尼族药用经验·祛风除湿,活络止痛。

(1) 风湿性关节炎,肢体关节疼痛麻木:四块瓦 15 g,九节风 15 g,透骨草 15 g,七叶莲 15 g,芦子根 15 g,大金银花 10 g,软筋藤 15 g。水煎服。

(2) 本品的根治跌打损伤,伤风感冒,消水肿,无名肿痛。

(3) 本品的叶治心绞痛,消化不良。

(4) 本品的全株还可治痢疾。

中医药用经验·味辛,性温,有小毒。归肝、肾、肺、胃经。驱风散寒,消肿止痛。

附注·

(1) 本品有毒,多服能引起呕吐。孕妇慎服。

(2) 同属植物银线草 *Chloranthus japonicus*、宽叶金粟兰 *Chloranthus henryi*、台湾金粟兰 *Chloranthus oldhamii*、丝穗金粟兰 *Chloranthus fortunei*,与本品一样都有四片顶生叶,亦作"四块瓦"使用,功效与本品相似。

122 五眼果

哈尼药名·Qilniaq 齐良、其娘(红河)。

别名·鼻涕果,鼻子果,五眼睛果,山枣,酸枣。

来源·为漆树科南酸枣属南酸枣 *Choerospondias axillaris* var. *axillaris* 的树皮、果皮、果实。树皮:全年可采,晒干或熬膏。果实:9－10 月果熟时收,鲜用,或取果核果晒干。

植物形态·落叶乔木。小枝暗紫褐色。奇数羽状复叶;有小叶 3～6 对,叶柄纤细,基部略膨大。小叶膜质至纸质,卵形或卵状披针形或卵状长圆形,全缘或幼株叶边缘具粗锯齿。雄花序花萼裂片三角状卵形或阔三角形,边缘具紫红色腺状睫毛,里面被白色微柔毛;花瓣长圆形,具褐色脉纹,开花时外卷;雄蕊 10,花丝线形,花药长圆形;雄花无不育雌蕊;雌花单生于上部叶腋。核果椭圆形或倒卵状椭圆形,成熟时黄色,顶端具 5 个小孔。花期 4 月,果期 8—10 月。

生境分布 · 分布于云南省东南至西南部。生于海拔 300～2 000 m 的山坡、丘陵或沟谷林中。

哈尼族药用经验 · 树皮:味酸、涩,性凉。果:味酸、甘,性平。收敛止血,止痛,解毒。

(1)烫火伤:五眼果树皮 15 g,移依树皮 15 g,紫地榆 15 g。浓煎成膏,外涂创面,每日 2～3 次。

(2)外伤出血:五眼果树皮适量。研末外撒。

(3)消化不良:五眼果果皮 9～15 g。水煎服。

(4)痢疾:五眼果果皮 10 g,东桃叶 10 g,马尾黄连 15 g。水煎服。

中医药用经验 · 树皮,果皮:味酸、涩,性凉。归脾、胃经。清热解毒,祛湿,杀虫。果实:味甘、酸,性平。归脾、肝经。行气活血,养心安神,消积,解毒。

附注 · 树皮外用适量,不作内服。

123 藤子杜仲

哈尼药名 · Niqbuqbuqcovq 尼布布着。

别名 · 毛叶藤仲,土杜仲,金丝杜仲,银丝杜仲,牛腿子,瓣裂鹿角藤,大叶鹿角藤,枪花药。

来源 · 为夹竹桃科鹿角藤属漾濞鹿角藤 Chonemorpha griffithii 的根、茎枝。全年均可采,洗净,晒干。

植物形态 · 高攀援木质藤本,具丰富乳汁,除花外,全株被粗硬毛,枝条被毛渐脱落,老时几无毛,具皮孔。叶椭圆形或倒卵形;聚伞花序顶生,裂片覆瓦状排列;蓇葖长圆筒形;种子顶端具白色绢质种毛。花期夏季,果期秋冬季。

生境分布 · 分布于云南省西南部。生于海拔 900～1 600 m 的山地密林中、沟谷阴湿地方。

哈尼族药用经验 · 味甘、淡,性平,有毒。止血生肌,舒筋活络。

(1)风湿疼痛,感冒:藤子杜仲 12 g,透骨草 10 g,黑骨头 6 g,金毛木通 6 g。泡白酒 500 mL,浸泡 3 日后服用,每次服 15 mL。

(2)骨折,跌打肿痛:藤子杜仲鲜品适量。捣敷。

(3)外伤出血,无名肿毒:藤子杜仲适量。研粉,外用或调敷。

(4)跌打损伤,骨折,风湿关节疼痛:藤子杜仲、大树杜仲、抽筋藤、过江龙各等量。鲜品捣碎外敷患处,每日换药 1 次。

中医药用经验 · 味甘、微苦,性微温。舒筋活络,止血生肌。

附注 ·

(1)有小毒。

(2)夹竹桃科清明花属清明花 Beaumontia grandiflora,哈尼族药名"负萨阿爷"(普洱),别名"藤杜仲"。哈尼族医生以根,藤茎入药,与本品功效相似。味辛,性温。归肾经。祛风除湿,活血,止痛。用于风湿痹痛,腰肌劳损,跌打损伤,骨折肿痛。

(3)夹竹桃科匙羹藤属华宁藤 Gymnema foetidum 亦名"藤子杜仲""银丝杜仲",与本品功效不同。味辛、涩,性微温。舒筋活血,安胎止痛。用于跌打损伤,风湿骨痛,腰痛,胎动不安,肾炎,闭经,痛经。

124 金毛狗脊

哈尼药名 · Keeqsiil haqdal 克丝哈达、科斯禾

答;何道倒首(普洱)。

别名·金狗脊,黄狗头,金毛狮子。

来源·为金毛狗科金毛狗属金毛狗 *Cibotium barometz* 的根茎、茸毛。秋、冬季采挖,除去泥沙,干燥,或去硬根、叶柄及金黄色绒毛,切厚片,干燥。

植物形态·多年生高大蕨类。根状茎卧生,顶端生出一丛大叶,基部被有一大丛垫状的金黄色茸毛;叶大,近革质,三次羽状分裂,羽片卵状披针形,末回小羽片线状披针形,羽状深裂至全裂,裂片紧密,狭矩圆形或近镰刀形,先端略上举,边缘具细锯齿。孢子囊位于下部的小脉顶端,盖坚硬,两瓣状,成熟时张开如蚌壳;孢子为三角状的四面形,透明。

生境分布·分布于云南省热带和亚热带的大部分地区。生于海拔 150～1 800 m 的次生常绿阔叶林下及林缘。

哈尼族药用经验·味甘、苦,性温。补肝肾,强筋骨,祛风湿,止血。

(1) 遗精,老人尿频:金毛狗脊根茎、仙茅各 15 g。水煎服,亦可炖肉吃。

(2) 红崩白带:金毛狗脊根茎 30 g,双肾参 15 g,地油根 15 g,鱼腥草 15 g。水煎服。

(3) 外伤出血:金毛狗脊茸毛适量。研粉撒布。

(4) 刀枪伤:金毛狗脊 30 g。火烧后剩余的炭末外敷伤口。

(5) 风湿、跌打:金毛狗脊 10～15 g。水煎服。

(6) 痹证历时较长,日久不愈,反复发作,关节僵硬变形,骨节疼痛,筋脉拘急,运动时疼痛加剧:金毛狗脊 20 g,骨碎补 20 g,三台花15 g,通血香 15 g,刺桐皮 15 g,树头菜皮 15 g。水煎服,每日 1 剂,每日 3 次。

(7) 各种骨折:金毛狗脊 30 g,巴戟天15 g,杜仲 15 g,骨碎补 20 g,鸡儿根 30 g,鸡血

藤 30 g,过江龙 15 g,枸杞子 30 g,党参 30 g。泡酒内服,每次 10 mL,每日 2 次;或水煎服,剂量酌减,每日 1 剂,每日 3 次。忌食酸冷食物。

中医药用经验·根茎:味苦、甘,性温。归肝、肾经。祛风湿,补肝肾,强腰膝。

附注·阴虚有热,小便不利者慎服。

125 土肉桂

哈尼药名· Siqqovq 席却。

别名·柴桂,大叶山桂,假桂皮,土桂皮,老母猪桂皮,青樟木,钝叶樟,抱木

来源·为樟科樟属钝叶桂 *Cinnamomum bejolghota* 的茎皮。秋季采收,阴干备用。

植物形态·小至大乔木;树皮青绿色,有香气。枝条常对生。叶近对生,椭圆状长圆形,硬革质,三出脉或离基三出脉。圆锥花序生于枝条上部叶腋内,多花密集,多分枝。花黄色;花梗被灰色短柔毛。花被片卵状长圆形,两面被灰白柔毛,退化雄蕊箭头形。果椭圆形,鲜时绿色;果托黄带紫红;果梗紫色,略增粗。花期3～4 月,果期 5～7 月。

生境分布·分布于云南省南部。生于海拔600～1 780 m 的山坡、沟谷的疏林或密林中。

哈尼族药用经验·味甘、辛,性温,气香。温中散寒,行气,消肿止痛,止血接骨。

(1) 胃寒痛,腹痛:土肉桂 1.5～3 g。研粉服。

(2) 风湿骨痛,外伤出血,骨折:土肉桂适量。研粉,撒敷。

(3) 虚寒泄泻:土肉桂 6 g,土党参 20 g,土当归 20 g。炖肉服。

(4) 痛经,闭经:土肉桂 5 g,三七粉、紫丹参各 10 g。水煎服。

(5) 外伤出血:土肉桂干叶适量。研末,外敷。

（6）风湿痹痛，肢体关节疼痛：土肉桂皮或根皮 80 g，八角香兰种子 8 g。捣烂拌匀，敷于患部，每日 1 次。

中医药用经验 · 味辛、甘，性温。祛风散寒，行气止痛，消肿，止血，接骨。

附注 · 同属植物大叶桂 *Cinnamomum iners* 与本品功效相同。

126 黄樟

哈尼药名 · Paqmuq paqsav 帕木帕沙。

别名 · 香樟，臭樟，樟木树，樟脑树，蒲香树，冰片树。

来源 · 为樟科樟属黄樟 *Cinnamomum parthenoxylon* 的根、茎皮、叶、果。秋季采果，其余全年可采，晒干备用。

植物形态 · 常绿乔木；树皮暗灰褐色深纵裂，小片剥落，内皮带红色，具有樟脑气味。叶互生，通常为椭圆状卵形或长椭圆状卵形，羽状脉。圆锥花序于枝条上部腋生或近顶生。花小，绿带黄色；花被筒倒锥形，花被裂片宽长椭圆形，具点，先端钝形。果球形，黑色；果托狭长倒锥形，红色，有纵长的条纹。花期 3—5 月，果期 4—10 月。

生境分布 · 分布于云南省昆明、保山、丽江、凤庆、耿马、文山、西畴、富宁、西双版纳、大理、宾川、鹤庆、盈江、泸水、维西等地。生于海拔 1500 m 以下的常绿阔叶林或灌木丛中。

哈尼族药用经验 · 味微辛，性温。退热解表，温中散寒，消食。

（1）百日咳，痢疾：黄樟皮 3 g，山茨菇 2 g，红糖 6 g。水煎服。

（2）高热，麻疹：黄樟果 1～2 枚。研末，温开水送服。

（3）胃肠炎，胃寒腹痛，消化不良：黄樟茎皮 15 g。水煎服。

（4）急性胃肠炎：黄樟 25 g，马尾黄连 15 g，白头翁 15 g，草血竭 15 g。水煎服，每日 1 剂，每日 3 次。

（5）慢性胃炎之胃寒疼痛，脘腹胀闷：①黄樟 20 g，高良姜 15 g，丁香 10 g，紫苏 10 g，葛根 10 g，石菖蒲 10 g。水煎服，每日 1 剂，每日 3 次。②黄樟 20 g，鸡儿根 20 g，干姜 10 g，木姜子 15 g，草果 3 个。水煎服，每日 1 剂，每日 3 次。③黄樟 20 g，高良姜 15 g，香附 15 g，白芍 15 g，甘草 10 g。水煎服，每日 1 剂，每日 3 次。

（6）消化不良，气滞腹胀，腹痛，便秘：①黄樟 15 g，土大黄 10 g，马蹄香 15 g。水煎服，每日 1 剂，每日 3 次。②黄樟 20 g，黑心姜 15 g，土大黄 15 g，马蹄香 15 g。水煎服，每日 1 剂，每日 3 次。③黄樟 25 g，马蹄香 15 g，山楂 15 g，神曲 15 g。水煎服，每日 1 剂，每日 3 次。

（7）胃寒呕吐：黄樟 25 g，丁香 10 g，草豆蔻 15 g，生姜 10 g。水煎服，每日 1 剂，每日 3 次。

（8）胃肠型感冒：黄樟 20 g，藿香 15 g，葛根 20 g，苏叶 10 g。水煎服，每日 1 剂，每日 3 次。

中医药用经验 · 味辛、微苦，性温。归肝、脾、胃经。根，茎皮：温中散寒，燥湿运脾，行气止痛。叶：止血。果：解表退热。

附注 ·

（1）同属植物樟 *Cinnamomum camphora*，哈尼药名"Kuqmiqsail 苦弥涩""松巴多妞"，别名"香樟""乌樟""油樟"。哈尼族以全株入药，与本品功效相似。味辛，性微温。祛风散寒，理气活血，止痛止痒。①痧证（症见猝然腹胀，腹痛，喜暖喜按，呕吐恶心，肢冷麻木，唇舌青紫，神疲乏力，面色苍白等）：樟木 20 g，杏叶防风 15 g，南木香 10 g，生姜 5 片。每日 1 剂，水煎服。②感冒头痛，风湿痛，跌打损伤，疲劳：根及木材适量,水煎服。③皮肤瘙痒：叶、皮适量,水煎服。④果用于胃肠炎。

（2）本品和樟的新鲜枝叶中可提取加工天然冰片（右旋龙脑）。天然冰片：味辛、苦,性凉。归心、脾、肺经。开窍醒神,清热止痛。孕妇慎用。

127 老鸦饭

哈尼药名 · Lolqol siilpavq 罗却丝巴;忙丫连（普洱）。

别名 · 野桐椒,臭子,灰毛浆果楝,老鸦树,亚洛轻,亚罗椿。

来源 · 为楝科浆果楝属浆果楝 *Cipadessa baccifera* 的根、树皮、叶。根：全年均可采挖,去净泥土,切片,鲜用或晒干;叶：随时可采,鲜用。

植物形态 · 灌木;小枝红褐色,有灰白色的皮孔。叶互生;小叶对生,膜质,长卵形、长椭圆形至披针形,基部常偏斜,全缘或波状,两面均被紧贴的灰黄色柔毛。圆锥花序;花具短梗;花萼5齿裂,裂齿宽三角形,外面被微柔毛;花瓣白色或淡黄色,膜质,长椭圆形,急尖,无毛或近无毛;雄蕊稍短于花瓣,花药卵形;子房5室。核果熟后紫红色,有棱。花期4—6月,果期12月至翌年2月。

生境分布 · 分布于云南省禄劝、师宗、华宁、易门、元江、保山、绥江、普洱、凤庆、双江、耿马、双柏、禄丰、开远、蒙自、屏边、石屏、弥勒、元阳、金平、绿春、河口、文山、西畴、麻栗坡、广南、富宁、西双版纳、大理、德宏、泸水等地。生于海拔500～1600 m 的常绿阔叶林、铁刀木林、疏林、灌丛中。

哈尼族药用经验 · 味苦,性凉。气臭。收敛止泻,截疟。

（1）腹泻,痢疾：①老鸦饭根15 g,紫泡15 g,地蜂子6 g。水煎服。②老鸦饭根15～30 g,大蒜3片,旋花茄根15～30 g。水煎服,每日1剂,每日3次。

（2）防治疟疾：老鸦饭干皮15 g。水煎服。

（3）外伤出血：老鸦饭鲜叶适量。捣敷。

（4）皮肤瘙痒：老鸦饭鲜叶适量。煎水,外洗。

（5）本品还可治跌打损伤。

中医药用经验 · 味苦,性凉。清热解毒,行气通便,截疟。

128 水荞麦

哈尼药名 · Alkeil helsol 啊勉喝索（元江）;啊克喝索。

别名 · 就就草,蛆儿草。

来源 · 为柳叶菜科露珠草属高山露珠草 *Circaea alpina* subsp. *alpina* 的全草。7—8月采收全草,晒干。

植物形态 · 多年生草本。具地下匍匐枝。叶对生;卵状三角形或阔卵形,先端短渐尖,基部浅心形或圆截形,边缘疏生锯齿下面常带紫色。花梗与花序轴垂直或花梗呈上升或直立,基部有时有一刚毛状小苞片。花小;两性;萼片白色或粉红色,矩圆状椭圆形、卵形、阔卵形或三角状卵形;花瓣,白色,狭倒三角形、倒三角形、倒卵形至阔倒卵形,花瓣裂片圆形至截形。果实棒状至倒卵状,1室,具1种子。花期7—9月,果期8—9月。

生境分布 · 分布于云南省昆明、武定、福贡、维西等地。生于海拔2600 m 以上的针叶林、针阔叶混交林下阴湿地或苔藓上。

哈尼族药用经验 · 涩肠止泻。

肠鸣泄泻：水荞麦15 g,石榴皮10 g,地榆15 g,乌梅15 g。水煎服。

中医药用经验 · 味甘、苦,性微寒。养心安神,消食,止咳,解毒,止痒。

129 假蛇床子

哈尼药名 · Yoqsil naqcil 药思那雌(元江);药思拿此。

别名 · 疙瘩药。

来源 · 为柳叶菜科露珠草属南方露珠草 *Circaea mollis* 的全草、根。夏、秋季采收全草,鲜用或阴干备用。秋季挖根,除去地上部分,洗净泥土,鲜用或晒干。

植物形态 · 多年生草本。叶狭披针形、阔披针形至狭卵形。顶生总状花序;花梗与花序轴垂直生,基部不具或稀具 1 枚极小的刚毛状小苞片。花两性,萼筒卵形,裂片 2,花管淡绿色或带白色;花瓣 2,白色,阔倒卵形;蜜腺明显,突出于花管之外。果狭梨形至阔梨形或球形,2 室,具 2 种子,纵沟极明显。花期 7—9 月,果期 8—10 月。

生境分布 · 分布于云南省富民、嵩明、腾冲、临沧、屏边、文山、德钦等地。生于海拔 0~2 400 m 的落叶阔叶林中。

哈尼族药用经验 · 根。清热解毒,消肿散结。

(1)疮疡未溃,颈淋巴结核:假蛇床子 30 g。水煎服。

(2)无名肿毒:假蛇床子 20 g,毛牛舌头叶根 30 g,野荷根 30 g。水煎服。

(3)乳痈初起:假蛇床子 30 g,紫荣莉根 20 g,陈皮 15 g,葛根 30 g,紫花地丁 10 g。水煎服。

中医药用经验 · 味辛、苦,性平。祛风除湿,活血消肿,清热解毒。

附注 · 哈尼族特色习用药物。

130 大蓟

哈尼药名 · Hamadaolpuq 哈玛道蒲;牙玛哌得(普洱)。

别名 · 鸡刺根,水红花根,滇大蓟,罗平蓟,刺尖刀,鹅菜,三头菊。

来源 · 为菊科蓟属蓟 *Cirsium japonicum* 的根、全草。夏、秋季花开时采割地上部分,或秋末挖根,除去杂质,晒干。

植物形态 · 多年生草本。块根纺锤状或萝卜状。茎中空,密生白色刚毛。基生叶全形卵形、长倒卵形、椭圆形或长椭圆形,羽状深裂或几全裂,基部渐狭成短或长翼柄,柄翼边缘有针刺及刺齿。头状花序直立,苞片外面有微糙毛并沿中肋有黏腺。小花全部两性,花冠红色、紫红色或紫色,管状。瘦果偏斜楔状倒披针状,冠毛浅褐色,多层,长羽毛状。花果期 4—11 月。

生境分布 · 分布于云南省昆明、丽江、屏边、文山、富宁、贡山、红河、普洱、西双版纳等地。生于海拔 400~2 100 m 的山坡林中、林缘、灌丛中、草地、荒地、田间、路旁或溪旁。

哈尼族药用经验 · 味苦、甘,性凉。清热,凉血止血,活血散瘀。

(1)吐血,衄血,尿血,咯血,子宫出血:大蓟 15~30 g。水煎服。

(2)咯血,吐血,衄血,便血,尿血,崩漏等各种内脏出血:大蓟 20 g,百部 15 g,白芷 15 g,水田七 20 g。水煎服,每日 1 剂,每日 3 次。

(3)内外伤出血:鲜大蓟根 100 g。捣汁,吞服。

(4)月经过多,产后腹痛:大蓟 15 g,侧柏叶 15 g,益母草 15 g。水煎服。

(5)疮痈肿毒,跌打瘀肿:大蓟鲜品适量。捣敷。

（6）淋巴结核：大蓟干根 25～50 g。炖牛肉服。

（7）烧烫伤：大蓟根皮研末，香油调敷。或大蓟鲜根捣汁，外涂，每日 3～4 次。

（8）小儿疳积，水肿，贫血：大蓟干根 50 g。煮肉服。

中医药用经验 · 味甘、微苦，性凉，归心、肝经。凉血止血，散瘀解毒，消痈。

附注 ·

（1）脾胃虚寒而无瘀滞者忌服。

（2）同属植物两面刺 *Cirsium chlorolepis* 亦作"大蓟"使用，与本品功效相同。

131 白粉藤

哈尼药名 · Nilgov govpiul 尼过过普。

别名 · 大力药，灰葡萄。

来源 · 为葡萄科白粉藤属白粉藤 *Cissus repens* 的根、藤茎、全草。秋、冬季采挖取块根，洗净，切片，晒干。秋季割取茎藤，切段，晒干或鲜用。

植物形态 · 草质藤本。小枝有纵棱纹，常被白粉。卷须 2 叉分枝，相隔 2 节间断与叶对生。叶心状卵圆形，边缘有细锐锯齿。花序顶生或与叶对生，二级分枝 4～5 集生成伞形；花蕾卵圆形；萼杯形，边缘全缘或呈波状；花瓣 4，卵状三角形，淡绿色；雄蕊 4，花药卵椭圆形；花盘明显，微 4 裂；子房下部与花盘合生，花柱近钻形。浆果倒卵圆形，熟时紫色。种子 1 颗，倒卵圆形。花期 7－10 月，果期 11 月至翌年 5 月。

生境分布 · 分布于云南省屏边、河口、西畴、西双版纳等地。生于海拔 100～1 800 m 的山谷疏林或山坡灌丛中。

哈尼族药用经验 · 味涩麻、微辛，性温，有小毒。拔毒生肌，活络止痛，接骨。

（1）风湿骨痛：白粉藤根 15 g，白酒 500 mL 浸泡，每次服 10～15 mL。或研末，每用 0.3～1.5 g，酒送服。

（2）痈疮，刀枪伤：白粉藤鲜茎及鲜叶适量。捣烂外敷。

（3）骨折：白粉藤鲜根配山麻柳、过山龙各适量。共捣敷。

（4）肾炎：白粉藤 10 g，水石榴 15 g。水煎服。

（5）本品还可治跌打损伤，毒蛇咬伤。

中医药用经验 · 根：味苦、微辛，性凉，有小毒。归心、肺、脾经。清火解毒，消肿止痛，接骨续筋，收涩固脱，化痰散结。藤茎：味苦，性寒，有小毒。归脾、肝、胆经。清热利湿，解毒消肿。

附注 ·

（1）孕妇忌用。

（2）同属植物贴生白粉藤 *Cissus adnata*，哈尼药名"俄切俄俄"，别名"锈毛白粉藤"。为哈尼族特色习用药物，以藤茎和全草入药，与本品功效相似，叶治疮痈。

132 柚

哈尼药名 · Aqlyul albol 阿累阿波。

别名 · 胡柑，文旦，臭橙，泡果，象皮果。

来源 · 为芸香科柑橘属柚 *Citrus maxima* 及其栽培变种的未成熟或近成熟的干燥外层果皮。夏季果实未成熟时采收，置沸水中略烫后，将果皮割成 5 或 7 瓣，除去果瓤和部分中果皮，压制成形，干燥。秋、冬季，将成熟的果实剥开果皮，食果瓤，取出种子，洗净，晒干备用。根全年均可采，挖出，洗净，切片晒干。

植物形态 · 乔木。嫩枝扁且有棱。叶质颇厚，色浓绿，阔卵形或椭圆形，叶柄有阔翼，倒心形。总状花序，花单生或簇生于叶腋；花蕾淡紫红色，稀乳白色。果圆球形，扁圆形，梨形或阔圆锥状，甚大，淡黄或黄绿色，杂交种有朱红色的,果皮海绵质,油胞大,凸起,果心实但松软,瓤囊10～19瓣,汁胞白色、粉红或鲜红色,少有带乳黄色;种子多数,亦有无子的,有明显纵肋棱,子叶乳白色,单胚。花期4—5月,果期9—12月。

生境分布・云南省南部有栽培。

哈尼族药用经验・果实。味甘、酸,性寒。消食健胃,解酒毒。

（1）胃纳不佳:柚生食。

（2）解酒毒:柚生食。

中医药用经验・果皮:味甘、辛、苦,性温。归肺、脾经。理气宽中,燥湿化痰。种子:味苦,性平、温。归肝经。疏肝理气,宣肺止咳。根:味辛、苦,性温。归肺、胃、肝经。理气止痛,散风寒。

附注・

（1）气虚及阴虚有燥痰者不宜服。

（2）由于栽培历史悠久,柚的品种品系繁多。其中,化州橘红 *Citrus maxima* cv. Tomentosa 未成熟或近成熟的干燥外层果皮习称"化橘红""毛橘红",本品习称"光七爪""光五爪"。

133 香橼

哈尼药名・阿妞;起立募股。

别名・枸橼子,枸橼,香泡。

来源・为芸香科柑橘属香橼 *Citrus medica* var. *medica* 的成熟果实。秋季果实成熟时采收,趁鲜切片,晒干或低温干燥。香圆亦可整个或对剖两半后,晒干或低温干燥。

植物形态・不规则分枝的灌木或小乔木。新生嫩枝、芽及花蕾均暗紫红色,茎枝多刺。单叶,叶片椭圆形或卵状椭圆形,叶缘有浅钝裂齿。总状花序有花达12朵;花两性;花瓣5片,雄蕊30～50枚;果椭圆形、近圆形或两端狭的纺锤形,果皮淡黄色,粗糙,甚厚或颇薄,

难剥离,内皮白色或略淡黄色,棉质,松软,瓤囊10～15瓣,果肉无色,近于透明或淡乳黄色,爽脆,味酸或略甜,有香气;种子小,子叶乳白色。花期4—5月,果期10—11月。

生境分布・分布于云南省南部。生于海拔670～1750 m的山坡丛林中,多栽培。

哈尼族药用经验・

（1）痰饮咳嗽:香橼果实15～25 g,甘草15 g,枇杷叶15 g,构树叶15～20 g。水煎服,加蜂蜜少量,每日1剂,每日3次。

（2）支气管炎,咳嗽痰多,痰稠不爽,气喘不畅:香橼叶20 g,苏子15 g,黄果皮15 g,香蕉皮20 g,香樟木20 g,石斛15 g。水煎服,每日1剂,每日3次。

（3）香橼肉治小便赤涩,痔疮,浮肿。

中医药用经验・味辛、苦、酸,性温。归肝、脾、肺经。疏肝理气,宽中,化痰。

附注・

（1）阴虚血燥及孕妇气虚者慎服。

（2）同属植物香圆 *Rubus eutephanus* × *junos* 亦可作本品用。

（3）同属植物佛手 *Citrus medica* cv. Fingered,哈尼药名"西里木鼓"(普洱),"七里木谷"(红河),与本品功效相似。

134 橘

哈尼药名・ Siqlyul alpavq 习累阿巴;石伦巴哈(红河)。

别名・桔子,柑。

来源・为芸香科柑橘属柑橘 *Citrus reticulata* 及其栽培变种的叶、成熟果实、外层果皮(橘红)、成熟种子。叶:全年均可采收,以12月至翌年2月间采摘为佳,阴干或晒干,亦可鲜用。果实:10—12月果实成熟时,摘下果实,鲜用或冷藏备用。果皮:5—6月收集自落的幼果,

晒干,习称"个青皮";7—8月采收未成熟的果实,在果皮上纵剖成四瓣至基部,除尽颠瓣,晒干,习称"四花青皮"。种子:果实成熟后收集,洗净,晒干。

植物形态 · 小乔木。单身复叶,披针形,椭圆形或阔卵形,顶端常有凹口,中脉由基部至凹口附近成叉状分枝。花单生或2~3朵簇生。果形通常扁圆形至近圆球形,果皮甚薄而光滑,或厚而粗糙,淡黄色、朱红色或深红色,甚易或稍易剥离,瓤囊10瓣左右,肾形;中心柱虚空果肉酸或甜,或有苦味,或另有特异气味;种子通常卵形,子叶深绿、淡绿或间有近于乳白色。花期4—5月,果期10—12月。

生境分布 · 云南省各地广泛栽培,很少半野生。

哈尼族药用经验 · 叶:味苦、辛,性平。疏肝行气,化痰,消肿毒。

（1）伤寒,胸膈痞满:橘叶适量。捣烂后和面粉调敷。

（2）肠胃气滞:橘15g,枳壳15g,粘山药30g。水煎服。

（3）无名肿痛:橘鲜品捣敷。

中医药用经验 · 叶:味苦、辛,性平。归肝经。疏肝行气,化痰散结。果实:味甘、酸,性平。归肺、胃经。润肺生津,理气和胃。果皮:味辛、苦,性温。归肺、脾经。理气宽中,燥湿化痰。种子:味苦,性平。归肝、肾经。理气,散结,止痛。

附注 · 风寒咳嗽及有痰饮者不宜食。

135 黄皮

哈尼药名 · Albeiv albol 阿白阿波。

别名 · 黄弹,金弹子,鸡心果,龙眼。

来源 · 为芸香科黄皮属黄皮 *Clausena lansium* 的根、叶、果、种子。全年可采,洗净,鲜用,或切片,晒干。果成熟时采。

植物形态 · 落叶小乔木。小枝、叶轴、花序轴、尤以未张开的小叶背脉上散生甚多明显凸起的细油点且密被短直毛。叶有小叶5~11片,小叶卵形或卵状椭圆形,两侧不对称,边缘波浪状或具浅的圆裂齿。圆锥花序顶生;花蕾圆球形,有5条稍凸起的纵脊棱花萼绿色、萼片5裂;花瓣5枚,白色,匙形。果圆形、椭圆形或阔卵形,淡黄至暗黄色,被细毛,果肉乳白色,半透明,有种子1~4粒;子叶深绿色。花期4—5月,果期7—8月。

生境分布 · 分布于云南省蒙自、河口、文山、富宁等地。多栽培。

哈尼族药用经验 · 味甘、酸,性温。疏风解表,行气止痛,消滞。

（1）外感风寒:黄皮叶3~10枚,生姜10g。水煎,兑少许蜂蜜服。

（2）胃痛:黄皮种子10g,生姜10g。水煎服。

（3）麻疹不透:黄皮叶10g,防风10g,薄荷8g,柴胡8g。水煎服。

中医药用经验 · 根:味辛、微苦,性温。归胃、肝经。行气止痛。果:味辛、甘、酸,性温。归肺、胃经。行气,消食,化痰。种子:味辛、微苦,性微温。归肺、胃、肝经。行气止痛,解毒散结。叶:味辛、苦,性平。归肺经。解表散热,行气化痰,利尿,解毒。

附注 · 多食动火,发疮节。

136 小木通

哈尼药名 · Cavni'laqpil 杂你蜡披、扎尼辣批;laqpul laqluv 浪脯浪噜;脯浪噜;爱斯木雌（普洱）。

别名 · 川木通,蓑衣藤。

来源 · 为毛茛科铁线莲属小木通 *Clematis armandii* 的藤茎、根、叶。春、秋季采收,除去粗皮,晒干,或趁鲜切薄片,晒干。

植物形态·木质藤本。茎圆柱形,小枝有棱,有白色短柔毛,后脱落。三出复叶;小叶片革质,卵状披针形、长椭圆状卵形至卵形。聚伞花序或圆锥状聚伞花序,腋生或顶生;腋生花序基部有多数宿存芽鳞,为三角状卵形、卵形至长圆形;萼片 4(~5),开展,白色,偶带淡红色,长圆形或长椭圆形,大小变异极大。瘦果狭卵形,宿存花柱,有柔毛。花期 3—4 月,果期 4—7 月。

生境分布·分布于云南省昆明、师宗、华宁、易门、峨山、绥江、景东、双江、双柏、屏边、文山、西畴、麻栗坡、广南、富宁、景洪、勐腊、大理、漾濞、福贡等地。生于海拔 1 300~2 400 m 的山坡、山谷、路边灌丛中、林边或水沟旁。

哈尼族药用经验·味苦,性寒。利尿消肿,通经下乳。

(1)月经不调,闭经,乳汁不通:小木通藤茎 15~20 g,小叶斑鸠菊根 15~20 g,绞股蓝 15~20 g。水煎服,每日 1 剂,每日 3 次。

(2)扁桃腺炎:小木通根、叶 15 g。水煎服。

(3)尿道炎:小木通根、叶,细响铃各适量。水煎服。

(4)黄疸型肝炎:小木通根、叶,苍耳子各适量。水煎服。

(5)肾炎水肿:小木通 30 g,鸡肝散 30 g,马蹄草 30 g,车前草 30 g,白茅根 30 g,小响铃草 30 g,地板藤 15 g,水薄荷 15 g。水煎服,每日 1 剂,每日 3 次。

(6)本品的全草还可治感冒,风湿性关节痛,跌打损伤。

中医药用经验·味苦,性寒。归心、小肠、膀胱经。利尿通淋,清心除烦,通经下乳。

附注·

(1)气弱津伤,精滑遗尿,小便过多及孕妇禁服。

(2)同属植物绣球藤 *Clematis montana* 与本品同等入药,本品又名"川木通",绣球藤又名"藏木通"。

(3)同属植物毛蕊铁线莲 *Clematis lasiandra* 亦名"小木通",与本品功效相似。

(4)木通科木通属三叶木通 *Akebia trifoliata*,是《药典》所载"木通"的基原植物之一,哈尼药名"眉猫那期"(普洱)。哈尼族医生以根、茎和果入药,与本品功效相同。味苦,性寒。归心、小肠、膀胱经。利尿通淋,清心除烦,通经下乳。

137 金毛木通

哈尼药名· Wuqpiul cavni 吴普扎尼。

别名·毛木通,金丝木通,风藤草,山棉花。

来源·为毛茛科铁线莲属金毛铁线莲 *Clematis chrysocoma* 的根、去节藤茎、花。秋季采带根全株。去泥土、节及茎上粗皮,切片晒干。

植物形态·木质藤本。茎、枝圆柱形,有纵条纹,小枝密生黄色短柔毛。三出复叶,小叶片革质或薄革质,两面密生绢状毛。花 1~3(~5)朵与叶簇生,新枝上 1~2 花生叶腋或为聚伞花序,花梗比叶长,密生黄色短柔毛;萼片 4,开展,白色、粉红色或带紫红色,倒卵形或椭圆状倒卵形。瘦果扁,卵形至倒卵形,有绢状毛,宿存花柱有金黄色绢状毛。花期 4—7 月,果期 7—11 月。

生境分布·分布于云南省昆明、师宗、罗平、腾冲、丽江、大理、兰坪、德钦、红河、普洱、西双版纳等地。生于海拔 1 000~3 000 m 的沟边灌丛中、草坡、干山坡、多石山坡或林边。

哈尼族药用经验·味甘、淡,性平。利尿消肿,通经活血。

(1)肾炎水肿,小便不利,风湿骨痛,闭经:

金毛木通 15 g。配方,水煎服。

(2) 月经不调,闭经,痛经:金毛木通 15 g,紫丹参 15 g,三七 10 g。水煎服。

(3) 月经不调,经行腹痛:金毛木通 15 g,斑山虎 15 g。水煎服,每日 1 剂,每日 3 次。

(4) 各种骨折:金毛木通 15~30 g,苏木 10~15 g,飞龙掌血 15~30 g,木姜子树皮 10~15 g,大接骨丹 15 g,核桃树皮 15 g,川芎 25 g。水煎服,每日 1 剂,每日 3 次;或泡酒服,每次 10 mL,每日 2 次。骨折初期即开始服用本方,待可活动时可与下方交替服用。巴戟天 15 g,杜仲 15 g,骨碎补 20 g,鸡儿根 30 g,鸡血藤 30 g,过江龙 15 g,金毛狗脊 30 g,枸杞子 30 g,党参 30 g。泡酒内服,每次 10 mL,每日 2 次;或煎水服,剂量酌减,每日 1 剂,每日 3 次。忌食酸冷食物。

中医药用经验 · 根、藤茎:味甘、淡,性平。归肝、肾、膀胱经。清热利水,活血通经,祛风除湿。花:味淡,性平。止血,止带。

附注 ·

(1) 孕妇忌服。

(2) 同属植物钝萼铁线莲 Clematis peterae,别名"木通藤""小木通""风藤草""山棉花""细木通",与本品功效相似。

138 细木通

哈尼药名 · Haqlameiqciv 哈拉墨兹。

别名 · 毛木通,花木通,粗糠藤。

来源 · 为毛茛科铁线莲属莓叶铁线莲 Clematis rubifolia 的全株。四季均可采,去粗皮,晒干,用时切段或切片。

植物形态 · 木质藤本。茎攀援,具纵棱,全体密被黄色短毛。三出复叶,小叶片卵圆形、宽椭圆形至近于圆形。聚伞花序腋生,常 6 花,花梗下部有一对线状披针形的苞片;花管状,顶端微反卷;萼片 4 枚,长方椭圆形或狭卵形。瘦果扁平,宿存花柱丝状,被长柔毛。花期 11月至翌年 1 月,果期 2—3 月。

生境分布 · 分布于云南省东南部。生于海拔 1 400~2 000 m 的山谷、坡地及林边,攀援于树上。

哈尼族药用经验 · 味苦、涩,性凉。祛风除湿,清热利尿,解热毒。

(1) 胎盘难下:细木通 11 g,威灵仙 15 g,萆薢 12 g。水煎服。

(2) 乳汁不通:细木通 10 g,通草 10 g,番木瓜 1 个。猪脚肉适量,煨熟吃。

(3) 便血:细木通 15 g,小红参 12 g。水煎服。

(4) 风湿关节痛,跌打损伤,尿道炎,膀胱炎:细木通 15 g。水煎服,用酒少许为引。

中医药用经验 · 味苦、涩,性凉。除湿利尿,清热解毒,活血通乳。

附注 ·

(1) 孕妇、遗精、尿频者忌服。

(2) 多种同属植物的别名与本品名称相似,常有混用现象,用时注意区分。例如,同属植物毛蕊铁线莲 Clematis lasiandra(别名"小木通",见小木通词条)、钝萼铁线莲 Clematis peterae(别名"木通藤""小木通",见"金毛木通"词条)、粗齿铁线莲 Clematis grandidentata(别名"毛木通""大木通""线木通")、西南铁线莲 Clematis pseudopogonandra(别名"花木通")、柱果铁线莲 Clematis uncinata(别名"花木通""黑木通")、云南铁线莲 Clematis yunnanensis(别名"山木通""大叶木通""辣木通")、沙叶铁线莲 Clematis meyeniana var. granulata(别名"三叶木通")、细木通菝葜叶铁线莲 Clematis smilacifolia(别名"紫木通")等。

139 臭牡丹

哈尼药名 · Baolaochig 波络取（墨江碧约方言）；Haq'aol paqcyuq 哈奥帕翠；哈奥帕催。

别名 · 四棱臭草，紫牡丹，红臭牡丹。

来源 · 为唇形科大青属臭牡丹 Clerodendrum bungei var. bungei 的全株、根、花、叶。夏季采叶、秋季采根，鲜用或晒干备用。

植物形态 · 灌木，植株有臭味；花序轴、叶柄密被褐色、黄褐色或紫色脱落性的柔毛。叶片纸质，宽卵形或卵形，背面疏生短柔毛和散生腺点或无毛，基部脉腋有数个盘状腺体。伞房状聚伞花序顶生，密集；苞片叶状，披针形或卵状披针形，早落后在花序梗上残留凸起的痕迹，小苞片披针形；花萼钟状，萼齿三角形或狭三角形；花冠淡红色、红色或紫红色。核果近球形，成熟时蓝黑色。花果期 5—11 月。

生境分布 · 分布于云南省丽江、屏边、金平、文山、砚山、麻栗坡、大理、梁河、维西等地。生于海拔 2 500 m 以下的山坡、林缘、沟谷、路旁、灌丛润湿处。

哈尼族药用经验 · 味淡、微辛。止咳，调经，祛风行气，消肿止痛。

（1）风湿骨痛：臭牡丹 15 g。水煎服。

（2）脚气水肿：臭牡丹 15 g，玉米须 15 g，大枣 20 g，米糖 15 g（布包）。水煎服。

（3）头痛，头昏，耳鸣，虚弱，失眠：臭牡丹根 15～30 g，水煎后去渣，取汁加入鸡蛋或绿壳鸭蛋 1 只，煮服，亦可炖肉吃。或臭牡丹鲜花 30 g，煮蛋吃。

（4）烫伤：臭牡丹鲜叶适量。扭汁外擦。

（5）痔疮，脱肛：臭牡丹根 15 g，水煎服，出血者加椿树根皮同煎服。外用鲜叶适量，煎水外洗。

（6）小儿咳嗽：臭牡丹嫩叶适量。用开水烫后去渣取水，加白糖内服。

（7）脘腹胀痛：臭牡丹花 30 g，小红花根 20 g，小簸箕藤根 25 g。加红糖适量，浸酒 1 000 mL，每次 10～20 mL 内服。

（8）月经不调，白带，子宫脱垂：臭牡丹 30 g。水煎服。

（9）痈疽，疮疖，痔疮，脱肛：臭牡丹叶 120 g。水煎，加食盐少许，放桶内，趁热熏患处，至水凉为度，渣可反复煎熏，每日 3 次。或煎水外洗。

中医药用经验 · 茎叶：味辛、苦，性平。归心、肝、脾经。解毒消肿，祛风湿，降血压。根：味辛、苦，性温。归肝、脾、肾、肺经。行气健脾，祛风除湿，解毒消肿，降血压。

附注 ·

（1）同属植物臭茉莉 Clerodendrum chinense var. simplex、重瓣臭茉莉 Clerodendrum chinense 在哈尼族民间也作"臭牡丹"用（见"白花臭牡丹"词条）。

（2）同属植物滇常山 Clerodendrum yunnanense 亦名为"臭牡丹"，与本品功效不同。味辛、苦，性温。祛风，截疟，行气，利水。

140 白花臭牡丹

哈尼药名 · Polnunubu 坡努努补（元江）；破奴奴婢；哈米爬吹。

别名 · 臭牡丹，大髻婆。

来源 · 为唇形科大青属重瓣臭茉莉 Clerodendrum chinens 的根、嫩叶、花。根：全年可采。洗净，切片，晒干或鲜用。叶：春、夏季采收，鲜用或晒干。

植物形态 · 灌木；小枝钝四棱形或近圆形，幼枝被柔毛。叶片宽卵形或近于心形，边缘疏生粗齿，表面密被刚伏毛，脉腋有数个盘状腺体，叶片揉之有臭味。伞房状聚伞花序紧密，顶生,花序梗被绒毛;苞片披针形,被短柔毛并有少数疣状和盘状腺体;花萼钟状,被短柔毛和少数疣状或盘状腺体,萼裂片线状披针形;花冠红色、淡红色或白色,有香味,花冠管短,裂片卵圆形,雄蕊常变成花瓣而使花成重瓣,宿萼增大包果。花期晚春至初冬。

生境分布 · 分布于云南省南部、西南部及东南部。生于海拔 650～1 500 m 的亚洲热带地区林中溪边,多栽培或逸生。

哈尼族药用经验 · 嫩叶:止咳。花:行气。根:调经,益气,消肿。

（1）小儿咳嗽:白花臭牡丹嫩叶适量。用开水烫后去渣取水,加白糖内服。

（2）脘腹胀痛:白花臭牡丹花 30 g,小红花根 20 g,小簸箕藤根 25 g。加红糖适量,浸酒1 000 g,每次 10～20 mL 内服。

（3）月经不调,痛经,子宫脱垂:白花臭牡丹根 30 g。水煎服。

中医药用经验 · 味苦,性凉,气臭。归肺、脾、肝经。祛风湿,强盘骨,活血消肿,降压。

附注 · 据《中国植物志》,文献中常见的"白花臭牡丹 *Clerodendrum philippinum*"即为本种。

141 赪桐

哈尼药名 · Eelpuqeyuq 二蒲璀。

别名 · 红花臭牡丹,臭牡丹,红花野牡丹,红牡丹,急心花。

来源 · 为唇形科大青属赪桐 *Clerodendrum japonicum* 的根、茎、叶、花。根,茎,叶全年可采,洗净切碎鲜用或晒干。6—7 月花开时采收,晒干。

植物形态 · 灌木;小枝四棱形,干后有较深的沟槽,老枝近于无毛或被短柔毛,枝干后不中空。叶心形,脉基被较密锈色柔毛,下面密被

锈黄色盾状腺体;叶柄密被黄褐色柔毛。圆锥状二歧聚伞花序;花萼红色,疏被柔毛及盾状腺体;花冠红,稀白色,裂片长圆形;果实椭圆状球形,绿色或蓝黑色,宿萼增大,初包被果实,后向外反折呈星状。花果期 5—11 月。

生境分布 · 分布于云南省盈江、芒市、镇康、双江、西双版纳、蒙自、金平、河口、文山、麻栗坡、西畴、富宁等地。生于平原、山谷、溪边或疏林中或栽培于庭园。

哈尼族药用经验 ·

（1）本品的藤茎治尿路感染,肾炎水肿,闭经,乳汁不通。

（2）月经不调:赪桐根 20 g,益母草 10 g,血竭 2 g。酒为引,水煎服。

中医药用经验 · 根,叶:味微甘,性淡、凉。归肝、脾、肾、膀胱经。祛风利湿,散瘀消肿,清火解毒,活血止血,调经通乳。花:味甘,性平。归脾经。安神,止血。

142 野靛

哈尼药名 · Laolkoq meqpaq 老国墨爬(元江)。

别名 · 箐野靛,广东臭茉莉。

来源 · 为唇形科大青属广东大青 *Clerodendrum kwangtungense* 的根。四季可采,晒干备用或鲜用。

植物形态 · 灌木。小枝淡黄褐色,髓充实。叶片膜质,卵形或长圆形。伞房状聚伞花序生于枝顶叶腋,密被短柔毛;苞片卵状披针形或披针形;小苞片披针形至线形;花萼外面疏被细毛,顶端 5 深裂,裂片披针形至三角形,结果时增大,红色;花冠白色,顶端 5 裂,裂片椭圆形或长圆形。核果球形,绿色,宿萼增大包果。花果期 8—11 月。

生境分布 · 分布于云南省屏边、马关等地。生于海拔 600～1 340 m 的林中或林缘。

哈尼族药用经验・收涩止泻。

腹泻：野靛 30 g，地风子 10 g，黄芩 10 g，草莓 15 g。水煎服。

附注・哈尼族特色习用药物。

143 三台红花

哈尼药名・ Haqzeilkeeqtoq 哈责克托；Meelyeiv ciqhaq 木耶其哈；蛤烘蝶才；杀期努恰；盘着着车；盘着着夺；盘嘴嘴读；松拔鲁路；松巴多妞；扒则则读；哈叶叶哈；帕周走夺；李牙。

别名・火山麻，八棱麻，大山麻，三台高，大麻暗消，三叶暗消，四平头，小树皮山药，大常山，二块瓦。

来源・为马鞭草科大青属三对节 *Clerodendrum serratum* var. *serratum* 的全株、根、叶。叶全年可采，晒干备用或鲜用。秋、冬季采挖根，洗净，切片，干燥。

植物形态・灌木。小枝四棱形或略呈四棱形，老枝暗褐色或灰黄色，毛渐脱落，具皮孔。叶片厚纸质，对生或三叶轮生，倒卵状长圆形或长椭圆形，背面明显隆起。聚伞花序组成直立、开展的圆锥花序，顶生，密被黄褐色柔毛；苞片叶状宿存，苞片 2～3 轮生；花冠淡紫色、蓝色或白色，近于二唇形。核果近球形，绿色，后转黑色，宿存萼略增大。花果期 6—12 月。

生境分布・分布于云南省元江、镇康、屏边、金平、西畴、景洪、瑞丽、德钦等地。生于海拔 210～1 800 m 的山坡疏林和谷地沟边灌丛中。

哈尼族药用经验・味苦，性凉。清热解毒，截疟。

（1）疟疾，肝炎，肠炎，胃痛：三台红花 6～15 g。水煎服。

（2）疟疾：三台红花、龙胆草、菊威灵仙、草果各等量。水煎服，每日 1 剂，每日 3 次。

（3）无名肿毒：三台红花鲜品捣敷。

（4）跌打损伤，风湿骨痛：三台红花 15 g，野棉花根 15 g，土三七 15 g。泡酒 500 mL，每次服 10 mL。

（5）感冒咳嗽：三台红花、大百解、歪叶子兰、刺黄连各等量。水煎服，每日 1 剂，每日 3 次。

（6）风湿热痹，关节疼痛，痛处有灼热感：三台红花根 10 g，生藤 15 g，白虎草 10 g，铜钱麻黄 15 g，虎掌草根 10 g。水煎服，每日 1 剂，每日 3 次。

（7）本品的全株还可治腰肌劳损，肺结核咳嗽，疮疗肿痛，头痛，咽喉炎，扁桃体炎；根、茎皮用于避孕。

中医药用经验・味辛、苦，性凉，有小毒。归肝、脾、肾、膀胱经。清火解毒，祛风除湿，调理水血，续筋接骨，截疟，止泻止痢，利尿消肿。

附注・

（1）孕妇忌用。

（2）本植物变种：三台花 *Clerodendrum serratum* var. *amplexifolium*（哈尼药名"李牙""杀期劳恰""哈叶哈恰""帕周走夺"）、草本三对节 *Clerodendrum serratum* var. *herbaceum*、大序三对节 *Clerodendrum serratum* var. *wallichii* 亦作"三对节"入药，与本品功效相同。哈尼民间治疗骨折（复位后，小夹板固定）主要用草本三对节 *Clerodendrum serratum* var. *herbaceum*，治疗疟疾主要用三台花 *Clerodendrum serratum* var. *amplexifolium*。

144 野老鼠豆

哈尼药名・ Niqhal nuegal 尼哈努刚。

来源・为豆科旋花豆属细茎旋花豆 *Cochlianthus gracilis* var. *gracilis* 的根。全年可采，晒干备用或鲜用。

植物形态 · 细弱、缠绕、草质藤本。叶互生；叶柄腹面具凹槽，基部膨大，干后与小叶、小叶柄及花变黑色；小叶膜质，两面被疏伏毛，顶生的1片略宽，宽卵状菱形或近扁圆形，两侧对称。总状花序腋生，总轴短，柔弱，常弯垂；花冠新鲜时淡紫色，旗瓣倒卵圆形或近圆形；翼瓣宽匙形；龙骨瓣顶部卷曲成一圈，基部具长瓣柄和短耳；花丝、花柱顶部卷曲成一圈。荚果条状，密被棕黑色长硬毛。花期9月。

生境分布 · 分布于云南省中部、西部、西南部及金沙江河谷。生于海拔1 400 m的山地疏林中。

哈尼族药用经验 · 止痛止泻。

腹痛，腹泻：鲜野老鼠豆30 g，胡椒10粒。水煎服。

附注 · 哈尼族特色习用药物。

145 臭参

哈尼药名 · Keeqkei nibuvq 克开尼布。

别名 · 蓝花臭参，胡毛洋参。

来源 · 为桔梗科党参属管钟党参 *Codonopsis bulleyana* 的根。夏末秋初采收，鲜用。

植物形态 · 多年生草本。叶在主茎上的互生，在侧枝上的近于对生；叶片心脏形、阔卵形或卵形，边缘微波状或具极不明显的疏锯齿。花单一，着生于主茎顶端，使茎呈花葶状，花微下垂花冠管状钟形，裂片宽阔，边缘及顶端内卷，浅碧蓝色，筒部有紫晕，脉稍明显，无毛。蒴果下部半球状，上部圆锥状而有尖喙，略带红紫色，无毛，宿存的花萼裂片反卷。种子多数，椭圆状，无翼，细小，棕黄色，光滑无毛。花果期7—10月。

生境分布 · 分布于云南省西北部。生于海拔3 000～4 000 m的缘草地、灌丛中及多石山坡。

哈尼族药用经验 · 味甘，性微温，气臭。健脾胃，补中气。

(1) 脾胃虚弱：臭参50 g。煮猪肉服。

(2) 补中气：臭参50 g，大枣30 g。水煎服。

(3) 贫血：臭参30 g，黄花菜根30 g。炖肉服。

中医药用经验 · 味甘，性平。补中益气，健脾益肺。

附注 · "臭参"的基原植物复杂，多种本品的同属植物如心叶党参 *Codonopsis cordifolioidea*、小花党参 *Codonopsis micrantha*、球花党参 *Codonopsis subglobosa*、党参 *Codonopsis pilosula* var. *pilosula*、缠绕党参 *Codonopsis pilosula* var. *volubilis* 等，在云南均作"臭参"入药，其功用与中药党参类似。

146 鸡蛋参

哈尼药名 · Cavni aqzuq 扎尼阿竹、叉尼阿住（红河）。

别名 · 独子参，金线吊葫芦，补血草，山鸡蛋，牛尾草。

来源 · 为桔梗科党参属鸡蛋参 *Codonopsis convolvulacea* var. *convolvulacea* 的块根。夏秋采收，切片，鲜用或晒干备用。

植物形态 · 多年生草本。茎基极短而有少数瘤状茎痕。根块肉质。茎纤细，上端分枝，上相缠绕，断后有白色乳汁流出。叶互生或有时对生，叶形变化较大，卵圆形或披针形。花单生于主茎及侧枝顶端；单生茎顶，花冠钟状，5裂，紫蓝色，裂片椭圆形，先端渐尖，基部渐窄；雄蕊5；花丝下部正三角形；子房3室。蒴果倒卵形，种子多数，细小，棕黄色。花果期7—10月。

生境分布 · 分布于云南省东南部至中部。生于海拔1 000～3 000 m的草坡或灌丛中，缠绕于高草或灌木上。

哈尼族药用经验·味甘、微苦,性微温。补肾,润肺生津。

（1）肾虚腰痛,疝气:鸡蛋参15～30g。水煎服或炖瘦猪肉吃。

（2）肺虚咳嗽,盗汗:鸡蛋参15～30g。水煎服或配方用。

（3）贫血,神经衰弱:鸡蛋参30g,丁香花根15g。炖猪肉吃。

（4）胃痛:鸡蛋参10g,陈蜂蜜10g。白毛黑肉鸡炖猪板油服。

中医药用经验·味甘、微苦,性微温。补气养血,润肺生津,益脾胃。

附注·同属植物珠子参 *Codonopsis convolulacea* var. *forrestii* 亦作"鸡蛋参"使用,与本品功效相似。

147 舞草

哈尼药名· Nissaq nulcol 尼染努搓、你染怒搓。

别名·风流草,自动草,合唱草,跳舞草。

来源·为豆科舞草属舞草 *Codoriocalyx motorius* 的全草。夏秋采收,切段,鲜用或晒干备用。

植物形态·直立小灌木。三出复叶;托叶窄三角形;顶生小叶长椭圆形或披针形;侧生小叶长椭圆形或线形或有时缺;在气温不低于22℃时,特别在阳光下,会按椭圆形轨道急促舞动。圆锥花序或总状花序顶生或腋生,花序轴具钩状毛;花萼上裂片先端2裂;花冠紫红色,蝶形。荚果镰刀形或直,成熟时沿背缝线开裂,果尖端宿存弯曲的柱头,有荚节5～9。花期7—9月,果期10—11月。

生境分布·分布于云南省普洱、屏边、绿春、河口、西畴、麻栗坡、景洪、勐海、勐腊、漾濞、宾川、鹤庆、福贡等地。生于海拔200～1500m

的丘陵山坡或山沟灌丛中。

哈尼族药用经验·味淡,性平。安神镇静,壮阳,舒筋活络,祛瘀止痛。

（1）神经衰弱,胎动不安:舞草全草15～30g。水煎服。

（2）感冒发热,胃痛:舞草全草30g。水煎服。

（3）阳痿:舞草根30g,红酸浆30g,草针30g,韭菜根30g,小公鸡睾丸2对。泡酒500mL,每次10mL,每日3次。

（4）本品还可治精神病,狂犬咬伤,跌打损伤。

中医药用经验·味微涩,性平。安神镇静,祛瘀生新,活血消肿。

148 薏苡

哈尼药名· Neivqhaq niqqevq 能罕尼求;Map bolmagoyep 麻波吗果由。

别名·尿珠子,薏仁米,沟子米,打碗子根,五谷根,尿珠根,绿谷米根,素球果。

来源·为禾本科薏苡属薏苡 *Coix lacryma-jobi* var. *lacryma-jobi* 的成熟种仁、茎秆、根。秋季果实成熟时采割植株,晒干,打下果实,再晒干,除去外壳、黄褐色种皮及杂质,收集种仁。根:秋季采挖,鲜用或晒干备用。

植物形态·一年生粗壮草本,须根海绵质。秆具10多节,节多分枝。叶鞘短于其节间;叶舌干膜质,叶片扁平宽大,基部圆形或近心形,中脉粗厚,在下面隆起。总状花序着生于叶腋,花单性同株,雌花序位于花序下部,包围于卵圆形硬质总苞片中,内有3小花,仅一花正常,其余不发育。雄花序由硬苞内穿出,穗轴多节,有1～3个小穗。果实成熟时苞渐坚硬,呈椭圆形,壳易破,内含一颗颖果。花果期6—12月。

生境分布·分布于云南省大部分地区。生于海拔 200～2 000 m 处,主要为湿润的屋旁、池塘边、河沟、山谷、溪涧或易受涝的农田等地方,野生或栽培。

哈尼族药用经验·味甘、淡,性微寒。利水消肿,祛风除湿。

(1) 肺气肿:薏苡根 20 g,大枣 15 g,玉米须 15 g。水煎服。

(2) 风湿关节炎:薏苡根 30 g,生姜 15 g。水煎服。

(3) 风湿性腰腿痛:薏苡仁 15～20 g,靛蓝根 15～20 g,鸭嘴花根 15 g,假茉莉根 15 g,笔管草 15 g,黄花远志根 15 g,树头菜根 10 g,毛桃根 10 g,旋花茄根 15 g。水煎服,每日 1 剂,分 3 次服。

(4) 尿路感染:薏苡根 30 g,旱莲草 10 g,车前草 10 g。水煎服。

(5) 尿频,尿急,尿痛,血尿,小便混浊,尿路结石:薏苡根 15 g,针精草 15 g,泥鳅串 15 g,葫芦茶 10 g,土茯苓 20 g,苏木 10 g,猪鬃草 10 g,玉米须 10 g。水煎服,每日 1 剂,每日 3 次。

(6) 尿路感染,腰痛,尿频,尿急,尿痛,尿道结石:薏苡根 20 g,小罗伞 20 g,针尖草 20 g,地板藤 20 g,苏木 15 g,土茯苓 25 g。水煎服,每日 1 剂,每日 3 次。

(7) 急性肾炎,血尿,尿路感染:薏苡根 100 g,番木瓜根鲜品 50 g。水煎服,每日 1 剂,每日 3 次。

(8) 肾炎水肿:薏苡根 20 g,土茯苓 20 g,针精草 15 g,笔管草 15 g,芦根 20 g,车前草 15 g。水煎服,每日 1 剂,每日 3 次。

(9) 慢性肝炎,肝癌:薏苡根 30 g,白花蛇舌草 20 g。鲜品水煎服,每日 1 剂,每日 3 次。

(10) 高血压病,头晕头痛:薏苡仁根 20 g,接骨草根 20 g,小柿花根 15 g,四拐草 15 g。水煎服,每日 1 剂,每日 3 次。

(11) 本品的茎秆还可治中耳炎。

中医药用经验·种仁:味甘、淡,性凉。归脾、胃、肺经。健脾渗湿,除痹止泻,清热排脓,解毒散结。

附注·

(1)《药典》所载薏苡根功用与薏苡仁基本相同,清热、利尿并有驱虫作用,能治虫积腹痛。

(2) 本品力缓,宜多服久服。脾虚无湿,大便燥结及孕妇慎服。

149 黑羊巴巴

哈尼药名· Alniul 习抢吹。

别名·羽萼,野山茶。

来源·为唇形科羽萼木属羽萼木 *Colebrookea oppositifolia* 的成熟果实、叶。叶 7—10 月采收,干燥。

植物形态·直立灌木。茎、枝密被绵状绒毛,不明显四棱形,褐黄色。茎叶对生或三叶轮生,长圆状椭圆形,边缘具小圆齿状锯齿;花序最下一对苞叶与茎叶同形,但较小而狭,近于无柄。圆锥花序着生于枝顶,乃由穗状的分枝所组成,密被绒毛或绵状绒毛由具 10～18 花密集小轮伞花序组成。花细小,白色,雌花及两性花异株。小坚果倒卵珠形,黄褐色,顶端具柔毛,基部具一小白痕。花期 1—3 月,果期 3—4 月。

生境分布·分布于云南省南部干热地区。生于海拔 200～2 200 m 干热地区的稀树乔木林或灌丛中。

哈尼族药用经验·成熟果实治气逆呕吐,咳嗽。

中医药用经验·叶:味淡,性平。归脾、肝经。除风散寒,活血化瘀,消肿止痛,续筋接骨。

150 大叶地耳

哈尼药名· Maqhaq caqniq 吗哈查尼。

别名·马鞍花。

来源·为使君子科风车子属阔叶风车子 Combretum latifolium 的根。秋后采收,洗净切片晒干。

植物形态·大藤本;小枝被鳞片,间或带红色,节部膨大。叶对生,叶片革质,阔椭圆形或卵状椭圆形,幼时被稀疏而明显鳞片,老熟时密被极细鳞片。总状花序腋生或组成顶生圆锥花序;花绿白色至黄绿色,极香,极多;花瓣 4,长圆状倒卵形,基部具短爪。果圆形或倒卵形,具 4 翅,浅黄色至浅棕色。花期 1—4 月,果期 6—10 月。

生境分布·分布于云南省普洱南部至西双版纳、河口等地。生于海拔 540~1 000 m 的林中。

哈尼族药用经验·舒筋活络,止痛止泻。

(1) 跌打损伤:大叶地耳 30 g。泡童便 2~3 小时,取出晾干,再蒸熟,加松笔头 3 个,水煎服,滴酒为引。

(2) 腹痛,泻泄:大叶地耳 30~50 g。水煎服。

中医药用经验·味辛,性苦。舒筋活络,止痛止泻。

附注·哈尼族特色习用药物。

151 鸭跖草

哈尼药名· Moqdyuv 莫对。

别名·竹叶菜,竹叶草,淡竹叶。

来源·为鸭跖草科鸭跖草属鸭跖草 Commelina communis 的全草、地上部分。夏、秋季采收,晒干。除去杂质,洗净,切段,晒干。

植物形态·一年生披散草本。茎匍匐生根。叶披针形至卵状披针形。总苞片佛焰苞状;聚伞花序,下面一枝仅有花 1 朵,具梗,不孕;上面一枝具花 3~4 朵,具短梗,几乎不伸出佛焰苞。花梗果期弯曲;萼片膜质,内面 2 枚常靠近或合生;花瓣深蓝色;内面 2 枚具爪。蒴果椭圆形,2 室,2 片裂,有种子 4 颗。种子棕黄色,一端平截、腹面平,有不规则窝孔。花期 7—9 月,果期 9—10 月。

生境分布·分布于云南省大关、丽江、西畴、红河等地。生于海拔 1 200 m 的田边、山坡阴湿处。

哈尼族药用经验·味甘、淡,性寒。清热解毒,利尿消肿。

(1) 咽喉肿痛:鸭跖草全草 15 g,桑叶 15 g。水煎服。

(2) 尿路感染:鸭跖草全草 15 g,玉米须 20 g。水煎服。

(3) 发热,口干口渴:鸭跖草全草 20 g,天花粉 15 g,淡竹叶 10 g,芦根 20 g。水煎服,每日 1 剂,每日 3 次。

(4) 本品还可治尿路结石,胃炎,肠炎。

中医药用经验·味甘、淡,性寒。归肺、胃、小肠经。清热解毒,利水消肿。

附注·脾胃虚寒者慎服。

152 野黄麻

哈尼药名·阿青察;阿吉察。

别名·假黄麻,针筒草,土巨肾。

来源·为锦葵科黄麻属甜麻 Corchorus aestuans var. aestuans 的全草、幼叶。全株:9—10 月选晴天挖取,洗去泥土,切段,晒干。叶:全年可采,晒干备用。

植物形态·多年生草本,茎红褐色。叶卵形或阔卵形,两面均有稀疏的长粗毛,边缘有锯齿,近基部一对锯齿往往延伸成尾状的小裂片。花单独或数朵组成聚伞花序生于叶腋或腋外，花序柄极短或近于无；萼片 5 片，狭窄长圆形，顶端具角，外面紫红色；花瓣 5 片，与萼片近等长，倒卵形，黄色。蒴果长筒形，具 6 条纵棱，其中 3～4 棱呈翅状突起，顶端有 3～4 条向外延伸的角，角二叉，成熟时 3～4 瓣裂，果瓣有浅横隔；种子多数。花期夏季。

生境分布 · 分布于云南省各地。生于海拔(110～)500～1 200 m 的山地或旷野。

哈尼族药用经验 · 野黄麻叶治疮痈。

中医药用经验 · 味淡，性寒。清热解暑，消肿解毒。

附注 · 孕妇禁服。

153 铁藤

哈尼药名 · NihaV 尼哈、呢哈。

别名 · 三叶大血藤，大血藤，铁血藤，黑藤。

来源 · 为豆科巴豆藤属巴豆藤 *Craspedolobium unijugum* 的根、藤。多在冬季采收，切片，晒干备用。

植物形态 · 攀援灌木。茎圆柱形，灰白色，小枝初被淡黄色绒毛，后秃净。掌状复叶互生，小叶 3 枚，倒卵圆形，托叶小，常脱落。圆锥花序腋生或顶生，被毛，生花枝 2～4；花多数；花梗与萼同被红色绒毛；花萼筒状，萼齿三角形；密生蝶形花，紫红色。荚果线形，密生棕色伏毛，先端有尖刺，有种子 3～5 枚。种子球形，种脐中间位于中间。果期 10 月。

生境分布 · 分布于云南省南部。生于海拔 800 m 左右的山坡杂木林中。

哈尼族药用经验 · 味涩、苦，性微温。活血调经，祛风湿，止痛。

（1）内出血，月经不调，贫血：铁藤 15 g。水煎服。

（2）腰腿痛，风湿性关节痛：铁藤 15 g，老鸦花根 15 g，铜锤玉带草 10 g，飞龙掌血 15 g。泡白酒 500 mL，每次服 15 mL，每日 2 次。

（3）本品的藤茎还可治腹泻。

中医药用经验 · 味微苦、涩，性温。行血调经，祛风除湿。

附注 · 本品茎藤煎汁可作"禄劝鸡血藤膏"，常为单膏。味涩、微甘，性温。补血，调经，通经活络。

154 革命菜

哈尼药名 · Xalsav hhoqmiaq 夏沙俄苗；嘎拉我蛤。

别名 · 野青菜，民国菜，飞花菜，野木耳菜，灯笼草。

来源 · 为菊科野茼蒿属野茼蒿 *Crassocephalum crepidioides* 的嫩枝叶、全草。夏季采收，鲜用或晒干备用。

植物形态 · 直立草本，茎有纵条棱，无毛叶膜质，椭圆形或长圆状椭圆形，边缘有不规则锯齿或重锯齿，或有时基部羽状裂。头状花序数个在茎端排成伞房状，总苞钟状，基部截形，有数枚不等长的线形小苞片；总苞片 1 层，线状披针形，具狭膜质边缘，顶端有簇状毛，小花全部管状，两性，花冠红褐色或橙红色。瘦果狭圆柱形，赤红色，有肋，冠毛极多数，白色，易脱落。花期 7—12 月。

生境分布 · 分布于云南省大部分地区。生于海拔 300～1 800 m 的山坡路旁、水边、灌丛中。

哈尼族药用经验 · 味微辛、苦，性平。清凉润喉，健脾消肿。

（1）营养不良性水肿：革命菜鲜品 500 g。煮肉吃。

（2）咽喉肿痛：革命菜鲜品 50 g。水煎服，以食盐为引。

（3）风热感冒，发热头痛，咽喉疼痛，咳嗽：革命菜 20 g，梨头草 15 g，马尾黄连 20 g。水煎服，每日 1 剂，每日 3 次。

（4）本品的全草还可治肠炎，气管炎。

中医药用经验·味微辛、苦，性平。清凉润喉，健脾消肿。

附注·

（1）嫩叶为常食野菜。

（2）以"野青菜"为名入药的尚有十字花科蔊菜属无瓣蔊菜 *Rorippa dubia*，哈尼药名"靶喳窝巴"，别名"地豇豆""野萝卜菜""野油菜""狗屎菜""南蔊菜"。哈尼族以全株入药，与本品功效不同。清热解毒，除湿利尿，凉血。用于感冒发热，肝炎，结膜炎，泌尿系统感染，痔疮，筋骨疼痛，水肿，身痒。

155 山楂

哈尼药名· Sallalgoq alsiq 山梁果阿席。

别名·文林果，山林果，山梁果，红果子，海红，映山红果，山里红。

来源·为蔷薇科山楂属云南山楂 *Crataegus scabrifolia* 的果实。秋季果实成熟时采收，晒干，备用。

植物形态·落叶乔木；树皮黑灰色；小枝当年生枝紫褐色，二年生枝暗灰色或灰褐色；冬芽三角卵形，紫褐色，有数枚外露鳞片。叶片卵状披针形至卵状椭圆形，边缘有稀疏不整齐圆钝重锯齿。伞房花序或复伞房花序，萼筒钟状；萼片三角卵形或三角披针形；花瓣近圆形或倒卵形，白色；雄蕊 20；花柱 3～5。果实扁球形，黄色或带红晕，有稀疏褐色斑点；萼片宿存；小核 5。花期 4—6 月，果期 8—10 月。

生境分布·分布于云南省昆明、澄江、龙陵、景东、凤庆、双柏、开远、蒙自、屏边、河口、文山、砚山、西畴、马关、大理、泸水、贡山等地。生于海拔 1 500～3 000 m 的松林边灌木丛中或溪岸杂木林中。

哈尼族药用经验·味酸、甘，性微温。消食积，散瘀血，驱绦虫。

（1）肉积，食积：山楂 20 g，鸡内金 10 g。水煎服。

（2）痞满腹胀：山楂 15 g，陈皮 10 g。水煎服。

（3）脾胃虚寒而致的食积饱满，腹胀，食少纳差：山楂 20 g，狗屁藤 15 g，石菖蒲 10 g，甲珠（穿山甲鳞片）10 g，肉桂 10 g。甲珠研粉分为 3 包，其余药物水煎后冲服甲珠粉，每日 1 剂，每日 3 次。

（4）痢疾腹痛，腹胀，里急后重者：山楂 300 g，红糖 100 g，白糖 100 g。水煎服，每日 4 次，1 日服完，小儿酌减。

（5）疝气痛：山楂 15 g，荔枝核 12 g，枳壳 6 g。水煎服。

（6）痛经，产后腹痛：山楂 15 g，益母草 10 g。水煎服。

（7）无名肿毒：山楂 10 g，杏叶防风 6 g，水煎服。外用鲜果肉、红糖各适量，捣敷。

（8）本品还可治肠风，小儿食滞。

中医药用经验·味酸、甘，性微温。归脾、胃、肝经。消食健胃，行气散瘀。

附注·

（1）脾胃虚弱者慎服。

（2）焦云山楂：将净云南山楂置锅内，用武火炒至表面焦褐色至黑褐色，断面棕黄至暗褐色，取出，晾凉，筛去碎屑，即得。

（3）可作"山楂"入药的尚有同属植物山里红 *Crataegus pinnatifida* var. *major*、山楂 *Crataegus pinnatifida*、野山楂 *Crataegus cuneata*、甘肃山楂 *Crataegus kansuensis*、辽宁山楂 *Crataegus sanguinea*、湖北山楂 *Crataegus hupehensis* 等，与本品功效相同。

156 树头菜

哈尼药名 · 颠内洛巴。

别名 · 鱼木,鸡爪菜,鸡抓菜。

来源 · 为山柑科鱼木属树头菜 *Crateva unilocularis* 的根、根茎、树皮、果实、叶。夏、秋季采收,鲜用或晒干。

植物形态 · 乔木。枝灰褐色,常中空,有散生灰色皮孔。小叶薄草质,侧生小叶基部不对称,网状脉明显。总状或伞房状花序着生在下部有数叶的小枝顶部,生花的部位与生叶的部位略有重叠,有花 10～40 朵;花瓣白色或黄色,有爪。果球形,干后灰色至灰褐色,果皮表面粗糙,有近圆形灰黄色小斑点;果时花梗,花托与雌蕊柄均木化增粗。种子多数,暗褐色。花期 3－7 月,果期 7－8 月。

生境分布 · 分布于云南省西部、西南部、南部及东南部。生于平地或 1 500 m 以下的湿润地区,村边道旁常有栽培。

哈尼族药用经验 ·

(1) 风寒性头痛:树头菜 100 g,鱼子兰 100 g。均取鲜叶,切细捣绒,敷于后颈,每日 1 次,每次 1 小时,连用 3 日。

(2) 本品的根、根茎治尿路感染,尿路结石,水肿。

中医药用经验 · 树皮,果实:味苦,性微寒。茎,叶:味苦,性寒。树皮,果实:破血,退热。根:清热解毒,舒筋活络,止痛。茎,叶:清热,健胃,解毒。

附注 · 树皮、果实可催产,孕妇忌用。

157 万丈深

哈尼药名 · Qulduv naciq 曲堵那吃。

别名 · 一支箭,大一枝箭,丽江一枝箭,马尾参,肉根还阳参,奶浆参,地莴笋,捕地风。

来源 · 为菊科还阳参属芜菁还阳参 *Crepis napifera* 的根、全草。夏、秋季采收,洗净,鲜用或晒干。

植物形态 · 多年生草本,根粗状,圆柱状或芜菁状。全部茎枝被稠密或密厚或稀疏的长或短糙毛。基生叶莲座状,长椭圆形、倒披针形或倒卵形。头状花序多数,沿茎中部以下或上部排成狭总状花序或狭总状圆锥花序。总苞圆柱状,果期黑绿色;总苞片 4 层,披针形。舌状小花黄色,花冠管外面被短柔毛。瘦果浅黑褐色,近圆柱状,有 10 条几等粗的纵肋。冠毛污黄色。花果期 6－10 月。

生境分布 · 分布于云南省西北部、西部、中部至东南部。生于海拔 1 400～3 300 m 的山坡及河谷林下。

哈尼族药用经验 · 味微苦,性凉。润肺止咳,消炎生肌。

(1) 夜盲:万丈深干根 10 g。研末,蒸猪肝或羊肝,于饭后服。

(2) 百日咳,支气管炎,咳嗽:万丈深干根 10～15 g,水煎服。或研末,每次 1.5～3 g,蜜糖水送服,每日 2 次。

(3) 刀枪伤,创伤,开放性骨折:万丈深鲜全草适量。捣敷或配方用。

中医药用经验 · 味微苦,性凉。清肺止咳,养肝明目,消炎生肌。

附注 · 同属植物万丈深 *Crepis phoenix*、绿茎还阳参 *Crepis lignea*、还阳参 *Crepis rigescens* 亦作"万丈深"使用,与本品功效相似。

158 文殊兰

哈尼药名 · Qaqpavqyaivma 掐把焉吗凉;我缅。

别名 · 文珠兰,罗裙带。

来源·为石蒜科文殊兰属文殊兰 *Crinum asi-aticum* var. *sinicum* 的全株。全年可采,多用鲜品或洗净晒干备用。

植物形态·多年生粗壮草本。鳞茎长柱形。叶 20～30 枚,多列,带状披针形,边缘波状,暗绿色。花茎直立,几与叶等长,伞形花序有花 10～24 朵,佛焰苞状总苞片披针形,膜质,小苞片狭线形;花高脚碟状,芳香;花被管绿白色,花被裂片线形,向顶端渐狭,白色;雄蕊淡红色;子房纺锤形。蒴果近球形;通常种子 1 枚。花期夏季。

生境分布·分布于云南省昆明、西双版纳、文山等地。多栽培。

哈尼族药用经验·味辛,性凉,有小毒。行气散瘀,痈疖肿毒,蛇咬伤。

(1)跌打瘀血:文殊兰、羽萼叶各适量。捣敷,每日换敷 1 次。

(2)本品还可治肝炎,风湿性关节炎,胃痛。

中医药用经验·味苦、辛,性凉,有毒。清热解毒,散瘀止痛。

附注·内服宜慎,寒疽禁用。

159 响铃豆

哈尼药名·Cav niv yeivma 掐把焉吗。

别名·小响铃,马口铃,狗响铃,响铃草,土蔓荆,野豌豆,摆子药,黄花地丁。

来源·为豆科猪屎豆属响铃豆 *Crotalaria albida* 的全草。夏、秋采集,洗净,晒干。

植物形态·多年生直立草本,基部常木质;茎上部分枝,被紧贴的短柔毛。单叶,叶片倒卵形、长圆状椭圆形或倒披针形。总状花序顶生或腋生,有花 20～30 朵;花萼二唇形;深裂;花冠淡黄色,旗瓣椭圆形,先端具束状柔毛,基部胼胝体可见,冀瓣长圆形,龙骨瓣弯曲,几达 90

度,中部以上变狭形成长喙。荚果短圆柱形,稍伸出花萼之外;种子 6～12 颗。花果期 5—12 月。

生境分布·分布于云南省绝大部分地区。生于海拔 200～2 800 m 的荒地路旁及山坡疏林下。

哈尼族药用经验·味苦、酸,性寒。

(1)小儿疳积:响铃豆 15～25 g,小红孩根 15 g,三台红花根 10～15 g,白花蛇舌草 10～15 g,黄花远志根 15 g,飞龙掌血 10 g。水煎服,每日 1 剂,每日 3 次。

(2)本品还可治跌打损伤,痈疖肿毒。

中医药用经验·味苦,性寒。归肺经。清热,解毒,利尿。

附注·菊科蒲公英属蒲公英 *Taraxacum mongolicum* 亦名"黄花地丁",以全草入药,与本品功效不同。味苦、甘,性寒。归肝、胃经。清热解毒,消肿散结,利尿通淋。

160 响铃草

哈尼药名· Haoqbeiv beivssaq 号白白然;Haoqbeiv beivma 号白白玛;果多哥得白(元阳);红背背然(普洱)。

别名·猪屎豆,大猪屎豆,小响铃草,大响铃豆,狗响铃,小狗响铃,老鼠响连科,野豌豆,假地兰。

来源·为豆科猪屎豆属假地蓝 *Crotalaria ferruginea* 的全草。秋季采收,除去杂质,干燥。

植物形态·灌木状多年生草本,基部常木质;茎直立或铺地蔓延。托叶披针形或三角状披针形;单叶,叶片椭圆形。总状花序顶生或腋生,有花 2～6 朵;花萼二唇形,深裂,萼齿披针形;花冠黄色,旗瓣长椭圆形,翼瓣长圆形,龙骨瓣与翼瓣等长,中部以上变狭形成长喙,包被萼内或与之等长;子房无柄。荚果长圆形,无毛;种子20~30颗。花果期6—12月。

生境分布 · 分布于云南省除香格里拉外的绝大部分地区。生于海拔400~1 000 m的山坡疏林及荒山草地。

哈尼族药用经验 · 味甘,性温。利水,清热,平喘,止咳。

(1)膀胱炎,尿道炎:响铃草10 g,马蹄草10 g,车前草10 g。水煎服。

(2)肾盂肾炎:①响铃草15 g。煎水,取煎液加米白酒煮服。②响铃草15 g,威灵仙10 g,麻栗树叶10 g,四块瓦5 g,大狗响铃10 g,槐树叶10 g,三台花10 g,芦子根10 g,地板藤10 g,杭子消10 g。水煎服,每日1剂,每日3次。

(3)肾炎,胆道阻塞:响铃草12 g。水煎服。

中医药用经验 · 味甘,微苦,性寒。归肺、肝、肾经。清热利湿,滋肾养肝,止咳化痰。

附注 ·

(1)同属植物大猪屎豆 Crotalaria assamica,别名"大响铃草""响铃草",与本品功效相似。根据哈尼族的用药经验,本品(小响铃草)的药效比大响铃草强,故多用本品。

(2)同属植物黄雀儿 Crotalaria psoraleoides,别名"普洱猪屎豆",哈尼药名"哎呀落别"(普洱),哈尼族以根入药,与本品功效不同。消炎解毒,利喉止痛,治急性胃肠炎,咽喉炎,扁桃体炎。

161 巴豆

哈尼药名 · Nalhuzogo 娜虎中哥。

别名 · 毒鱼树,巴米,巴果,蛇剑,老鸦子。

来源 · 为大戟科巴豆属巴豆 Croton tiglium var. tiglium 的果实、根、叶。秋季果实成熟时采收,堆置2~3日,摊开,干燥。根、叶全年可采,根切片,叶晒干备用。

植物形态 · 灌木或小乔木;嫩枝被稀疏星状柔毛,枝条无毛。叶纸质,卵形,稀椭圆形,边缘有细锯齿,两面被稀疏的星状毛,基部两侧近叶柄各有1无柄的腺体。总状花序,顶生,苞片钻状;雄花:花蕾近球形,疏生星状毛或几无毛;雌花:萼片长圆状披针形,几无毛;子房密被星状柔毛,花柱2深裂。蒴果椭圆状,被疏生短星状毛或近无毛;种子椭圆状。花期4—6月。

生境分布 · 分布于云南省永善、耿马、元谋、蒙自、金平、河口、砚山、马关、西双版纳、瑞丽等地。生于海拔160~1 700 m的山地疏林或村落旁。

哈尼族药用经验 · 有毒。

(1)寒积停滞,胸腹胀满,急痛,饮积聚,水肿:巴豆种子0.3 g。温开水送服。

(2)神经性皮炎:巴豆叶适量。泡酒外搽。

(3)跌打损伤:巴豆根茎皮10~16 g。水煎服或泡酒服。

(4)臭汗症(腋臭):活田螺3个用清水养殖,当田螺张口时取巴豆(去壳)1粒塞于田螺内,待有水液流出后,用水液擦腋窝,每日3次。

中医药用经验 · 种子:味辛,性热,有大毒。归胃、大肠经。峻下冷积,逐水退肿,豁痰利咽。外用蚀疮。根,叶:味辛,性温,有毒。温中散寒,祛风活络。

附注 ·

(1)有大毒,无实寒积滞、孕妇及体弱者忌服,哈尼族用法仅供参考。

(2)服本品时不宜食热物,以免加剧泻下;服用后若泻下不止,用黄连、黄芩煎汤可解;不宜与牵牛子同用。

(3)同属植物毛果巴豆 Croton lachno-

carpus,哈尼药名"秋噜杯冉",与本品功效不同。哈尼族用全株治尿道炎,膀胱炎,支气管炎,肺炎,哮喘。

162 羊角藤

哈尼药名·Paqtuv nilguv 帕都尼古。

别名·大暗消,半架牛,白浆藤,奶浆藤,牛挂脖子藤,羊排角,羊角塘。

来源·为夹竹桃科白叶藤属古钩藤 *Cryptolepis buchananii* 的根、叶、浆汁。全年可采,晒干备用。

植物形态·木质藤本,具乳汁;茎皮红褐色有斑点。叶纸质,长圆形或椭圆形;侧脉近水平横出,每边约 30 条。聚伞花序腋生;花蕾长圆形,顶端尾状渐尖,旋转;花萼裂片阔卵形,花萼内面基部具 10 个腺体;花冠黄白色,向右覆盖;副花冠裂片 5,卵圆形,着生于花冠筒喉部之下。蓇葖 2,叉开成直线,长圆形,外黑色果皮具纵条纹;种子卵圆形,顶端具白色绢质种毛。花期 3—8 月,果期 6—12 月。

生境分布·分布于云南省昆明、师宗、保山、景东、云县、镇康、双江、耿马、楚雄、开远、弥勒、金平、富宁、西双版纳等地。生于海拔 500～1500 m 的山地疏林中或山谷密林中,攀援树上。

哈尼族药用经验·味苦,性寒,有毒。拔毒消肿,止血。

（1）癣:羊角藤渗出的浆汁,外搽患处(刺激性强,在使用时接触皮肤时间不宜过久)。

（2）胃痛:羊角藤干根适量。研末,每次用 0.5～1 g,用温开水送服。

（3）跌打损伤,扭伤:羊角藤干根 9 g。泡酒内服。

（4）头痛,头昏头晕,神经性头痛:奶角藤叶 20 g,石参 15 g,枸杞 20 g。水煎服,每日 1 剂,每日 3 次。

中医药用经验·味苦,性寒,有毒。归心、肝、胃经。清火解毒,行血破瘀,镇痛。

附注·有毒,孕妇慎用。浆汁的皮肤刺激性强,不宜长时间接触。

163 黄瓜

哈尼药名·Siqhoq 习活;迈指迈西。

别名·青瓜,胡瓜,旱黄瓜。

来源·为葫芦科黄瓜属黄瓜 *Cucumis sativus* var. *sativus* 的果实、藤、叶。夏、秋季采收,晒干或鲜用。

植物形态·一年生蔓生或攀援草本;茎、枝被白色的糙硬毛。卷须细,不分歧,具白色柔毛。叶片宽卵状心形,膜质,被糙硬毛,有齿。雌雄同株。雄花:常数朵在叶腋簇生;花冠黄白色,裂片长圆状披针形;雄蕊 3。雌花:单生或稀簇生;子房纺锤形,有小刺状突起。果实长圆形或圆柱形,熟时黄绿色,表面粗糙,有具刺尖的瘤状突起。种子小,狭卵形,白色。花果期夏季。

生境分布·分布于云南省各地,普遍栽培。

哈尼族药用经验·果实:味甘,性寒。清热利尿。藤:味苦,性平。消炎,祛痰。叶消炎止痛,拔脓。

（1）毒蛇咬伤:黄瓜叶、老鼠拖香瓜叶各适量。捣敷,每日换药 1 次。

（2）稻田性皮炎:生黄瓜数个。舂捣包敷。

（3）肠蛔虫病,钩虫症:老黄瓜藤 500 g。水煎服,红糖为引,每日 1 剂,每日 3 次。

中医药用经验·果实:味甘,性凉。归肺、脾、胃经。清热,利水,解毒。藤:味苦,性凉。归心、肺经。清热,化痰,利湿,解毒。叶:味苦,性寒。清湿热,消毒肿。

附注·多食损阴血而发疮疥,患诸病后忌食。

附注·多食壅气滞膈,气滞湿阻者忌内服。

164 南瓜

哈尼药名· Maldei 玛得;玛得阿石(普洱)。

别名·饭瓜,麦瓜,癞瓜。

来源·为葫芦科南瓜属南瓜 Cucurbita moschata 的果实、种子、瓜瓤。秋季成熟时采收,备用。

植物形态·一年生蔓生草本,全体密被白色短刚毛。茎常节部生根;叶片宽卵形或卵圆形,质稍柔软,有 5 角或 5 浅裂,常有白斑。卷须稍粗壮,3~5 歧。雌雄同株。雄花单生;花萼筒钟形;花冠黄色,钟状。雌花单生;子房 1 室,柱头 3,顶端 2 裂。果梗有棱和槽,瓜蒂扩大成喇叭状;瓠果形状多样,因品种而异,外面常有数条纵沟或无。种子多数,长卵形或长圆形,灰白色。花期 6—7 月,果期 8—9 月。

生境分布·分布于云南省各地,广泛栽培。

哈尼族药用经验·味甘,性温。补中益气,消炎止痛,解毒杀虫。

(1) 异物入体,枪弹入肉:①南瓜瓤、攀枝花树皮各适量。捣烂包敷。②南瓜瓤、鼻涕果树皮、紫花地丁、野青菜、四楞金刚汁各等量。捣碎取汁包敷。

(2) 水火烫伤:烫伤后未起泡前,立即剖开南瓜,取瓤敷患处,觉热再换。

(3) 外伤出血,瘀血肿痛:老南瓜瓤 50 g,老冬瓜瓤 50 g,野花椒叶 30 g。取鲜品捣碎外敷患处,每日 1 次。

中医药用经验·味甘,性平。果实:归肺、脾、胃经。补中益气,消炎止痛,解毒杀虫。种子:归大肠经。杀虫,下乳,利水消肿。叶:味甘、微苦,性凉。清热,解暑,止血。花:味甘,性凉。清湿热,消肿毒。根:味甘、淡,性平。归肝、膀胱经。利湿热,通乳汁。

165 仙茅

哈尼药名· Ciqdaol ssailssaq 齐刀惹然;Ssaqziilziilssaq 热支支燃;Daolluvbavqluv 东鲁八鲁。

别名·野棕根,小地棕,小棕苞,仙茅参,假虫草,土虫草。

来源·为仙茅科仙茅属仙茅 Curculigo orchioides 的根茎。秋、冬季采挖,除去根头和须根,洗净,干燥。

植物形态·多年生草本。根状茎近圆柱状,粗厚,直生。叶线形、线状披针形或披针形,大小变化甚大。花茎甚短,大部分藏于鞘状叶柄基部之内,亦被毛;苞片披针形,膜质,似佛焰苞状;总状花序多少呈伞房状,通常具 4~6 朵花;花黄色;花被上部 6 瓣裂,下部管状;雄蕊长约为花被裂片的 1/2;柱头 3 裂;子房狭长,顶端具长喙,被疏毛。浆果近纺锤状,顶端有长喙。种子表面具纵凸纹。花果期 4—9 月。

生境分布·分布于云南省红河、玉溪、普洱、耿马、屏边、景洪、勐海等地。生于海拔 1 600 m 以下的林中、草地或荒坡上。

哈尼族药用经验·味甘、苦、辛,性温。壮阳暖肾,消疳明目。

(1) 神经衰弱:仙茅 15 g。炖肉吃。

(2) 肺结核:仙茅 6 g,白及 6 g。水煎服。

(3) 小儿疳积,腹泻:仙茅 6 g。水煎服,红糖少许为引。

(4) 阳痿:仙茅 15 g,千斤拔 30 g,羊耳菊 15 g,炒韭菜子 10 g,淫羊藿 15 g,五味子 6 g。白酒 500 mL 浸泡,每次服 10 mL,每日 3 次。

(5) 肾虚之腰膝酸软、四肢无力;肝虚之视物模糊、阳痿、遗精、早泄(为肾虚症状):仙茅 15 g,双肾参 20 g,狗参 1 对,双肾参。狗肾煮熟,其他各药煎汤,汤连同狗肾一起服用,每日1剂。

(6)本品还可治慢性肾炎,风湿性关节炎,痈疮肿毒。

中医药用经验·味辛,性热,有毒。归肾、肝、脾经。温肾阳,壮筋骨,祛寒湿。

附注·

(1)有小毒。

(2)阴虚火旺者忌服。

(3)同属植物大叶仙茅 *Curculigo capitulata*,哈尼药名"龙偏匹"、"孤竹出驻"(普洱)、"簸住初注"(普洱)。哈尼族以根茎入药,与本品功效不同。味苦,性寒。利尿排石,消炎镇静。①膀胱炎,尿路感染:大叶仙茅适量。水煎服,每日1剂,每日3次。②肾炎:大叶仙茅根30 g,鱼子兰30 g,鱼眼草30 g。水煎服,每日1剂,每日3次,1次500 mL,6日为1个疗程。③根茎还可治关节肿痛,跌打损伤,皮肤瘙痒。

166 姜黄

哈尼药名· Ciqha meilsiil 齐哈门丝;Mailceevqmailxeed 迈指迈西;Allavq zaq ma 阿兰脏吗;次慈妹树(普洱)。

别名·黄丝郁金,黄姜。

来源·为姜科姜黄属姜黄 *Curcuma longa* 的根茎。冬季茎叶枯萎时采挖,洗净,煮或蒸至透心,晒干,除去须根。

植物形态·多年生宿根草本。根茎橙黄色,极香;根粗壮,末端膨大呈块根。叶每株5~7片,叶片长圆形或椭圆形。花葶由叶鞘内抽出,穗状花序圆柱状;苞片卵形或长圆形,白色,边缘染淡红晕;花萼白色,具不等的钝3齿;花冠淡黄色,上部膨大,裂片三角形,后方的1片稍较大,具细尖头;唇瓣倒卵形,淡黄

色,药室基部具2角状的距。蒴果膜质,球形,3瓣裂,种子卵状长圆形,具假种皮。花期8月。

生境分布·分布于云南省东南部、南部至西部。生于海拔200~900 m的林下、草地与路旁,常见栽培。

哈尼族药用经验·味辛、苦,性温。破血,行气,止痛,通经。

(1)肝炎:姜黄15~30 g。炖黑肉鸡250 g,食肉喝汤。

(2)急、慢性黄疸型肝炎,肝硬化:姜黄10 g,染饭花10 g,茜草10~20 g,乌节黄15~20 g,雄黄0.3 g,鸡蛋1个,红糖适量。用前4味药研末或煎水,与鸡蛋、雄黄、红糖调匀炖服。

(3)产后腹痛:姜黄15 g,没药5 g。共研为末,用童尿和水各50 mL,煎至约50 mL,分3次服用。

(4)风湿痛,跌打痛,头痛:姜黄适量。研粉,每次服2 g,温开水或用酒送服。

(5)胃脘疼痛,腹痛腹胀等:姜黄15 g,山乌龟10 g,五爪金龙20 g。水煎服,每日1剂,每日3次。

(6)脐带感染导致的脐部红肿热痛,甚则糜烂,脓水流溢:姜黄3~9 g,虎杖3~9 g。水煎服,每日3~4次,每次7~8滴;或捣成粉末,加水或酒调,外敷脐部。

(7)本品的根茎还可治急性肾盂肾炎,膀胱炎,肾结石,高血压。

中医药用经验·味辛、苦,性温。归脾、肝经。破血行气,通经止痛。

附注·

(1)血虚而无气滞血瘀者及孕妇慎服。

(2)药材以质坚实、断面金黄、香气浓厚者为佳。

同属植物红球姜 *Zingiber zerumbet* 的根茎,哈尼药名"Beqleqyaivneil 北了焉内",亦可

作"姜黄"用,与本品功效不同。味辛、苦,性温,气香。祛风解毒,助消化,金平哈尼族用其治疗骨折和急性肝炎。①胀满,腹痛:红球姜适量嚼服。或红球姜18~20g,水煎服,每日3次。②骨折,消炎:红球姜、大血藤叶、烟叶、小接骨丹叶、鸡肝散各适量,同捣碎,将骨折患处进行复位后夹板固定,夹板空隙处敷药,约3日。如出现皮肤过敏,可用血满草叶煎水洗后在敷药。夹板须用刺桐树或大接骨丹根削制,并用盐水煎煮。③急性肝炎:红球姜根茎3~5钱,染饭花5钱,茜草5~10钱,乌节黄8~10钱。煎水加鸡蛋1枚,雄黄5分,与适量红糖混匀,隔水炖熟内服,同时服水煎液。

哈尼族药用经验·治疗烦渴,烧烫伤,腹泻,痢疾,癫痫,高血压。

支气管炎,咳嗽痰少,咳痰不爽:黑心姜果、叶20g,紫苏15g,七里香15g,野三七10g,天冬15g。水煎服,每日1剂,每日3次。

中医药用经验·根茎:味辛、苦,性温。归肝、脾经。行气破血,消积止痛。

附注·

(1)气血两虚、脾胃薄弱无积滞者慎服。月经过多及孕妇禁服。

(2)《药典》所载"莪术"的基原植物尚有广西莪术 *Curcuma kwangsiensis* 和温郁金 *Curcuma wenyujin*,与本品功效相同。

167 黑心姜

哈尼药名·习活;阿们妞(普洱);咪仔刺啦(普洱)。

别名·山姜黄,臭屎姜,蓝心姜,姜七,芋儿七。

来源·为姜科姜黄属莪术 *Curcuma phaeo-caulis* 的根茎、叶、果。冬季茎叶枯萎后采挖,洗净,蒸或煮至透心,晒干或低温干燥后除去须根和杂质。

植物形态·多年生草本;根茎圆柱形,肉质,具樟脑般香味,淡黄色或白色;根细长或末端膨大成块根。叶直立,椭圆状长圆形至长圆状披针形,中部常有紫斑。花葶由根茎单独发出,常先叶而生,被鳞片状鞘数枚;穗状花序阔椭圆形;苞片卵形至倒卵形,下部的绿色,顶端红色,上部的较长而紫色;花萼白色,顶端3裂;花冠管状,裂片长圆形,黄色,不相等,后方的1片较大,顶端具小尖头;唇瓣黄色,近倒卵形。花期4—6月。

生境分布·分布于云南省昆明、澜沧、凤庆、建水、绿春、河口、西双版纳等地。生于山坡草地及灌木丛中,多栽培。

168 黄藤草

哈尼药名·Nisiil 尼思;叉呢呢斯(红河)。

别名·无根藤,无爷藤,红无娘藤,无娘藤,无根花,蛇系腰,云南菟丝子。

来源·为旋花科菟丝子属大花菟丝子 *Cuscuta reflexa* var. *reflexa* 的种子、藤。秋季果实成熟时采收植株,晒干,打下种子,除去杂质。

植物形态·寄生草本,茎缠绕,黄色或黄绿色,较粗壮,无叶,有褐色斑。花序侧生,少花或多花着生成总状或圆锥状,基部常分枝,无总花梗;苞片及小苞片鳞片状;花梗、花序轴均具褐色斑点或小瘤;花萼杯状,基部连合,裂片5,近相等,宽卵形背面有少数褐色瘤突;花冠白色或乳黄色,芳香,筒状,裂片三角状卵形。蒴果圆锥状球形,成熟时近方形,果皮稍肉质。种子长圆形,黑褐色。

生境分布·分布于云南省大部分地区。生于海拔900~2800 m,常见寄生于路旁或山谷灌木丛。

哈尼族药用经验·种子:味甘、辛,性温。补肾壮阳。藤:味甘、苦,性平。清热化湿,利水消肿,止血。

（1）黄疸型肝炎：黄藤草鲜茎藤 30 g,地耳草 30 g,青叶胆 15 g,田螺 60 g。水煎服。

（2）避孕：黄藤草鲜品 30 g,桑树根 30 g,棕树根 30 g。水煎服。

（3）遗精,阳痿：黄藤草种子 12 g。水煎服,用少许红糖或酒为引内服。

（4）高血压：黄藤草鲜品 30 g。水煎服。

（5）瘀肿疼痛：黄藤草鲜藤适量。外敷并水煎服。

（6）胃出血：黄藤草藤 15 g,水案板 6 g。水煎服。

中医药用经验・种子：味辛、甘,性平、温。归肝、肾、脾经。滋补肝肾,固精缩尿,安胎,明目,止泻。藤茎：味甘、苦,性平。归肝、肾、膀胱经。清热解毒,凉血止血,健脾利湿。

附注・

（1）孕妇、血崩、阳强、便结、肾脏有火、阴虚火动者禁用。

（2）寄生在断肠草等有毒植物上的黄藤草,误食可致中毒。

（3）同属植物菟丝子 *Cuscuta chinensis* 亦可作本品用。

（4）樟科无根藤属无根藤 *Cassytha filiformis* 亦名"无根藤",哈尼族用其茎治肝炎,习惯性流产,浑身酸痛。

169 轮环藤

哈尼药名・ Mlaqma qulduv cavni 阿玛曲都扎尼。

别名・百解藤,须龙藤,牵藤暗消。

来源・为防己科轮环藤属铁藤 *Cyclea polypetala* 的根、叶。根：全年可采,除去须根,洗净,切段,鲜用或晒干。叶：春、夏季采,洗净,鲜用或晒干。

植物形态・木质大藤本。根条状横走,断面具菊花纹。小枝有直纹,被硬毛状柔毛。叶纸质,阔心形。花单性,雌雄异株。圆锥花序由小聚伞花序组成,生老茎上,较阔大。小花淡绿色,雄花萼近坛状；花瓣 4,长圆形,多少肉质；雌花萼片 2,深兜状；花瓣 2,微小,近圆形,边内卷。核果无毛,近球形,熟时红色；果核背部中肋二侧各有 3 行小疣突。花果期 4—11 月。

生境分布・分布于云南省西南部至东南部。生于中海拔的林中,多攀附于乔木上。

哈尼族药用经验・味苦,性寒。清热解毒,利尿止痛。

（1）尿路感染及结石：轮环藤根 60 g,滑石粉 30 g,车前草 15 g,金毛木通 6 g。水煎服。

（2）胃痛,牙痛,风湿骨痛：轮环藤根 15 g,黑骨头 9 g。水煎服。

（3）无名肿毒：轮环藤鲜品适量。捣敷。

中医药用经验・味苦,性寒。归肺经。清热解毒,利水通淋,祛风止痛。

附注・本品含左旋、右旋和消旋箭毒碱,经化学半合成制备成季铵盐后,均有明显肌松作用。

170 芸香草

哈尼药名・ Neivqhaq paoqpil 能哈泡批；Paoqpil 泡匹。

别名・香茅草,星秀草。

来源・为禾本科香茅属芸香草 *Cymbopogon distans* 的全草。夏秋采收,阴干后扎把备用或鲜用。

植物形态・多年生草本,具短根状茎。全株揉搓有浓烈香气。秆直立丛生,较细瘦,带紫色。叶鞘无毛,上部者短于节间,质地较柔软,老后不向外反卷,内面稍带浅红色；叶片狭线形,上部渐尖成丝形,粉白色,基部狭窄或生有短纤毛,边缘微粗糙。总状花序顶生呈圆锥状排列,佛焰苞狭;腋间具黑色被毛的枕块,成熟后叉开并向下反折;无柄小穗狭披针形,花药紫堇色;柱头帚刷状,近小穗顶端伸出。花果期6—10月。

生境分布·分布于云南省昆明、丽江、楚雄、富宁、洱源、德钦、红河、普洱、西双版纳等地。生于海拔2 000～3 500 m的山地、丘陵、河谷、干旱开旷草坡。

哈尼族药用经验·味辛、苦,性平。气芳香。清热解暑,通鼻窍,祛风活络,除湿止痛。

(1)鼻塞:取芸香草鲜叶适量,揉搓后塞入鼻内,稍待片刻后取出。

(2)防治流感,中暑:芸香草10～30 g。水煎服或外用。

(3)风湿性关节炎,脉管炎:芸香草30 g。水煎服,半个月为1个疗程,1个疗程后停药5～7日再继续服用,共用2个疗程。

(4)疮毒:芸香草鲜品适量。煎水外洗。

中医药用经验·味辛、苦,性微寒。解表,利湿,止咳平喘。

附注·

(1)全草含芸香油和胡椒酮,有止咳、平喘、抗菌的活性。但其制剂口服有恶心、呕吐、"烧心"等胃肠道反应的副作用,少数出现牙龈肿痛及鼻衄现象。

(2)同属植物柠檬草 *Cymbopogon citratus*,哈尼药名"paoqpil 泡匹"、"熊罕碰批"(红河),亦名"香茅草",与本品功效相似。味辛,性温。疏风解表,祛瘀通络。

171 白薇

哈尼药名·Qilxil 区希。

别名·白龙须,老君须,羊角柳,针线包,婆婆针线包。

来源·为夹竹桃科鹅绒藤属白薇 *Cynanchum atratum* 的根、叶。春、秋二季采收,洗净,干燥。

植物形态·直立多年生草本;根须状,有香气。叶卵形或卵状长圆形,两面均被有白色绒毛。伞形状聚伞花序,生在茎的四周,着花8～10朵;花深紫色;花冠辐状,具缘毛;副花冠5裂,裂片盾状,圆形,花药顶端具1圆形的膜片。蓇葖单生,中间膨大;种子扁平;种毛白色。花期4—8月,果期6—8月。

生境分布·分布于云南省各地。生于海拔100～1 800 m的河边、干荒地及草丛中、山沟、林下草地。

哈尼族药用经验·味苦、咸,性凉。祛湿止痛,消炎,除虚热。

(1)痈疮肿毒:白薇适量。捣敷,每日换药1次。

(2)本品的根、叶还可治风湿性腰腿痛,肺结核低热,支气管炎。

中医药用经验·味苦、咸,性寒。归胃、肝、肾经。清热凉血,利尿通淋,解毒疗疮。

附注·

(1)血热相宜,血虚则忌。血分无热、中寒便滑、阳气外越者慎服。

(2)同属植物变色白前 *Cynanchum versicolor* 的根和叶,与本品同等入药。

(3)夹竹桃科娃儿藤属云南娃儿藤 *Tylophora yunnanensis* 的根和根茎,别名"小白薇",与本品功效相似。味微苦,性凉。归肝、肾、肺经。清热,活血,散瘀止痛。用于跌打损伤,瘀血肿痛,阴虚发热。

172 山刁竹

哈尼药名·Hulbu bussaq 乎布布然。

别名·逍遥竹,对叶小疳药,白细辛,竹叶细辛,对节莲。

来源·为夹竹桃科鹅绒藤属徐长卿 Cynanchum paniculatum 的全草。夏秋采收,阴干备用。

植物形态·多年生直立草本;根须状,多至50余条。叶对生,纸质,披针形至线形。圆锥状聚伞花序生于顶端的叶腋内,着花10余朵;花萼内的腺体或有或无;花冠黄绿色,近辐状;副花冠裂片5,基部增厚,顶端钝;花粉块每室1个,下垂;子房椭圆形;柱头5角形,顶端略为突起;蓇葖单生,披针形;种子长圆形,种毛白色绢质。花期5—7月,果期9—12月。

生境分布·分布于云南省东北部。生于向阳山坡及草丛中。

哈尼族药用经验·味辛、麻,性温。祛风散寒,消炎退热,止痛。

(1)小儿惊风:山刁竹30g。加冰片1g,研末,每次内服0.6g。

(2)小儿疳积,支气管炎,感冒发热,小儿麻痹,胃痛:山刁竹1.5~3g。炖肉服。

(3)风湿骨痛:山刁竹10g,千只眼10g。泡酒服。

(4)支气管炎,哮喘,肺结核:①山刁竹干根研末,每用0.5g,温开水送服。②山刁竹根6g。炖猪瘦肉服。

中医药用经验·根和根茎:味辛,性温。归肝、胃经。祛风化湿,止痛止痒。

附注·体弱者慎服。

173 铁线草

哈尼药名·Daqhhoq hhoqma 答俄俄玛。

别名·绊根草,堑头草,铺地草,红杆铁线草。

来源·为禾本科狗牙根属狗牙根 Cynodon dactylon var. dactylon 的全草。夏、秋季采割全草,洗净,晒干或鲜用。

植物形态·低矮草本。秆细而坚韧,下部匍匐地面蔓延甚长,节上常生不定根。叶鞘微具脊,鞘口常具柔毛;叶舌仅为一轮纤毛;叶片线形。穗状花序2~6枚;小穗灰绿色或带紫色,仅含1小花;覆瓦状排列成2行于小穗上,灰绿色或紫色,中脉1条突起成脊,两侧膜质;外稃具3条脉脊,上有毛;内稃具2脊;雄蕊3;子房上位,有两条羽状长花柱。颖果长圆柱形。花果期5—10月。

生境分布·分布于云南省南部以及东南部。生于2300m以下的道旁荒野、田野间或撂荒地、河岸沙滩、荒坡草地,常为果树林园及旱作地中难除杂草。

哈尼族药用经验·味甘、淡,性凉。舒筋活络,清热利湿,避孕。

(1)避孕:铁线草75g,素馨花75g,芍药15g。于月经干净后3日,水煎服,连服3日。

(2)膀胱炎,尿道炎:铁线草10g,车前草15g,石韦10g。水煎服。

(3)肝炎,痢疾,泌尿道感染:铁线草30g。水煎服。

(4)风湿骨痛,跌打损伤:铁线草30g。水煎服。

中医药用经验·味苦、微甘,性平。归肝经。通经活络,止血生肌。

174 狗屎兰花

哈尼药名·Almihhoqciil 啊米俄清、阿米俄清。

别名·蓝布裙,蓝花参,狗屎萝卜,狗舌花,牛舌头花,附地菜,绿花心,一把抓。

来源·为紫草科琉璃草属倒提壶 Cynoglossum amabile var. amabile 的根。夏季采集全草洗净,晒干或鲜用;秋季采根,切片,晒干。

植物形态·多年生草本。茎单一或数条丛生,密生贴伏短柔毛。基生叶具长柄,长圆状披针形或披针形,两面密生短柔毛;茎生叶长圆形或披针形。花序锐角分枝集为圆锥状,无苞片;花萼裂片卵形或长圆形;花冠通常蓝色,稀白色,裂片圆形,有明显的网脉,喉部具5个梯形附属物。小坚果卵形,密生锚状刺,边缘锚状刺基部连合,成狭或宽的翅状边。花果期5—9月。

生境分布·分布于云南省东部、中部和西北部。生于海拔1 250～4 565 m的山坡草地、山地灌丛、干旱路边及针叶林缘。

哈尼族药用经验·味苦,性寒。利水,通淋,调经理气,补虚弱。

（1）肺结核,贫血:狗屎兰花15 g,独蕨蕨根15 g,羊耳菊根皮30 g。同捣烂后炖鸡服。

（2）营养不良性水肿,盗汗:狗屎兰花50 g。煮肉服。

中医药用经验·味甘、苦,性凉。归肝、肾经。清热,补虚,利湿。

附注·

以"狗屎兰花"为名入药的尚有同属植物琉璃草 *Cynoglossum furcatum*（哈尼药名"阿迷俄顷",别名"叉花倒提壶"）和小花琉璃草 *Cynoglossum lanceolatum*（别名"小花倒提壶"）的根和叶,与本品功效不同。

175 三棱草

哈尼药名· Soqka kassaq 嗦咔咔然。
别名·北莎草,绿白穗莎草。
来源·为莎草科莎草属褐穗莎草 *Cyperus fuscus* 的全草。夏、秋季采收,洗净,晒干。
植物形态·一年生草本。秆丛生,扁锐三棱形,基部具少数叶。叶短于秆或有时几与秆等长。苞片2～3枚,叶状,长于花序;长侧枝聚伞花序复出或有时为简单,具3～5个第一次辐射

枝;小穗5～10个密聚成近头状花序,线状披针形或线形,具8～24朵花;小穗轴无翅;鳞片复瓦状排列,膜质,宽卵形,背面中间较宽的一条为黄绿色,两侧深紫褐色或褐色。小坚果椭圆形,三棱形,淡黄色。花果期7—10月。

生境分布·分布于云南省砚山、元江等地。生于稻田中、沟边或水旁。

哈尼族药用经验·发散风寒,退热止咳。

（1）风寒感冒:三棱草30 g。水煎服。

（2）高热,咳嗽:三棱草15 g,土知母15 g。水煎服。

附注·

（1）哈尼族特色习用药物。

（2）同属植物碎米莎草 *Cyperus iria*、砖子苗 *Cyperus cyperoides*、毛轴莎草 *Cyperus pilosus*、香附子 *Cyperus rotundus*,同科三棱草属扁秆荆三棱 *Bolboschoenus planiculmis*、薹草属镜子薹草 *Carex phacota* 等,皆因秆是扁三棱形,亦以"三棱草"为名入药,其功效与本品不同,用时注意区分。

176 贯众

哈尼药名· Keeqssa haqdal 克然哈达。
别名·蜈蚣草,狗脊,大叶狼衣。
来源·为鳞毛蕨科贯众属贯众 *Cyrtomium fortunei* f. *fortunei* 的根茎。全年均可采收。全株掘起,清除地上部分及须根后充分晒干。
植物形态·多年生草本蕨类。根茎密被棕色鳞片。叶簇生,禾秆色,腹面有浅纵沟,密生鳞片;叶片矩圆披针形,奇数一回羽状;侧生羽片7～16对,互生;具羽状脉,小脉联结成2～3行网眼,腹面不明显,背面微凸起;顶生羽片狭卵形,下部有时有1或2个浅裂片。叶为纸质,两面光滑;叶轴腹面有浅纵沟,疏生披针形及线形棕色鳞片。孢子囊群遍布羽片背面;囊群

盖圆形,棕色,盾状,全缘。

生境分布 · 分布于云南省红河、昆明、峨山、巧家、景东、屏边、砚山、西畴、广南、西双版纳、德钦、维西等地。生于海拔 1 500～2 200 m 的常绿阔叶林林下。

哈尼族药用经验 · 味苦、涩,性微寒。清热解毒,止血杀虫。

(1)流行性感冒:贯众 15 g,甘草 10 g,明矾(白矾)3 g。水煎服。

(2)风湿骨痛:贯众 15 g,生姜 20 g。水煎服。

(3)腰肌劳损:贯众 15 g。水煎服。

(4)外伤出血:贯众研末外敷。

(5)流行性脑脊髓膜炎神昏、惊厥:贯众 15 g,明矾 2 g。水煎服,每日 1 剂,每日 3 次。

(6)流行性脑脊髓膜炎初起以发热、恶寒、头痛为主:贯众 10 g,紫苏 10 g,荆芥 10 g,苦楝皮 10 g。水煎服,每日 1 剂,每日 3 次。

中医药用经验 · 味苦、涩,性寒。归肝、肺、大肠经。清热解毒,凉血祛瘀,驱虫。

附注 ·

(1)阴虚内热及脾胃虚寒者不宜,孕妇慎用。

(2)"贯众"的基原复杂,多种蕨类植物的根茎在不同地区作贯众使用。本品以"贯众"之名始载于《植物名实图考》山草类,但目前仅在云南、四川、贵州、江西等省的部分县、江苏南京等地民间作"贯众"入药。市场常用的贯众品种为鳞毛蕨科鳞毛蕨属粗茎鳞毛蕨 *Dryopteris crassirhizoma*(别名"绵马贯众"),与本品功效相似。味苦,性微寒,有小毒。清热解毒,驱虫。

177 豌豆跌打

哈尼药名 · Dafmaqyoq 大麻药(普洱);Hheel bol chiq 婀逋池(云南墨江碧约方言);婀浦池;阿毛俄豆(红河)。

别名 · 野豌豆,豌豆七,串枝莲,黑牛膝,川山七,大麻药。

来源 · 为罂粟科紫金龙属紫金龙 *Dactylicapnos scandens* 的根。秋季采挖,洗净,切片,晒干。

植物形态 · 多年生草质藤本。根干茶褐色,木栓质,有斜向沟纹。茎绿色,有时微带紫色。叶片三回三出复叶,三角形或卵形,第二或第三回小叶变成卷须。总状花序具(2～)7～10(～14)花;花瓣黄色至白色,先端粉红色或淡紫红色,外面 2 枚先端向两侧叉开,里面具 1 钩状蜜腺体,里面 2 花瓣具鸡冠状突起。蒴果卵形或长圆状狭卵形,生时绿色,成熟时紫红色,浆果状,具宿存花柱。种子圆形至肾形,黑色;外种皮具乳突。花期 7－10 月,果期 9－12 月。

生境分布 · 分布于云南省除东北部和西双版纳的其他各地。生于海拔 1 100～3 000 m 的林下、山坡、石缝或水沟边、低凹草地、沟谷。

哈尼族药用经验 · 止血收敛,舒筋活络,止痛。

(1)外伤出血,跌打损伤:豌豆跌打 1～2 g,研粉吞服或白酒兑服。外用干粉敷患处,亦可泡酒外搽。

(2)慢性胃炎所致胃脘疼痛:豌豆跌打 10 g,土阳参 15 g,山豆根 10 g,石菖蒲 10 g,白虎草 20 g,杜仲 20 g,丁香 6 g。水煎服,每日 1 剂,每日 3 次。

(3)寒邪阻滞之胃痛,腹痛:豌豆跌打研粉水冲服,每次 0.5 g,每日 3 次。

(4)外伤出血,跌打劳伤,疮疡肿毒:大麻药、芋头七、藤仲、重楼、鱼子兰各等量。上药研粉撒敷患处。

(5)牙痛:豌豆跌打适量,研粉,咬于牙面。或每次 2 g,温开水送服。

（6）本品还可治神经性头痛,跌打肿痛,急性胃肠炎,痛经,痢疾,痧症,关节痛。

中医药用经验·味辛、苦,性凉,有毒。归肝、胃、肾经。镇痛,止血,降血压。

附注·孕妇忌服。服药时忌食豆类。

178 老秧草

哈尼药名·Alkyul kyulssal 啊亏亏让。

别名·绿叶玉蒿。

来源·为豆科黄檀属多体蕊黄檀 *Dalbergia polyadelpha* 的根、树皮。秋季采挖,洗净,切片,晒干。

植物形态·乔木。羽状复叶;叶轴、叶柄密被锈色茸毛;托叶卵状披针形,极早落;小叶通常4对,皮纸质,卵形至卵状披针形;小叶柄密被锈色茸毛。圆锥花序腋生或腋下生,呈聚伞花序状;花冠白色,花瓣具柄,瓣片有明显线纹,旗瓣阔卵形,翼瓣长圆形,龙骨瓣近半月形,与翼瓣内侧基部均具下向的阔耳。荚果长圆形至带状,果瓣革质,对种子部分有明显网纹,有种子1~2粒;种子肾形至肾状长圆形,种皮黑色。花期2月,果期6—11月。

生境分布·分布于云南省南部。生于海拔1000~2000 m 的山坡密林或灌丛中。

哈尼族药用经验·驱风除湿,止咳平喘。

（1）风湿腰痛:老秧草 15 g。泡酒500 mL,每次 15 mL,内服。

（2）咳嗽喘息:老秧草树皮 5 g,叶上花30 g。水煎服。

附注·哈尼族特色习用药物。

179 牛角刺

哈尼药名·Haqdavq davqssaq 哈达达然。

别名·绣花针,细花针,羊奶果。

来源·为茜草科虎刺属虎刺 *Damnacanthus indicus* 的根、全草。四季可采,切片,晒干备用。

植物形态·具刺灌木,具肉质链珠状根。茎密集多回二叉分枝,节上托叶腋常生 1 针状刺,细直如针,黄绿色。叶常大小叶对相间,卵形、心形或圆形。花两性;花萼钟状,绿色或具紫红色斑纹;花冠白色,管状漏斗形,内面自喉部至冠管上部密被毛,檐部 4 裂;雄蕊 4,花药紫红色;雌蕊 1。核果红色,近球形。花期 3—5月,果熟期冬季至次年春季。

生境分布·分布于云南省镇康、屏边、广南、富宁、怒江、泸水、福贡、贡山等地。生于海拔1000~3 000 m 处的山地和丘陵的疏、密林下和石岩灌丛中。

哈尼族药用经验·味苦、甘。性平。祛风利湿,活血消肿,软坚散结。

（1）黄疸型肝炎:牛刺角 10 g,金钟茵陈10 g,星秀花 10 g。水煎服。

（2）跌打损伤:牛刺角 15 g,九股牛 30 g,臭牡丹根 30 g。泡酒 500 mL,每次服 15~20 mL。

（3）食积腹胀:牛刺角 15 g,烧草果 1 个。水煎服。

（4）肝脾肿大:牛刺角根 30~60 g。水煎服。

（5）淋巴结肿大:牛刺角根 15 g,九股牛15 g,蜈蚣刺 9 g。水煎服。

中医药用经验·味甘,苦,性平。祛风利湿,活血止痛。

附注·

（1）夹竹桃科假虎刺属假虎刺 *Carissa spinarum* 的根与本品功效相同。

（2）豆科云实属云实 *Caesalpinia decapetala*,哈尼药名"呢豪哈得勒"(普洱),别名"老虎刺""虎头刺""老虎刺尖""倒挂刺""阎王刺"

"水皂角"。哈尼族医生以根和种子入药。根：味苦、辛，性平，无毒。归肺、肾经。祛风除湿，解毒消肿。种子：味辛、苦，性温，有毒。归肺、大肠经。解毒除湿，止咳化痰，杀虫。

180 滇瑞香

哈尼药名·Ciq' aol 其蒿。

别名·热药，黄皮条树，黄山皮桃，黄皮杜仲，黄根狗皮，万年青矮陀陀，银丝矮陀，桂花矮陀陀，桂花岩陀，构皮岩陀，构皮，短瓣瑞香，野瑞香，小瑞香，冷水跌打，梦花皮。

来源·为瑞香科瑞香属滇瑞香 *Daphne feddei* var. *feddei* 的根皮、茎皮。四季可采，剥皮切段、块，晒干或研末备用。

植物形态·常绿直立灌木；幼枝灰黄色，老枝棕色。叶互生，密生于新枝上，纸质，倒披针形或长圆状披针形至倒卵状披针形；叶柄具狭翅。花白色，芳香，8～12 朵组成顶生的头状花序；苞片披针形或长圆形；花萼筒筒状，裂片 4，卵形或卵状披针形；雄蕊 8，2 轮。果实橙红色，圆球形。花期 2—4 月，果期 5—6 月。

生境分布·分布于云南省中部、西北部和东北部。生于海拔 1 800～2 600 m 的疏林下或灌丛中。

哈尼族药用经验·味辛、涩，性温，有小毒。祛风除湿，止痛。

（1）风湿性关节炎，跌打损伤，坐骨神经痛：①滇瑞香 3～9 g。水煎服。②滇瑞香 10～15 g。泡酒 500 mL，5～7 日，每次服 10 mL，每日 3 次。

（2）胃痛：滇瑞香 3～9 g。水煎服，蜂蜜调服。

（3）骨折：滇瑞香鲜根皮适量，捣敷。或滇瑞香适量，研末，蜂蜜调敷。

（4）感冒，发热：滇瑞香 3～9 g。水煎服。

（5）肾盂肾炎：滇瑞香 3～9 g，水石榴皮 12 g，石韦 6 g。水煎服。

（6）月经不调，小腹冷痛，遇寒加重：滇瑞香 15～30 g，胡椒粉 3～9 g，红糖 15～30 g。水煎服。服用后感觉小腹变热后改用以下方：滇瑞香 15～30 g，金毛木通 30 g，飞龙斩血 9～15 g，吹风散 30～45 g，香葫连 18～24 g，苏木 15～30 g，大接骨丹 9～15 g，乌节黄 24～45 g。水煎服，每日 2 次，6 日为 1 个疗程。禁食一切豆类制品，辛辣食品，腌制品。

中医药用经验·味辛、涩，性温，有小毒。归肝、膀胱经。祛风除湿，止痛。

附注·忌酸冷食物。

181 辫子草

哈尼药名· Zeqlameiqbeiv 则拉墨本。

别名·斑鸠窝，碎米草，马尾草，三点金，小叶山蚂蝗。

来源·为豆科山蚂蝗属小叶三点金 *Desmodium microphyllum* 的全草。夏秋采集，洗净切片，晒干。

植物形态·多年生草本。茎通常红褐色，直立或平卧；根粗，木质。叶为羽状三出复叶，或有时仅为单小叶；托叶披针形。总状花序顶生或腋生，被黄褐色开展柔毛；有花 6～10 朵；苞片，花梗，花萼被柔毛；花冠粉红色，与花萼近等长，旗瓣倒卵形或倒卵状圆形。荚果，腹背两缝线浅齿状，通常有荚节 3—4。花期 5—9 月，果期 9—11 月。

生境分布·分布于云南省各地。生于海拔 150～2 500 m 的荒地草丛中或灌木林中。

哈尼族药用经验·味苦，性凉。清热，利湿，解毒。

（1）感冒发热，小儿肺炎，痢疾：辫子草 30 g。水煎服。

（2）急性胃炎，胃痛：辫子草根 30 g。水煎服。

（3）红崩白带，月经不调，泌尿道结石：辫子草 20 g。水煎服或配方用。

（4）体虚盗汗，肺结核：辫子草 30 g。炖鸡或猪肉同食。

中医药用经验·味微苦，性凉。归肝、脾、肾经。清热解毒，活血调经，除湿止带。

182 山蚂蝗

哈尼药名·Jahhaq ceivkavq 夹阿责嘎；翁喝。

别名·粘人草，三叶地马桩。

来源·为豆科山蚂蝗属长波叶山蚂蝗 *Desmodium sequax* 的全株、根。四季可采，洗净，晒干备用或鲜用。

植物形态·直立灌木。幼枝和叶柄被锈色柔毛。叶为羽状三出复叶，小叶 3；托叶线形，密被柔毛；小叶纸质，卵状椭圆形或圆菱形。总状花序顶生和腋生，顶生者通常分枝成圆锥花序；总花梗密被开展或向上硬毛和小绒毛；花通常 2 朵生于每节上；花冠紫色，旗瓣椭圆形至宽椭圆形，翼瓣狭椭圆形，龙骨瓣具长瓣柄。荚果腹背缝线缢缩呈念珠状，有荚节 6～10，荚节近方形，密被开展褐色小钩状毛。花期 7－9月，果期 9－11月。

生境分布·分布于云南省各地。生于海拔 1 000～2 800 m 的山地草坡或林缘。

哈尼族药用经验·味涩，性平。清热解毒，收敛，消食。

（1）乳腺炎，腮腺炎，小儿疳积，内伤出血，消化不良：山蚂蝗全草 6～15 g。水煎服。

（2）烫伤，皮炎：山蚂蝗鲜品适量。捣敷。

（3）发热，腹泻：山蚂蝗鲜根 15～30 g。水煎服。

（4）蛔虫症：山蚂蝗根 12～20 g。水煎服。

（5）咳喘：山蚂蝗全草 15 g，石虹豆 15 g，生姜 2 片。炖猪肉吃。

（6）毒蛇咬伤，跌打损伤，皮炎：山蚂蝗鲜品适量。捣敷。

中医药用经验·全株：味涩，性平。归肝经。清热泻火，止血消炎，活血祛瘀，敛疮。根：味涩、苦，性温，有小毒。归肺、大肠经。润肺止咳，驱虫。

附注·同属植物肾叶山蚂蝗 *Desmodium renifolium* 亦作"山蚂蝗"入药，哈尼药名"啊爬腰子"。哈尼族以全株入药，功效与本品不同。补虚，通经，消炎利尿，治腰腿痛，肾炎水肿。

183 山菅兰

哈尼药名·Diqxeel aqhhyu 乱希阿威。

别名·山猫儿，断腰散，扁竹，扁竹兰。

来源·为百合科山菅兰属山菅 *Dianella ensifolia* 的根。四季可采，洗净，去皮晒干。

植物形态·多年生草本；根状茎横走，表面暗棕色，结节明显。叶狭条状披针形，基部稍收狭成鞘状，套迭或抱茎，边缘和背面中脉具锯齿。顶端圆锥花序，分枝疏散；花常多朵生于侧枝上端；花梗常稍弯曲，苞片小；花被片条状披针形，绿白色、淡黄色至青紫色，5 脉；花药条形，比花丝略长或近等长，花丝上部膨大。浆果近球形，深蓝色，具 5～6 颗种子。花果期 3－8 月。

生境分布·分布于云南省西部、南部至东南部。生于海拔 1 700 m 以下的林下、山坡或草丛中。

哈尼族药用经验·味甘、辛，性凉。拔毒消肿。有毒，以下用法仅供参考，内服须遵医嘱。

肺结核咳血：山菅兰根适量。水煎服，每日 1 剂，分 3 次服。

中医药用经验·味辛，性温，有毒。拔毒消肿散瘀止痛。

附注·有毒,禁内服。

184 牛筋条

哈尼药名· Alkamaq silsilbol 啊卡麻思思玻。

别名·白牛筋,红眼睛,螃蟹眼睛果树。

来源·为蔷薇科牛筋条属牛筋条 *Dichotomanthes tristaniicarpa* 的根皮。秋季采挖,洗净,切片,晒干。

植物形态·常绿灌木至小乔木;小枝幼时密被黄白色绒毛。叶片长圆披针形,有时倒卵形、倒披针形至椭圆形,下面幼时密被白色绒毛;托叶丝状,不久脱落。花多数,密集成顶生复伞房花序,总花梗和花梗被黄白色绒毛;花瓣白色,平展,近圆形或宽卵形,先端圆钝或微凹,基部有极短爪。果期心皮干燥,革质,长圆柱状,顶端稍具短柔毛,褐色至黑褐色,突出于肉质红色杯状萼筒之中。花期 4—5 月,果期6—11 月。

生境分布·分布于云南省中部、东南部及西部。生于海拔 1 500~2 300 m 的山坡开旷地杂木林中、常绿栎林边缘、干燥山坡或路旁。

哈尼族药用经验·清热解毒,止咳,止血。

(1) 感冒咳嗽,咽喉肿痛:牛筋条 30 g,地板藤 20 g。水煎服。

(2) 鼻衄:牛筋条 50 g,地板藤 30 g,紫皮叶 20 g,向阳花 50 g。水煎服。

附注·哈尼族特色习用药物。

185 鱼眼草

哈尼药名· Ngaqdeil rruavneev jahhaq 纳得苗能加阿;艾的娘能(红河)。

别名·鱼眼菊,地胡椒,鼓丁草,星宿草,鸡眼草,蛆头草,小馒头草。

来源·为菊科鱼眼草属小鱼眼草 *Dichrocephala benthamii* 的全草。夏秋采收,鲜用或晒干备用。

植物形态·一年生草本,近直立或铺散。茎单生或簇生,多分枝,被白色长或短柔毛。叶倒卵形、长倒卵形、匙形或长圆形。头状花序小,扁球形,生枝端,在茎顶和枝端排成疏松或紧密的伞房花序或圆锥状伞房花序。总苞片 1~2 层,长圆形,边缘锯齿状微裂。外围雌花多层,白色,花冠卵形或坛形。中央两性花少数,黄绿色,花冠管状。瘦果压扁,光滑倒披针形,边缘脉状加厚,无冠毛。花果期全年。

生境分布·分布于云南省大部分地区。生于海拔 1 350~3 200 m 的山坡与山谷草地、河岸、溪旁、路旁或田边荒地。

哈尼族药用经验·味苦,性寒。清热解毒,祛风明目。

(1) 小儿绿便:鱼眼草 10 g,仙鹤草根 10 g,朱砂灵 3 g。水煎服,连服 3~4 次,每次间隔 3 小时。

(2) 夜盲症:①鱼眼草 15 g。水煎服。②鱼眼草 15 g(研末),百草霜 15 g,羊肝 200 g。猪油适量,食盐少许,炖食。

(3) 目赤多泪:鱼眼草 15 g。水煎服。

(4) 眼睛红肿痛:鱼眼草适量。捣烂,红糖为引外包眼,每日 1 次,3 日为 1 个疗程。

(5) 皮炎,风疹:鱼眼草鲜品适量。煎水外洗。

(6) 刀枪伤:鱼眼草 50 g,红糖 15 g。捣烂外敷伤口。

中医药用经验·味苦,性寒。归肺、肝、脾经。清热利湿,凉血解毒,退热止咳。

附注·同属植物菊叶鱼眼草 *Dichrocephala chrysanthemifolia* 常混用作"鱼眼草"使用,菊叶鱼眼草全草有毒,用时注意区分。

186 象耳朵叶

哈尼药名 · Yaqmaq loqbuf 亚麻啰布、亚麻罗布。

别名 · 臭耳朵叶，新香草，新地生，石上莲。

来源 · 为苦苣苔科长蒴苣苔属云南长蒴苣苔 *Didymocarpus yunnanensis* 的全草。夏、秋季采收，洗净，鲜用或晒干。

植物形态 · 多年生草本。茎密被极短的柔毛，有 3～4 节。叶对生，中部叶具长柄，上部叶无柄；叶片草质，长椭圆状卵形或卵形。花序生茎顶或茎中部叶腋；苞片对生，常紫色，圆卵形。花萼钟状，5 浅裂。花冠粉蓝色至紫红色，冠筒细，冠檐二唇形。蒴果。种子淡褐色，椭圆形。花期 8—10 月。

生境分布 · 分布于云南省楚雄、景东、宾川、邓川、大理、漾濞、龙陵、腾冲、元江等地。生于海拔 1 500～2 600 m 的山谷石上或石崖上。

哈尼族药用经验 · 消疳积。

小儿疳积：象耳朵叶 30 g。水煎服。

中医药用经验 · 味辛，性凉，有毒。活血化瘀，消肿止痛，宣肺止咳。

附注 · 本品有毒，内服宜慎。

187 五桠果

哈尼药名 · Aldi 阿地；Masasiq 马撒四、玛洒寺；西湿阿地；酷猫格傲序（普洱）。

别名 · 弥心果，第伦桃。

来源 · 为五桠果科五桠果属五桠果 *Dillenia indica* 的根、树皮、叶、果。根：夏、秋采挖。树皮：春、夏、秋季剥取，均晒干备用。

植物形态 · 常绿乔木，树皮红褐色，大块薄片状脱落；老枝秃净，有明显的叶柄痕迹。叶薄革质，矩圆形或倒卵状矩圆形；叶柄有狭窄的翅。花单生于枝顶叶腋内，花梗粗壮，被毛；萼片 5 个，肥厚肉质，近于圆形，外侧有柔毛，花瓣白色，倒卵形。果实圆球形，不裂开，宿存萼片肥厚，稍增大；种子压扁，边缘有毛。

生境分布 · 分布于云南省南部。生于海拔 220～800（～900）m 的密林中、溪旁。

哈尼族药用经验 ·

（1）疟疾：五桠果根、树皮 6 g。水煎服，每日 1 剂。

（2）大便不通，肠梗阻：五桠果茎枝、叶、果 16 g，大百部 30 g。水煎服。

（3）月经不调：五桠果茎枝、叶、果 30 g，栓草 10 g，子草 10 g。水煎服。

（4）本品根还可治疮痈。

中医药用经验 · 味酸、涩，性平。归心、大肠经。解毒消肿，收敛止泻。

附注 · 孕妇忌用。

188 打米花

哈尼药名 · luqjaq 六甲（绿春）。

别名 · 白花藤。

来源 · 为旋花科飞蛾藤属飞蛾藤 *Dinetus racemosus* 的全草。夏、秋季采收，除去杂质，切碎，鲜用或晒干。

植物形态 · 攀援灌木，茎缠绕，草质，圆柱形，具小瘤。叶卵形，基部深心形，两面极疏被紧贴的柔毛。圆锥花序腋生，少花或多花，苞片叶状，抱茎，小苞片钻形；萼片线状披针形，果时全部增大，长圆状匙形；花冠漏斗形，白色，管部带黄色，5 裂至中部，裂片开展，长圆形。蒴果卵形，具小短尖头；种子 1，卵形，暗褐色或黑色。

生境分布 · 分布于云南省各地。生于海拔（850～）1 500～2 000（～3 200）m 的石灰岩山地。

哈尼族药用经验 · 暖胃,补血,祛瘀。用于无名肿毒,劳伤疼痛,发高烧。

中医药用经验 · 味辛,性温。归肺经。解表,消食积,破血行气,解毒。

附注 · 同属植物白飞蛾藤 *Dinetus decorus*,别名"红薯细辛""小萼飞蛾藤""绢毛萼飞蛾藤"。与本品功效不同,温肺、止咳平喘。

189 板薯

哈尼药名 · Ssama guqsal 然玛谷沙。

别名 · 独龙,地儿多,麻药,网脉,三叶薯,蓑衣包。

来源 · 为薯蓣科薯蓣属三叶薯蓣 *Dioscorea arachidna* 的块茎。秋、冬季叶落时采挖,除去茎叶及须根,洗净,切片晒干或鲜用。

植物形态 · 多年生缠绕草本。地下块茎顶端通常有4~10个以上分枝,各个分枝末端膨大成椭圆形或圆球形块茎,新鲜时外皮黄白色,断面白色;茎基部有刺,中部以上近无刺。三出复叶互生,纸质,具长柄,小叶3枚,中间1枚卵形,两侧小叶斜卵形。花单性,穗状花序腋生,小苞片三角状阔卵形,背面及边缘有白色柔毛;3个雄蕊发育。蒴果三棱状长椭圆形,成熟后反折下垂,成熟时草黄色。种子着生于每室中轴顶部,种翅向基部延伸。花期9—10月,果熟期12月至翌年2月。

生境分布 · 分布于云南省红河、西双版纳、普洱等地。生于海拔1500 m以下的沟谷边灌丛中或林边,野生或栽培。

哈尼族药用经验 · 味甘、涩,性平,有毒。拔毒消肿,祛瘀止血,止痛。

(1) 跌打损伤,骨折,外伤出血:板薯鲜品捣敷。或板薯干品研末调敷。

(2) 皮炎,湿疹,痈疮肿毒:板薯鲜品适量。捣敷或煎水外洗。

(3) 跌打损伤,风湿腰腿痛:板薯鲜品50 g。泡白酒500 mL,每次服5 mL,每日2~3次。

附注 ·

(1) 有毒,禁内服。

(2)《中国哈尼族医药》中本品的拉丁名为 *Dioscorea triphylla* L. var. *reticulata*,此名在《中国植物志》及《云南植物志》均未收载。据《中国哈尼族医药》所载"块根肉质,分裂成大小不等的圆球形","疏具倒钩刺","三出复叶互生","中间1枚卵形,两侧小叶斜卵形","花单性,穗状花序腋生","蒴果具3翅,下垂"等特征,本书暂定三叶薯蓣 *Dioscorea arachidna* 为本品的基原植物。

190 牛衣包果

哈尼药名 · Eilla 耳拉;豪操(普洱)。

别名 · 蓑衣包,野山药,棕包山药,黄药,山慈姑,黄狗头,毛薯,黑衣包,苦黄精,黄金子。

来源 · 为薯蓣科薯蓣属黄独 *Dioscorea bulbifera* 的块茎。冬前采集,切片,晒干备用。

植物形态 · 缠绕草质藤本。块茎卵圆形或梨形,通常单生,每年由去年的块茎顶端抽出,外皮棕黑色。茎左旋,浅绿色稍带红紫色。叶腋有紫棕色、球形或卵圆形,具圆形斑点的珠芽;单叶互生;宽卵状心形或卵状心形。雄花序穗状,常数序簇生叶腋;雄花花被片披针形,鲜时紫色;雌花序与雄花序相似。果序下垂,蒴果长圆形,有三翅,成熟时草黄色,表面密被紫色小斑点,每室2种子;种子深褐色,扁卵形,一面有翅。花期7—10月,果期8—11月。

生境分布 · 分布于云南省大部分地区。生于海拔2300 m以下的林内或灌丛中。

哈尼族药用经验 · 味苦、辛,性凉,有小毒。解毒消肿,化瘀散结,凉血止血。

（1）甲状腺肿大：牛衣包果 500 g，重楼 90 g。用白酒 1 000 mL 浸泡，每次服 20 mL。

（2）肺炎：牛衣包果 10～15 g。水煎服。

（3）无名肿毒：牛衣包果鲜品切片，烘热贴敷或捣敷。

（4）鼻衄，吐血：牛衣包果 15 g。水煎服。

（5）本品还可治癌肿，高血压，腰酸痛。

中医药用经验 · 味苦，性寒，有小毒。归肺、肝经。散结消瘿，清热解毒，凉血止血。

附注 ·

（1）叶腋内生长的紫褐色珠芽称"零余子"。味苦、辛，性寒，有小毒。清热化痰，止咳平喘，散结解毒。

（2）本品块茎和珠芽（零余子）有毒，服用过量可引起口、舌、喉等处烧灼痛，流涎，恶心，呕吐，腹泻，腹痛，瞳孔缩小，严重的出现昏迷，呼吸困难和心脏麻痹而死亡。不宜过量或久服；脾胃虚弱者不宜磨汁服。

（3）《本草汇言》载本品久服凉血、散血阴，有脱发之虞。

191 薯莨

哈尼药名 · Alssi 阿日。

别名 · 山羊头，山芋头，金花果，红药子，血娃。

来源 · 为薯蓣科薯蓣属薯莨 *Dioscorea cirrhosa* 的块茎。全年可采，晒干备用或鲜用。

植物形态 · 缠绕粗壮藤本。块茎肉质，棕黑色，栓皮粗裂具凹纹，断面红色，干后铁锈色；茎右旋，近基部有刺。单叶，在茎下部的互生，中部以上的对生；叶片革质或近革质，长椭圆状卵形至卵圆形，或为卵状披针形至狭披针形。雌雄异株。雄花序通常排列呈圆锥花序；雌花序为穗状花序。蒴果近三棱状扁圆形，种子有膜质翅。花期 4—6 月，果期 7 月至翌年 1 月仍不脱落。

生境分布 · 分布于云南省西北部、西部、南部及东南部。生于海拔 350～1 500 m 的山坡、路旁、河谷边的杂木林中、阔叶林中、灌丛中或林边。

哈尼族药用经验 · 味涩、微苦，性寒。收敛止泻，止血。

（1）胃肠炎，腹泻，细菌性痢疾，便血：①薯莨鲜品 15～30 g，水煎服。或用薯莨研末，每次服 1.5～3 g，温开水送服，每日 3 次。②薯莨 15 g，马蹄根 15 g，藤木 15 g。水煎服，每日 1 剂，每日 3 次。

（2）外伤出血：薯莨研末，外敷。

（3）胃腹疼痛：薯莨 20 g，山茨菇 15 g，甘草 6 g。水煎服。

中医药用经验 · 味微苦、涩，性微寒。归胃、大肠、肝经。止血，活血，养血，止泻。

附注 ·

（1）有小毒。

（2）常见混用作"何首乌"，注意区分。

192 土淮山药

哈尼药名 · Haqzzeq yeinil 哈遮野尼。

别名 · 老鹰藤子。

来源 · 为薯蓣科薯蓣属山薯 *Dioscorea fordii* 的块茎、叶。全年可采，去净泥土，晒干。叶鲜用或晒干。

植物形态 · 缠绕草质藤本。块茎垂直生长，干后棕褐色，断面白色；茎右旋，基部有刺。单叶，在茎下部的互生，中部以上的对生；叶片通常为卵形。雌雄异株。雄花序为穗状花序，通常 2～5 个簇生或单生于花序轴上排列呈圆锥花序；雄花的外轮花被，较小而厚；雄蕊 6。雌花序为穗状花序，1～2 个着生于叶腋；雌花的外轮花被片近圆形，内轮为卵形。蒴果三棱状扁圆形，种子着生于每室中轴中部，四周有膜质翅。花期 9—12 月,果期 12 月至翌年 1 月。

生境分布·分布于云南省元江。生于海拔 50～1 150 m 的山坡、山凹、溪沟边或路旁的杂木林中。

哈尼族药用经验·祛风,逐湿,止痛,清热。

（1）风湿疼痛:土淮山药 30 g,透骨草 15 g,掉毛草 15 g,麻疙瘩 12 g,芦子根 12 g。泡白酒 1 000 mL,每次服 10～15 mL,每日 3 次。

（2）脘腹疼痛:土淮山药根 50 g。水煎服。

（3）火眼肿痛:土淮山药叶,揉烂卷团,塞于鼻内,泪出即可。

中医药用经验·无。

附注·

（1）哈尼族特色习用药物。

（2）《中国民族药志要》《滇省志》所载"Haqzzeq yeinil 哈遮野尼"为同属植物光叶薯蓣 Dioscorea glabra（别名"羊角山药""苦山药""红山药""草巴山药""野红薯""红孩儿"）,与本品功效相同,亦为哈尼族特色习用药物。

（3）名为"Haqzzeq yeinil 哈遮野尼"的哈尼药尚有毛茛科锡兰莲属锡兰莲 Naravelia zeylanica,与本品功效不同,见"罗藤"词条。

193 粘头

哈尼药名·Beilda eilmeiq 背当挨美、背当哎美。

别名·野山药,黄山药,粘山药,粘粘沾,粘狗苔,粘芋,牛尾参。

来源·为薯蓣科薯蓣属毛胶薯蓣 Dioscorea subcalva 的块根。秋季采收,除去茎叶,洗净,刮去外皮,鲜用。

植物形态·缠绕草质藤本。块根肥大,富含淀粉。茎右旋。单叶在茎下部互生,中部以上对生;叶片纸质,卵形、三角形至长椭圆状卵形,常带红褐色。叶腋内有珠芽。雌雄异株。雄花序为穗状花序,2～4 个簇生或单生于花序轴上呈圆锥花序;花序轴明显地呈"之"字状曲折;苞片有紫褐色斑纹。雌花序为穗状花序着生于叶腋。蒴果,三棱状扁圆形;种子有膜质翅。花期 7 月至翌年 1 月,果期 9 月至翌年 1 月。

生境分布·分布于云南省昆明、罗平、江川、景东、镇康、楚雄、禄丰、蒙自、屏边、洱源、鹤庆、红河、玉溪、普洱、西双版纳等地。生于海拔 800～3 200 m 的山谷、山坡灌丛或林缘、路边较湿润的地方。

哈尼族药用经验·味甘,性平。健脾去湿,补肺益肾。

（1）脾胃虚寒,肾阳亏损:粘头 100 g,附片 30 g。水煎服。

（2）肺结核:粘头的块茎芽 10 个,百合 12 g。共捣烂,加蜂蜜适量蒸服。

（3）脾虚泄泻:粘头 15 g,土党参 15 g,对对参 10 g。炖肉服。

（4）消渴:粘头 15～30 g。水煎服。

（5）跌打损伤:粘头鲜品适量。捣敷。

中医药用经验·味甘、微辛,性平。归脾、肺、肾经。健脾祛湿,补肺益肾。

附注·

（1）《元江哈尼族药》《中国民族药志要》记载的哈尼药"Beildaeilmeiq 背当挨美、背当哎美"为同属植物褐苞薯蓣 Dioscorea persimilis 的块茎,功效与本品相似。健脾,益肾。脾胃虚寒,肾阳亏损:褐苞薯蓣 30 g,附片 10 g。水煎服。

（2）同属植物薯蓣 Dioscorea polystachya,哈尼药名"蓑爷腊屋"（普洱）。其根茎别名"山药",与本品功效相似。味甘,性平。归脾、肺、肾经。补脾养胃,生津益肺,补肾涩精。

194 柿

哈尼药名 · Aqbel albol 阿奔阿波、阿奔阿播（普洱）。

别名 · 柿子，柿花。

来源 · 为柿科柿属柿 *Diospyros kaki* var. *kaki* 的果实、叶、根、柿蒂、柿霜。霜降至立冬间采摘，晒干备用。

植物形态 · 落叶大乔木，树皮深灰色至灰黑色，沟纹裂成长方块状；叶片椭圆形至倒卵形，革质，主脉疏生柔毛。花杂性，雌雄异株，雄花成聚伞花序，雌花单生叶腋，花冠黄白色，花萼下部短筒状，内面有毛；花冠钟形，4 裂。果形种种，基部有棱，熟时黄色或橙黄色，老熟时果肉变成柔软多汁；种子数枚，褐色，椭圆状，在栽培品种中通常无种子或有少数种子；宿存萼在花后增大增厚。花期 5－6 月，果期 9－10 月。

生境分布 · 云南省大部分地区有栽培。

哈尼族药用经验 · 味甘，涩，性寒。清热止渴，解毒消炎，除湿，活血降压，催吐。

（1）热嗽烦渴：柿生食。

（2）酒精中毒：柿捣汁冲服。

（3）呃逆不止：柿蒂 3～5 只，刀豆 20 g。水煎服。

（4）慢性支气管炎，干咳喉痛：柿霜 15 g。温开水化服。

中医药用经验 · 果：味甘，性寒。润肺生津，降压止血。根：味苦、涩，性凉。清热解毒，凉血止血。叶：味苦、酸、涩，性凉。柿蒂：味苦、涩，性平。归胃经。降逆止呃。柿霜：味甘，性平。

附注 ·

（1）凡脾胃虚寒，痰湿内盛，外感咳嗽，脾虚泄泻，疟疾等症均不宜食。

（2）《哈尼族药用植物》所载"阿奔阿播"为同属植物云南柿 *Diospyros yunnanensis*，与本品功效相同。

195 骨痛药

哈尼药名 · Salyi gosil naqcil 沙雨果思那雌。

别名 · 骨疼药，多花杉叶杜鹃。

来源 · 为杜鹃花科杉叶杜属杉叶杜 *Diplarche multiflora* 的全草。

植物形态 · 常绿矮小灌木，小枝黑褐色，疏被细腺毛，有粗而密的叶枕。叶小型，密集排列，革质，线形无柄，边缘中部向上具芒刺状锯齿，齿端为膨大的腺体。总状花序短或近头状；苞片叶状，椭圆状卵形，边缘具流苏状腺毛；萼片 5，宽卵形至长圆状椭圆形，边缘具腺状长缘毛；花冠小，粉红色，花管圆筒状，裂片 5，卵圆形，顶端常微凹或波状；花序轴在果期伸长，被细柔毛；蒴果球形，包藏于宿存萼内，室间开裂；果被柔毛。花果期 7－9 月。

生境分布 · 分布于云南西北部。生于海拔 3 500～4 100 m 的亚高山草甸、高山灌丛、石坡、石缝中。

哈尼族药用经验 · 祛风止痛，调经止带。

（1）风湿骨痛：骨痛药 15 g，反背红 10 g。共泡酒 200 mL，每次 15 mL 内服。

（2）月经不调，白带过多：骨痛药 50 g，虎眼草 15 g，小花叶 50 g，螃蟹脚寄生枝 350 g。泡酒 1 000 mL，7 日后服，每次 5 mL。

附注 · 哈尼族特色习用药物。

196 续断

哈尼药名 · Moqhhoq hhoqsal 莫俄俄沙；无氟纳奇（普洱）。

别名 · 龙豆，接骨，接骨草，和尚头，山萝卜，泡头草,鼓锤草,帽子疙瘩菜。

来源·为忍冬科川续断属川续断 *Dipsacus asper* 的根。秋季采挖,洗净泥沙,除去根头,尾梢及细根,阴干备用。

植物形态·多年生草本;茎中空,具 6～8 条棱,棱上疏生下弯粗短的硬刺。基生叶稀疏丛生,叶片琴状羽裂,叶面被白色刺毛或乳头状刺毛,背面沿脉密被刺毛;茎生叶在茎之中下部为羽状深裂。头状花序球形;总苞片 5～7 枚,叶状,披针形或线形;小总苞四棱倒卵柱状;花萼四棱、皿状;花冠淡黄色或白色;雄蕊 4,花药椭圆形,紫色。瘦果长倒卵柱状,包藏于小总苞内,仅顶端外露于小总苞外。花期 7—9 月,果期 9—11 月。

生境分布·云南省大部分地区有栽培。

哈尼族药用经验·味苦、辛,性微温。强腰壮膝,调和血脉。

(1)腰背酸痛:续断 30 g,辣椒根 10 g。水煎服。

(2)乳痛:续断 30 g,蒲公英 30 g。水煎服。

(3)膝关节酸疼:续断 20 g,生姜 20 g,大枣 20 g。水煎服。

(4)草乌中毒:续断鲜根 100 g。水煎服。

(5)骨折,脱臼:续断鲜品、大接骨丹、小接骨丹、曼陀罗各 50 g。捣敷。

中医药用经验·味辛、苦,性微温。归肝、肾经。补肝肾,强筋骨,调血脉,止崩漏。

附注·

(1)地黄为之使。恶雷丸。

(2)初痢勿用,怒气郁者禁用。

197 竹叶参

哈尼药名· Goqcigodav 各此各打。

别名·竹叶七,小竹根,倒竹散,倒肚散,老人拐杖,狗尾巴参,白根药,老虎姜,迎风不动草。

来源·为百合科万寿竹属万寿竹 *Disporum cantoniense* 的根、根状茎。夏、秋间采挖,洗净,鲜用或晒干。

植物形态·多年生草本。根状茎横出,质地硬,呈结节状;根粗长,肉质。叶纸质,披针形至狭椭圆状披针形,有明显的 3～7 脉,下面脉上和边缘有乳头状突起。伞形花序有花 3～10 朵;花紫色;花被片斜出,倒披针形,先端尖,边缘有乳头状突起,基部距;雄蕊内藏。浆果具 2～3(～5)颗种子。种子暗棕色。花期 5—7 月,果期 8—10 月。

生境分布·分布于云南省大部分地区。生于海拔 700～3 000 m 的灌丛中或林下。

哈尼族药用经验·

(1)神经衰弱,肾炎:竹叶参、鸡蛋、红糖、甜白酒各适量。水煎服。

(2)感冒发热:竹叶参 50 g。水煎服。

(3)异物入内:竹叶参适量。捣烂外敷。

中医药用经验·树皮:味苦、涩,性凉。归肺、脾经。清火解毒,敛疮生肌,除风止痛,续筋接骨。果实:味酸,性凉。祛风活络,消食健胃。

附注·以"竹叶七"为名入药的尚有兰科竹叶兰属竹叶兰 *Arundina graminifolia*,哈尼药名"池磨豪布"(普洱)。哈尼族以全草和根状茎入药,与本品功效不同。味苦,性微寒。归肝、肾、膀胱经。清热解毒,祛风利湿。

198 移依

哈尼药名· Siqpyuq albol 席撒阿波;Aqkaqpyuq 阿卡培。

别名·移衣,移枔,酸移依,酸楂,楂子树,酸多李皮,桃姨,小木瓜。

来源·为蔷薇科移依属云南移依 *Docynia delavayi* 的树皮、叶、果实。初春剥取树皮,刮去粗皮,切片,干燥。秋季果实变黄时采下,纵剖为 2 或 4 块,内面向上晒干,用时浸润或蒸透后切片,干燥即得。

植物形态·常绿乔木;小枝幼时密被黄白色绒毛,老枝紫褐色,具刺。冬芽卵形,先端渐尖,鳞片外被柔毛。叶片披针形或卵状披针形,深绿色,革质,下面密被黄白色绒毛。花 3～5 朵,丛生于小枝顶端;花梗果期伸长,密被绒毛;花萼筒钟状,萼片披针形或三角披针形;花瓣宽卵形或长圆倒卵形,白色。果实卵形或长圆形,黄色,幼果密被绒毛,通常有长果梗,外被绒毛;萼片宿存,直立或合拢。花期 3—4 月,果期 5—6 月。

生境分布·云南省大部分地区有栽培。

哈尼族药用经验·味酸、涩,性凉。收敛,消炎,止痢。

(1) 烧烫伤,皮肤感染,黄水疮:移依树皮适量。研末,局部清创消毒后,开水调匀外撒。

(2) 烫伤,烧伤,皮肤溃疡:①移依树皮适量。水煎过滤,滤液浓缩成膏,外敷创面。②移依果树皮、蜂蜜、水冬瓜叶、熟鸡蛋黄适量。初期用移依果树皮煎水擦洗患处,而后涂上蜂蜜,再用水冬瓜叶研粉撒予患部。后期用熟鸡蛋黄炼油外擦。

(3) 红白痢疾:移依 15 g。水煎服。

(4) 咳嗽:移依 10 g,臭灵丹 10 g。水煎服。

中医药用经验·树皮:味苦、涩,性凉。归肺、脾经。清火解毒,敛疮生肌,除风止痛,续筋接骨。果实:味酸,性凉。祛风活络,消食健胃。

附注·本品果实在哈尼族地区作水果食用。

199 大麻药

哈尼药名· Ciqbieiv bieima 迟别别玛。

别名·小豆根,三叶豆,野扁豆,麻里麻,麻三段,豆叶百步还阳。

来源·为豆科镰扁豆属镰扁豆 Dolichos trilobus 的根。深秋至早春采挖,洗净,鲜用或晒干研粉。

植物形态·缠绕草质藤本。羽状复叶具 3 小叶;托叶卵形,脉纹显露;小托叶线形;小叶菱形或卵状菱形。总状花序腋生,纤细,有花 1～4 朵;总花梗和叶柄等长或较长;苞片与小苞片脉纹显露;花萼阔钟状,裂齿三角形;花冠白色旗瓣圆形,基部有 2 枚三角形的附属体,无耳,翼瓣倒卵形,比旗瓣略长,龙骨瓣基部截形,具瓣柄;雄蕊 2 体;子房无柄。荚果线状长椭圆形;种子 6～7 颗。花期 10 月至翌年 3 月。

生境分布·分布于云南省红河、玉溪、普洱、临沧等地。生于旷野灌丛中。

哈尼族药用经验·味辛、麻,性温。活血散瘀,清热解毒,利尿消肿。

(1) 跌打损伤,风湿性关节炎,胃痛,急性胃肠绞痛,痢疾:大麻药鲜根 15 g,藤子暗消 15 g,五爪金龙 9 g。水煎服。

(2) 骨折,跌打损伤,风湿骨痛,疮毒:大麻药 20 g,小麻药 20 g,羊奶果根 15 g,水蛭 10 g。以上药物用 500 mL 白酒浸泡 20 日后内服,每次服 10～15 mL,每日 2～3 次。或水煎服,剂量酌减,每日 1 剂,分 3 次服。

(3) 骨折,跌打损伤,四肢痹痛:大麻药 20 g,接骨树 20 g,大绿藤 10 g,排骨连 10 g。共研粉,用水或白酒调和后包敷患处,每 3～7 日换药 1 次。

(4) 骨折,跌打瘀肿,外伤出血:大麻药 60 g,接骨树 20 g。鲜品捣烂外敷患处,每 3 日换药 1 次。

(5) 外伤出血,跌打损伤:①大麻药、血封草、洋草、飞机草适量。鲜品捣碎外敷于伤口处。②大麻药、接骨树、麻疙瘩,三条筋鲜品适量,捣碎外敷,或用干品研粉,开水调敷患处。

（6）腮腺炎,疮疡肿痛,疖疮:大麻药干粉调敷或鲜品捣敷。

（7）消化不良,腹泻,肠炎,急性胃炎:大麻药鲜根50g。水煎服。

（8）本品还可治骨折疼痛。

中医药用经验·味辛麻,性温,有毒。归肺、心经。祛风通络,止痛止血。

附注·

（1）孕妇忌服。

（2）同属植物丽江镰扁豆 *Dolichos tenuicaulis* 亦可作本品用。

200 野碗豆草

哈尼药名· Ha' qiqmiavmiaovq 哈企苗苗;鸭给槐。

别名·荷莲豆,荷莲豆菜,有米菜,水青草,青蛇子,穿线蛇。

来源·为石竹科荷莲豆草属荷莲豆草 *Drymaria cordata* 的全草。夏秋采收,晒干备用。

植物形态·一年生草本。茎匍匐,丛生,纤细,无毛,基部分枝,节常生不定根。叶片卵状心形。聚伞花序顶生;萼片披针状卵形,草质,边缘膜质,具3条脉,被腺柔毛;花瓣白色,倒卵状楔形,顶端2深裂。蒴果卵形,3瓣裂;种子近圆形,表面具小疣。花期4—10月,果期6—12月。

生境分布·分布于云南省富民、保山、腾冲、大关、墨江、景东、临沧、蒙自、屏边、石屏、金平、绿春、西畴、麻栗坡、马关、广南、西双版纳、大理、漾濞、芒市等地。生于海拔200～1900(～2400)m的山谷、杂木林缘。

哈尼族药用经验·味淡,性平。祛瘀消肿,止痛。

（1）外伤出血:野碗豆草配大将军、大麻药等量,晒干,研末外敷。

（2）风湿疼痛,跌打劳伤:野碗豆草10g,大麻药6g,独定子10g,芦子10g。浸酒500mL,每次服10mL,每日1次。

（3）胃、胆、肾绞痛:野碗豆草研末,每服0.5～1g,温开水送服。

（4）红眼病:野碗豆草鲜品适量。取汁滴眼。

（5）疟疾:野碗豆草15g。水煎服。

（6）本品还可治咽喉肿痛,吐血。

中医药用经验·味苦,性凉。归肝、胃、膀胱经。清热利湿,活血解毒。

201 骨碎补

哈尼药名· Hama daolpul 哈玛刀普;Sheushanfuq 收山弗(云南墨江碧约方言)。

别名·毛贯仲,肉碎补,猴姜,石岩姜,毛姜,申姜,爬岩姜,岩连姜。

来源·为槲蕨科槲蕨属槲蕨 *Drynaria roosii* 的根茎。全年均可采挖,除去泥沙,干燥,或再燎去茸毛(鳞片)。

植物形态·多年生附生草。根状茎密被鳞片;鳞片盾状着生。营养叶厚革质,红棕色或灰褐色,卵形,上部羽状浅裂;孢子叶绿色,具短柄,柄有翅,叶片矩圆形或长椭圆形,羽状深裂,羽片6～15对,广披针形或长圆形,基部2～3对羽片缩成耳状,细脉连成4～5行长方形网眼。孢子囊群圆形,椭圆形,叶片下面全部分布,沿裂片中肋两侧各排列成2～4行,成熟时相邻2侧脉间有圆形孢子囊群1行,或幼时成1行长形的孢子囊群,混生有大量腺毛。

生境分布·分布于云南省红河、玉溪、临沧、普洱、西双版纳等地。生于海拔100～1800m的附生树干、石上,偶生于墙缝。

哈尼族药用经验·味苦,性温。补肾强骨,止血。

(1)肾虚腰痛:骨碎补 10 g。水煎服或泡酒服。

(2)补肾:骨碎补、巴戟天、杜仲、鸡儿根、鸡血藤、过江龙、金毛狗脊、枸杞、滇瑞香各适量。水煎服或泡酒内服,服药期间忌洗冷水澡,可持续 2 个月。

(3)骨折,跌打损伤,胃痛,牙痛:骨碎补鲜品适量捣碎,加入紫米稀饭拌匀敷于固定好的骨折处或外伤处,隔日换药 1 次。内服可用 10~15 g,煎水,每日 1 剂,分 3 次服。

(4)骨折:①骨碎补 40 g,地鳖虫 30 g,接骨草 50 g,石蟹 5 个。以上药物共研成粉,放入米酒(包谷酒)、红糖、面粉适量拌均匀,加水调成糊状,外敷患处,2 日换药 1 次,5~7 日为 1 个疗程。②骨碎补 60 g,接骨丹 60 g,野葡萄根 60 g。以上药物鲜品加酒适量捣烂,骨折复位后外敷患处,每日用酒浸湿 1 次,3 日换药 1 次。③骨碎补 30 g,鱼子兰 30 g,草血竭 20 g,续断 20 g。以上药物共研粉混匀,用酒或水调匀,外敷患处,夹板固定,3~5 日换药 1 次。

(5)风湿跌打:骨碎补 10~15 g。水煎服。

(6)痹症历时较长,日久不愈,反复发作,关节僵硬变形,骨节疼痛,筋脉拘急,运动时疼痛加剧:骨碎补 20 g,金毛狗脊 20 g,三台花 15 g,通血香 15 g,刺桐皮 15 g,树头菜皮 15 g。水煎服,每日 1 剂,每日 3 次。

(7)出血:骨碎补晒干,研末外敷。

中医药用经验·味苦,性温。归肾、肝经。补肾强骨,续伤止痛,外用消风祛斑。

附注·

(1)阴虚内热及无瘀血者慎服。

(2)同属植物秦岭槲蕨 Drynaria baronii、石莲姜槲蕨 Drynaria propinqua,水龙骨科连珠蕨属崖姜 Aglaomorpha coronans,骨碎补科骨碎补属骨碎补 Davallia trichomanoides、大叶骨碎补 Davallia divaricata 亦作"骨碎补"用,与本品功效相似。

202 羊耳菊

哈尼药名·Haqzeilkeeltaov 蛤曾科多。

别名·大力王,过山香,黑骨风,止血胆,四能草。

来源·为菊科羊耳菊属羊耳菊 Duhaldea cappa 的全株。夏、秋季采挖,除去杂质,干燥。

植物形态·亚灌木,被污白色或浅褐色绢状或棉状密茸毛。单叶互生,长圆形或长圆状披针形;边缘有小尖头状细齿或浅齿,上面被基部疣状的密糙毛。头状花序倒卵圆形,多数密集于茎和枝端成聚伞圆锥花序。边缘的小花舌片短小,有 3~4 裂片,或无舌片而有 4 个退化雄蕊;中央的小花管状,上部有三角卵圆形裂片;冠毛污白色。瘦果长圆柱形,被白色长绢毛。花期 6—10 月,果期 8—12 月。

生境分布·分布于云南省大部分地区。生于海拔 500~3 200 m 的亚热带和热带的低山和亚高山的湿润或干燥丘陵地、荒地、灌丛、草地,在酸性土、砂土、黏土上都常见。

哈尼族药用经验·味辛、苦,性温。解表散寒,祛风消肿,行气止痛。

筋骨疼痛:羊耳菊 15~30 g,黑面神根 20 g,菝葜根 20 g。水煎服,每日 1 剂,分 3 次服。亦可泡酒内服。

中医药用经验·味甘、淡,性凉。归肝、脾、肺经。散寒解表,祛风消肿,行气止痛,止咳定喘。

附注·用药期间禁食酸、辣食物。

203 小黑药

哈尼药名 · Ciqnav 迟那。

别名 · 威灵仙,滇威灵仙,铁脚威灵仙,黑威灵,草威灵。

来源 · 为菊科旋覆花属显脉旋覆花 *Duhaldea nervosa* 的根。秋天采收,洗净,晒干备用。

植物形态 · 多年生草本。根状茎粗短,具特臭,味香略苦。茎全部被开展的、上部被极密的具疣状基部的黄褐色长硬毛。叶多少开展,椭圆形、披针形或倒披针形。头状花序在枝端单生或少数排列成伞房状;花序梗细长。总苞半球形;总苞片 4～5 层。舌状花,舌片白色,线状椭圆形;管状花花冠黄色,有尖卵圆三角形裂片;冠毛白色。瘦果圆柱形,有细沟,被绢毛。花期 7—10 月,果期 9—12 月。

生境分布 · 分布于云南省北部至南部。生于海拔 1 200～2 100 m 的低山地区杂木林下、草坡、湿润草地。

哈尼族药用经验 · 味辛、苦,性温。祛风湿,通经络,消积止痛,补气扶正。

(1) 风湿性关节炎,风湿腰腿疼,背寒痛:小黑药 9～15 g。水煎服或泡酒服。

(2) 胃痛:小黑药适量。研粉,炖肉服。

(3) 消化不良:小黑药 15 g,山楂 20 g。水煎服。

(4) 骨鲠喉:小黑药 30 g。水煎服。

(5) 月经不调:小黑药 15 g,益母草 15 g。水煎服。

(6) 风湿痹痛,肢体关节麻木,疼痛:①小黑药 20 g,桂枝 20 g,白头翁 15 g,四方草 10 g,灰藤 20 g,鸡矢藤 20 g。水煎服,每日 1 剂,每日 3 次。②小黑药 20 g,玉带草 15 g,追风散 15 g,排草 20 g,千年健 10 g。水煎服,每日 1 剂,每日 3 次。

(7) 病后体虚,神经衰弱:小黑药 30 g。研细,炖肉或乌骨鸡吃。

(8) 疮痈肿痛,跌打劳伤:小黑药 12 g,重楼 6 g,三台红花 3 g。水煎服,酒引,每日 1 剂,每剂分 3 次服。

(9) 急性结膜炎:鲜小黑药叶适量。捣烂敷太阳穴两侧,1 小时后去掉,2 日即可。

(10) 支气管炎,咳嗽痰多,喘息,痰稠:小黑药 20 g,白芷 10 g,果上叶 15 g,紫苏 15 g。水煎服,每日 1 剂,每日 3 次。

中医药用经验 · 味辛、苦,性温。祛风湿,通经络,消积止痛。

附注 ·

(1) 本品在云南作威灵仙的代用品。

(2) 伞形科变豆菜属川滇变豆菜 *Sanicula astrantiifolia* 亦名“小黑药”,与本品功效不同。味甘、微苦,性平。补肺止咳,滋肾养心。用于劳嗽,虚咳,乏力,肾虚腰痛,头错,心悸。实热证及感冒忌用。

204 大黑药

哈尼药名 · Ciqnav navma 迟那那玛。

别名 · 大黑洋参,大黑根,大威灵仙,铁脚威灵仙,货榔杆,石如意,野旱烟,翼茎旋覆花。

来源 · 为菊科羊耳菊属翼茎羊耳菊 *Duhaldea pterocaula* 的根。秋季采收,洗净,晒干备用。

植物形态 · 多年生草本。根条状,粗壮。茎直立不分枝,具 4 棱翼,全缘,全株密被灰白色腺毛,有黏性。单叶互生,叶片倒披针形,先端钝,边缘具不规则锯齿,基部狭楔形,下延成翼。头状花序顶生或腋生,排成圆锥花序,夏季开花,黄色。瘦果具白色冠毛。花期 7—9 月,果期 9—10 月。

生境分布 · 分布于云南省北部及西北部。生于海拔 2 000～2 800 m 的高山灌丛、草地。

哈尼族药用经验 · 味辛、甘、微苦,性微温,气香。益肾补虚,活血祛瘀。

（1）病后体虚,头昏,耳鸣,虚汗淋漓:大黑药9~15g。研末炖肉或炖蛋服。

（2）虚咳:大黑药15g,鸡蛋参15g,鱼腥草15g。炖肉服。

（3）跌打损伤,疮疡肿毒:大黑药鲜品捣烂外敷,并煎汤内服。

中医药用经验 · 味微苦、甜,性温。归肺、脾、肝、肾经。益气健脾,补养肝肾。

附注 · 药材性状:本品根上端具残留茎和茎痕,凹凸不平。下端有数条圆柱形根,表面黄棕色至深棕色,具纵皱纹和横裂纹。质脆,易折断,断面皮部易与木部分离,皮部绿棕色,木部淡黄色。

205 臭草

哈尼药名 · Hhoqnioq nioqssaq 俄略略然。

别名 · 杀虫芥,鹅脚草。

来源 · 为苋科腺毛藜属土荆芥 *Dysphania ambrosioides* 的带有果穗的全草。8月下旬至9月下旬采收全草,摊放通风处,或捆束悬挂阴干,避免日晒及雨淋。

植物形态 · 一年生或多年生草本,有强烈香味。茎直立,有色条及钝条棱;枝通常细瘦。单叶互生,叶片矩圆状披针形至披针形,先端急尖或渐尖,边缘具稀疏不整齐的大锯齿。花两性及雌性,通常3~5个团集,生于上部叶腋;花绿色,果时通常闭合;雄蕊5。胞果扁球形,完全包于花被内。种子横生或斜生,黑色或暗红色,平滑,有光泽,边缘钝。花期和果期的时间都很长。

生境分布 · 分布于云南省昆明、华宁、峨山、腾冲、巧家、威信、墨江、景东、沧源、楚雄、蒙自、西双版纳、大理、漾濞、福贡等地。生于村旁、路边、河岸等处。

哈尼族药用经验 · 味辛,性平。驱虫,止痒。

（1）蛔虫、钩虫及短小绦虫:臭草5g,南瓜子10g。水煎服。

（2）皮肤瘙痒:臭草煎水外洗。

（3）皮肤过敏:臭草鲜品汁加水外搽。

（4）疟疾:臭草根6g,野芝麻根20g,芒果树皮30g,草果仁5g。水煎服,每日1剂,每日3次。

中医药用经验 · 味辛、苦,性微温,大毒。归脾经。祛风除湿,杀虫止痒,活血消肿。

附注 ·

（1）有肝、肾毒性。有肾、心、肝脏疾病或消化道溃疡者,以及孕妇禁用。

（2）虚弱、营养不良者应慎用或减量。

（3）服药时不宜空腹,亦不宜先用泻药,以免增加吸收而中毒。

206 羊奶果

哈尼药名 · Peiqtaoqcilleiv 拍滔齐勒。

别名 · 白绿叶,天青地白,羊肋树,羊奶奶,小羊奶果。

来源 · 为胡颓子科胡颓子属绿叶胡颓子 *Elaeagnus viridis* var. *viridis* 的根、果实、带叶枝条。全年可采,晒干备用。

植物形态 · 常绿直立小灌木,具刺,刺纤细;幼枝略扁棱形,密被锈色鳞片,老枝鳞片脱落,灰褐色或黑色。叶薄革质或纸质,椭圆形至矩圆状椭圆形,上面深绿色,有光泽,背面银灰色,有锈色鳞片。花白色,1~3花簇生叶腋短小枝上,花瓣钟状,花梗下垂,各部均有锈色鳞片。核果长椭圆形形如灯笼,熟时淡红色。花期10—11月。

生境分布 · 分布于云南省昆明、澄江、腾冲、大关、镇雄、彝良、丽江、双柏、文山、砚山、富宁、大理、漾濞、宾川、巍山、洱源、贡山、德钦、维西等地。生于海拔 500~1 200 m 的向阳沙质土壤的灌丛中。

哈尼族药用经验·味酸,性平。止咳定喘,行气止痛,利尿排石,镇惊。

(1)慢性胃炎,胃痛,慢性支气管炎,支气管哮喘:羊奶果带叶枝条 6~10 g。水煎服。

(2)风寒湿痹,肢体关节疼痛:羊奶果根 50~100 g,八角枫根 10 g。煨猪蹄服。

(3)荨麻疹,药疹,皮肤瘙痒:羊奶果皮 20 g,野薄荷 10 g。水煎服,每日 1 剂,每日 3 次。

(4)肾结石,癫痫:羊奶果带叶枝条,配方使用。

中医药用经验·味甘、酸、淡,性平。归肺、肾、膀胱经。清热利湿,通淋排石,止咳平喘。

附注·

(1)以"羊奶果"为名入药的尚有同属植物密花胡颓子 *Elaeagnus conferta*〔哈尼药名"捌喷罗牛"、"啊侏罗系"(普洱)〕、攀援胡颓子 *Elaeagnus sarmentosa*(哈尼药名"蒙自胡颓子")、蔓胡颓子 *Elaeagnus glabra* 的根、叶和果实,与本品功效相似。

(2)上述几种植物的果实可作水果食用,皆名"羊奶果"。

207 地胆草

哈尼药名· Ciqduv duvhaq 期堵堵哈;Yiqsil deqpaq 移西德耙(云南墨江)。

别名·苦地胆,吹火根,理肺散,追风散。

来源·为菊科地胆草属地胆草 *Elephantopus scaber* 的全草、根。夏秋采收,鲜用或晒干备用。

植物形态·多年生直立草本。茎常多少二歧分枝,密被白色贴生长硬毛;基部叶花期生存,莲座状,匙形或倒披针状匙形,边缘具圆齿状

锯齿;茎叶少数而小,倒披针形或长圆状披针形。头状花序多数,在茎或枝端束生的团球状的复头状花序,基部被 3 个叶状苞片所包围;总苞片绿色或上端紫红色,长圆状披针形,先端具刺尖;花淡紫色或粉红色,管状;瘦果长圆状线形,具棱,顶端具硬刚毛。花期 7—11 月。

生境分布·分布于云南省腾冲、景东、凤庆、镇康、红河南部、玉溪南部、普洱、砚山、西畴、麻栗坡、西双版纳等地。生于海拔 480~1 750 m 的林下、林缘、灌丛下、山坡草地或村边、路旁。

哈尼族药用经验·味苦、辛,性寒。清热,解毒,凉血,利水。

(1)支气管炎:地胆草 15 g,黑骨头 30 g。水煎服。

(2)感冒发热,咳嗽:地胆草 15~30 g。水煎服。

(3)小儿咳嗽:地胆草全草鲜品 15~30 g。水煎服。

(4)防暑:地胆草全草适量。泡水或煎水当茶饮。

(5)毒蛇,蜈蚣咬伤,疮疖:地胆草鲜品捣敷。

(6)胃痛:地胆草 30 g。水煎服。

中医药用经验·味苦,性寒。归肺、肝、肾、大肠经。疏风清热,化痰止咳,解毒利湿,消积。

附注·孕妇慎服。

208 小红蒜

哈尼药名· Sailguqguqneil 腮谷谷内;Halxiq xiqnil 哈些些呢。

别名·红葱头,小红葱。

来源·为鸢尾科红葱属红葱 *Eleutherine plicata* 的鳞茎、根。8—11 月采挖,除去须根,洗净,切片,干燥。

植物形态·多年生草本。鳞茎卵圆形,鳞片肥

厚,紫红色。根柔嫩,黄褐色。叶宽披针形或宽条形,表面呈现明显的皱褶。花茎上部有3~5个分枝,分枝处生有叶状的苞片;伞形花序状的聚伞花序生于花茎的顶端;花下苞片2,卵圆形,膜质;花白色,花被片6,2轮排列,倒披针形;雄蕊3,花药"丁"字形着生,花丝着生于花被片的基部;花柱顶端3裂,子房长椭圆形,3室。花期6月。

生境分布·分布于云南省元江、保山、临沧、西双版纳等地。多栽培,并常逸为半野生。

哈尼族药用经验·味甘、苦,性温。止血,散瘀,消肿。用于吐血,痢疾,闭经腹痛,跌打损伤。

(1)阑尾炎:小红蒜15~30g,水冬瓜树皮10~15g,老鼠拖香瓜根15~20g。水煎服,每日1剂,分3次服,或研末冲水服。

(2)贫血,虚弱:小红蒜10~15g。炖鸡蛋或鸡内服。

(3)妇女痛经,闭经,月经不调:小红蒜20g,茜草20g,大苦藤10g,棕树根20g,虾子花10g,叶下珠10g。水煎服,酒为引。

(4)小红蒜鳞茎还可治吐血,痢疾,跌打损伤。

中医药用经验·味微苦、辛,性凉。归心、肝、脾、胃、肾、膀胱经。清火解毒,利尿消肿,养血补虚,通气活血,止血,除风止痛。

附注·鳞茎可入菜。

209 五加皮

哈尼药名·Gaohaq 高哈;Golhaq 戈哈。

别名·红五加,豺漆。

来源·为五加科五加属细柱五加 *Eleutherococcus nodiflorus* 的根皮、茎皮、叶。夏、秋二季采挖根部,洗净,剥取根皮,晒干。

植物形态·灌木;枝软弱而下垂,蔓生状,节上通常疏生反曲扁刺。掌状复叶互生,小叶5枚,顶端1枚较大,两侧小叶渐小,卵状披针形至长卵形,基部楔形,稍偏斜,边缘具锯齿,齿端具刺尖。伞形花序单个稀2个腋生,或顶生在短枝上;总花梗结实后延长;花梗细长无毛;花黄绿色;萼边缘近全缘或有5小齿;花瓣5,长圆状卵形,先端尖;雄蕊5;子房2室;花柱2。果实扁球形,黑色;宿存花柱反曲。花期4—8月,果期6—10月。

生境分布·分布于云南省西北部。生于海拔500~3 000 m的灌木丛林、林缘、山坡路旁、村落中。

哈尼族药用经验·味辛,性温。祛风除湿,暖筋健骨,止痛。

(1)风湿麻木,关节疼痛,半身不遂:五加根皮或茎枝30g。水煎服或泡酒服。

(2)肺出血:五加根30g,血满草根30g。水煎服。

(3)感冒(无汗):五加皮或叶15g,薄荷10g。水煎服。

中医药用经验·味苦,性寒。归肺、肝、肾、大肠经。疏风清热,化痰止咳,解毒利湿,消积。

附注·

(1)阴虚火旺者慎服。

(2)同属植物刺五加 *Eleutherococcus senticosus*(哈尼药名"贡汉""啾朵")、无梗五加 *Eleutherococcus sessiliflorus*、糙叶五加 *Eleutherococcus henryi*、轮伞五加 *Eleutherococcus verticillatus*、乌蔹莓五加 *Eleutherococcus cissifolius* 的根皮、茎皮亦作"五加皮"入药,与本品功效相同。

210 鸡肝散

哈尼药名·Eilhei hoqloq 厄赫合罗;Nmvqsiqpavqhaq 农习把蛤;岩合合罗(红河);雷撮撮呢。

别名·滇香薷,细野菝子,蔓坝,铁扫把,扫把茶,野苏,四棱蒿,四楞蒿,荆芥,黑头草。

来源·为唇形科香薷属四方蒿 *Elsholtzia blanda* 的全草、叶、花。夏秋采收,阴干备用。

植物形态·直立草本。茎、枝四棱形,具槽,密被短柔毛。叶椭圆形至椭圆状披针形,边缘中部以上有锯齿,近基部全缘,且渐狭延伸至叶柄,两面均有黄色腺点,下面除叶脉外均无毛。轮伞花序排成假穗状花序,顶生或腋生,苞片钻形,花小,白色,密生于花轴的一侧,萼齿5,花冠唇形,4裂,上裂片有2圆齿,略呈舟形,直立,下裂片开展。小坚果深褐色,细小,包围子宿萼中。花期6—10月,果期10—12月。

生境分布·分布于云南省南部、东南部。生于海拔800～2500 m的林中旷处、沟边、路旁。

哈尼族药用经验·味苦、辛,性凉。清热消炎,止痛。

(1)肾盂肾炎,感冒,肝炎:鸡肝散6g。取其穗研末,温开水送服,每日2次,4周为1个疗程。

(2)肝炎:鸡肝散茎叶10g,九股牛15g,田基黄10g。水煎服。

(3)痢疾:鸡肝散鲜叶30～60g。捣汁内服。

(4)急性胃肠炎之呕吐,腹痛,腹泻:鸡肝散30g。捣烂冲水服。

(5)小儿体虚腹泻:鸡肝散花6g,煎鸡蛋(不放油、盐)内服。外用鲜茎、叶捣烂,炒热敷肚脐。

(6)夜盲,结膜炎,小儿疳积:鸡肝散花6g。炖蛋或猪肝,先熏双眼,后食。

(7)皮炎,荨麻疹,皮肤溃疡:鸡肝散鲜茎叶煎水外洗,或叶研末,香油调敷,亦可用凡士林制成软膏用。

(8)手癣:鸡肝散嫩叶尖适量。捣烂泡入酒中,涂擦患部,每日3～5次。

(9)刀、枪等新伤口:鸡肝散鲜茎叶适量。嚼后包敷。

(10)本品全草还可治骨折,跌打损伤,肌肉红肿。叶、花、全草还可治咽喉炎,扁桃体炎。

中医药用经验·味苦、辛,性平。发汗解表,利湿止痛。

附注·同属植物吉龙草 *Elsholtzia communis*,哈尼药名"勒匹勒苍",别名"暹罗香菜"。哈尼族以全草入药,与本品功效相似。清热,解表,消食。有治感冒、头痛、发热、消化不良之效。哈尼民间用幼嫩茎叶入菜。

211 野香草

哈尼药名·阿支忠血。

别名·野狗芝麻,狗尾草,狗尾巴草,狗屎香,粪水药,常山,野香苏薄荷。

来源·为唇形科香薷属野香草 *Elsholtzia cyprianii* 的全株。夏、秋季采收,晒干或鲜用。

植物形态·草本。茎、枝绿色或紫红色,钝四棱形。叶卵形至长圆形,边缘具圆齿状锯齿,草质,密被短柔毛及腺点;叶柄上部具三角形狭翅。穗状花序圆柱形,于茎、枝或小枝上顶生,由多数密集的轮伞花序组成;花冠玫瑰红色,外面被柔毛,内面无毛,冠筒向上渐宽,冠檐二唇形,上唇全缘或略凹缺,下唇开展,3裂,中裂片圆形,侧裂片半圆形,全缘。小坚果长圆状椭圆形,黑褐色,略被毛。花果期8—11月。

生境分布·分布于云南省昆明、腾冲、景东、蒙自、屏边、砚山、西畴、大理、福贡等地。生于海拔400～2900 m的田边、路旁、河谷两岸、林中、林边草地。

哈尼族药用经验·野香草全株治肾炎,肾水肿,感冒,发热,细菌性痢疾,急性肠胃炎,腹痛。

中医药用经验 · 味辛,性凉。清热发表,解毒截疟。

附注 · 同属植物水香薷 *Elsholtzia kachinensis*,哈尼药名"挍戳",哈尼族以全草入药,与本品功效相似,治肾炎。

212 大叶紫苏

哈尼药名 · Keqpaq paqmaq 科爬爬麻。

别名 · 野苏,野苏子,野紫苏,修仙果,大野坝艾,大叶香芝麻,大叶香薷。

来源 · 为唇形科香薷属黄花香薷 *Elsholtzia flava* 的全草、根。夏、秋采收,洗净,阴干,或鲜用。

植物形态 · 直立半灌木。茎枝钝四棱形,密被灰白色短柔毛。叶阔卵形或近圆形,基部圆形或微心形,偏斜,边缘为具小突尖的圆齿或圆齿状锯齿,密布淡黄色腺点。穗状花序顶生或腋生,由多花的轮伞花序组成,位于穗状花序下部的轮伞花序稍疏离,上部的靠近;苞叶阔卵圆形。花萼钟形,萼齿5,钻状线形。花冠黄色,内面近基部具斜向间断髯毛毛环,冠檐二唇形。小坚果长圆形,黑褐色。花期 7 — 10 月,果期 9 — 11 月。

生境分布 · 分布于云南省除东北部外的各地。生于海拔 1050~2900 m 的开旷耕地、路边、沟谷旁、灌丛中、林缘。

哈尼族药用经验 · 清热解毒,疏散风热。

(1)疔疮未溃:①大叶紫苏根 50 g。水煎服。②大叶紫苏叶用开水烫后,贴患处。

(2)风热感冒:大叶紫苏全草 50 g,苏木 50 g,柴胡 25 g。水煎服。

中医药用经验 · 味辛,性凉。发表宣肺,清热解毒。

213 大黄药

哈尼药名 · Ciiqsiil siilma 茨斯斯玛。

别名 · 黄药,一号黄药,大黑头草,野苏子棵,野芝麻,吊吊黄,小香薷,垂花香薷。

来源 · 为唇形科香薷属大黄药 *Elsholtzia penduliflora* 的全草。夏秋季采收,洗净,阴干备用或鲜用。

植物形态 · 半灌木,芳香。小枝梢被卷曲微柔毛及腺点。叶披针形至长圆状披针形或卵状披针形,边缘具整齐细锯齿,膜质,下面密布淡黄色腺点。穗状花序顶生或腋生,常下垂,由具 6~12 花近无梗的轮伞花序所组成;苞片线形或线状长圆形。花萼钟形,外面密被腺点,果时花萼呈管状钟形。花冠小,白色,冠檐二唇形,上唇直立。雄蕊 4,花药卵圆形,2 室。小坚果长圆形,腹面具棱,棕色,无毛。花期 9—11 月,果期 10 月至翌年 1 月。

生境分布 · 分布于云南省东南部、南部至西部。生于海拔约 1 100~2 400 m 的山谷边、密林中、开旷坡地及荒地上。

哈尼族药用经验 · 味苦,性凉,气微香。清热解毒,消炎止痛。

(1)感冒,支气管炎,肺炎,咽喉炎,扁桃体炎,乳腺炎,泌尿道感染:大黄药 9~15 g,水煎服。或大黄药干品研末,每次服 1~2 g。

(2)预防炭疽病,流感:大黄药 9~15 g。水煎服。

(3)风湿关节痛:大黄药 9~15 g,水煎服。外用大黄药鲜品,捣烂酒炒敷。

(4)水肿,外伤感染:大黄药鲜品煎水外洗。

(5)痢疾,口腔炎:大黄药鲜叶嚼服,每次 5~6 g。

中医药用经验 · 味苦、辛,性凉。清肺止咳,清热解毒,截疟。

附注・药材以叶多、香气浓者为佳。

214 野坝子

哈尼药名・Naoqha haqssaq 闹哈哈然;Sa ba qia 仁坝卡;太无大操(普洱)。

别名・野巴子,野巴篙,野坝草,狗尾巴香,狗巴子,香苏草,野苏,野香苏,小铁苏,铁苏苏,小小苏,铁苏棵,小山苏,小紫苏,野苏子,青牛藤(夕)松花,篙巴巴棵,扫把茶,倮倮茶,腊悠麻,草拔子,半边香,把子草,地檀香,香芝麻,小香芝麻叶,香芝麻篙,白背篙,矮香薷。

来源・为唇形科香薷属野拔子 *Elsholtzia rugulosa* 的全草、花。夏秋采收,阴干备用。

植物形态・草本至半灌木。枝钝四棱形,密被白色微柔毛。叶卵形,椭圆形至近菱状卵形,边缘具钝锯齿,坚纸质,上面榄绿色,被粗硬毛,下面灰白色,密被灰白色绒毛;叶柄腹凹背凸,密被白色微柔毛。穗状花序着生于主茎及侧枝的顶部,由具梗的轮伞花序组成。花萼钟形。花冠白色,有时为紫或淡黄色,冠檐二唇形。雄蕊4,花药2室。花柱先端2裂。小坚果长圆形,稍压扁,淡黄色,光滑无毛。花果期10—12月。

生境分布・分布于云南省各地。生于海拔1300~2800 m 的山坡草地、旷地、路旁、林中或灌丛中。

哈尼族药用经验・味苦、微辛,性温,气香。发汗解表,理气健胃。

(1)感冒,发热无汗,细菌性痢疾,急慢性胃肠炎:野坝子15~30g。水煎服。

(2)脱肛:野坝子干花15g。糯米适量,煮稀饭吃。

(3)消化不良,腹痛:野坝子干花和叶研末,拌红糖少许,每次服3~6g,温开水送服。

中医药用经验・味辛、苦,性凉。解表退热,化湿和中。

附注・

(1)以"野坝篙""野香苏""野巴子"为名入药的尚有同属植物香薷 *Elsholtzia ciliata*,哈尼药名"耳际"(普洱)。哈尼族以全草入药,与本品功效相似。味辛,性微温。归肺,胃经。发汗解暑,化湿利尿。

(2)本品可代茶饮。

(3)同属植物东紫苏 *Elsholtzia bodinieri*,哈尼药名"哈仙朴哈"(普洱),别名"野山茶""铁线夏枯草""小山茶""山茶""小茶叶""小香茶""云松茶""小松毛茶""土茶""牙刷草""半边红花""鸭子草""小香薷",亦可代茶饮,与本品功效相似。哈尼族以全草入药,味苦,辛,性平。归肺、胃、肝经。发散解表,清热利湿。用于感冒,咽喉痛,头痛,扁桃腺炎,小儿口腔炎,牙痛,眼结膜炎,肝炎,消化不良。

215 当归藤

哈尼药名・耖甲南把;窝甲拿拔。

别名・小花酸藤子,虎尾草,纽子树。

来源・为紫金牛科酸藤子属当归藤 *Embelia parviflora* 的根、(老)藤茎。

植物形态・攀援灌木或藤本。小枝通常二列,密被锈色长柔毛,略具腺点或星状毛。叶二列,叶片坚纸质,卵形。亚伞形花序或聚伞花序,腋生,通常下弯藏于叶下,有花2~4朵或略多;花5数;花瓣白色或粉红色,分离,卵形、长圆状椭圆形或长圆形,边缘和里面密被微柔毛;雄蕊在雌花中退化,在雄花中长超出或与花瓣等长;雌蕊在雌花中与花瓣等长。果球形,暗红色,无毛,宿存萼反卷。花期12月至翌年5月,果期5—7月。

生境分布・分布于云南省东南部。生于海拔

300～1 800 m 的山间密林中、林缘、灌木丛中，土质肥润的地方。

哈尼族药用经验 · 用于贫血，闭经，月经不调，腰腿酸痛，跌打损伤。

中医药用经验 · 味苦、涩，性温。归肝、肾经。补血活血，强壮腰膝。

216 白花酸藤子

哈尼药名 · Laolqyulssaq 洛吹然。

别名 · 蓑衣果，碎米果，水林果，枪子果，黑头果，香胶藤，酸藤。

来源 · 为紫金牛科酸藤子属白花酸藤果 *Embelia ribes* var. *ribes* 的根、嫩叶。全年均可采，洗净，切片晒干或鲜用。

植物形态 · 攀援灌木或藤本；老枝有明显的皮孔。叶片坚纸质，倒卵状椭圆形或长圆状椭圆形；叶柄两侧具狭翅。圆锥花序，顶生，枝条初时斜出，以后呈辐射展开与主轴垂直；花 5 数，稀 4 数，花萼基部连合达萼长的 1/2，萼片三角形；花瓣淡绿色或白色，分离，椭圆形或长圆形，边缘和里面被密乳头状突起，具疏腺点。果球形或卵形，红色或深紫色，无毛，干时具皱纹或隆起的腺点。花期 1－7 月，果期 5－12 月。

生境分布 · 分布于云南省腾冲、普洱、凤庆、蒙自、屏边、金平、河口、文山、西畴、麻栗坡、马关、富宁、西双版纳等地。生于海拔 50～2 000 m 的林内、林缘灌木丛中或路边、坡边灌木丛中。

哈尼族药用经验 · 味涩、淡，性平。清热祛湿，止血消炎。

（1）小儿腹泻：白花酸藤子嫩尖叶适量。切碎，调鸡蛋隔水炖服。

（2）湿热赤痢，湿热泄泻：白花酸藤子根 12 g，马尾黄连 10 g，车前草 15 g。水煎服，每日 1 剂，每日 3 次。

（3）本品还可治急性胃肠炎，外伤出血。

中医药用经验 · 根，叶：味辛、酸，性平。活血调经，清热利湿，消肿解毒。果实：强壮，补血。

附注 ·

（1）果可食，味甜。嫩尖可生吃或作蔬菜，味酸。

（2）同属植物酸藤子 *Embelia laeta* 的根、叶、果实入药，与本品功效相似。

217 大叶酸藤子

哈尼药名 · Alqyulhav 阿吹哈；奥差粑粑（普洱）。

别名 · 吊罗果，长叶酸藤子。

来源 · 为紫金牛科酸藤子属平叶酸藤子 *Embelia undulata* 的茎。全年均可采，洗净，晒干或鲜用。

植物形态 · 攀援灌木、藤本或小乔木。叶片纸质至坚纸质，椭圆形或长圆状椭圆形。总状花序，侧生或腋生，通常着生于次年无叶的枝条上，基部具覆瓦状排列的苞片；小苞片三角状卵形；花 4 数，花萼基部连合达 1/3，萼片卵形或三角状卵形；花瓣淡黄色或绿白色，分离，椭圆形至卵形，里面和边缘密被乳头状突起。果球形或扁球形，有明显的纵肋及腺点，宿存萼紧贴果。花期 4－6 月，果期 9－11 月。

生境分布 · 分布于云南省新平、腾冲、龙陵、景东、景谷、凤庆、耿马、文山、砚山、西畴、西双版纳等地。生于海拔 1 800～2 500 m 的密林中潮湿处、山坡路边林缘灌丛中。

哈尼族药用经验 · 味苦，性平。提神，降压。

（1）神经衰弱，高血压：大叶酸藤子 25～50 g。水煎服，每日 1 剂，分 3 次服。

（2）本品还可治头痛，头晕。

中医药用经验 · 味酸、涩，性平。利湿，散瘀。

218 一点红

哈尼药名 · Hhoqtaoq taoqnil 沃桐桐尼。

别名 · 红头草,羊蹄草,牛奶奶,奶浆草,乳汁草。

来源 · 为菊科一点红属一点红 *Emilia sonchifolia* 的全草。全年可采,鲜用或晒干备用。

植物形态 · 一年生草本。叶质较厚,下部叶密集,大头羽状分裂,宽卵状三角形,下面常变紫色,两面被短卷毛;中部茎叶卵状披针形或长圆状披针形,无柄,基部箭状抱茎;上部叶少数,线形。头状花序,在开花前下垂,花后直立,通常2~5,在枝端排列成疏伞房状;总苞片长圆状线形或线形,黄绿色。小花粉红色或紫色。瘦果圆柱形,肋间被微毛;冠毛丰富,白色,细软。花期7—11月,果期9—12月。

生境分布 · 分布于云南省东川、腾冲、元阳、绿春、麻栗坡、广南、景洪、勐腊、昆明、大姚、楚雄、广通、开远、峨山、玉溪等地。生于海拔800~2100 m的山坡荒地、田埂、路旁。

哈尼族药用经验 · 味微苦、辛,性凉。清热凉血,解毒消肿。

(1) 乳腺炎,疔疮,无名肿毒,毒蛇咬伤:一点红鲜品适量,捣敷。治疗乳腺炎时捣烂加醋,外包患处,每日换药1次,连用1周。

(2) 小儿营养不良:一点红鲜根9g。煮肉服。

(3) 痢疾:一点红鲜品50g。红糖适量,水煎服。

(4) 跌打肿痛:一点红鲜品30g,水煎服。外用鲜品适量或配酸角草、旱莲草各适量,共捣敷。

(5) 结膜炎:一点红鲜品30g。水煎服或蒸鸡肝服。

(6) 血热妄行之紫癜,衄血,咯血:一点红12g。水煎服。

中医药用经验 · 味苦,性凉。清热解毒,散瘀消肿。

附注 ·

(1) 孕妇慎用。

(2) 同属植物小一点红 *Emilia prenanthoidea* 与本品功效相似。

219 野蕉

哈尼药名 · Ngabaivsao 阿杯娑;若阿泡若阿窝。

别名 · 野芭蕉,树头芭蕉。

来源 · 为芭蕉科芭蕉属象头蕉 *Ensete wilsonii* 的全株、花序。春、夏季采收,切碎,鲜用或晒干。

植物形态 · 多年生大型草本。假茎淡黄色,带紫褐色斑块。叶片巨大,长圆形,基部心形,叶脉于基部弯成心形;叶柄细而长,有张开的窄翼。花序下垂;苞片外面紫黑色,被白粉,每苞片内有花2列;花被片淡黄色。浆果几圆柱形,果身直,成熟时灰深绿色,果柄深绿色,密被白色短毛,果内几乎全是种子。

生境分布 · 分布于云南省贡山。生于海拔2700 m以下的沟谷潮湿肥沃土中。

哈尼族药用经验 · 野蕉花序用于消炎,止痛。

中医药用经验 · 全株:味甘,性凉。清热截疟。

附注 · 孕妇忌服。

220 乌鸦枕头

哈尼药名 · Haqpav kyulcavq 哈把苦扎;Albevmal 阿杯吗;啊波唉嘻。

别名 · 榼藤子,眼镜豆,过江龙,过岗龙。

来源 · 为豆科榼藤属榼藤 *Entada phaseoloides* 的藤茎、种子。藤茎:全年可采,晒干备用或鲜用。种子:秋、冬成熟后采收,干燥。

植物形态 · 常绿木质大藤本,茎扭旋。二回羽状复叶;羽片通常 2 对,顶生 1 对羽片变为卷须;小叶 2~4 对,对生,革质,长椭圆形或长倒卵形。穗状花序,单生或排成圆锥花序,被疏柔毛;花细小,白色,密集,略有香味;花萼阔钟状,具 5 齿;花瓣 5。荚果弯曲,扁平,木质,成熟时逐节脱落,每节内有 1 粒种子;种子近圆形,扁平,暗褐色,成熟后种皮木质。花期 3—6 月,果期 8—11 月。

生境分布 · 分布于云南省南部、西南部及东南部。生于海拔 700~1300 m 的常绿阔叶林内。

哈尼族药用经验 · 味微苦、涩,性凉。祛风除湿,拔毒消肿,舒筋活络。

(1)风湿麻木,跌打损伤:乌鸦枕头藤茎 9 g,紫金皮 10 g,毛木通 10 g,骨碎补 15 g。水煎服或泡酒服。

(2)骨折:乌鸦枕头干藤茎适量研粉,过山龙根和苎麻根的鲜品各适量,捣敷患处。

(3)疮毒,无名肿毒:乌鸦枕头鲜品适量。捣敷患处。

(4)急性肾盂肾炎,慢性肾盂肾炎急性发作所致腰痛,腰酸,尿频,尿急,尿痛:乌鸦枕头 9 g,猪腰子藤 15 g,车前草 15 g,灯心草 6 g,大响铃草 20 g,铁乌骨 10 g,地板藤 15 g,石韦 15 g。水煎服,每日 1 剂,每日 3 次。

(5)本品还可治风湿疼痛,关节炎,偏瘫,黄疸,脚气,水肿,蛇咬伤。

中医药用经验 · 藤茎:味苦、涩,性平,有毒。归肾经。祛风除湿,活血通络。种子:味微苦,性凉,有小毒。归肝、脾、胃、肾经。补气补血,健胃消食,除风止痛,强筋硬骨。

附注 ·

(1)有毒,不宜生用。

(2)常被混用作"鸡血藤",用时注意区分。本品药材呈不规则片状,外皮灰褐色,具灰白色斑点,栓皮粗糙,易剥落,脱落处显紫棕色,切面皮部较薄,紫棕色,疏松呈颗粒状。木部导管众多,类圆形,有紫红与类白色相间排列的数层环。质坚硬,气微,味微苦、涩。

221 地母怀胎草

哈尼药名 · Beildal maqzal naqcil 背当麻杂那雌。

别名 · 野石榴树药,水虾草。

来源 · 为柳叶菜科柳叶菜属小花柳叶菜 *Epilobium parviflorum* 的根。秋季采挖,洗净,切片,晒干或鲜用。

植物形态 · 多年生粗壮草本,秋季自茎基部生出地上生的越冬的莲座状叶芽。叶对生,茎上部的互生,狭披针形或长圆状披针形。总状花序;苞片叶状。花直立,花蕾长圆状倒卵球形;子房密被直立短腺毛;花管在喉部有一圈长毛;萼片狭披针形,背面隆起成龙骨状,被腺毛与长柔毛;花瓣粉红色至鲜玫瑰紫红色,稀白色,宽倒卵形。蒴果。种子倒卵球状,褐色,表面具粗乳突;种缨深灰色或灰白色,易脱落。花期 6—9 月,果期 7—10 月。

生境分布 · 分布于云南省昆明、文山、洱源、兰坪、元江等地。生于海拔(350~)500~1800(~2500)m 的山区河谷、溪流、湖泊湿润地,向阳及荒坡草地。

哈尼族药用经验 · 祛风除湿,舒筋活血。

(1)风湿痹痛:地母怀胎草 15 g,炮炙的大将军(放入子母火中烧至表面焦黄,取出放冷)10 g,水芦子 10 g,反背红 10 g,掉毛草 10 g,胡椒 20 粒。泡酒 500 mL,每日 3 次,每次 10 mL 内服,同时可外擦。

(2)外伤骨折:地母怀胎草、鱼子兰各等量。捣烂外敷。

(3)妇女带下:地母怀胎草 30 g。加红糖适量,水煎,甜白酒为引,内服。

中医药用经验·味辛、淡,性寒。散风止咳,清热止泻。

附注·

（1）哈尼族特色习用药物。

（2）同属植物柳叶菜 *Epilobium hirsutum* 亦名"地母怀胎草",以全草入药,与本品功效不同。味苦、淡,性寒。清热解毒,利湿止泻,消食理气,活血接骨。

222 过山龙

哈尼药名·Soqgal pavqteiq 索嘎巴特。

别名·过江龙,青竹标,狮子尾,麒麟尾。

来源·为天南星科麒麟叶属麒麟叶 *Epipremnum pinnatum* 的根茎。夏、秋季采割,切段晒干。

植物形态·藤本植物,攀援极高。茎圆柱形,粗壮,多分枝;气生根具发达的皮孔,紧贴于树皮或石面上。叶柄上部有膨大关节;叶鞘膜质,上达关节部位,逐渐撕裂,脱落;叶大,长圆形,羽状深裂,通常达中脉。花序柄圆柱形,粗壮,基部有鞘状鳞叶包围。佛焰苞外面绿色,内面黄色,渐尖。肉穗花序圆柱形,钝。雌蕊具棱,顶平,柱头无柄,线形,纵向;胚珠2～4,着生于胎座的近基部。种子肾形,稍光滑。花期4—5月。

生境分布·分布于云南省南部。生于热带雨林的大树上或岩壁上。

哈尼族药用经验·味淡、涩。祛风湿,活血散瘀,止痛。

（1）感冒,四肢酸痛,流脑,风湿性腰腿痛:过山龙15～30g。水煎服。

（2）骨折,跌打劳伤,枪伤:过山龙鲜品适量,捣烂外敷。或用根研粉,调鸡蛋清外敷。

（3）骨折:过山龙30g,青竹标30g,五爪金龙30g,七叶莲15g。以上药物共研末混匀,用酒调成糊状,敷患处,夹板固定,3日换药1次。

中医药用经验·味苦、微辛,性平。归肝、肺经。清热凉血,活血散瘀,解毒消肿。

附注·

（1）金平地区哈尼族称同科植物崖角藤属狮子尾 *Raphidophora hongkongensis* 为"过山龙",本品为"过江龙"。与本品功效相似,有混用现象。

（2）同科植物崖角藤属爬树龙 *Raphidophora decursiva* 亦名"过江龙""过山龙",与本品功效不同(见"爬树龙"词条)。

（3）石松科石松属石松 *Lycopodium japonicum* 亦名"过山龙",与本品功效不同(见"伸筋草"词条)。

223 木贼

哈尼药名·Locil locavq 罗期罗扎。

别名·节节草,节骨草,木贼草,笔管草,笔头草,笔筒草。

来源·为木贼科木贼属木贼 *Equisetum hyemale* subsp. *hyemale* 的地上部分。夏、秋季采割,除去杂质,晒干或阴干。

植物形态·大型植物。根茎黑棕色,节和根有黄棕色长毛。地上枝有脊,脊的背部弧形或近方形,无明显小瘤或有小瘤2行;鞘筒黑棕色或顶部及基部各有一圈或仅顶部有一圈黑棕色;鞘齿16～22枚,披针形。顶端淡棕色,膜质,芒状,早落,下部黑棕色,薄革质,基部的背面有3～4条纵棱,宿存或同鞘筒一起早落。孢子囊穗生于茎顶,长圆形,先端具暗褐色的小尖头,沿孢子叶的边缘生数个孢子囊,孢子大形。孢子叶6—8月间抽出。

生境分布·分布于云南省大部分地区。生于海拔100～3000m的河坝、沟谷地带。

哈尼族药用经验 · 味甘、苦。性平。疏风散热,明目退翳,止血。

(1) 风热感冒:木贼配蝉蜕。水煎服。

(2) 目赤多泪:木贼9g,夏枯草10g,枸杞叶10g。水煎服。

(3) 心烦易怒:木贼15g,龙胆草10g,疙瘩草10g。水煎服。

(4) 外伤出血:木贼适量。烧炭存性,研粉外敷。

(5) 肾结石:木贼20g,小狗响铃10g。水煎服。

中医药用经验 · 味甘、苦,性平。归肺、肝经。散风热,退目翳。

附注 ·

(1) 气血虚者慎服。

(2) 同属植物节节草 *Equisetum ramosissimum* subsp. *Ramosissimum* 的全草与本品功效相似,见"小笔管草"词条。

224 小笔管草

哈尼药名 · Loqcal caqssal 咯岔查让;Manqcavq 盲咱。

别名 · 节节木贼。

来源 · 为木贼科木贼属节节草 *Equisetum ramosissimum* subsp. *ramosissimum* 的全草。夏、秋采挖,洗净,鲜用或晾通风处阴干。

植物形态 · 中小型植物。根茎直立,横走或斜升,黑棕色,节和根疏生黄棕色长毛或光滑无毛。节间长2～6cm,绿色,主枝多在下部分枝,常形成簇生状;主枝有脊5～14条,脊的背部弧形,有一行小瘤或有浅色小横纹;鞘筒狭长,下部灰绿色,上部灰棕色;鞘齿5～12枚,三角形,灰白色,黑棕色或淡棕色,边缘(有时上部)为膜质,基部扁平或弧形,早落或宿存,齿上气孔带明显或不明显。孢子囊穗短棒状或椭圆形,顶端有小尖突,无柄。

生境分布 · 分布于云南省昆明、江川、峨山、镇雄、丽江、普洱、临沧、勐海、贡山、德钦等地。生于海拔100～3300m的沟旁、田边、潮湿草地。

哈尼族药用经验 · 味甘、苦,性平。祛风除湿,清热利尿,和胃止呕,解表散热。

(1) 风湿病:小笔管草100g,蛇骨5g,大叶佩兰50g。每2日1次,6日为1个疗程。

(2) 小儿高热,呕吐,腹泻:小笔管草15～25g,地板藤3g,车前草3g,野苡仁根3g。水煎服。

中医药用经验 · 味甘、苦,性平、微寒,无毒。归心、肝、胃、膀胱经。清肝明目,止血,利尿通淋。

附注 · 同属植物披散木贼 *Equisetum diffusum* 哈尼药名亦为"Loqcal caqssal 咯岔查让"。哈尼族医生以全株入药,认为其有和胃止呕,解表散热的功效。①小儿高热,呕吐,腹泻:披散木贼15～25g,地板藤3g,车前草3g,野苡仁根8g。水煎服。②全株治跌打肿痛,眼痛。

225 小飞蓬

哈尼药名 · Gaqlaqyalmovq 嘎喇丫莫;安笔吗。

别名 · 鱼胆草,绒线。

来源 · 为菊科飞蓬属小蓬草 *Erigeron canadensis* 的全草、叶。春、夏季采收,鲜用或切段晒干。

植物形态 · 一年生草本,根纺锤状,具纤维状根。叶密集,基部叶花期常枯萎,下部叶倒披针形,边缘具疏锯齿或全缘;中部和上部叶较小,线状披针形或线形。头状花序多数,小,排列成顶生多分枝的大圆锥花序;总苞片2～3层,淡绿色,线状披针形或线形;雌花多数,舌状,白色;两性花淡黄色,花冠管状。瘦果线状披针形;冠毛污白色,糙毛状。花期5—9月。

生境分布·分布于云南省各地。生于旷野、荒地、田边和路旁。

哈尼族药用经验·味辛、微苦,性平。消炎镇痛。

(1)腮腺炎:小飞蓬叶适量。捣敷,根剥皮后心部用火烤黄,水煎服。

(2)黄疸型肝炎:小飞蓬50～100g(小儿酌减)。水煎服,每日1剂,分3次服。

中医药用经验·味微苦,辛,性凉。清热利湿,散瘀消肿。

226 谷精草

哈尼药名·奥眮眮罗西(普洱)。

别名·文星草。

来源·为谷精草科谷精草属谷精草 *Eriocaulon buergerianum* 的全草、带花茎的头状花序。秋季采收,将花序连同花茎拔出,晒干。

植物形态·草本。叶线形,丛生,半透明,具横格。花葶多数,扭转,具4～5棱;鞘状苞片口部斜裂;花序熟时近球形,禾秆色;总苞片倒卵形至近圆形;苞片倒卵形至长倒卵形;雄花:花萼佛焰苞状,3浅裂;花冠裂片3,端部常有2细胞的白短毛;雄蕊6枚,花药黑色。雌花:萼合生,顶端3浅裂;花瓣3枚,扁棒形,肉质,顶端各具1黑色腺体及若干白短毛。种子矩圆状,表面具横格及T字形突起。花果期7—12月。

生境分布·分布于云南省贡山、楚雄、砚山等地。生于海拔1900m的稻田、水边。

哈尼族药用经验·味甘、淡,性平。明目退翳,消炎利尿,祛风止痛。

(1)角膜云翳,结膜炎:谷精草15～30g,猪眼睛1对,水煎服或炖猪肝吃。亦可配蝉蜕、菊花煎服。

(2)风热疼痛,小便不利,高热口渴:谷精草15～30g。水煎服或配方用。

中医药用经验·味辛、甘,性平。归肝、肺经。疏散风热,明目,退翳。

附注·

(1)血虚目疾慎服;忌用铁器煎药。

(2)同属植物白药谷精草 *Eriocaulon cinereum*(哈尼药名"Eelquvq guqqil 吾局谷期")、华南谷精草 *Eriocaulon sexangulare*、毛谷精草 *Eriocaulon australe* 亦作"谷精草"使用,与本品功效相同。

227 赤火绳

哈尼药名·Siqdu dussaq 席都都然;树嘟嘟然。

别名·接骨丹,火索树。

来源·为梧桐科火绳树属火绳树 *Eriolaena spectabilis* 的根的韧皮部。四季可采,去外层栓皮与内层纤维,晒干后研粉过筛取粉末备用。

植物形态·落叶灌木或小乔木,嫩枝被星状短柔毛。叶卵形或广卵形,下面密被灰白色或带褐色的星状茸毛,边缘有不规则的浅齿;托叶锥尖状线形。聚伞花序腋生,具数朵花,密被茸毛;萼片5,条状披针形;花瓣5,白色或带淡黄色,倒卵状匙形。蒴果木质,卵形或卵状椭圆形,具瘤状突起和棱脊,果瓣连合处常有深沟,顶端钝或具喙;种子具翅。花期4—7月。

生境分布·分布于云南省南部和东南部。生于海拔500～1300m的山坡上、疏林中或稀树灌丛中。

哈尼族药用经验·味苦、涩,性凉。收敛止血,续筋骨。

(1)外伤出血,枪伤出血疼痛,骨折:赤火绳(皮或根)干品适量。研末敷伤口处,加压。

（2）烧烫伤：赤火绳 60～100 g，凡士林 500 g。煎熬后稍放冷，加入桉叶油 20 g 搅匀，外涂于患部。

（3）慢性胃炎，胃溃疡：赤火绳 15 g。水煎服。

中医药用经验·味苦、涩，性凉。收敛止血，续筋接骨。

附注·

（1）以"火绳树"为名入药的尚有锦葵科翅果麻属翅果麻 *Kydia calycina*，与本品功效相似。

（2）番荔枝科瓜馥木属小萼瓜馥木 *Fissistigma polyanthoides* 亦名"火绳树"，与本品功效不同，见"黑皮跌打"词条。

228 野芫荽

哈尼药名· Algao zalsol 阿高扎锁；扎梭；嘎拉丫嗽。

别名·大芫荽，洋芫荽，刺芫荽，缅芫荽，香菜。

来源·为伞形科刺芹属刺芹 *Eryngium foetidum* 的全草。全年均可采，鲜用或阴干备用。

植物形态·二年生或多年生草本，全株有香气。茎有槽纹，上部有 3～5 歧聚伞式的分枝。基生叶披针形或倒披针形不分裂，革质，边缘有骨质尖锐锯齿，基部有鞘；茎生叶着生在每一叉状分枝的基部，对生，边缘有深锯齿，齿尖刺状。头状花序；萼齿卵状披针形至卵状三角形；花瓣与萼齿近等长，倒披针形至倒卵形，顶端内折，白色、淡黄色或草绿色。果卵圆形或球形，表面有瘤状凸起，果棱不明显。花果期 4—12 月。

生境分布·分布于云南省南部、西南部、东南部及东北部。生于海拔 100～1540 m 的丘陵、山地林下、路旁、沟边等湿润处。

哈尼族药用经验·味微苦、辛，性温，气香。疏风透疹，芳香健胃，解毒。

（1）小儿麻疹：野芫荽 15 g。水煎服。

（2）感冒咳嗽：野芫荽 15 g，大枣 30 g。水煎服。

（3）小儿消化不良：野芫荽 6 g，陈皮 5 g，鸡内金 6 g。水煎服。

（4）本品还可治风寒感冒，支气管炎，腹泻，急性肝炎，牙痛，疮疖。

中医药用经验·味辛、苦，性平。发表止咳，透疹解毒，理气止痛，利尿消肿。

附注·

（1）全草可作香料入菜。

（2）同科芫荽属芫荽 *Coriandrum sativum*，哈尼药名"yeilxil 烟西"，别名"胡荽""香荽""香菜"。哈尼族用全株入药，与本品功效相似。防治麻疹：芫荽 30～60 g，鲜品加 0.2 g。水煎服。

229 刺桐

哈尼药名· Heiqsov 赫索；Japsaov 甲娑；黑锁（红河）。

别名·鸡公树，海桐皮，刺通树。

来源·为豆科刺桐属刺桐 *Erythrina variegata* 的根皮、树皮、叶。四季可采，鲜用或晒干备用。茎木用以削制夹板，多用鲜品，削好后用生理盐水浸泡。

植物形态·大乔木。枝有明显叶痕及短圆锥形的黑色直刺。羽状复叶具 3 小叶，常密集枝端；小叶膜质，宽卵形或菱状卵形；小叶柄基部有一对腺体状的托叶。总状花序顶生，上有密集、成对着生的花；花萼佛焰苞状，一边开裂；花冠红色，旗瓣椭圆形；翼瓣与龙骨瓣近等长；龙骨瓣 2 片离生，雄蕊 10。荚果黑色，肥厚，种子间略缢缩，稍弯曲，先端不育；种子 1～8 颗，肾形,暗红色。花期 3 月,果期 8 月。

生境分布·云南省红河等地有栽培。

哈尼族药用经验·味苦、微涩,性凉。祛风除湿,续筋骨。

(1)骨折,跌打损伤,风湿骨痛:①刺桐茎去皮,按骨折患处需要削制成夹板,用生理盐水浸渍,以防变形,取出晾干,备用。②刺桐皮 15 g,金丝矮陀 15 g,小桐子根皮 10 g,刺五加 5 g,扭子草 5 g。上药取鲜品,加少许童便炒后捣碎,外敷患处,每日换药 1 次。

(2)骨折:刺桐树皮 30 g,木棉树皮 30 g,大麻疙瘩 10 g,叶下花 15 g,金丝藤仲 10 g,爬树龙 30 g。以上药物共捣烂,炒热包敷。

(3)跌打损伤,风湿骨痛:①刺桐树皮 40 g,移依树嫩叶 80 g,梨叶 80 g,泽兰 50 g。取鲜品捣碎,外敷患处。②刺桐树皮 10 g,苏木 5 g,红花 3 g,丹参 8 g。泡酒 500 mL 内服,每次服 50 mL,每日 2 次。

(4)小儿疳积,蛔虫症:刺桐 10~15 g。水煎服。

(5)急、慢性黄疸型肝炎:鲜刺桐皮 50 g,鲜无根藤 20 g,鲜龙胆草 20 g。水煎服,每日 1 剂,每日 3 次。

(6)慢性肝炎:刺桐树皮 15 g,鸡蛋 1 个。加红糖适量,共煮服,每日 1 次。

中医药用经验·树皮,根皮:味苦、辛,性平。归肝、脾、胃经。祛风除湿,舒筋通络,杀虫止痒。叶:味苦,性平。归胃、肠经。消积驱蛔。

附注·

(1)血虚者不宜服本品的树皮、根皮。

(2)同属植物鹦哥花 *Erythrina arborescens*(哈尼药名“甲娑”)的根皮、树皮亦作本品入药。治风湿麻木,外伤出血,跌打损伤。

(3)本品的树皮、根皮即为中药“海桐皮”。

(4)以“海桐皮”为名入药的尚有锦葵科木棉属木棉 *Bombax ceiba*(见“攀枝花”词条);芸

香科花椒属椿叶花椒 *Zanthoxylum ailanthoides*(见“岩椒”词条);五加科刺楸属刺楸 *Kalopanax septemlobus* 的树皮和根皮,功效不同,用时注意区分。

230 杜仲

哈尼药名· Qilda 其打、旗达;Albol duzaof 阿波杜仲。

别名·银丝杜仲,树杜仲,树仲,思仲,扯丝皮,玉丝皮,丝棉皮。

来源·为杜仲科杜仲属杜仲 *Eucommia ulmoides* 的茎皮、叶。茎皮:4—6 月剥取,刮去粗皮,堆置“发汗”至内皮呈紫褐色,晒干。叶:全年均可采集,多鲜用。

植物形态·落叶乔木;皮、枝、叶均含银色胶质丝。叶椭圆形、卵形或矩圆形,薄革质。花单性,雌雄异株,与叶同时开放,生于一年生枝基部苞片的腋内,有花柄,无花被,雄花有雄蕊 6~10 枚,雌花有一裸露而延长的子房,子房 1 室,顶端有 2 枚杈状花柱。翅果卵状长椭圆形而扁,先端下凹,内有种子一粒。早春开花,秋后果实成熟。

生境分布·云南省东南部有栽培。

哈尼族药用经验·味甘、微辛,性温。补肝肾,强筋骨,安胎。

(1)慢性肾炎:杜仲 15 g。研细末,加红糖炖猪肾服,每日 1 次。

(2)肾虚腰痛:杜仲 15 g,狗脊 15 g,何首乌 15 g。水煎服或泡酒服。

(3)骨折:杜仲鲜叶或茎皮适量,配方捣敷。恢复期用杜仲配方泡酒内服。

(4)骨折,跌打损伤,风湿:杜仲、大叶子兰、小叶子兰、老鼠耳朵叶、麻木通叶、紫米各等量。晒干研粉备用。骨折复位后,将药粉加少许白酒,用温开水调和后外敷患处。

中医药用经验·茎皮:味甘,性温。归肝、肾经。补肝肾,强筋骨,安胎。叶:味微辛,性温。归肝、肾经。补肝肾,强筋骨。

附注·

(1)阴虚火旺者慎服。

(2)卫矛科卫矛属大花卫矛 *Euonymus grandiflorus*(别名"黑杜仲""金丝杜仲")和卫矛属扶芳藤 *Euonymus fortunei*(别名"绿皮杜仲""棉花杜仲",哈尼药名"哈遮",见"山杜仲"词条)、夹竹桃科鹿角藤属漾濞鹿角藤 *Chonemorpha griffithii*(哈尼药名"Niqbuqbuqcovq 尼布布着")和匙羹藤属华宁藤 *Gymnema foetidum*(别名"藤子杜仲",见"藤子杜仲"词条)、五列木科茶梨属茶梨 *Anneslea fragrans*(别名"大树杜仲"),上述各药与本品名字类似,功效不同,用时注意区分。

231 山杜仲

哈尼药名· Silbbol poqmaq 私崩朋麻;崩朋床。

别名·树仲,土杜仲,刀口药,佛手子。

来源·为卫矛科卫矛属疏花卫矛 *Euonymus laxiflorus* 的树皮。冬季采收,切片,晒干。

植物形态·灌木。叶纸质或近革质,卵状椭圆形、长方椭圆形或窄椭圆形。聚伞花序分枝疏松,5~9 花;花紫色,5 数;萼片边缘常具紫色短睫毛;花瓣长圆形,基部窄;花盘 5 浅裂,裂片钝;雄蕊无花丝,花药顶裂。蒴果紫红色,倒圆锥状先端稍平截;种子长圆状,种皮枣红色,假种皮橙红色,成浅杯状包围种子基部。花期 3—6 月,果期 7—11 月。

生境分布·分布于云南省南部。生于海拔 300~1 200 m 的山地丛林或密林。

哈尼族药用经验·止血。

(1)外伤出血:山杜仲树皮捣细,敷于患处。

(2)山杜仲根茎治风湿痹痛,跌打损伤,骨折,脱肛。

(3)本品果实还可治心脏病。

中医药用经验·味甘、辛,性微温。归肝、肾、脾经。祛风湿,强筋骨,活血解毒,利水。

附注·同属植物扶芳藤 *Euonymus fortunei*,哈尼药名"哈遮"。哈尼族以根皮入药,与本品功用类似。治跌打损伤,外伤出血。

232 佩兰

哈尼药名· Zeqlaq 责拉。

别名·大泽兰,野泽兰,孔雀花,兰花一枝蒿,麻杆药,破骨散。

来源·为菊科泽兰属佩兰 *Eupatorium fortunei* 的地上部分。夏、秋季分两次采割,除去杂质,晒干。

植物形态·多年生草本。根茎横走,淡红褐色。茎直立,绿色或红紫色,分枝少或仅在茎顶有伞房状花序分枝。全部茎枝被稀疏的短柔毛。叶对生,常有短柄,3 深裂,裂片长圆形至长圆状披针形,揉之有香气;上部叶较小,通常不分裂。头状花序多数在茎顶及枝端排成复伞房花序。总苞钟状;总苞片覆瓦状排列。花两性,管状,花冠白色,先端 5 齿裂。瘦果黑褐色,长椭圆形,5 棱,冠毛白色。花果期 7—11 月。

生境分布·分布于云南省陆良、会泽、勐腊、金平、昆明、玉溪等地。生于海拔约 2 000 m 的山坡林下。

哈尼族药用经验·味苦、微辛,性微温,气香。行气通经,祛瘀止血,利尿消肿。

(1)治水肿:佩兰 15 g,水煎服。再用适量,煎水外洗。

(2)月经不调:佩兰 15 g,当归 20 g,丁香花 10 g。水煎服。

中医药用经验·味辛,性平。归脾、胃、肺经。芳香化湿,醒脾开胃,发表解暑。

附注·阴虚、气虚者忌服。

233 大飞扬

哈尼药名· Aqmaciqduv duvma 阿玛其堵堵玛。

别名·飞相草,乳籽草,奶浆草,大乳汁草,节节花。

来源·为大戟科大戟属飞扬草 *Euphorbia hirta* 的全草。夏、秋季采收,洗净,晒干。

植物形态·一年生草本,含白色乳汁。茎单一,被褐色或黄褐色的多细胞粗硬毛。叶对生,披针状长圆形、长椭圆状卵形或卵状披针形,叶面绿色,叶背灰绿色,有时具紫色斑,两面均具柔毛,叶背面脉上的毛较密。花序多数,于叶腋处密集成头状;总苞钟状 5 裂,裂片三角状卵形;雄花数枚;雌花 1 枚;子房三棱状。蒴果三棱状,被短柔毛,成熟时分裂为 3 个分果爿。种子近圆状四棱,每个棱面有数个纵槽,无种阜。花果期 6—12 月。

生境分布·分布于云南省各地。生于海拔 800～2 500 m 的路旁、草丛、灌丛及山坡。

哈尼族药用经验·味辛、微酸,性凉,有小毒。清热燥湿,解毒消肿,止痒。

(1) 肠炎腹泻,痢疾:大飞扬草 15～30 g。水煎服。

(2) 痈疮,湿疹,皮炎,脓胞疮:大飞扬草鲜品适量。煎水外洗或捣敷。

(3) 皮癣:取大飞扬茎折断后流出的乳汁外擦。

(4) 急慢性气管炎:大飞扬草 12 g,桔梗 3 g。水煎服。

中医药用经验·味辛、酸,性凉,有小毒。归肺、膀胱、大肠经。清热解毒,利湿止痒,通乳。

附注·脾胃虚寒者忌用,孕妇慎用。

234 大狼毒

哈尼药名·格枝糯。

别名·泽七,五虎下西山,大搜山虎,土瓜狼毒,金丝矮陀陀,刮金板,毛狼毒大戟。

来源·为大戟科大戟属大狼毒 *Euphorbia jolkinii* 的根。秋冬挖根,洗净泥土,放入淘米水中浸泡 3 日取出,再放入石灰水中浸泡 3 日,取出,置锅内煮 2 小时,取出,切片晒干。

植物形态·多年生草本,有白色乳汁。根圆柱状。叶互生,卵状长圆形、卵状椭圆形或椭圆形,叶面绿色,叶背常呈淡绿色,干时呈淡灰色。花序单生于二歧分枝顶端,基部无柄;总苞杯状,裂片卵状三角状;腺体 4,肾状半圆形,淡褐色。雄花多数;雌花 1 枚。蒴果球状,密被长瘤或被长瘤,瘤先端尖;花柱宿存,易脱落;成熟时分裂为 3 个分果爿。种子椭圆状,淡黄褐色,种阜三角状盾形。花果期 3—7 月。

生境分布·分布于云南省中部至西北部。生于海拔 200～3 300 m 的草地、山坡、灌丛和疏林内。

哈尼族药用经验·全株用于止血,消炎,消肿。外用治恶疮痈肿,顽癣疥疮,外伤出血。

中医药用经验·味苦,性温,有大毒。归心、肺经。化瘀止血,杀虫止痒。

附注·

(1) 本品有毒,不可内服。

(2)《滇省志》记载"格枝糯"为哈尼药,《云南天然药物图鉴》记载"格枝糯"为白族药。

235 四棱金刚

哈尼药名·Lalkyul 拉亏。

别名·五楞金刚,刺金刚,金刚杵,霸王鞭,绿烟锅,圆金刚,冷水金丹。

来源·为大戟科大戟属金刚篆 *Euphorbia neriifolia* 的全株、乳汁。全年可采,茎去青皮,切片,炒透至焦黄。乳汁随时可采。

植物形态·肉质灌木状小乔木,乳汁丰富。茎直立、老枝圆柱形或有 3～6 棱,肉质,小枝绿色,有 3～5 个肥厚的翅边,在凹陷处有利刺 1 对,全株折断有白色乳汁。叶生于翅边,肉质,倒卵形,先端钝小尖,基部楔形,全缘或有不明显细齿,托叶刺状,宿存。花序二歧状腋生或 3 朵簇生于翅的凹陷处;总苞阔钟状,5 裂;腺体 5,肉质,边缘厚,全缘。雄花多枚;苞片丝状;雌花 1 枚,栽培时常不育,成熟者未见。蒴果和种子不详。花期 6—9 月。

生境分布·分布于云南省红河、普洱、西双版纳等地。常用作绿篱,并有逸为野生的现象。

哈尼族药用经验·味苦,性寒,有毒。利尿消肿,祛湿热,止痛止痒。

(1) 顽癣:四棱金刚乳汁适量。外搽于患处。

(2) 痈疮,无名肿毒:四棱金刚鲜茎适量。捣烂外敷。

(3) 肝硬化腹水,急性肠胃炎:四棱金刚鲜茎 3～15 g。用大米同炒至焦黄色,水煎服。

(4) 肝硬化腹水:四棱金刚浆液 6～7 滴。滴入鲜鸡蛋内(鸡蛋壳开一小窗后封好),煮熟后服鸡蛋,每日 2 个早晚服。

(5) 胃痛:四棱金刚干茎 6 g。盐炒焦至存性,水煎服。

(6) 便秘:①四棱金刚根 0.9～1.5 g。水煎服。②四棱金刚树浆适量,3 滴白酒。1 次服完,每日 1 次。

(7) 肠炎:四棱金刚鲜品 10 g。炖羊肉服,每日 1 剂,分 3 次服,3 日为 1 个疗程。

(8) 扁桃腺炎:四棱金刚适量。取浆液搽患部,每日 3～4 次,连续使用 3 日。

(9) 枪伤弹头滞留:四棱金刚汁、南瓜瓤、鼻涕果树皮、紫花地丁、野青菜各等量。捣碎取汁,涂于枪眼处。

(10) 刀、枪伤流血,跌打损伤:四棱金刚、仙人掌、芋菜、南瓜瓤各 15 g。鲜品捣碎取汁涂于患处,或捣碎外敷于患处。

中医药用经验·全株:味苦,性寒,有毒。归心、大肠经。利尿通便,拔毒去腐,杀虫止痒。乳汁:味苦、涩,性平,有毒。归心、脾经。祛风解毒,杀虫止痒。

附注·

(1) 全株有毒,需炮制后外用,不能过量。哈尼族用法仅供参考。

(2) 儿童及孕妇忌用。

236 小飞扬

哈尼药名· Aqma ciqduv duvssaq 阿玛此都都然。

别名·小奶浆草,细地锦草,细叶飞扬草,小乳汁草。

来源·为大戟科大戟属千根草 *Euphorbia thymifolia* 的全草。夏、秋采集全草,晒干备用。

植物形态·一年生草本。具多数不定根。茎常呈匍匐状,紫色,折断有白色浆汁。叶对生,椭圆形、长圆形或倒卵形,边缘有细锯齿,两面常被稀疏柔毛。花序单生或数个簇生于叶腋;总苞狭钟状至陀螺状,边缘 5 裂,裂片卵形;腺体 4,被白色附属物。雄花少数;雌花 1 枚;花柱 3;柱头 2 裂。蒴果卵状三棱形,被短柔毛,成熟时分裂为 3 个分果爿。种子长卵状四棱形,暗红色,每个棱面具 4～5 个横沟。花果期 6—11 月。

生境分布·分布于云南省东南部、南部及西北部。生于路旁、屋旁、草丛及稀疏灌丛中。

哈尼族药用经验 · 味酸、微涩,性凉,小毒。清热解毒,收敛止血。

(1)肠炎腹泻,细菌性痢疾:小飞扬鲜品 60 g,马鞭草 30 g。水煎服。

(2)消化不良,便血:小飞扬研末,每服 3 g,温开水送服,每日 2~3 次。

(3)外伤出血:小飞扬叶捣敷。

(4)产后缺乳:小飞扬鲜品 20~50 g。水煎服。

中医药用经验 · 味微酸、涩,性微凉。清热利湿,收敛止痒。

237 宽管花

哈尼药名 · Nulhaq naqyil 努哈那衣。

别名 · 象黑香条。

来源 · 为唇形科宽管花属宽管花 *Eurysolen gracilis* 的根。秋季采集,洗净晒干备用。

植物形态 · 直立或攀援状灌木。叶片倒卵状菱形或长圆状倒卵形,边缘具锯齿、粗锯齿或圆齿,纸质,散布浅黄色腺点。穗状花序由紧密的轮伞花序所组成;花萼管状钟形,明显具 10 脉,萼齿 5,果时花萼稍成壶形。花冠白色,外面被长硬毛及腺状突起,前方中部成囊状膨大,内面形成毛环,冠檐二唇形,上唇直立,2 裂,下唇平展,3 裂。小坚果扁倒卵形,黑褐色,具长硬毛及腺状小突起。花期 12 月至翌年 2 月,果期 3—6 月。

生境分布 · 分布于云南省南部、东南部及西南部。生于海拔 600~1 900 m 的热带亚热带干性季节性雨林内。

哈尼族药用经验 · 行气通经。

(1)月经不调:宽管花 10 g,虾花 10 g,苏木 10 g,丹参 20 g。水煎服。

(2)闭经:宽管花 15 g,红花 5 g,桃仁

10 g。水煎服。

附注 · 哈尼族特色习用药物。

238 野荞麦

哈尼药名 · Woq qeil 我谦;Qeilma alpavq 且玛阿巴。

别名 · 荞麦三七,土荞麦,天荞麦,苦荞头,土茯苓,万年荞,金锁银开。

来源 · 为蓼科荞麦属金荞麦 *Fagopyrum dibotrys* 的根茎、叶入药。冬季采挖,除去茎及须根,洗净,晒干。

植物形态 · 多年生草本。根状茎木质化,黑褐色。茎直立,分枝,具纵棱。叶三角形,两面具乳头状突起或被柔毛;有叶柄;托叶鞘筒状,膜质,褐色偏斜,顶端截形,无缘毛。花序伞房状,顶生或腋生;苞片卵状披针形,顶端尖,边缘膜质,每苞内具 2~4 花;花梗中部具关节,与苞片近等长;花被 5 深裂,白色,花被片长椭圆形。瘦果宽卵形,具 3 锐棱,黑褐色。花期 7~9 月,果期 8—10 月。

生境分布 · 分布于云南省大部分地区。生于海拔 250~3 200 m 的山谷湿地、山坡灌丛。

哈尼族药用经验 · 味涩、微苦,性凉。清热解毒,散瘀消肿,收敛健胃。

(1)肺结核:野荞麦根茎 15 g,鸡内金 10 g,黄精 10 g。水煎服。

(2)胃炎,胃溃疡:野荞麦根茎 15 g,蒲公英根 10 g。水煎服。

(3)乳腺炎,毒蛇咬伤:野荞麦根茎 15 g。水煎服,并用鲜品捣敷。

(4)月经不调,痛经,闭经:野荞麦根茎 15 g,丁香花 10 g,夜交藤 15 g。水煎服。

(5)单纯性甲状腺肿大,慢性甲状腺炎等:野荞麦根茎 60 g,昆布 30 g,海藻 30 g,鸡内金 15 g,公鸡气管 20 g,水煎服,每日 1 剂,每日 3

次。再用大血藤叶捣碎后加酒,醋调和,外包颈部,每2日换药1次。

（6）本品还可治咽喉肿痛,肺脓肿,肝炎,消化不良,盗汗,痈疮肿毒,跌打损伤。

中医药用经验 · 根茎:味微辛、涩,性凉。归肺经。清热解毒,排脓祛瘀。

附注 · 嫩苗可入菜。

239 甜荞

哈尼药名 · Hhaqlei 阿勒。

别名 · 荞麦,马麦,花荞。

来源 · 为蓼科荞麦属荞麦 *Fagopyrum esculentum* 的茎叶、种子。秋季成熟时采收,晒干备用。

植物形态 · 一年生草本。茎绿色或红色,具纵棱,无毛或于一侧沿纵棱具乳头状突起。叶三角形或卵状三角形,两面沿叶脉具乳头状突起;托叶鞘膜质,短筒状。花序总状或伞房状,顶生或腋生,花序梗一侧具小突起;苞片卵形,绿色,边缘膜质,每苞内具 3～5 花;花梗比苞片长,无关节,花被 5 深裂,白色或淡红色,花被片椭圆形。瘦果卵形,具 3 锐棱,顶端渐尖,暗褐色。花期 5—9 月,果期 6—10 月。

生境分布 · 分布于云南省大部分地区。生于海拔 600～2 820 m 的路边草丛、林下、灌丛、田边,多栽培或逸为野生。

哈尼族药用经验 · 味甘,性凉。降气宽肠,消肿导滞。

（1）肠胃积滞:甜荞作糕食用。

（2）痢疾,赤白带下:甜荞种子(炒黄) 15 g。水煎服。

中医药用经验 · 味甘,性凉。开胃宽肠,下气消积。

附注 ·

（1）种子药食两用,不宜多食,会动风气令人昏眩。

（2）脾胃虚寒者禁用。

（3）同属植物苦荞麦 *Fagopyrum tataricum* 的种子亦作药食两用。哈尼药名"埃咪"(红河)。哈尼族以根及根茎入药,与本品功效相似。味苦,性平。理气止痛,健脾利湿。用于胃痛,消化不良,腰腿疼痛,跌打损伤。

240 何首乌

哈尼药名 · Hhaqmayeilkuq 阿玛耶枯。

别名 · 夜交藤,首乌,赤首乌,黄花乌根,小独根。

来源 · 为蓼科何首乌属何首乌 *Fallopia multiflora* var. *multiflora* 的块根。秋、冬季叶枯萎时采挖,削去两端,洗净,个大的切成块,干燥。

植物形态 · 多年生草本。块根肥厚,长椭圆形,黑褐色。茎缠绕,具纵棱。叶卵形或长卵形,基部心形或近心形;托叶鞘膜质。花序圆锥状,顶生或腋生,具细纵棱,沿棱密被小突起;苞片三角状卵形,每苞内具 2～4 花;花梗细弱,下部具关节,果时延长;花被 5 深裂,白色或淡绿色,花被片椭圆形,大小不相等。瘦果卵形,具 3 棱,黑褐色,包于宿存花被内。花期 8—9 月,果期 9—10 月。

生境分布 · 分布于云南省南部、东南部。生于海拔 200～3 000 m 的山谷灌丛、山坡林下、沟边石隙。

哈尼族药用经验 · 味苦、甘、涩,性温。滋补强壮,固精益肾,养血安神。

（1）痛经:何首乌 30 g,满山香、益母草各 15 g。水煎服,白酒为引。

（2）寒湿痢疾兼有食积者:何首乌干粉 10 g,山柰 3 g,炮姜 3 g。水煎服或研细末温开水送服,每日 1 剂,分 2 次服。

(3)贫血,阳痿,神经衰弱:何首乌(炮炙)10～15 g。水煎服。

中医药用经验·块根:味苦、甘、涩,性温。归肝、心、肾经。解毒,消痈,润肠通便。藤茎:味甘,性平。归心、肝经。养血安神,祛风通络。

附注·

(1)含蒽醌类化合物,生用易腹泻,煎煮时忌铁器。大便溏泄及有湿痰者不宜用。

(2)炮制方法:取何首乌块倒入盆内,用黑豆汁与黄酒拌匀,置罐内或适宜容器内,密闭,坐水锅中,隔水炖至汁液吸尽,取出,晒干。(每何首乌块 50 kg,用黑豆 5 kg,黄酒 12.5 L。黑豆汁制法:取黑豆 5 kg,加水煮约 4 小时,熬汁约 7.5 kg,豆渣再加水煮约 3 小时,熬汁约 5 kg,两次共熬汁约 12.5 kg)

(3)藤茎习称"夜交藤"。

241 无花果

哈尼药名· Sicpuv'laqhhoq 席布拉俄;纤夫奥序(普洱)。

别名·红心果,隐花果,明目果,天仙子,奶浆果。

来源·为桑科榕属无花果 *Ficus carica* 的果实、根、叶。根:全年可采。果、叶:夏秋采集,鲜用或晒干备用。

植物形态·落叶灌木多分枝。叶互生,厚纸质,广卵圆形,长宽近相等,通常 3～5 裂,小裂片卵形,边缘具不规则钝齿,表面粗糙,背面密生细小钟乳体及灰色短柔毛,基部浅心形;托叶卵状披针形,红色。雌雄异株,雄花和瘿花同生于一榕果内壁,雄花生内壁口部,花被片 4～5;雌花花被与雄花同,子房卵圆形,柱头 2 裂。榕果单生叶腋,大而梨形,顶部下陷,成熟时紫红色或黄色,基生苞片 3,卵形;瘦果透镜状。花果期 5—7 月。

生境分布·分布于云南省各地。多栽培于房前屋后或庭院内。

哈尼族药用经验·味甘、涩,性平。清热润肠,散瘀消肿,健胃止泻。

(1)肠燥便秘:无花果鲜果 2 枚生食,并用干果 5 枚煎服。

(2)肺热咳嗽:无花果鲜果 2 枚,鱼腥草 20 g,煎猪肺 1 具。炖服。

(3)筋骨疼痛:无花果根或果适量。炖猪瘦肉吃。

(4)喉痒:无花果根适量。去粗皮,打碎,开水泡服。

(5)乳汁不下:无花果 30 g,羊乳适量,乌贼骨适量。炖肉服。

(6)急性支气管炎:无花果 2 枚。切片水煎煮,加冰糖 50 g,每日 3 次。

(7)急性胃肠炎之呕吐,腹泻:无花果树皮 120 g,万年青树皮 120 g。水煎服,每日 1 剂,每日 3 次。

(8)无花果鲜果的白色乳汁外涂去疣(瘊子)。

(9)痔疮:无花果叶适量。放入瓷盆中煮 20 分钟,趁热熏洗患处,每日 3 次。

中医药用经验·果实:味甘,性凉。归肺、胃、大肠经。清热生津,健脾益胃,润肺止咳,解毒消肿。根、叶:味淡、涩,性平。舒筋活络,消肿散结。

242 水石榴

哈尼药名· Aoqnaovq naovqcil 奥闹闹青;啰迷阿波(普洱);啰咪(红河)。

别名·瘦柄榕。

来源·为桑科榕属壶托榕 *Ficus ischnopoda* 的全株,以根为优,茎次之。全年可采,切片晒干备用。

植物形态 · 灌木状乔木。树皮具翅状脊。小枝节间红。托叶线状披针形。叶簇生在小枝顶；叶片椭圆状披针形到倒披针形。隐头花序单生于叶腋，近花瓶形，绿色至淡绿色，密生白绿色小斑点，基部和顶部延成近柄状，有5～10条脊，每脊有突点；花序托苞片3枚，膜质，宿存；花单性，雌雄同株，隐生其内；雄花花被4片，雄蕊2～3，花药2室；雌花花被3～4片，花柱短，雌花占花序约2/3，着生于底部。肾形的瘦果具瘤。花果期5～8月。

生境分布 · 分布于云南省昆明、龙陵、景东、澜沧、双江、屏边、金平、河口、麻栗坡、马关、富宁、西双版纳、泸水等地。生于海拔160～1600（～2200）m的河滩地带、灌丛中。

哈尼族药用经验 · 味淡，性温。温肾，健脾，利尿，止痛。

（1）营养不良性水肿，肾盂肾炎，血尿：水石榴鲜根30～90 g或干品15～50 g。水煎服。

（2）肾炎，膀胱炎，尿道炎，肾性水肿，心性水肿：水石榴50 g，或配小飞扬10 g、大飞扬10 g、石韦6 g。水煎服。

（3）胃痛：水石榴茎皮9 g。水煎服。

附注 ·

（1）同属植物舶梨榕 *Ficus pyriformis* 亦名"水石榴"，与本品功效不同。以茎入药，味涩，性凉。清热利尿，止痛。主治肾炎，膀胱炎，尿道炎，肾性水肿，心性水肿，胃痛。

（2）同属植物粗叶榕 *Ficus hirta*，哈尼药名"jizil aoqsiq 基兹哦丝"（墨江碧约方言），别名"五指毛桃"，哈尼族用其根主治肋间神经痛，哮喘。

（3）同属植物对叶榕 *Ficus hispida*，哈尼药名"Haqdiqbo 哈的簸""Niqmuheiqsaq 尼姆嘿刹"，别名"牛奶子""扁果榕""红果对叶榕"。哈尼族以根、叶、树皮入药，与本品功效不同。

清热利湿，消积化痰。用于感冒，气管炎，消化不良，痢疾，风湿性关节炎。

243 地板藤

哈尼药名 · Milcaq laqhhoq 米查拉俄；Xiq guq niq qan 习谷妮腔；尾抄牢俄、味朝劳俄。

别名 · 地石榴，地爬根，地瓜榕，地瓜，地枇杷。

来源 · 为桑科榕属地果 *Ficus tikoua* 的茎、叶、果实、全株。茎叶：9—10月采收，晒干。果实：夏季尚未成熟时采取，晒干。

植物形态 · 匍匐木质藤本，全株有乳汁。茎上生细长不定根，节膨大；叶坚纸质，倒卵状椭圆形，基部圆形至浅心形，边缘具波状疏浅圆锯齿。榕果成对或簇生于匍匐茎上，常埋于土中，球形至卵球形，基部收缩成狭柄，成熟时深红色，表面多圆形瘤点，基生苞片3，细小；雄花生榕果内壁孔口部，无柄，花被片2～6，雄蕊1～3；雌花生另一植株榕果内壁，有短柄。无花被，有黏膜包被子房。瘦果卵球形，表面有瘤体。花期5—6月，果期7月。

生境分布 · 分布于云南省南部及东南部。生于500～2650 m的山坡或岩石缝中。

哈尼族药用经验 · 味苦、涩，性温。收敛止泻，散瘀消肿。

（1）痢疾，久泻不止，尿道炎：地板藤根10～15 g。水煎服。

（2）遗精，滑精：地板藤10～15 g，水煎服，点酒为引内服。亦可用花序5～10 g，水煎服。

（3）水火烫伤：地板藤叶烧炭存性，香油调敷。

（4）外伤出血：地板藤、臭灵丹各鲜嫩尖适量。捣敷。

（5）肝炎：地板藤15～20 g，钩藤10～15 g，水淋果10 g，小红孩15 g，苏木10 g，百部10 g。水煎服，每日1剂，每日3次。

（6）本品还可治风湿疼痛，跌打损伤，骨折，催生。

中医药用经验·茎，叶：味苦，性寒。清热利湿，活血通络，解毒消肿。果实：味甘，性微寒。清热解毒，涩精止遗。

附注·同属植物金毛榕 *Ficus fulva*，哈尼药名"阿苗啊密"。哈尼族以根皮入药，与本品功效不同。活血祛风，健脾益气。用于气虚虚弱，子宫下垂，脱肛，水肿，风湿痹痛，便溏泄泻。

244 黑皮跌打

哈尼药名·阿克测拉、阿刻册蜡；米背伞都。

别名·多花瓜馥木，野辣椒，通气香，大力丸，大力王，麻哈哈，牛耳风。

来源·为番荔枝科瓜馥木属黑风藤 *Fissistigma polyanthum* 的根、藤。全年可采，洗净切片晒干，也可鲜用。

植物形态·攀援灌木。根黑色，撕裂有强烈香气。叶近革质，长圆形或倒卵状长圆形。花小，花蕾圆锥状，通常 3～7 朵集成密伞花序，花序广布于小枝上，腋生、与叶对生或腋外生，被黄色柔毛；萼片阔三角形；外轮花瓣卵状长圆形，外面密被黄褐色短柔毛，内轮花瓣长圆形；每心皮有胚珠 4～6 颗，2 排。果圆球状，被黄色短柔毛；种子椭圆形，扁平，红褐色；果柄柔弱。花期几乎全年，果期 3—10 月。

生境分布·分布于云南省景谷、屏边、金平、河口、文山、西畴、麻栗坡、富宁、西双版纳等地。生于海拔 120～1 200 m 山谷密林或路旁林下。

哈尼族药用经验·

（1）跌打损伤：黑皮跌打 20 g，龙爪叶 20 g，小霸王 20 g，草乌 20 g，刺海棠 20 g。以上药物共捣碎，用酒炒热外敷，每日 1 剂，5 日为 1 个疗程。

（2）本品叶还可治哮喘，疮疖。

（3）本品根、藤还可治风湿性关节炎，类风湿关节炎，月经不调，小儿麻痹后遗症，刀枪外伤。

中医药用经验·味甘，性温。归肝、肾经。通经络，强筋骨，健脾温中。

附注·

（1）孕妇忌服。

（2）同属植物小萼瓜馥木 *Fissistigma polyanthoides*，哈尼药名"aqkeeqceilli 阿克测粒"，别名"火绳树"。哈尼族以根、藤入药，与本品功用类似。根，藤：治跌打损伤，风湿关节炎，感冒，月经不调。治感冒，或可配胡椒或生姜，水煎服。

245 千斤拔

哈尼药名·Jaqkeeqbaldaq 夹克八达；Laq lu 喇拎。

别名·夹眼睛果，夹眼皮果，千斤红，千斤杖。

来源·为豆科千斤拔属大叶千斤拔 *Flemingia macrophylla* 的根、全草。春、秋采挖，洗净切片晒干，也可鲜用。

植物形态·直立灌木。幼枝有明显纵棱，密被紧贴丝质柔毛。叶具指状 3 小叶，托叶大，披针形；小叶纸质或薄革质，顶生小叶宽披针形至椭圆形，下面被黑褐色小腺点。总状花序常数个聚生于叶腋，花多而密集；花萼钟状，花序轴、苞片、花梗均密被灰色至灰褐色柔毛；蝶形花紫红色。荚果椭圆形，褐色，略被短柔毛，先端具小尖喙；种子 1～2 颗，球形光亮黑色。花期 6—9 月，果期 10—12 月。

生境分布·分布于云南省各地。生于海拔 200～1 500 m 的旷野草地上、灌丛中、山谷路旁，疏林阳处亦有生长。

哈尼族药用经验·味甘、淡、涩，性平。祛风除湿，强筋骨。

（1）风湿痹痛,慢性肾炎,腰肌劳损,偏瘫,跌打损伤,痈肿,喉蛾:千斤拔 25～50 g。水煎服。

（2）外伤出血:千斤拔适量。研末外敷。

（3）扁桃腺炎,咽喉炎:千斤拔 15～20 g,羊屎果根 18 g,玉叶金花根 18 g,白花丹根 20 g。水煎服,每日 3 次。

（4）壮阳:千斤拔根 30 g,锅铲叶 20 g。水煎服。

中医药用经验·味甘,性温。祛风湿,活血脉,强筋骨。

附注·同属植物千斤拔 *Flemingia prostrata* 亦作"千斤拔"入药,与本品功效相同。

246 茴香

哈尼药名·霍一猜;合香(普洱)。

别名·小茴香,茴香菜。

来源·为伞形科茴香属茴香 *Foeniculum vulgare* 的果实、根、叶和全草。果实:秋季初熟时采割植株,晒干,打下果实,除去杂质。全草、叶:夏秋可采。根:四季可采,洗去泥土,晒干。

植物形态·草本。中部或上部的叶柄部分或全部成鞘状,叶鞘边缘膜质;叶片轮廓为阔三角形,4～5 回羽状全裂,末回裂片线形。复伞形花序顶生与侧生;小伞形花序有花 14～39;花柄纤细,不等长;无萼齿;花瓣黄色,倒卵形或近倒卵圆形,先端有内折的小舌片条。果实长圆形,主棱 5 条,尖锐;每棱槽内有油管 1,合生面油管 2;胚乳腹面近平直或微凹。花期 5—6 月,果期 7—9 月。

生境分布·分布于云南省昆明、澄江、屏边、大理等地。有栽培。

哈尼族药用经验·

（1）感冒,恶寒,头痛,全身酸痛,喷嚏,流涕:茴香秆 30 g,香茅草 10 g,木姜子 3 g,香橼叶 15 g,满山香 3 g。水煎服,每日 1 剂,每日 3 次。

（2）痢疾,肠炎:茴香子 1 g,青蒿枝根 6 g,白蜡树皮 12 g。水煎服,每日 1 剂,每日 3 次。

（3）发热恶寒,头痛身痛,鼻塞流涕,咽痛,咳嗽等症:茴香根 10 g,升麻 10 g,生藤 6 g,理肺散 6 g,香茅草 6 g。水煎服,每日 1 剂,每日 3 次。

（4）疝气:茴香 15 g。水煎服,每日 1 剂,分 3 次服。

（5）发烧不退:茴香根 15 g,藿香 15 g,当归 20 g,细辛 6 g,苏木 15 g,水逼药 15 g。煨水去渣,将大蒜舂细,玉米骨、刺猪毛烧焦研细冲服。每日 1 剂,分 3 次服,3 剂为 1 个疗程。

中医药用经验·味辛,性温。归肝、肾、脾、胃经。散寒止痛,理气和胃。

附注·阴虚火旺者禁服。

247 野京豆

哈尼药名·骆蛤。

别名·勒勒叶。

来源·为豆科干花豆属小叶干花豆 *Fordia microphylla* 的根。秋季采收,切段晒干。

植物形态·直立灌木。老茎黑褐色,散生凸起的小皮孔。奇数羽状复叶互生,集生枝梢;托叶三角状披针形,早落;小叶 8～10 对,卵状披针形。总状花序着生于当年生枝的基部叶腋,花 2～5 朵簇生;苞片小,刺毛状;花萼杯状,密被平伏柔毛;花冠红色至紫色,旗瓣近正方形,翼瓣和龙骨瓣均与旗瓣近等长;子房线形。荚果棍棒状,扁平,革质,无毛,有种子 1 颗,偶有 2 颗。种子扁圆形,棕色,光滑。花期 4—6 月,果期 7—9 月。

生境分布·分布于云南省盈江、瑞丽、梁河、龙陵、镇康、双江、景东、西双版纳、绿春、建水、蒙自、砚山、西畴等地。生于海拔 800～2 000 m 的山谷岩石坡地或灌林中。

哈尼族药用经验 ·

(1) 防治疟疾:野京豆根 25 g。水煎服,胡椒为引,每日 1 剂,分 3 次服。

(2) 本品还治间日疟,恶性疟,感冒,咽喉炎,扁桃腺炎。

中医药用经验 · 味苦,性寒。归肺经。清热解毒,截疟。

248 灵芝

哈尼药名 · Alhmllavqnaq 阿烘喇拿(赤芝);Keeqmo haolpavq 克莫蒿巴(紫芝)。

别名 · 菌灵芝,紫芝。

来源 · 为多孔菌科灵芝属赤芝 *Ganoderma lucidum* 或紫芝 *Ganoderma sinense* 的子实体。全年采收,除去杂质,剪除附有朽木、泥沙或培养基质的下端菌柄,阴干或在 40～50 ℃ 烘干。

形态特征 · 赤芝:外形呈伞状,菌盖肾形、半圆形或近圆形。皮壳坚硬,黄褐色至红褐色,有光泽,具环状棱纹和辐射状皱纹,边缘薄而平截,常稍内卷。菌肉白色至淡棕色。菌柄圆柱形,侧生,少偏生,红褐色至紫褐色,光亮。孢子细小,黄褐色。气微香,味苦涩。紫芝:皮壳紫黑色,有漆样光泽。菌肉锈褐色。

生境分布 · 分布于云南省红河、普洱、西双版纳、临沧等地。生于阔叶树木的腐木或树桩上。

哈尼族药用经验 · 味苦,性温。滋补强壮,消食止痛,解毒。

(1) 神经衰弱,头晕失眠:灵芝 1.5～3 g。研粉,温开水送服。

(2) 冠心病所致头晕,胸闷,心悸,心慌:

灵芝 30 g,丹参 20 g,回心草 15 g,石菖蒲 20 g,朱砂 5 g,辰砂 5 g,金芭蕉花 30 g。水煎后加冰糖服,每日 1 剂,每日 3 次。亦可研细末炖猪心服。

(3) 风湿性心脏病:灵芝 10 g,回新草 10 g。炖猪心吃。

(4) 菌子中毒:灵芝 6～10 g。水煎服。

(5) 低热不退:灵芝 50 g。水煎服,每日 1 剂,每日 3 次。

(6) 本品还可治高血压,慢性支气管炎,硅肺。

中医药用经验 · 味甘,性平。归心、肺、肝、肾经。补气安神,止咳平喘。

附注 · 实证慎服。

249 天麻

哈尼药名 · Taimavq 天麻。

别名 · 赤箭。

来源 · 为兰科天麻属天麻 *Gastrodia elata* 的块茎。立冬后至次年清明前采挖,立即洗净,蒸透,敞开低温干燥。

植物形态 · 多年生腐生草本植物。地下块茎横生,肉质肥厚,有环纹,长椭圆形或椭圆形,形如马铃薯。叶退化成片状,疏生茎节上,淡黄褐色,膜质,先端分裂,基部成鞘状抱茎。总状花序顶生,花苞片膜质,披针形,花多数,黄赤色,花冠不整齐,萼片与花瓣合生成歪壶状,先端 5 裂,裂片三角形;唇瓣白色,3 裂,中裂片舌状有 1 对肉质突起,侧裂片耳状。蒴果长圆形至倒卵形,有短柄。种子极多而细小;粉尘状。花期 6—7 月,果期 7—8 月。

生境分布 · 分布于云南省彝良、镇雄、大关、贡山、兰坪、维西、香格里拉、丽江、下关、洱源、会泽等地。生于海拔 1 950～3 000 m 的疏林下、林缘、林间草地、灌丛、沼泽草丛、火烧地中,近年来各地均有栽培。

哈尼族药用经验·味甘,性平。平肝,息风,止痛。

(1)胃病:天麻 30 g,童子鸡 1 只。文火炖吃,病情稍重者连续吃 3 次。

(2)小儿惊厥,高热烦躁,四肢抽搐,惊厥不已:天麻 3 g,臭菜 3～9 g,川芎 3～9 g,石菖蒲 3～9 g。水煎服,每日 1 剂,每日 3 次,并同退热药一起服。

中医药用经验·味甘,性平。归肝经。息风止痉,平抑肝阳,祛风通络。

附注·气血虚甚者慎服。

250 地檀香

哈尼药名·爬拍;草果果尼;埋没诺那奇(普洱)。

别名·沙果,火炭果,火烫头果,岩子果,老鸦果,香白珠,枝热,大透骨草,香叶子,炸山叶,冬青叶,白珠树。

来源·为杜鹃花科白珠属芳香白珠 *Gaultheria fragrantissima* 的根、叶、全株。根:秋季采挖,洗净切片,晒干。叶:夏季采摘,阴干。全株:夏、秋季割取地上部分,切段,阴干。

植物形态·常绿灌木至小乔木,枝、叶芳香。枝条左右弯曲,红色,具 3 条棱,有时几呈翅状。叶革质,披针状椭圆形、卵状长圆形或披针形,中脉及侧脉在表面下陷,在背面明显隆起。总状花序腋生或顶生,被白色绒毛,花密集,下垂,芳香;苞片三角状卵形;小苞片 2;花萼裂片 5,果期宿存,增大;花冠卵状坛形,白色。浆果状蒴果球形,具 5 纵纹,蓝黑色,被柔毛,花柱宿存。花期 5 月开始,果期 8—11 月。

生境分布·分布于云南省各地。生于海拔 2 300～2 700 m 的杂木林中。

哈尼族药用经验·全株用于止咳,肺结核,内出血。

月经不调,经行腹痛,血色紫黑,有血块:地檀香 15 g,通血香 6 g,爬树龙 3 g,吊吊香 15 g。水煎服,每日 1 剂,每日 3 次。

中医药用经验·味苦、辛,性温。归心、脾经。祛风湿,通经络,健脾利水。

附注·同属植物红粉白珠 *Gaultheria hookeri*,亦名"沙果""火炭果""香白珠"。《中华本草》记载其功效与本品相似;《元江哈尼族药》《滇省志》则记载可外用,祛风止痒。

251 白背透骨草

哈尼药名· Paqpol hhoqsil 爬坡鹅思。

别名·狗爪树。

来源·为杜鹃花科白珠属红粉白珠 *Gaultheria hookeri* var. *hookeri* 的嫩枝、叶。根:全年均可挖,切片。果实:夏、秋季成熟时采摘。全株:夏、秋季采收,切碎晒干。

植物形态·常绿灌木;枝密被褐色刚毛,老枝皮层轻度脱落,灰褐白色,具刚毛脱落后的痕迹。叶革质,椭圆形,边缘有锯齿,中脉在表面下陷,在背面隆起;叶柄顶部膨大,有关节,被刚毛。总状花序顶生或腋生,花序轴被白色柔毛,基部具总苞,苞片大,椭圆形;花梗纤细;小苞片对生,着生于花硬中部以上;萼 5 裂;花冠卵状坛形,粉红色或白色,口部 5 浅裂。浆果状蒴果球形,紫红色,花柱宿存。花期 6 月,果期 7—11 月。

生境分布·分布于云南省西北部、东北部及东南部。生于海拔 2 000～2 900 m 的山脊阳处。

哈尼族药用经验·驱风止痒。

皮肤瘙痒:白背透骨草嫩枝或叶约 500 g。煎水洗。

中医药用经验·味辛、甘,性凉。祛风湿,止咳平喘。

252 透骨草

哈尼药名 · Siqpiul siqnav 席域席纳；Caoqgoq goqnyul 抄果果囡；Moqlaqmeiq 墨来没；来墨来没；雪尼细水；咪甲重各。

别名 · 透骨香，满山香，芳香草，黑油果。

来源 · 为杜鹃花科白珠属滇白珠 *Gaultheria leucocarpa* var. *yunnanensis* 的全株、根。全年可采，切片晒干备用。

植物形态 · 常绿灌木，全株无毛；叶卵形、椭圆形或长圆状披针形，先端渐尖或尾尖，基部钝圆或近心形，有锯齿；总状花序腋生，短，有花3～6朵。苞片基生，三角状披针形；花梗常外弯；小苞片宽卵形，贴生花萼；花萼裂片宽三角形；花冠白色，钟状。蒴果球形或扁球形，包于紫黑色宿萼内。花期5～9月，果期6—12月。

生境分布 · 分布于云南省中部、西部、东部及东南部。生于海拔600～1100 m的林中。

哈尼族药用经验 · 味辛，性温。祛风除湿，活血通络。

（1）风湿性关节炎：透骨草15g。水煎服。

（2）风湿性关节炎，四肢关节疼痛：透骨草30g，九节风30g，断肠草10g，伸筋草30g。水煎后，外洗患处。

（3）脉管炎：透骨草15g，三七5g。水煎服。

（4）牙痛：透骨草10g。水煎服。

（5）湿疹：透骨草适量。煎水外洗。

（6）闭经，痛经，产后腹痛：透骨草根15g。加红糖适量，水煎服。

（7）本品还可治肾结石，坐骨神经痛。鲜品捣敷太阳穴治头痛。

中医药用经验 · 味辛，性温。归肺、肝、肾、胃经。祛风除湿，活血通络，散寒止痛，祛痰平喘。

附注 ·

（1）有小毒，孕妇忌服。

（2）大戟科地构叶属地构叶 *Speranskia tuberculata*、凤仙花科凤仙花属凤仙花 *Impatiens balsamina*、紫葳科角蒿属角蒿 *Incarvillea sinensis*、豆科野豌豆属山野豌豆 *Vicia amoena*，均可作"透骨草"用，功效相似。

（3）透骨草科透骨草属北美透骨草 *Phryma leptostachya* subsp. *asiatica*，哈尼药名"杯拔"。全草治感冒高热，痢疾，吐血，衄血，口腔溃疡。

253 山胡椒

哈尼药名 · Halsol solssaq 哈索索让。

别名 · 刚毛地檀香，小狗脚木。

来源 · 为杜鹃花科白珠属五雄白珠 *Gaultheria semi-infera* 的根。全年均可采，切段，晒干或鲜用。

植物形态 · 常绿灌木。叶椭圆形或披针状椭圆形，厚纸质，基部楔形，边缘有锯齿，齿尖具腺体状硬尖头。总状花序腋生，花10～18朵；苞片三角形；小苞片2，对生，三角状卵形；花萼5裂，长卵形；花冠白色，坛状，外面无毛，口部5浅裂。浆果状蒴果近球形，蓝色；种子细小，黄褐色。花期5—7月，果期8月开始。

生境分布 · 分布于云南省西部。生于海拔2000～2600（～3700）m的疏林中或草坡。

哈尼族药用经验 · 驱风止痒。

风疹，荨麻疹，皮肤瘙痒：山胡椒30g，九里光30g，毛风藤30g，刺黄柏30g，鸡肝散15g。煎水外洗。

附注 · 哈尼族特色习用药物。

254 断肠草

哈尼药名 · Seiqsiil 色斯;Xaiq 协。

别名 · 大茶药,胡蔓藤,狗闹花,大炮叶,黄藤根,猪人参。

来源 · 为马钱科钩吻属钩吻 Gelsemium elegans 的全株、根茎、枝叶。全年均可采,切段,晒干或鲜用。

植物形态 · 常绿木质藤本。叶片膜质,卵形、卵状长圆形或卵状披针形。花密集,顶生和腋生的三歧聚伞花序,每分枝基部有苞片 2 枚;苞片三角形;花萼裂片卵状披针形;花冠黄色,漏斗状,内面有淡红色斑点,花冠裂片卵形。蒴果卵形或椭圆形,开裂前具 2 纵槽,熟时黑色,干后室间开裂为 2 个两裂果瓣,花萼宿存;种子 20～40,肾形或椭圆形,具不规则齿状翅。花期 5—11 月,果期 7 月至翌年 3 月。

生境分布 · 分布于云南省澄江、景东、孟连、耿马、蒙自、屏边、绿春、河口、砚山、西畴、麻栗坡、富宁、红河、玉溪、临沧、普洱、西双版纳等地。生于海拔 500～2 000 m 的山地路旁灌木丛中或潮湿肥沃的丘陵山坡疏林下。

哈尼族药用经验 · 味辛、苦,性温,有剧毒。祛风攻毒,消肿止痛。

(1)痈肿疮毒:断肠草捣烂,与赤砂糖调和外敷。

(2)梅毒,淋病:断肠草适量,煎浓汁,浸洗患处。或断肠草全草、千里光全草各适量,煎水外洗,每日 2～5 次。

(3)痛风:断肠草 100 g,重楼 60 g,狗闹花适量。浸泡于 75％乙醇 500 mL 中 1 周后使用,重楼研粉。先用梅花针刺破患处后用泡制的药酒擦患处,再用开水调重楼外敷,24 小时换药 1 次。

(4)风湿性关节痛:断肠草 30 g,生姜20 g。煎汤熏洗患处。

(5)痔疮肿痛,痔核脱出:断肠草根 15 g。取干根研细末,拌糯米适量煮黏,敷贴患处。

(6)皮肤湿疹,顽癣,恶疮肿毒,疥疮:断肠草根、叶、全草适量,捣敷或煎水外洗。或叶研末,菜油调敷。

(7)本品还可治跌打损伤,麻风。

中医药用经验 · 味辛、苦,性温,有大毒。祛风攻毒,散结消肿,止痛。

附注 · 本品剧毒,根和叶(尤其是嫩叶)毒性最大。误服后极易引起中毒,甚或致死。只作外用,切忌内服。

255 星秀花

哈尼药名 · Diqha haqssaq 迪哈哈然;堆含含然(红河)。

别名 · 小青叶胆,小青鱼胆,细叶龙胆,小龙胆草。

来源 · 为龙胆科龙胆属红花龙胆 Gentiana rhodantha 的根、全草。秋、冬季采收,洗净,鲜用或晒干。

植物形态 · 多年生草本。茎直立,常带紫色,具细条棱。基生叶呈莲座状,椭圆形、倒卵形或卵形,边缘膜质浅波状;茎生叶宽卵形或卵状三角形,基部连合成短筒抱茎,基出脉三条明显。花单生茎顶,无花梗;花萼膜质 5 裂,有时微带紫色;花冠喇叭状,淡红色上部有紫色纵纹,裂片卵形或卵状三角形,先端具细长流苏。蒴果淡褐色,长椭圆形,两端渐狭;种子淡褐色,近圆形,具翅。花果期 10 月至翌年2 月。

生境分布 · 分布于云南省中部、西北部、东北部。生于海拔 570～1 750 m 的高山灌丛、草地及林下。

哈尼族药用经验 · 味苦,性寒。清肝利湿,止咳平喘,凉血解毒。

（1）急慢性肝炎,高热,感冒,支气管炎,肺炎：星秀花 15 g。水煎服。

（2）急、慢性黄疸型肝炎,乙型肝炎,肺炎：星秀花 20 g,百部 20 g。水煎服,每日 1 剂,每日 3 次。

（3）肺结核,哮喘：星秀花 15 g,双肾参 50 g,玉带草 15 g。水煎服。

中医药用经验 · 味苦,性寒。归肝、胆经。清热除湿,解毒,止咳。

256 龙胆草

哈尼药名 · Diqhaq 迪哈。

别名 · 坚龙胆,胆草,清当树,苦草,青鱼胆,小秦艽。

来源 · 为龙胆科龙胆属滇龙胆草 *Gentiana rigescens* 的根。春、秋二季采挖,洗净,干燥。

植物形态 · 多年生草本。根茎短,向下簇生多数黄白色、条状肉质的长根。茎圆柱形簇生基部,染紫红色；单叶对生,倒卵状长圆形,对生叶基连合成鞘状包茎,基出脉三条明显。花多数,簇生枝端呈头状,稀腋生或簇生小枝顶端,被包围于最上部的苞叶状的叶丛中。花冠蓝紫色或蓝色,冠檐具多数深蓝色斑点,漏斗形或钟形,裂片宽三角形,先端具尾尖,全缘或下部边缘有细齿。蒴果内藏,椭圆形或椭圆状披针形；种子黄褐色,有光泽,矩圆形,表面有蜂窝状网隙。花果期 8—12 月。

生境分布 · 分布于云南省中部、西部。生于海拔 1 100～3 000 m 的山坡草地、灌丛中、林下及山谷中。

哈尼族药用经验 · 味苦,性寒。清肝胆实热,泻肝胆实火,健胃消食。

（1）（急性）黄疸型肝炎,急性胆囊炎：①龙胆草 19 g,茵陈 15 g,栀子 10 g,甘草 6 g。水煎服。②龙胆草 12 g,金钟茵陈 10 g,田螺 5 个。水煎服。

（2）慢性肝炎,肝脾肿大：龙胆草 15 g,柴胡 6 g,竹叶防风 6 g,青叶胆 15 g,夏枯草 15 g,虎掌草根 6 g,黑心姜 6 g。水煎服,每日 1 剂,每日 3 次。

（3）预防流感,流脑：龙胆草 10 g,三颗针 10 g。水煎服。

（4）疮痈肿毒：龙胆草鲜品 30 g,九股牛 15 g。水煎服。

（5）目赤肿痛,胆囊炎：龙胆草 10～15 g。水煎服。

（6）本品还可治支气管炎,肺炎,肠炎,肾炎。

中医药用经验 · 味苦,性寒。归肝、胆经。清热燥湿,泻肝胆火。

附注 ·

（1）脾胃虚弱作泄及无湿热实火者忌服,勿空腹服用。

（2）同属植物条叶龙胆 *Gentiana manshurica*、龙胆 *Gentiana scabra*、三花龙胆 *Gentiana triflora*,亦作"龙胆"用,与本品功效相同。此三种习称"龙胆",本品习称"坚龙胆"。

（3）其他作"龙胆"入药的尚有同属植物红花龙胆 *Gentiana rhodantha*（见"星秀花"词条）、头花龙胆 *Gentiana cephalantha*、阿墩子龙胆 *Gentiana atuntsiensis* 等,功效与本品略有不同。

257 隔山消

哈尼药名 · Alzil hhoqqeil qeilma 阿资俄且且玛。

别名 · 赤地榆,紫地榆,观音倒座草,滇老鹳草,五角叶老鹳草,德氏老鹳草。

来源 · 为牻牛儿苗科老鹳草属五叶老鹳草

Geranium delavayi 的根。秋季采收,洗净,去须根,切片,晒干备用。

植物形态·多年生草本。根茎木质化,茎直立,假二叉状分枝,略有倒生疏白毛,近顶部较密。基生叶早枯,茎生叶对生;托叶棕色干膜质,卵状三角形;叶片五角形,基部心形。花序腋生或集为圆锥状聚伞花序,每梗具2花;苞片钻状;萼片卵状椭圆形;花瓣紫红色,基部深紫色,倒长卵形,向上反折。蒴果被短柔毛。种子肾圆形,深褐色,具网纹。花期6—8月,果期8—10月。

生境分布·分布于云南省西北部。生于海拔2 300~4 100 m的山地草甸、林缘和灌丛中。

哈尼族药用经验·味苦、涩,性凉。收敛止泻,凉血止血。

(1)红白痢,肠炎腹泻:隔山消15 g,翻白叶9 g,地蜂子9 g。水煎服,红糖为引。

(2)小儿腹泻:隔山消根3~6 g。水煎服。

(3)腹痛:隔山消根9~15 g。水煎服。

(4)本品还可治便血,痔疮出血,胃肠出血。

中医药用经验·味苦、涩,性微寒。归肝、脾、胃、膀胱经。清热利湿,凉血止血。

附注·同属植物紫地榆 *Geranium strictipes* 亦作"隔山消"入药,与本品功效相似。味微苦,性寒。归胃、大肠经。清热止血,收敛止泻。用于胃脘疼痛,便血,腹泻,痢疾,月经不调,崩漏,产后流血,鼻衄,痔疮出血,创伤出血,水火烫伤。

258 水杨梅

哈尼药名·Oq'a'laqpil 哦阿拉批。

别名·白头须,头晕药,纽子草,蓝布正,兰布政,五气朝阳草,萝卜叶。

来源·为蔷薇科路边青属路边青 *Geum aleppicum* 的全草。秋冬采集,洗净,晒干备用或鲜用。

植物形态·多年生草本。全株密被柔毛。基生叶为大头羽状复叶,通常有小叶2~6对,小叶大小极不相等,菱状广卵形或宽扁圆形,有不规则粗大锯齿;茎生叶羽状复叶,托叶大,边缘有不规则粗大锯齿。花序顶生;花瓣黄色,几圆形;萼片卵状三角形;花柱顶生,在上部1/4处扭曲,成熟后自扭曲处脱落。聚合果倒卵球形,瘦果被长硬毛,密被长钩刺,顶端有小钩。花果期7—10月。

生境分布·分布于云南省西部、西南部及东南部。生于海拔200~3 500 m的山坡草地、沟边、地边、河滩、林间隙地及林缘。

哈尼族药用经验·味辛、微苦,性温。补虚益肾,活血调经,解毒。

(1)月经不调:水杨梅12 g,鞭打绣球10 g,益母草10 g。水煎服。

(2)头晕目眩,四肢无力:水杨梅15 g,对对参15 g,真荆菜15 g。炖肉吃。

(3)高血压:水杨梅15 g,夏枯草15 g,草决明30 g,四楞通15 g。水煎服。

(4)疮毒,骨折:水杨梅鲜品适量。加红糖少许,共捣碎敷患处。

中医药用经验·味微苦,性温。归肝、心、脾、肾经。益气补血,健脾,养阴,止咳化痰,安神定志。

附注·作"水杨梅"使用的尚有同属植物日本路边青 *Geum japonicum*,与本品功效相似。以及茜草科水团花属细叶水团花 *Adina rubella*,与本品功效不同。味苦、涩,性凉。归肺,大肠经。清热利湿,解毒消肿。

259 连钱草

哈尼药名·Dalguq 达谷。

别名 · 金钱草,大叶金钱草,透骨消。

来源 · 为唇形科活血丹属活血丹 *Glechoma longituba* 的全草。春至秋季采收,除去杂质,晒干。

植物形态 · 多年生草本,具匍匐茎,逐节生根。茎四棱形,基部通常呈淡紫红色。叶草质,叶片心形或近肾形,下面常带紫色。轮伞花序 2～6 花;苞片刺芒状;花萼管状,齿 5,上唇 3 齿,齿卵状三角形。花冠淡蓝、蓝至紫色,下唇具深色斑点,冠筒直立,上部渐膨大成钟形,有长筒与短筒两型。成熟小坚果深褐色,长圆状卵形,顶端圆,基部略成三棱形,无毛,果脐不明显。花期 4—5 月,果期 5—6 月。

生境分布 · 分布于云南省东北部、东南部及剑川等地。生于海拔 50～2 000 m 的林缘、疏林下、草地中、溪边等阴湿处。

哈尼族药用经验 · 味辛、微苦,性微寒。散瘀消肿,清热解毒。

跌打损伤:连钱草茎、叶 50～100 g。捣烂加热捂在伤痛处,每日 1 剂,连用 3 剂。

中医药用经验 · 味辛、微苦,性微寒。归肝、肾、膀胱经。利湿通淋,清热解毒,散瘀消肿。

附注 · 同属植物欧活血丹 *Glechoma hederacea*,与本品功效相似。

260 毛果算盘子

哈尼药名 · Halmeilmeilsav 哈麦麦沙。

别名 · 野南瓜,藤蓝果,算盘果,磨子果,漆大姑,漆大伯,七姑婆。

来源 · 为叶下珠科算盘子属毛果算盘子 *Glochidion eriocarpum* 的根、叶。全年可采,洗净,鲜用或晒干备用,叶常鲜用。

植物形态 · 灌木,小枝密被淡黄色长柔毛。叶片纸质,卵形、狭卵形或宽卵形,两面均被长柔毛,下面毛被较密;侧脉每边 4～5 条;叶柄被柔毛;托叶钻状。花单生或 2～4 朵簇生于叶腋内;雌花生于小枝上部,雄花则生于下部;雄花萼片 6,长倒卵形,外面被疏柔毛;雄蕊 3;雌花几无花梗;萼片 6,长圆形,其中 3 片较狭。蒴果扁球状,具 4～5 条纵沟,密被长柔毛。花果期几乎全年。

生境分布 · 分布于云南省富民、保山、普洱、凤庆、双江、耿马、沧源、双柏、蒙自、屏边、建水、金平、河口、文山、砚山、西畴、富宁、西双版纳芒市、怒江等地。生于海拔 130～1 600 m 的山坡、山谷灌木丛中或林缘。

哈尼族药用经验 · 味淡、涩,性平。清热解毒,收敛止泻,止痒。

(1)(急性)肠炎腹泻,腹痛,细菌性痢疾:①毛果算盘子根 30～60 g。水煎服,红糖为引。②毛果算盘子根 30 g,五指毛桃 30 g。水煎服,每日 1 剂,每日 3 次。

(2)漆过敏,湿疹,荨麻疹,烧伤:毛果算盘子鲜叶适量。水煎外洗。

(3)口腔炎,牙痛:毛果算盘子鲜叶适量。嚼含或水煎含漱。

中医药用经验 · 根:味苦、涩,性平。归大肠经。清热解毒,祛湿止痒。叶:味微苦、涩,性凉。归心、肺、大肠经。清热解毒,收敛止血,祛风除湿。

附注 · 同属植物厚叶算盘子 *Glochidion hirsutum* 亦以"算盘子"为名入药,哈尼药名"傲奥凹露"(普洱),药用部位和功效与本品相同。

261 云南石梓

哈尼药名 · Jia suo pu。

别名 · 滇石梓,甑子木。

来源 · 为马鞭草科石梓属云南石梓 *Gmelina arborea* 的树皮。秋、冬季剥取树皮,切粗丝,干燥。

植物形态 · 落叶乔木;树皮灰棕色,呈不规则块状脱落;幼枝、叶柄、叶背及花序均密被黄褐色绒毛。叶片厚纸质,广卵形。聚伞花序组成顶生的圆锥花序;花萼钟状,顶端有 5 个三角形小齿;花冠黄色,外面密被黄褐色绒毛,两面均疏生腺点,二唇形,上唇全缘或 2 浅裂,下唇3 裂,中裂片长而大,裂片顶端钝圆。核果椭圆形或倒卵状椭圆形,成熟时黄色,干后黑色,常仅有 1 颗种子。花期 4—5 月,果期 5—7 月。

生境分布 · 分布于云南省南部。生于海拔1500 m 以下的路边、村舍及疏林中。

哈尼族药用经验 · 云南石梓树皮,研粉用于刀、枪外伤,伤口化脓,溃疡。

中医药用经验 · 味苦、涩,性凉。归肺、脾经。清火解毒,除风止痒。

262 小叶买麻藤

哈尼药名 · 连谷连妮哟然节。

别名 · 拦地青,接骨草,狗裸藤,竹节藤,脱节藤,大节藤。

来源 · 为买麻藤科买麻藤属小叶买麻藤 *Gnetum parvifolium* 的藤茎、根、叶。全年可采收,鲜用或晒干。

植物形态 · 缠绕藤本;茎枝皮土棕色或灰褐色,皮孔常较明显。叶椭圆形、窄长椭圆形或长倒卵形,革质。雄球花序不分枝或一次分枝,总梗细弱,雄球花穗具 5~10 轮环状总苞,每轮总苞内具雄花 40~70,假花被略成四棱状盾形;雌球花序多生于老枝上,一次三出分枝,雌球花穗细长,每轮总苞内有雌花 5~8;成熟种子假种皮红色,长椭圆形或窄矩圆状倒卵圆形,先端常有小尖头,干后种子表面常有细纵皱纹。花期 4—6 月,果期 9—11 月。

生境分布 · 分布于云南省景洪。生于海拔较低的干燥平地或湿平地或湿润谷地的森林中,缠绕在大树上。

哈尼族药用经验 · 本品可治腰肌劳损,跌打损伤,风湿性关节炎。

中医药用经验 · 味苦,性微温。祛风除湿,散瘀性血,化痰止咳。

附注 · 同属植物买麻藤 *Gnetum montanum*,哈尼药名"Hholnilalsiq 窝呢哀喜",别名"藤子苦楝""接骨藤"。与本品功效相同。

263 小芭蕉

哈尼药名 · Alzeiv zeivssaq 阿责责然。

别名 · 石枫丹,石凤丹,斑叶兰,山石竹,细芭蕉,小芭蕉,石岩芭蕉。

来源 · 为兰科斑叶兰属高斑叶兰 *Goodyera procera* 的全株。全年采收,洗净,鲜用或晒干备用。

植物形态 · 多年生草本。茎直立,具 6~8 枚叶。叶片长圆形或狭椭圆形;叶柄基部扩大成抱茎的鞘。花茎具 5~7 枚鞘状苞片;总状花序具多数密生的小花,似穗状;花苞片卵状披针形;子房圆柱形;花小,白色带淡绿,芳香;萼片具 1 脉,与花瓣黏合呈兜状;侧萼片偏斜的卵形;花瓣匙形,白色;唇瓣宽卵形,内面有腺毛。蒴果纺锤形。花期 4—5 月。

生境分布 · 分布于云南省澜沧、蒙自、屏边、金平、文山、麻栗坡、富宁、勐腊等地。生于海拔250~1550 m 的林下。

哈尼族药用经验 · 味甘、淡、微苦,性平。祛风除湿,养血疏肝,益气滋肾。

(1) 风寒湿痹,半身不遂:小芭蕉 9~15 g。水煎服或浸酒服。

(2) 尿路感染,黄疸型肝炎:小芭蕉 30 g,大暗消 15 g。水煎服。

(3) 支气管炎,哮喘:小芭蕉 30 g,石椒草

15 g,小苏苏棵 15 g。水煎服。

（4）肾虚腰痛,四肢乏力,神经衰弱:小芭蕉 50 g。煎服或炖鸡、猪瘦肉,早、晚空腹时食用。

中医药用经验·味苦、辛,性温。归肝、肺经。祛风除湿,行气活血,止咳平喘。

附注·孕妇慎服。

264 野火绳

哈尼药名·Siqdu dussaq 习堵堵然;树嘟嘟然（红河）。

别名·小火绳,马尾巴火绳,细火绳,沙塘果,子金根,野麻根,黑神果,小白药,接骨丹,澜沧扁担杆。

来源·为椴树科扁担杆属毛果扁担杆 *Grewia eriocarpa* 的根内皮（白皮）。秋、冬季挖取根部,剥取根皮,除去栓皮,切段,鲜用或晒干。

植物形态·灌木或小乔木,嫩枝被灰褐色星状软茸毛。单叶互生,纸质,斜卵形至卵状长圆形,下面被灰色星状软茸毛。聚伞花序 1～3枝腋生;苞片披针形;花两性;花被外面灰棕色,内面橘黄色。萼片狭长圆形;雌雄蕊柄被毛;雄蕊离生,长短不一,比萼片短;子房被毛,花柱有短柔毛,柱头盾形,4 浅裂或不分裂。核果近球形,不明显 4 裂,被星状毛,有浅沟。

生境分布·分布于云南省保山、普洱、镇康、沧源、屏边、建水、金平、河口、麻栗坡、西双版纳、芒市等地。生于海拔 450～1 500 m 的半山坡草丛中和疏林中。

哈尼族药用经验·味涩、微苦,性凉。收敛止血,接骨生肌。

（1）外伤出血:野火绳研末撒伤口。

（2）闭合性骨折:野火绳研末适量,鸡蛋清调敷患处,2 日 1 换。

（3）刀枪伤,疮痛红肿:野火绳鲜品捣敷。

或干品研末,用冷开水调敷。

中医药用经验·味涩、微苦,性凉。止血解毒,接骨生肌。

附注·同属植物苘麻叶扁担杆 *Grewia abutilifolia* 和椴叶扁担杆 *Grewia tiliifolia* 的根皮入药,与本品功效相似。

265 雨蕨

哈尼药名·Haldaq 哈达。

别名·乌柄水龙骨,蕨菜。

来源·为雨蕨科雨蕨属雨蕨 *Gymnogrammitis dareiformis* 的根茎、全草入药。夏、秋季挖取带根茎的全草,去杂质,洗净,鲜用或晒干。

植物形态·多年生蕨类。根状茎灰蓝色,密被鳞片;鳞片覆瓦状排列,下部阔圆形,向上渐狭成线状钻形,盾状着生。叶柄栗褐色或深禾秆色,基部以关节着生于明显的叶足上;叶片三角状卵形,四回细羽裂;羽片 10～15 对,下部两对近对生,向上的近互生,三回羽裂。叶草质;叶轴顶部两侧有绿色的狭边,小羽轴两侧有狭翅。孢子囊群生于裂片背面,位于小脉顶端以下,圆形,成熟时略宽于裂片,无盖,也无隔丝。叶于雨季生长,早季干枯。

生境分布·分布于云南省嵩明、华宁、新平、景东、屏边、金平、文山、麻栗坡、漾濞、贡山等地。生于海拔 1 300～2 700 m 的山地密林下,常附生于树干上或岩石上。

哈尼族药用经验·理气散结,利尿通淋。

（1）腹胀便秘,习惯性便秘:雨蕨根 20 g。水煎服,每日 1 剂,每日 3 次。

（2）热淋,癃淋:雨蕨 15 g。水煎服。

中医药用经验·味微苦,性温。归肝、肾经。活血散瘀。

附注·哈尼族特色习用药物。

266 七叶胆

哈尼药名 · Kalgyu zalhaq 卡规扎哈；Naiqmiq-javhhaq 馁弥加阿。

别名 · 小苦药，遍地生根，五叶参，公罗锅底，落地生。

来源 · 为葫芦科绞股蓝属绞股蓝 Gynostemma pentaphyllum var. pentaphyllum 的全草、根茎。每年夏、秋两季可采收 3～4 次，洗净，晒干。

植物形态 · 草质攀援植物；茎细弱，具纵棱及槽。叶膜质或纸质，鸟足状，通常 5～7 小叶；小叶片卵状长圆形或披针形，边缘具波状齿或圆齿状牙齿。卷须纤细，2 歧。花雌雄异株。雄花圆锥花序，基部具钻状小苞片；花萼筒 5 裂，裂片三角形；花冠淡绿色或白色，5 深裂；雄蕊 5。雌花圆锥花序，花萼及花冠似雄花；具退化雄蕊 5 枚。果实肉质不裂，球形，成熟后黑色。种子卵状心形。花期 3—11 月，果期 4—12 月。

生境分布 · 分布于云南省各地。生于海拔 300～3 200 m 的山谷密林中、山坡疏林、灌丛中或路旁草丛中。

哈尼族药用经验 · 味苦，性寒。消炎解毒，止咳祛痰，补中益气。

（1）老年慢性气管炎：七叶胆 3～5 g。水煎服，亦可泡茶饮。

（2）哮喘：七叶胆 5 g。泡开水当茶饮。

（3）胃炎，肠炎：七叶胆 15 g，小暗消 10 g。水煎服。

（4）本品全草还可治肾盂肾炎，小儿口水疮。

中医药用经验 · 味苦、微甘，性凉。归肺、脾、肾经。清热，补虚，解毒。

267 土三七

哈尼药名 · Nu'lil lilnil 努里里尼。

别名 · 三七草，菊叶三七，散血草，散血当归，牛头七。

来源 · 为菊科菊三七属菊三七 Gynura japonica 的根、全草。秋季茎叶枯萎时采挖，除去须根及杂质，干燥。

植物形态 · 高大多年生草本。根粗大成块状，有多数纤维状根茎直立，中空，基部木质有明显的沟棱。基部叶在花期常枯萎。基部和下部叶椭圆形；中部叶大，叶柄基部有圆形，具齿或羽状裂的叶耳，多少抱茎。上部叶较小，羽状分裂，渐变成苞叶。头状花序多数，花茎枝端排成伞房状圆锥花序；每一花序枝有 3～8 个头状花序。小花 50～100 个，花冠黄色或橙黄色。瘦果圆柱形，棕褐色，具 10 肋，肋间被微毛。冠毛丰富，白色。花果期 8—10 月。

生境分布 · 分布于云南省西北部中部至南部。生于海拔 1 200～3 000 m 的山谷、山坡草地、林下或林缘。

哈尼族药用经验 · 味甘、微苦，性温。祛瘀止血，止痛，解毒消肿。

（1）风湿疼痛：土三七 15 g。水煎服或泡酒服。

（2）跌打损伤，骨折：土三七鲜根适量。捣敷，每 3 日换药 1 次。

（3）乳腺炎，腮腺炎，扁桃体炎，咽喉炎，痈疮肿毒：土三七鲜根或叶 15 g，捣汁，温开水送服。外用鲜品捣敷。

（4）各种出血症，毒蛇咬伤：土三七适量。研粉内服，同时外敷。

中医药用经验 · 味甘、苦，性温，有小毒。归肝、胃经。祛风除湿，散瘀消肿，止痛止血。

附注 · 孕妇、儿童慎用。

268 双肾参

哈尼药名 · 俄含那比、鹅寒纳彼;阿嫣巴;豪皮补药(普洱)。

别名 · 老母鸡抱蛋,金鹅抱蛋,仙鹅抱蛋,双黄参,对对参,双肾子,对肾参,羊肾参,肾经草,二仙对座草,金刚如意草,白花草。

来源 · 为兰科玉凤花属鹅毛玉凤花 *Habenaria dentata* 的块茎、茎叶。块茎秋冬采挖,洗净蒸热,晒干或鲜用。茎叶夏季采收,洗净,晒干。

植物形态 · 多年生草。块茎肉质,长圆状卵形至长圆形。具 3～5 枚疏生的叶,叶之上具数枚苞片状小叶。叶片长圆形至长椭圆形,基部抱茎,干时边缘常具狭的白色镶边。总状花序常具多朵花;花白色;萼片近卵形,中萼片直立,和花瓣靠合成兜,侧萼片斜卵形,反折;花瓣不裂,狭披针形具睫毛;唇瓣长,3 裂,距口有胼胝体,上半部白色,下半部绿色,弯曲,向先端逐渐膨大。花期 8—10 月。

生境分布 · 分布于云南省中部及东南部。生于海拔 190～2 300 m 的山坡林下或沟边。

哈尼族药用经验 ·

(1) 阳痿,遗精,早泄:双肾参 20 g,仙茅 15 g。煎成药液,狗肾 1 对煮熟,汤药连同狗肾一起服用,每日 1 剂。

(2) 输卵管炎:双肾参 30 g。水煎服,每日 1 剂,每日 3 次。

(3) 本品块茎还可治肾虚腰疼,病后体虚,疝气痛,胃痛,肺痨咳嗽,睾丸炎。茎叶还可治尿路感染。

中医药用经验 · 块茎:味甘、苦,性平。归肺、肾经。补肾益肺,利湿,解毒。茎叶:味甘、微苦,性平。清热利湿。

269 热疾药

哈尼药名 · Yilcilciq naqcil 衣雌吃那雌;衣雌;那雌。

别名 · 石缝一把抓。

来源 · 为凤尾蕨科书带蕨属书带蕨 *Haplopteris flexuosa* 的全草。全年或夏、秋季采收,洗净,鲜用或晒干。

植物形态 · 多年生草本。根状茎横走,密被鳞片;鳞片黄褐色,钻状披针形;叶近生,常密集成丛。叶柄基部被纤细的小鳞片;叶片线形;中肋在叶片下面隆起,其上面凹陷呈一狭缝。叶薄草质,叶边反卷,遮盖孢子囊群。孢子囊群线形,生于叶缘内侧,位于浅沟槽中。孢子长椭圆形,无色透明,单裂缝,表面具模糊的颗粒状纹饰。

生境分布 · 分布于云南省新平、普洱、沧源、双柏、禄丰、蒙自、屏边、金平、绿春、西畴、麻栗坡、马关、广南、景洪、勐海、勐腊、元江、大理、漾濞、福贡、贡山等地。生于海拔 100～3 200 m 的林中树干上或岩石上。

哈尼族药用经验 · 利尿通淋,平肝息风。

(1) 膀胱湿热,小便短赤,尿涩刺痛:热疾药 30 g。水煎服。

(2) 小儿惊风:热疾药 15 g,亮叶草 15 g。水煎服。

中医药用经验 · 味苦、涩,性凉。归心、肝经。疏风清热,舒筋止痛,健脾消疳,止血。

附注 ·

(1) 哈尼族特色习用药物。

(2) 同科植物水蕨属水蕨 *Ceratopteris thalictroides*,哈尼药名"哒咧"。哈尼族以全株入药,与本品功效不同。用于治疗咳嗽,痢疾,疮毒。嫩茎叶可入菜食用。

270 理肺散

哈尼药名 · Gulsoq naqcil 姑索那雌。

别名 · 舒筋药。

来源 · 为茜草科耳草属广花耳草 Hedyotis ampliflora 的根、叶、果。夏、秋季采收,晒干或鲜用。

植物形态 · 藤状灌木;老茎光滑无毛;小枝幼时有明显的纵槽,槽内常有短硬毛。叶对生,纸质,披针形或阔披针形;侧脉明显。花序顶生,为伞房花序式排列的聚伞花序;花4数,萼管半球形或陀螺形;花冠白色或绿白色,管形,被粉末状柔毛,喉部密被白色硬毛,花冠裂片披针形。蒴果球形,略扁,无毛或被疏毛,顶部隆起,有外反的宿存萼檐裂片,成熟时开裂为2果爿,果爿腹部直裂;种子多数,具棱,干后黑褐色。花期6—8月。

生境分布 · 分布于云南省各地。生于疏林下或山坡灌丛中。

哈尼族药用经验 · 清热利湿,舒筋活络。

　　(1) 肝胆湿热:理肺散根15 g,茵陈15 g,龙胆草9 g,青叶胆12 g。水煎服。

　　(2) 跌打扭伤:理肺散叶、果烘热揉烂擦患处,并与五香藤叶、苎麻根各等量,捣绒,调蛋清敷患处。

中医药用经验 · 味辛、苦,性温。祛风胜湿,强筋骨。

附注 ·

　　以"理肺散"为名入药的植物较多,如本品的同属植物攀茎耳草 Hedyotis scandens(凉喉茶)、茄科茄属旋花茄 Solanum spirale(见"跌打须"词条)、菊科地胆草属地胆草 Elephantopus scaber(见"地胆草"词条)、唇形科香薷属鼠尾香薷 Elsholtzia myosurus 等,功效不同,用时注意区分。

271 乌节黄

哈尼药名 · Ceiqnav 泽纳。

别名 · 黑节节,头花耳草,凉喉茶,小头凉喉茶,荞花黄连,沙糖根,接骨丹,土红参。

来源 · 为茜草科耳草属头状花耳草 Hedyotis capitellata var. capitellata 的全草。秋冬采集,切碎,鲜用或晒干备用。

植物形态 · 高大藤状草本;茎和枝圆柱形或方柱形。叶对生,膜质,卵形或椭圆状披针形,基部楔形,两面平滑;侧脉每边4条,极纤细而明显。花序通常顶生,为三歧分枝金字塔形,分枝彼此远离,平伸;花4数,无梗,聚合成一小头状体;花萼小,钟形,萼檐裂片长圆形,短尖;花冠白色,管形,裂片长圆形,里面有髯毛。蒴果球形,顶部隆起,成熟时室间开裂为2果爿,果爿腹部直裂;种子多粒,微小,有棱。花期5月。

生境分布 · 分布于云南省曲靖、贡山、福贡、峨山、玉溪、麻栗坡、西畴、泸西、红河、绿春、普洱、勐腊、景洪、勐海等地。生于海拔1 500～2 200 m的山坡常绿阔叶林中或灌丛,常攀缘于树上。

哈尼族药用经验 · 味辛、微苦,性温。清热除湿,消炎接骨。

　　(1) 膀胱炎,热淋:乌节黄15 g,毛石韦10 g,马鞭草15 g。水煎服。

　　(2) 骨折:乌节黄、血满草适量。共捣外敷。

　　(3) 急性黄疸型肝炎,乙型肝炎,肝脾肿大:①乌节黄10～15 g。煎服。②A方:乌节黄根25～30 g,黄姜10～15 g,茜草15～30 g,染饭花10～15 g。B方:A方煎汁后加入雄黄0.3 g,鸡蛋1个,红糖适量。A方水煎服,B方调匀炖服,A、B方交替使用。每日1剂,每日

3次。

（4）疟疾：乌节黄 15 g，斑鸠站 12 g，红稗 12 g。水煎服。

（5）竹、铁器断于皮肉内：乌节黄、攀枝花树皮、刺芫荽、茅根芽适量。用鲜品捣碎敷于患处。

（6）本品还可治外伤出血。

中医药用经验·味辛、微苦，性温。清热除湿，消炎接骨。

附注·同属植物脉耳草 *Hedyotis vestita* 的全草，哈尼药名"咪西阿杂""咪西阿扎""旺典我傍"，功效与本品相似。

272 水线草

哈尼药名· Eellol lalma 吴罗拉玛。

别名·蛇舌草。

来源·为茜草科耳草属伞房花耳草 *Hedyotis corymbosa* var. *corymbosa* 的全草。夏季采收，鲜用或晒干备用。

植物形态·一年生柔弱披散草本；茎和枝方柱形。叶对生，膜质，线形，罕有狭披针形，托叶膜质，鞘状。花序腋生，伞房花序式排列，有花 2～4 朵，罕有退化为单花，具纤细如丝的总花梗；苞片钻形；花 4 数，有纤细的花梗；萼管球形，萼檐裂片狭三角形；花冠白色或粉红色，管形，裂片长圆形。蒴果膜质，球形，有不明显纵棱数条，成熟时顶部室背开裂；种子每室 10 粒以上，有棱，种皮平滑，干后深褐色。花果期几乎全年。

生境分布·分布于云南省巧家、昆明、丘北、砚山、蒙自、河口、石屏、景东、孟连、勐腊、景洪、勐海、凤庆、保山等地。生于海拔 850～2 000 m 处的旷野、田间、溪边、林下的草地上。

哈尼族药用经验·味甘、淡，性凉。清热解毒，利尿消肿，活血止痛。

（1）尿路感染，咽炎，腮腺炎，扁桃体炎，急性肝炎：水线草 20 g，大黄藤 15 g，水石榴 10 g，灯心草 10 g。水煎服。

（2）毒蛇咬伤：水线草鲜品、白花蛇舌草各适量。共捣外敷。

（3）肝炎：水线草、青叶胆各 30 g。水煎服。

（4）本品还可治肾炎，虫蛇咬伤，骨折瘀肿等症。

中医药用经验·味甘、淡，性凉。清热解毒。

附注·本品可作白花蛇舌草使用。

273 白花蛇舌草

哈尼药名· Eellol lalma 欧罗拉玛。

别名·蛇总管，蛇舌草，目目生珠草，小叶锅巴草，二叶葎。

来源·为茜草科耳草属白花蛇舌草 *Hedyotis diffusa* 的全草。夏秋采集，洗净，鲜用或晒干。

植物形态·一年生无毛纤细披散草本；茎稍扁，从基部开始分枝。叶对生，无柄，膜质，线形，边缘干后常背卷；托叶基部合生，顶部芒尖。花 4 数，单生或双生于叶腋；萼管球形，萼檐裂片长圆状披针形；花冠白色，管形，花冠裂片卵状长圆形。蒴果膜质，扁球形成熟时顶部室背开裂；种子每室约 10 粒，极细小。花期 7—9 月，果期 8—10 月。

生境分布·分布于云南省福贡、昆明、峨山、屏边、金平、景东、澜沧、勐腊、景洪、勐海、凤庆、保山等地。生于海拔 950～1 550 m 的草坡、溪边、田边或旷野潮湿地。

哈尼族药用经验·味甘、苦，性寒。清热解毒，利湿。

（1）扁桃体炎：白花蛇舌草 30 g，千里光 15 g。水煎服。

（2）急、慢性支气管炎，咳痰，痰色黄稠，胸闷气短：白花蛇舌草 20 g，板蓝根 20 g，海船皮 20 g，灯台树皮 15 g，川贝母 10 g，陈皮 5 g，甘草 10 g。水煎服，每日 1 剂，每日 3 次。

（3）急、慢性阑尾炎，盆腔炎，肠癌：白花蛇舌草 250 g，大黄 5 g。水煎服，每日 1 剂，分 3 次服。

（4）急性黄疸型肝炎，肝肿大：①白花蛇舌草 20 g，鸡肝散 15 g，四方藤 15 g。取鲜品，水煎服，每日 1 剂，每日 3 次。②白花蛇舌草 20 g，绣球防风 15 g，木贼 15 g，七里香 10 g，野牡丹根 15 g。鲜品水煎服，每日 1 剂，每日 3 次。

（5）急性黄疸型肝炎，胆囊炎：白花蛇舌草 20 g，芦苇根 20 g，板蓝根 20 g，养茎 20 g，响铃草 15 g。水煎服，每日 1 剂，每日 3 次。

（6）尿路感染：白花蛇舌草 15～30 g。水煎服。

（7）附件炎：白花蛇舌草 50 g，重楼 10 g。水煎服，每日 1 剂，每日 3 次，服 7 日为 1 个疗程。

（8）各种皮肤溃疡，皮肤癌，疮疖：白花蛇舌草、木姜子树皮适量。痢疾：白花蛇舌草鲜品 30～60 g。水煎服。

（9）虫蛇咬伤：白花蛇舌草鲜品适量。捣汁外搽后外敷，并煎汤内服。

（10）枪伤子弹入体内，钉、针等铁器断于皮肉内：白花蛇舌草适量。捣碎，加入适量蜂蜜拌匀敷于患处。

（11）本品还可治慢性咽炎，胃炎，肾炎等。

中医药用经验 · 味甘、淡，性凉。归胃、大肠、小肠经。清热解毒，利尿消肿，活血止痛。

附注 ·

（1）孕妇慎用。

（2）同属植物纤花耳草 Hedyotis tenelliflora（哈尼药名"lolzaq 裸扎"）、伞房花耳草 Hedyotis corymbosa（见"水线草"词条）均可作

本品用。哈尼族尚用纤花耳草的全草治蚂蟥入鼻。

274 母猪果

哈尼药名 · Dyulsyuqsyuni 堆雪水女；雪水女。

别名 · 豆腐渣果，灰木果，罗罗果，母猪烈果，萝卜树，山葫芦，苦梨梨。

来源 · 为山龙眼科山龙眼属深绿山龙眼 Helicia nilagirica 的根、叶、茎皮、果实。全年可采收，鲜用或晒干。

植物形态 · 乔木；芽密被锈色短毛。叶纸质或近革质，倒卵状长圆形、椭圆形或长圆状披针形。总状花序腋生或生于小枝已落叶腋部，密被锈色短毛，逐渐脱落；苞片披针形；花被管白色或浅黄色；腺体 4 枚，卵球形或近球形，稀 1～2 枚腺体延长成丝状附属物，在中部以下呈螺旋状弯曲。果呈稍扁的球形，顶端具短尖，基部骤狭呈短柄状，果皮干后革质，绿色。花期 5－8 月，果期 11 月至翌年 7 月。

生境分布 · 分布于云南省南部及西南部。生于海拔 1 000～2 000 m 的山地和山谷常绿阔叶林中。

哈尼族药用经验 · 散瘀止痛，祛腐生新。

（1）跌打损伤：母猪果 10 g，土茯苓 15 g，芦子藤 10 g，白花丹 5 g，接骨丹 10 g。用酒 500 mL，浸泡 3 日后内服，每日 3 次，每次 5～10 mL。

（2）水火烫伤：将母猪果烤至焦黄，研末，撒患处。

中医药用经验 · 味涩，性凉。根，叶：涩肠止泻，解毒。果：镇静安神。

附注 ·

（1）有小毒，慎用。

（2）同属植物小果山龙眼 Helicia cochinchinensis、网脉山龙眼 Helicia reticulata、大山龙眼 Helicia grandis、浓毛山龙眼 Heli-

cia vestita、镰叶山龙眼 *Helicia falcata*、林地山龙眼 *Helicia silvicola* 的果实亦名"豆腐渣果",与本品功效相似。

275 野芝麻

哈尼药名 · Beilcaoq naoqseil 百曹闹色。

别名 · 山芝麻,假芝麻,长角山芝麻。

来源 · 为梧桐科山芝麻属长序山芝麻 *Helicteres elongata* 的根、茎。全年可采,鲜用或晒干备用。

植物形态 · 灌木,被星状柔毛。小枝甚柔弱。叶矩圆状披针形或矩圆状卵形,边缘有不规则的锯齿;托叶条形,早落。聚伞花序伸长,顶生或腋生,几与叶等长,有多数花;小苞片条形;萼管状钟形,5 裂,裂片三角状披针形,宿存,被短柔毛;花瓣 5 片,黄色,下面的花瓣只有一个耳状附属体和在瓣片上有一行毛;雄蕊 10 枚;子房 5 室,每室约有胚珠 10 个。蒴果长圆筒形,顶端尖锐,密被灰黄色星状毛,熟后 5 瓣裂。花期 6—10 月。

生境分布 · 分布于云南省南部。生于海拔 190～1600 m 的路边、村边的荒地上或干旱的草坡上。

哈尼族药用经验 · 味苦,性寒。清热解毒,利尿,祛风除湿。

(1) 高热,感冒,肺炎,扁桃体炎,百日咳,麻疹:野芝麻根 15 g。水煎服,或配方用。

(2) 疟疾,预防流行性感冒:①野芝麻干根 30 g。水煎服。若预防则每月煎服 1 次,连用 3 个月。②野芝麻 15 g。水煎服,每日 1 剂,每日 3 次。

(3) 疟疾:野芝麻根 20 g,芒果树皮 30 g,臭草根 6 g,草果仁 5 g。水煎服,每日 1 剂,每日 3 次。

(4) 急慢性肾炎:野芝麻根 15 g。水煎服。

(5) 皮肤瘙痒,湿疹:野芝麻、足癣草、冰片叶、水蜈蚣各等量。煎水外洗,每日 1 次。

(6) 本品还可治肠炎,痢疾,鼻衄,毒蛇咬伤。

中医药用经验 · 味苦,性寒。归肺、大肠经。清热解毒,利尿,截疟。

附注 ·

(1) 以"野芝麻"为名入药的植物较多,与本品功效相似的有同属植物山芝麻 *Helicteres angustifolia*（哈尼药名"背从浓先"）、粘毛山芝麻 *Helicteres viscida*。

(2) 同属植物火索麻 *Helicteres isora* 亦名"野芝麻",哈尼药名"唔奴努奇"（普洱）,与本品功效不同。根入药,味辛、苦,性平。归胃经。理气止痛。用于慢性胃炎,胃溃疡,肠梗阻,肠炎腹泻。

(3) 以"野芝麻"为名入药的尚有同科植物黄麻属长蒴黄麻 *Corchorus olitorius*,哈尼药名"Guqzzu nuheiq 谷主努痕",为哈尼族特色习用药物,与本品功效不同。根入药,疏风止咳,利湿。①风寒感冒:长蒴黄麻 20 g,虎掌草 15 g,小黑药 15 g。水煎服。②脘腹胀痛:长蒴黄麻 60 g。水煎服,或适量生嚼咽下。③风热感冒,口腔糜烂:长蒴黄麻 30 g。水煎服,或含漱。

(4) 以"野芝麻"为名入药的尚有唇形科野芝麻属野芝麻 *Lamium barbatum*,花或全草入药,与本品功效不同。味辛、甘,性平。凉血止血,活血止痛,利湿消肿。用于肺热咳血,血淋,月经不调,崩漏,水肿,白带,胃痛,小儿疳积,跌打损伤,肿毒。

276 野芝麻棵

哈尼药名 · Zeivbavzeivyov 啧巴啧咏。

别名 · 小黑药,小芝麻,野芝麻,地磨薯,光叶山芝麻。

来源·为梧桐科山芝麻属细齿山芝麻 *Helicteres glabriuscula* 的根。夏、秋季采收,洗净,切片,晒干。

植物形态·灌木,全株密被星状柔毛;枝甚柔弱。叶偏斜状披针形,基部斜心形,边缘有小锯齿;托叶锥尖状。聚伞花序腋生,具花 2～3 朵,花序轴只有叶长的一半,萼管状,5 裂,裂片锐尖;花瓣 5 片,紫色或蓝紫色,为萼长的二倍;雄蕊 10 枚,着生在雌雄蕊柄的顶端;子房 5 室,柱头 5 裂。蒴果长圆柱形,顶端有短嚎;种子多数,很小。花期几乎全年。

生境分布·分布于云南省南部、西南部。生于草坡上或灌丛中。

哈尼族药用经验·清热解毒,收敛止痢,截疟。可治感冒,痢疾,疟疾。外用于毒蛇咬伤。

中医药用经验·味苦,性寒。清热解毒,截疟,杀虫。

附注·孕妇忌服。

277 叶上花

哈尼药名· Daltuv daltuv 达都达都。

别名·叶上珠,叶上果。

来源·为山茱萸科青荚叶属青荚叶 *Helwingia japonica* subsp. *japonica* 的根、茎皮、叶。夏秋采收,切片,鲜用或晒干备用。

植物形态·落叶灌木;幼枝绿色,叶痕显著。叶纸质、卵形、卵圆形,稀椭圆形,边缘具刺状细锯齿;托叶线状分裂。花淡绿色,3～5 数,花萼小,花瓣镊合状排列;雌雄异株;雌花单生或 2～3 朵簇生于叶上面中脉的近中央处;子房下位,花柱 3～5 裂;雄花 10～12 朵形成密聚伞花序,花瓣 3～5,雄蕊 3～5。浆果幼时绿色,成熟后黑色,分核 3～5 枚。花期 4～5 月,果期 8—9 月。

生境分布·分布于云南省各地。生于海拔 3 300 m 以下的林中,喜阴湿及肥沃的土壤。

哈尼族药用经验·味苦、辛,性平。清热除湿,活血消肿。

(1) 风湿麻木:叶上花 15 g,飞龙斩血 15 g,大绿藤 15 g。水煎服或泡酒服。

(2) 痢疾:叶上花 15 g,马齿苋 10 g,肥猪草 10 g,薤白 10 g。水煎服。

(3) 便血:叶上花 10 g,炒柏枝叶 10 g,炒地榆 15 g。水煎服。

(4) 毒蛇咬伤:叶上花鲜品 30 g,鲜白花蛇舌草 30 g。共捣外敷。

(5) 风湿痹痛,四肢关节肿痛,麻木,全身疼痛,每遇寒冷及天气变化疼痛加剧:叶上花 20 g,毛木通 15 g,柴桂皮 20 g,苏木 15 g,千斤拨 15 g,金毛木通 10 g,防己 15 g。水煎服,每日 1 剂,每日 3 次。

(6) 骨折,跌打损伤,风湿骨痛:①叶上花、大接骨丹、芦子根、牛耳大黄、杜仲、酸汤杆、虎杖根、泽兰各适量。上药取鲜品捣碎加少许白酒拌匀,骨折复位后用小夹板固定,再将药物敷于缝隙间即可,每日换药 1 次。②叶上花、歪叶子兰、鱼子兰、接骨丹、石蚌腿、续断、鼻涕果树皮、三条筋各等量。上药晒干研细末。开放性骨折用开水调和外敷;闭合性骨折可加少许白酒调和后外敷患处,每日换药 1 次。③叶上花、小麻疙瘩、果上叶各适量。以上药物春细,用酒调成糊,外敷患处。

(7) 肾炎:叶上花 30 g,猫尾木 30 g,露水草 30 g。水煎服,每日 1 剂,每日 3 次,1 次 300 mL,6 日为 1 个疗程。

(8) 本品还可治月经不调,无名肿毒。

中医药用经验·味苦、辛,性平。归肺、肝、肾经。平喘止咳,清热除湿,活血化瘀。

附注·

(1) 同属植物中华青荚叶 *Helwingia chinensis*、西域青荚叶 *Helwingia himalaica*

亦作本品用。

（2）本品的茎髓名"小通草"，味甘、淡，性寒。归肺，胃经。清热，利尿，下乳。用于小便不利，淋证，乳汁不下。

（3）以"叶上花"为名入药的尚有大戟科大戟属猩猩草 *Euphorbia cyathophora*，哈尼药名"篱爬阿爷"（普洱），别名"一品红""草一品红""叶象花"。哈尼族以全草入药，与本品功效不同。味苦、涩，性寒，有毒。调经止血，接骨消肿。用于月经过多，跌打损伤，外伤出血，骨折。

278 黄花菜

哈尼药名 · Beilcao guqpavq 白抄估巴。

别名 · 真金菜，金针菜，宜男花，鸡脚参。

来源 · 为百合科萱草属黄花菜 *Hemerocallis citrina* 的根。夏、秋采挖，除去残茎、须根，洗净泥土，晒干。

植物形态 · 多年生草本。根近肉质，中下部常有纺锤状膨大。叶基生，常 2 列式伸展，叶片线形，中脉于背面凸出，常呈折合状，鞘状包茎。花葶长短不一；伞房花序状，花多朵，最多可达 100 朵以上；花大形，漏斗状，花被 6 枚，花冠黄色，有时在花蕾时顶端带黑紫色。蒴果钝三棱状椭圆形，熟后 3 瓣裂。种子约 20 多个，黑色，有棱。花果期 5—9 月。

生境分布 · 云南仅有栽培，未见野生。

哈尼族药用经验 · 味甘、微辛，性平。补肾健脾，下乳，利尿消肿。

（1）病后体虚，头昏，贫血，乳汁不足：黄花菜 15 g。炖肉服。

（2）小便不利：黄花菜 15 g，玉米须 15 g。水煎服。

（3）小儿营养不良：黄花菜 10 g，蛋参 10 g。炖肉服。

中医药用经验 · 味甘，性凉，有毒。归脾、肝、膀胱经。清热利湿，凉血止血，解毒消肿。

附注 ·

（1）有毒，内服宜慎，不宜久服。

（2）同属植物萱草 *Hemerocallis fulva* 和折叶萱草 *Hemerocallis plicata* 的根哈尼药名亦为"Beilcao guqpavq 白抄估巴"，与本品功效相同。

279 顶珠草

哈尼药名 · Alneilq heiqn 啊哪哪呢、阿拿拿尼；Dalbaol yeivsiil 达包耶丝。

别名 · 异叶羊膜草，肺结核草，小伸筋草，连线草，千金草，小铜锤，金线草，软筋草，丁疮药，小红豆，头顶一颗珠，佛顶珠，金钩如意，地草果，地胡椒。

来源 · 为玄参科鞭打绣球属鞭打绣球 *Hemiphragma heterophyllum* 的全草。夏秋采收，晒干备用。

植物形态 · 多年生铺散匍匐草本，全体被短柔毛。茎纤细，节上生根，皮薄，老后易于破损剥落。叶二型，茎生叶对生，阔卵形；幼枝上簇生针状叶。花单生叶腋；花萼裂片 5 近于相等，三角状狭披针形；花冠白色至玫瑰色，辐射对称，花冠裂片 5，圆形至矩圆形，近于相等，大而开展，有时上有透明小点。果实卵球形，红色，近于肉质；种子卵形，浅棕黄色。花期 4—6 月，果期 6—8 月。

生境分布 · 分布于云南省除河谷地区外的大部分地区。生于海拔 3 000～4 000 m 的高山草地或石缝中。

哈尼族药用经验 · 味微甘，性温。活血调经，消炎止痛。

（1）月经不调，风湿关节痛，跌打损伤：顶珠草 15～30 g，水煎服或泡酒服。外用取鲜品适量捣敷。

（2）肺结核，扁桃体炎：顶珠草 15 g，白及 15 g。水煎服。

（3）口腔炎，白口疮：顶珠草鲜叶捣汁，拌蜂蜜蒸热外搽。

（4）牙痛：顶珠草全草煎液含漱，也可捣汁涂抹患处。

（5）肺结核，咳嗽：顶珠草全草 30 g。水煎服。忌辣。

中医药用经验 · 味微甘、淡，性温。祛风除湿，清热解毒，活血止痛。

280 石岚菜

哈尼药名 · Hholgovgovhaq 我郭郭哈。

别名 · 剪刀草，石灰菜，花苦荬菜，苦郎头。

来源 · 为菊科泥胡草属泥胡草 Hemisteptia lyrata 的全株。夏、秋采集，洗净，晒干。

植物形态 · 一年生草本。基生叶长椭圆形或倒披针形，花期通常枯萎；中下部茎叶与基生叶同形，全部叶大头羽状深裂或几全裂，下面灰白色。头状花序在茎枝顶端排成疏松伞房花序。总苞片多层，覆瓦状排列，草质，中外层苞片外面有直立的鸡冠状突起的附片，附片紫红色，内层苞片顶端长渐尖，上方染红色，无附片。小花紫色或红色，冠裂片线形。瘦果小，楔状或偏斜楔形，深褐色，有尖细肋和膜质果缘。冠毛白色，两层。花果期 3—8 月。

生境分布 · 分布于云南省大部分地区。生于海拔 50～3 280 m 的山坡、山谷、平原、丘陵、林缘、林下、草地、荒地、田间、河边、路旁等处。

哈尼族药用经验 · 清热解毒，消肿散结。石岚菜全株用于肝炎，乳腺炎，肺结核，膀胱炎，尿道炎，外用于痈肿疔疮，风疹瘙痒。

中医药用经验 · 味辛、苦，性寒。清热解毒，散结消肿。

281 马尿芹

哈尼药名 · Moqpa caqdevq 莫扒查逗。

别名 · 山白芷，香白芷，滇白芷，水白芷，野香芹，大马芹，云南牛防风，白面风。

来源 · 为伞形科独活属糙独活 Heracleum scabridum 的根、果。7—10 月茎叶枯黄时采挖根，去其茎叶，洗净，晒干。果实成熟时采集。

植物形态 · 多年生草本，被有粗糙的细刺毛。根纺锤形，有香气。茎圆柱形，中空，有纵沟纹，被有白色的刺毛；叶片轮廓为卵形，二回羽状深裂，基部有宽阔的叶鞘，叶片二回羽状深裂，裂片宽卵形至椭圆形，边缘具有不等的锯齿，上面绿色粗糙细皱，两面均被有短毛。复伞形花序顶生和侧生；伞辐 13～17，有粗毛。每小伞形花序有花 30 余朵；花瓣白色，二型。双悬分生果倒卵形或卵形，光滑；背部每棱槽有油管 1。花期 5—6 月，果期 8—9 月。

生境分布 · 分布于云南省昆明、丽江、禄丰、德钦、红河、普洱等地。生于海拔 2 000 m 以上的高山灌林下草丛中。

哈尼族药用经验 · 味辛，性微温，气芳香。祛风解表，止咳，消肿。

（1）风寒感冒，发热恶寒，咳嗽：马尿芹根 9～30 g。水煎服。

（2）黄疸型肝炎：马尿芹根 150 g。煨鸡 1 只，分 3 日服。

（3）支气管炎：马尿芹根 20 g，星秀花 20 g。水煎服。

（4）疟疾：马尿芹根 20 g，杏叶防风 15 g，水煎服。

中医药用经验 · 味辛、苦，性温。根：归肺、胃经。祛风发表，散寒燥湿。果：祛风燥湿，止痒。

附注・阴虚火旺者禁服。

282 五加通

哈尼药名・鸦吗婆吹。

别名・大蛇药,凉伞木。

来源・为五加科幌伞枫属幌伞枫 *Heteropanax fragrans* var. *fragrans* 的根、树皮。全年可采,洗净,切片,鲜用或晒干。

植物形态・常绿乔木。叶大,三至五回羽状复叶;托叶小,和叶柄基部合生;小叶片在羽片轴上对生,纸质,椭圆形。圆锥花序顶生,主轴及分枝密生锈色星状绒毛,后毛脱落;伞形花序头状,有花多数;花淡黄白色,芳香;萼有绒毛,边缘有 5 个三角形小齿;花瓣 5,卵形,外面疏生绒毛。果实卵球形,略侧扁,黑色,宿存花柱。花期 10—12 月,果期次年 2—3 月。

生境分布・分布于云南省南部、东南部及耿马等地。生于海拔 10～1 000 m 的森林中,庭园中偶有栽培。

哈尼族药用经验・根,树皮用于感冒,中暑,痈疥肿毒,淋巴结炎,烧烫伤,扭挫伤。

中医药用经验・味苦,性凉。凉血解毒,消肿止痛。

283 野槿麻

哈尼药名・ Caqlal alma balal 查拉啊妈帮阿。

别名・野棉花,野芙蓉。

来源・为锦葵科木槿属美丽芙蓉 *Hibiscus indicus* var. *indicus* 的根。全年可采,鲜用或晒干备用。

植物形态・落叶灌木,全株密被密闭的星状短柔毛。叶心形,裂片宽三角形,具不整齐齿。花单生于枝端叶腋间,端有节;小苞片 4 或 5,卵形,基部合生;萼杯状,裂片 5,卵状渐尖形;

花粉红色至白色,花瓣倒卵形,基部具髯毛。蒴果近圆球形,被硬毛,果片 5～6;种子肾形,密被锈色柔毛。花期 7—12 月。

生境分布・分布于云南省中部、南部及东南部。生于海拔 700～2 000 m 的地带、山谷灌丛中。

哈尼族药用经验・消食散结,通淋止血。

（1）腹胀,便秘:野槿麻 15 g,绿谷米 10 g。水煎服。

（2）血尿:野槿麻 20 g。水煎服。

284 木芙蓉

哈尼药名・ Almilsaplaplapma 阿咪沙拉拉玛。

别名・九头花,芙蓉花,三变花,月亮花,野棉花,片掌花。

来源・为锦葵科木槿属木芙蓉 *Hibiscus mutabilis* f. *mutabilis* 的根、根皮、叶、花。夏秋采收根和叶,花朵初开时采摘,鲜用或晒干备用。

植物形态・落叶灌木或小乔木;小枝、叶柄、花梗和花萼均密被星状毛与直毛相混的细绵毛。叶宽卵形至圆卵形或心形,具钝圆锯齿。花单生于枝端叶腋间,近端具节;小苞片 8,线形,基部合生;萼钟形,裂片 5,卵形,渐尖头;花初开时白色或淡红色,后变深红色,花瓣近圆形,外面被毛,基部具髯毛。蒴果扁球形,被淡黄色刚毛和绵毛,果片 5;种子肾形,背面被长柔毛。花期 8—10 月。

生境分布・分布于云南省昆明、玉溪、楚雄、大理、丽江、保山、临沧、普洱、文山、麻栗坡、勐腊、红河等地。多栽培。

哈尼族药用经验・味淡、微辛,性平。拔毒生肌,清热解毒,续骨。

（1）小儿疳积:木芙蓉根皮 30 g,花 10 朵。炖鸡肝服。

（2）疮疡疖红肿：木芙蓉鲜品适量。捣烂外敷。

（3）烫伤烧伤：木芙蓉鲜花适量。捣烂，加鸡蛋清调敷。

（4）骨折：木芙蓉鲜根，五爪金龙各适量。捣烂外敷。

（5）本品还可治跌打损伤，肝炎，腹泻等。

中医药用经验·根，根皮：味辛、微苦，性凉。归心、肺、肝经。清热解毒，凉血消肿。叶：味辛，性平。归肺，肝经。凉血，解毒，消肿，止痛。花：味辛，性平。归肺经。清热，凉血，消肿，解毒。

附注·根和根皮孕妇禁服。

285 木槿

哈尼药名·Laolcil 将区。

别名·朝开暮落花，朝天子（果实）。

来源·为锦葵科木槿属木槿 *Hibiscus syriacus* var. *syriacus* 的花、叶、根、茎皮、根皮、果实。夏、秋季选晴天早晨，花半开时采摘，晒干。叶全年均可采，鲜用或晒干。根全年均可采挖，洗净，切片，鲜用或晒干。茎皮于4—5月剥取，晒干。根皮于秋末挖取根，剥取根皮，晒干。9—10月果实黄绿色时采收，晒干。

植物形态·落叶灌木，小枝密被黄色星状绒毛。叶菱形至三角状卵形，具深浅不同的3裂或不裂。花单生于枝端叶腋间，花梗被星状短绒毛；小苞片6～8，线形，密被星状疏绒毛；花萼钟形，密被星状短绒毛，裂片5，三角形；花钟形，淡紫色，花瓣倒卵形，外面疏被纤毛和星状长柔毛。蒴果卵圆形，密被黄色星状绒毛；种子肾形，背部被黄白色长柔毛。花期7—10月。

生境分布·分布于云南省东川、禄劝、安宁、澄江、峨山、丽江、镇康、蒙自、麻栗坡、景洪、大理

等地。多栽培。

哈尼族药用经验·味甘、淡，性凉。清热利湿，凉血。

（1）痢疾，腹泻，白带：木槿花5～10g，蜀葵花5～10g。泡开水代茶饮服。

（2）皮肤粗黑，雀斑：木槿根25～30g，蜀葵根25～30g。水煎服，每日1剂，分3次服。

中医药用经验·花：味甘、苦，性凉。归脾、肺、肝经。清热利湿，凉血解毒。叶：味苦，性寒。归心、胃、大肠经。清热解毒。根：味甘，性凉。归肺、肾、大肠经。清热解毒，消痈肿。茎皮，根皮：味甘、苦，性微寒。归大肠、肝、心、肺、胃、脾经。清热利湿，杀虫止痒。果实：味甘，性寒。归肺、心、肝经。清肺化痰，止头痛，解毒。

附注·脾胃虚弱者慎用。无湿热者不宜服。

286 三角叶风毛菊

哈尼药名·Ceilnil hhoqtaoq 策尼俄陶。

别名·白牛蒡根，翻白叶，毛叶威灵仙，大叶防风。

来源·为菊科须弥菊属三角叶须弥菊 *Himalaiella deltoidea* 的根。夏秋采收，鲜用或晒干备用。

植物形态·二年生草本。茎被稠密的锈色多细胞节毛及稀疏或稠密的蛛丝状毛或蛛丝状棉毛。中下部茎生叶大头羽状全裂，顶裂片三角形或三角状戟形，边缘有锯齿，上部叶不裂，三角形至三角状戟形，有锯齿，最上部叶披针形或长椭圆形。头状花序具长梗，下垂，单生茎枝顶端或排成圆锥花序；总苞半球形或钟状，5～7层，小花淡紫红或白色，外面有淡黄色的小腺点。瘦果倒圆锥状，黑色，有横皱纹，顶端截形，白色冠毛1层。花果期5—11月。

生境分布·分布于云南省香格里拉、德钦、滨

川、嵩明、漾濞、西畴、镇雄、景东、维西、红河、玉溪、普洱、西双版纳等地。生于海拔 800～3 400 m 的山坡、草地、林下、灌丛、荒地、牧场、杂木林中及河谷林缘。

哈尼族药用经验 · 味淡,性微温,有香气。催乳,健脾胃,消疳。

(1) 产后乳少,白带过多:三角叶风毛菊 9～15 g。水煎服或炖肉服。

(2) 小儿疳积:三角叶风毛菊鲜根 10 g。炖鸡吃。

(3) 骨折:三角叶风毛菊鲜品和大接骨丹适量。捣敷。

(4) 病后体虚:三角叶风毛菊 10～15 g。捣碎炖肉吃。

中医药用经验 · 味甘、微苦,性温。祛风湿,通经络,健脾消疳,催乳。

287 无棱油瓜

哈尼药名 · 喳期古鲁、喳期咕噜;区枯噜。

别名 · 油瓜。

来源 · 为葫芦科油渣果属腺点油瓜 Hodgsonia macrocarpa var. capniocarpa 的种仁、根。9—10 月采果,剖取种仁,洗净,晒干或鲜用。夏、秋季采挖根,洗净,切段晒干。

植物形态 · 木质藤本;茎、枝具纵棱及槽。叶片厚革质,大多数掌状 5 深裂,两面光滑无毛。卷须颇粗壮,2～5 歧。雌雄异株。雄花:总状花序;苞片长圆状披针形,肉质;花萼筒狭管状,淡黄色,5 裂,裂片三角状披针形;花冠辐状,外面黄色,里面白色,5 裂,先端流苏状。雌花:单生;子房近球形。果实大型扁圆,无棱,腺点十分明显而多,淡红褐色,有 6 枚大型种子。种子长圆形。花果期 6—10 月。

生境分布 · 分布于云南省南部。生于低、中山沟谷雨林,攀援于树上或灌丛中。

哈尼族药用经验 · 无棱油瓜种仁、根用于胃、十二指肠溃疡出血,疟疾。

中医药用经验 · 种仁:味甘,性凉。归胃经。凉血止血,解毒消肿。根:味苦,性寒,有小毒。杀菌,催吐。

附注 ·

(1) 根,孕妇忌服。

(2) 同属植物油渣果 Hodgsonia macrocarpa var. macrocarpa 亦作本品用。

288 水杨柳

哈尼药名 · Eelnmq 婀农;Aolnaovq 奥闹。

别名 · 水麻,水柳仔,细杨柳,水杨梅。

来源 · 为大戟科水柳属水柳 Homonoia riparia 的皮、叶、根、全草。全年可采,洗净,切片,晒干备用。

植物形态 · 灌木,小枝具棱,被柔毛。叶纸质,互生,线状长圆形或狭披针形,下面密生鳞片和柔毛。花小,雌雄异株,无花瓣,穗状花序腋生,雄花萼片 3 枚,雄蕊多数,花丝分裂;雌花萼片 5 枚,卵状披针形,外被短柔毛,子房近球形,密被紧贴的灰色柔毛,3 室。蒴果近球形,被灰色短柔毛;种子近卵状,外种皮肉质,干后淡黄色,具皱纹。花期 3—5 月,果期 4—7 月。

生境分布 · 分布于云南省保山、景谷、孟连、澜沧、双江、蒙自、元阳、金平、河口、富宁、西双版纳、怒江等地。生于海拔 20～1 000 m 的河流两岸冲积地或沙砾滩或河岸灌木林中。

哈尼族药用经验 · 味苦,性寒。清热利尿,消炎解毒,利胆除湿。

(1) 风湿疼痛:水杨柳叶、笔管草、闭鞘姜各适量。捣敷,每日换敷 1 次。

(2) 淋病,梅毒:水杨柳 15 g,土茯苓 15 g。水煎服。

(3) 膀胱结石,胆囊结石:水杨柳 15 g,斑鸠窝 15 g，水煎服。另以刺猬皮 5 g，研粉送服。

（4）溃疡，痔疮：水杨柳 15～30 g。水煎服。

中医药用经验·味苦，性寒。归肝、胆、膀胱经。清热，利胆，消炎，除湿，解毒。

289 鱼腥草

哈尼药名·Yaqmoqxil 丫莫细；Salkusalnaol 沙苦沙恼、沙库沙闹；Palhao 帕耠；Keqsalnilguq 壳沙泥骨（墨江碧约方言）；壳沙妮骨；砂苦砂奴（红河）。

别名·壁虱菜，蕺耳根，侧耳根，折耳根。

来源·为三白草科蕺菜属蕺菜 *Houttuynia cordata* 的全草。夏季茎叶茂盛花穗多时采割，除去杂质，晒干。鲜品全年均可采割。

植物形态·腥臭草本；茎下部伏地，节上轮生小根，上部直立，有时带紫红色。叶薄纸质，有腺点，背面尤甚，卵形或阔卵形，背面常呈紫红色；托叶膜质，下部与叶柄合生而成长鞘，且常有缘毛，基部扩大，略抱茎。顶生穗状花序，果时伸长，下托花瓣状总苞片 4 枚，白色；花小而密，无花被，雄蕊 3 枚，雌蕊由 3 个下部合生的心皮组成，花柱分离。蒴果顶端有宿存的花柱。花期 4—7 月。

生境分布·分布于云南省各地。生于海拔 150～2 500 m 的林缘水沟边、湿润的路边、村旁沟边、田埂沟边等潮湿的肥土上。

哈尼族药用经验·味辛、酸，性微寒，具特殊臭气。清热解毒，排脓消肿，止咳化痰。

（1）腹胀：鱼腥草 15～30 g。水煎服。

（2）咽喉炎，支气管炎：鱼腥草 15～20 g，臭灵丹 15～20 g，掌叶榕根 15 g，盐肤木根 15～20 g。水煎服，每日 1 剂，每日 3 次。

（3）流行性腮腺炎：鱼腥草鲜品适量。洗净，捣烂敷患处，每日 1 剂，连敷 3 日。

（4）胃痛：鱼腥草鲜品 100 g，猪肺 1 具。煮食。

（5）风热感冒，发热，咽喉疼痛：鱼腥草 15 g，地胆草 10 g，薄荷 15 g，大青叶 15 g。水煎服，每日 1 剂，每日 3 次。

（6）肺脓肿，肾炎水肿，尿路感染：鱼腥草 30 g，细笔管草 15 g。水煎服，服时兑少许白糖，每日 1 剂，每日 3 次。

（7）小儿肺炎所致发热，烦躁，咳嗽，面赤口渴，喉间痰鸣：鱼腥草 30～60 g，苍耳草 15～18 g，陈皮 5 g，桔梗 3～9 g，野芝麻 9～15 g，蒲公英 10 g。水煎后加适量蜂蜜冲服，每日 1 剂，分 3 次服，连服 3 日。热退后改用百合 3～15 g，小白及 3～9 g。水煎后加适量蜂蜜冲服，每日 1 剂，每日 3 次。

（8）百日咳：鱼腥草 15 g，百部 15 g，杏仁 6 g，远志 6 g。水煎服，每日 3 次。

（9）外伤出血，疮痈肿毒：鱼腥草、紫花地丁、马蹄草各等量。取鲜品捣烂外敷患处。

（10）本品可用于中毒急救的催吐和预防中暑，还可治肝炎，早期肝硬化，眼结膜炎。

中医药用经验·味辛，性微寒。归肺经。清热解毒，消痈排脓，利尿通淋。

附注·

（1）虚寒症，阴性外疡，脚气病患者忌服。

（2）嫩叶及嫩茎入菜，多食令人气喘，发虚弱，损阳气，消精髓。

（3）不宜久煎。

290 薄叶球兰

哈尼药名·那兹爬秃、拿兹帕秃；参呢爬秃。

来源·为萝藦科球兰属薄叶球兰 *Hoya mengtzeensis* 的全草。全年可采，鲜用或晒干。

植物形态·半灌木附生在石上生根，除花冠内面被长柔毛外，其余无毛。叶薄，披针形，顶端渐尖,基部渐狭,向叶柄下延;中脉下陷,侧脉及网脉在干时发皱;叶柄顶端丛生 2～3 个小腺体。花序腋生,伞房状聚伞花序,着花 20 朵或更多;脱落的花梗痕迹甚多;花蕾卵圆形;花萼 5 深裂;花冠内面具长柔毛;副花冠黄亮,裂片外角圆形。蓇葖单生,线状披针形。花期 7 月。

生境分布 · 分布于云南省景东、澜沧、蒙自、河口、澄江等地。生于杂木林中及攀援于大石上。

哈尼族药用经验 · 薄叶球兰全草治关节炎,筋络痛,头痛,头昏。外用于骨折。

附注 · 哈尼族特色习用药物。

291 铁草鞋

哈尼药名 · 爬秃、帕秃。

别名 · 狭叶铁草鞋,三脉球兰。

来源 · 为萝藦科球兰属铁草鞋 Hoya pottsii var. pottsii 的全草。全年可采,鲜用或晒干。

植物形态 · 附生攀援灌木。叶肉质,干后呈厚革质,卵圆形至卵圆状长圆形,先端急尖,基部圆形至近心形;叶柄肉质,顶端具有丛生小腺体。聚伞花序伞形状,腋生;花冠白色,心红色,裂片宽卵形。蓇葖线状长圆形,向顶端渐尖,外果皮有黑色斑点;种子线状长圆形;种毛白色绢质。花期 4—5 月,果期 8—10 月。

生境分布 · 分布于云南省屏边、贡山、西双版纳等地。生于海拔 500 m 以下的密林中,附生于大树上。

哈尼族药用经验 · 本品叶可治跌打损伤,骨折筋伤,疮疡肿毒,拔脓生肌,眼外伤,脑神经衰弱,骨折,风湿疼痛,痛经,闭经。

中医药用经验 · 味苦、辛,性平。归肺经。活血祛散瘀,解毒消肿。

292 大叶五瓣草

哈尼药名 · Silho pama 思火啪吗(元江)。

别名 · 野黄瓜叶,小红袍,五叶藤。

来源 · 为五加科天胡荽属普渡天胡荽 Hydrocotyle hookeri subsp. handelii 的全草、叶。夏、秋季采收,洗净,鲜用或晒干。

植物形态 · 多年生草本,匍匐茎短。叶互生,草质,心状圆形,裂口深达中部以下,几成直角;中间裂片长卵形或卵状披针形,边缘疏生不整齐的锯齿,表面密被粗伏毛。花序梗纤细,柔软,光滑,单生于茎的上部,与叶近对生或腋生,长过叶柄约 1/2;小总苞片细小,略呈紫褐色;小伞形花序有花 20～28;花白色,花柄纤细;花瓣卵形;花幼时内卷,果熟时向外反曲。果实心状圆形。花果期 7—8 月。

生境分布 · 分布于云南省中部、东北部。生于海拔 2 350 m 的山坡、路旁、林边、杂草地等潮湿地区。

哈尼族药用经验 · 截疟,止咳,止痛。

(1)疟疾:大叶五瓣草全株 15 g,马鞭草 12 g,细辛 6 g。水煎服。

(2)小儿喘咳:大叶五瓣草叶 3～5 g。红糖适量,水煎服。

(3)跌打伤痛:大叶五瓣草根 15 g。泡酒 100 mL,适量内服。

中医药用经验 · 味苦、辛,性温。祛风除湿,活血止痛,截疟。

附注 · 哈尼族特色习用药物。

293 亮叶草

哈尼药名 · Ssaqguq jalli naqcil 然姑加里那雌(元江);姑加里那雌。

别名 · 小儿打风药,密叶天胡荽。

来源 · 为伞形科天胡荽属密伞天胡荽 *Hydrocotyle pseudoconferta* 的全草。夏、秋季采收，洗净，鲜用或晒干。

植物形态 · 多年生匍匐草本。茎细弱，节上生根，有分枝。叶片硬膜质至纸质，肾形或圆肾形，裂片边缘多数有 3 钝圆齿，基部心形；叶柄有时根生叶。伞形花序除在茎顶双生外，其余均单生于各节，花序无梗，极少有短梗；小伞形花序有少至多数花，花无柄或有极短的柄；花瓣卵形，淡绿色至白色，有透明黄色腺点。果实基部心形，中棱及背棱在果熟干燥时明显地凸起，黄绿色，表面有紫色斑点或白色糙毛。花果期 4—10 月。

生境分布 · 分布于云南省南部。生于海拔 850～1 080 m 的路旁、荒地、山坡、林下、溪边及河沟边等处。

哈尼族药用经验 · 清热，利胆，止咳，止泻。

（1）小儿高热惊厥：亮叶草 6～10 g，捣烂，开水烫后取水；石椒草 5～7 g，金蛆 8～5 条，捣烂，用上面取得的药水调匀，内服。

（2）小儿腹泻：亮叶草加生姜 1 片。水煎服。

（3）小儿腹胀，呃逆：亮叶草配草果仁 3 粒。水煎服。

（4）小儿百日咳，咳嗽：亮叶草适量。水煎，蜂蜜为引内服。

（5）小儿黄疸型肝炎，阻塞性黄疸：亮叶草 30 g。洗净捣烂取汁，开水冲服。

中医药用经验 · 味苦，性凉。清热利湿，止咳止泻。

附注 ·

（1）哈尼族特色习用药物。

（2）同属植物天胡荽 *Hydrocotyle sibthorpioides* 哈尼药名亦为"然姑加里那雌"，与本品功效不同。可治肾盂肾炎水肿，小便不通，淋漓不断，以及黄疸，痈疽疔疮：天胡荽 10～15 g，水

煎服，每日 1 剂，每日 3 次。或用鲜品捣汁，冲开水服。

294 田基黄

哈尼药名 · Yalmovqxeel 丫莫细；Yeilse sessaq 耶收收然。

别名 · 黄花草，黄花香，细叶黄，对叶草，八金刚草。

来源 · 为藤黄科金丝桃属地耳草 *Hypericum japonicum* 的全草。春、夏季开花时采收全草，晒干或鲜用。

植物形态 · 一年生或多年生草本。茎直立或外倾或匍地而在基部生根，具 4 纵线棱。单叶对生，叶卵形或卵状三角形至长圆形或椭圆形，基部抱茎，全缘，具腺点。总状花序假歧分枝状着生茎顶，萼片 5，狭长圆形或披针形至椭圆形，全面散生有透明腺点或腺条纹。花冠 5 枚卵形，花瓣白色、淡黄至橙黄色，椭圆形或长圆形。蒴果短圆柱形至圆球形。种子淡黄色，圆柱形，全面有细蜂窝纹。花期 3—8 月，果期 6—10 月。

生境分布 · 分布于云南省各地。生于海拔 0～2 800 m 的田边、沟边、草地以及撂荒地上。

哈尼族药用经验 · 味甘、微苦，性平。清热解毒，活血消肿。

（1）耳部流脓，疼痛：田基黄鲜品适量，捣碎全部放入耳中，外用棉球塞住。

（2）急性黄疸型肝炎，慢性肝炎：①田基黄 20 g，龙胆草 12 g，夏枯草 10 g，茵陈 10 g。水煎服。②田基黄 30 g，黄疸草 30 g，翠云草 20 g。水煎服，每日 1 剂，每日 3 次。

（3）乙型肝炎：A 方：藿香 15 g，鸡内金 10 g（生用），马蹄香 30 g，木香 10 g，石菖蒲 10 g。B 方：田基黄 60 g，败酱草 30 g，乌节黄根 30 g，半截叶 30 g，吹风散 60 g。先用 A 方煎

水连服 3 日,每日 1 剂,每日 3 次;再用 B 方煎水连服 2 日,每日 1 剂,每日 3 次。交替使用。20 日为 1 个疗程。忌鱼虾、酸冷食物。

(4)虫蛇咬伤:田基黄鲜品、白花蛇舌草各适量。共捣烂外敷,并煎汤内服。

(5)跌打肿痛:田基黄鲜品、九股牛各适量。捣烂外敷。

(6)小儿疳积:田基黄 15 g,鸡肝散 10 g,叶下珠 10 g。水煎服。

(7)红眼病,眼角膜炎,眼外伤红肿:田基黄、大麻疙瘩叶各适量。煎水洗患处,每日 3 次。

(8)本品还可治小儿高热,头痛头昏,咽喉炎。

中医药用经验・味甘、苦,性凉。归肺、肝、胃经。清热利湿,解毒消肿,散瘀止痛。

295 土连翘

哈尼药名・Zeqna meiqbiei 则那墨别。

别名・栽秧花,芒种花,小黄花,黄香棵,黄花香,过路黄,大花金丝梅。

来源・为藤黄科金丝桃属金丝梅 *Hypericum patulum* 的根、叶、花、果实。8—9 月采收,晒干备用。

植物形态・灌木,丛状。茎淡红至橙色,幼时具 4 纵线棱或 4 棱形,很快具 2 纵线棱,有时最后呈圆柱形;叶片披针形或长圆状披针形至卵形或长圆状卵形,坚纸质。花序具 1～15 花,自茎顶端第 1～2 节生出,伞房状;苞片狭椭圆形至狭长圆形,凋落。花多少呈杯状;花瓣金黄色,无红晕,多少内弯,长圆状倒卵形至宽倒卵形。雄蕊 5 束,花药亮黄色。蒴果宽卵珠形。种子深褐色,有浅的线状蜂窝纹。花期 6—7 月,果期 8—10 月。

生境分布・分布于云南省红河、玉溪、普洱、西双版纳、昆明、龙陵、丽江、凤庆、永仁、文山、大理、福贡、德钦、维西等地。生于海拔(300～)450～2 400 m 的山坡或山谷的疏林下、路旁或灌丛中。

哈尼族药用经验・味苦,性寒。清热解毒,祛风除湿,凉血止血,杀虫,止痒。

(1)急慢性肝炎:土连翘 10 g,大苦草 10 g,青叶胆 12 g。水煎服。

(2)风热感冒:土连翘 10 g,柴胡 9 g,菊花 9 g,薄荷 10 g。水煎服。

(3)风湿疼痛,跌打损伤:土连翘 10 g,九股牛 15 g,过山龙 15 g。泡酒服。

(4)蛔虫症:土连翘 10 g,使君子 10 g。水煎服。

(5)泌尿道感染,结石:土连翘根 25 g～50 g,水煎服。或配方用。

(6)咳嗽:土连翘鲜花适量。炖米汤口服。

(7)刀枪伤,毒蛇咬伤:土连翘鲜叶适量。外用捣敷。

(8)脱肛:土连翘枝条上瘤包 30 g,地牯牛 10 只,蜗牛 10 只。炖服。

(9)疮痈肿痛,无名肿毒:土连翘叶适量。晒干研粉,撒敷或用开水调敷患处。

(10)腹泻,泻下稀薄,水分较多,或如水注,粪色深黄而臭,或见少许黏液:土连翘鲜叶 15 g,车前草 10 g,水亮叶 10 g,水冬瓜树叶 10 g,水沫子树叶 10 g。水煎服,每日 1 剂,每日 3 次。

中医药用经验・味苦、辛,性寒。归肝、肾、膀胱经。清热解毒,散瘀解毒。

附注・

(1)同属植物匙萼金丝桃 *Hypericum uralum* 哈尼药名亦为"Zeqna meiqbiei 则那墨别",别名"芒种花",与本品可相互代用。

(2)同属植物北栽秧花 *Hypericum pseudohenryi*,哈尼药名"肌染枚希"(元江),别名"山栀子"。为哈尼族特色习用药物,以根、叶入药,与本品功效相似。根清肝利湿,舒筋活络。用于急慢性黄疸型肝炎,尿道感染结石,风湿疼痛,跌打损伤。叶解毒止血,用于毒蛇咬伤,刀枪伤。

（3）同属植物栽秧花 *Hypericum beanii*,哈尼药名"吉然梅西"。为哈尼族特色习用药物,以根入药,与本品功效相似。用于急慢性黄疸型肝炎,尿道感染结石,风湿疼痛,跌打损伤;叶外用于毒蛇咬伤,刀枪伤。

296 白茅

哈尼药名 · Yiqzaq daoqqil 易扎刀期、易扎叨期(红河);Wu ji 无机、呜叽;呜叽。

别名 · 茅草,白茅草,茅针草,丝茅草,尖刀草。

来源 · 为禾本科白茅属大白茅 *Imperata cylindrica* var. *major* 的根茎。春、秋二季采挖,洗净,晒干,除去须根及膜质叶鞘,捆成小把。

植物形态 · 多年生草本,具横走多节被鳞片的长根状茎。秆具 2～4 节,节具白柔毛。叶鞘常麇集于秆基,老时破碎呈纤维状;叶舌干膜质;叶片线形或线状披针形。圆锥花序穗状,分枝短缩而密集;小穗柄顶端膨大成棒状;小穗披针形,密生的丝状柔毛;两颖几相等,膜质,具 5 脉;第一外秤卵状长圆形;雄蕊 2 枚,花药黄色;柱头 2 枚,紫黑色,自小穗顶端伸出。颖果椭圆形,细小。花果期 5—8 月。

生境分布 · 分布于云南省各地。生于平原、荒地、山坡道旁、溪边或山谷湿地。

哈尼族药用经验 · 味甘、淡、微苦,性寒。凉血止血,清热利尿。

（1）衄血,咯血症:白茅 15 g,仙鹤草 10 g。水煎服。

（2）尿血:白茅 15 g,侧柏叶 10 g,车前草

10 g。水煎服。

（3）肾炎水肿:白茅 10 g,金钟茵陈 12 g,大黄藤 10 g,石韦 10 g。水煎服。

（4）阑尾炎:白茅 6 g,白花蛇舌草 60 g。水煎服。

（5）黄疸型肝炎以胁痛,腹胀为主的证候:白茅根 10 g,玉米须 6 g,野菊花 10 g,四楞草 10 g,田基黄 6 g。水煎服,每日 1 剂,每日 3 次。

（6）本品还可治外伤出血,水肿,尿路感染,高热烦渴,肺热咳嗽等。

中医药用经验 · 味甘,性寒。归肺、胃、膀胱经。凉血止血,清热利尿。

附注 · 脾胃虚寒,溲多不渴者忌服;虚寒吐血者不宜服。

297 土木香

哈尼药名 · Haqzeikeeltaov 哈真克刀;Laoyilbatyaq 老鹰绑腿。

别名 · 青木香,堆心菊。

来源 · 为菊科旋覆花属土木香 *Inula helenium* 的根。秋季采挖,除去泥沙,晒干即可得。

植物形态 · 多年生草本。茎有节,基部叶和下部叶在花期常生存,基部渐狭成具翅的柄;基部叶片椭圆状披针形,边缘有不规则的齿或重齿;中部叶卵圆状披针形或长圆形,基部心形,半抱茎;上部叶披针形。头状花序排列成伞房状花序;花序梗为多数苞叶所围裹;总苞 5～6 层,外层草质,宽卵圆形,反折。舌状花黄色;管状花长,有披针形裂片。冠毛污白色,有极多数具细齿的毛。瘦果四或五面形,有棱和细沟。花期 6—9 月。

生境分布 · 云南省昆明有栽培。

哈尼族药用经验 · 味苦,性温。除痰定喘,祛风消肿。

（1）气管炎：土木香 24 g，单花荠 24 g，白花龙胆 24 g，岩白菜 24 g，环根芹 24 g，琼西 15 g。以上六味研成细粉，过筛，水泛为丸，早、晚各服 1.2~1.8 g。

（2）肾炎：土木香根 150 g，香八角子 3 g，车前草根 10 g，淡竹叶 5 g。水煎服，每日 1 剂，每日 3 次，3 剂为 1 个疗程。

中医药用经验・味辛、苦，性温。归肝、脾经。健脾和胃，行气止痛，安胎。

附注・

（1）内热口干，喉干舌绛者忌用。

（2）同属植物总状土木香 Inula racemosa 亦名"土木香"，与本品功效相同。

298 蕹菜

哈尼药名・Haoqbao hhoqniul 浩包俄牛、号包额牛。

别名・空心菜，藤藤菜，通菜。

来源・为旋花科番薯属蕹菜 Ipomoea aquatica 的全草、根。全草全年可采，一般多鲜用。根秋季采收，洗净，鲜用或晒干。

植物形态・一年生草本，蔓生或漂浮于水。茎圆柱形，有节，节间中空，节上生根，无毛。叶片卵形、长卵形、长卵状披针形或披针形，基部心形、戟形或箭形，全缘或波状。聚伞花序腋生；苞片小鳞片状；萼片近于等长，卵形；花冠白色、淡红色或紫红色，漏斗状；雄蕊不等长，花丝基部被毛；子房圆锥状。蒴果卵球形至球形，无毛。种子密被短柔毛或有时无毛。

生境分布・云南省各地广泛栽培，有时逸为野生。

哈尼族药用经验・味甘、淡，性凉。清热解毒，凉血消肿。

（1）食物中毒，断肠草、砒霜、菌子等中毒：新鲜蕹菜 300 g，捣汁内服。或用鲜根 1 000 g，水煎服。

（2）腹水，鼻衄，尿血，咳血：蕹菜鲜根或全草 200 g。捣汁，调蜂蜜适量内服。

中医药用经验・全草：味甘，性寒。归肠、胃经。凉血止血，清热利湿。根：味淡，性平。归肾、肺、脾经。健脾利湿。

附注・嫩茎叶可入菜。

299 红苋菜

哈尼药名・Miaoqciq ciqnil 苗齐齐尼、苗七七呢、苗七七泥（红河）；Mianqneil 苗内；姆啪啪呢。

别名・红叶苋，红到底，一口血。

来源・为苋科血苋属血苋 Iresine herbstii 的全草。夏秋采收，洗净，晒干备用。

植物形态・多年生草本；茎常带红色，具纵棱及沟。叶片宽卵形至近圆形，顶端凹缺或 2 浅裂，紫红色。雌雄异株，花成顶生及腋生圆锥花序，由多数穗状花序形成，初有柔毛，后几无毛。苞片及小苞片卵形，绿白色或黄白色，宿存，无毛，无脉；花微小，有极短花梗；雌花：花被片矩圆形，绿白色或黄白色，外面基部疏生白色柔毛；不育雄蕊微小；子房球形，侧扁，花柱极短。雄花及果实未见。花果期 9 月至翌年 3 月。

生境分布・分布于云南省红河南部、瑞丽、勐腊等地。多栽培，有时逸为野生。

哈尼族药用经验・味淡、微涩，性平。止血，调经，止痛。

（1）月经不调，痛经，吐血，鼻衄，便血：血苋鲜品 15~30 g。水煎服。

（2）腹泻，痢疾：血苋根 10~15 g。水煎服。

（3）产后体虚：血苋 15~30 g。炖鸡肉服。

（4）骨折：血苋鲜品适量。捣敷或配方

使用。

(5) 各类结石：血苋茎 3 段，蓝靛茎 3 段，辣蓼茎 3 段，香茅草 3 苗，松明 3 片。以上几味用鱼尾葵皮线扎成 1 束，每 3 束缚成 1 捆，每次煎 1 捆，分 3 次服。

(6) 本品还可治子宫脱垂，刀枪伤。

中医药用经验 · 味微苦，性凉。清热解毒，调经止血。

附注 ·

(1) 苋科莲子草属锦绣苋 *Alternanthera bettzickiana* 的全草，哈尼药名"木帕帕尼"（普洱），别名"红苋""红草""红莲子草"，与本品功效相似。味甘、微酸，性凉。凉血止血，散瘀解毒。

(2) 同属植物刺苋 *Amaranthus spinosus* 的嫩茎叶，哈尼族入菜食用。

300 六棱麻

哈尼药名 · 苏麻。

别名 · 野苏麻，癞克巴草，野坝子，多花香茶菜。

来源 · 为唇形科香茶菜属细锥香茶菜 *Isodon coetsa* 的全草。夏、秋季采收，洗净，鲜用或晒干。

植物形态 · 多年生草本或半灌木；根茎木质。茎钝四棱形。茎叶对生，卵圆形，散布腺点。狭圆锥花序顶生或腋生，由 3～5 花的聚伞花序组成，具梗；最下一对苞叶叶状，卵圆形。花萼钟形，萼齿 5，卵圆状三角形，果时花萼增大，管状钟形。花冠紫、紫蓝色，基部上方明显囊状增大，冠檐二唇形。雄蕊 4。花柱丝状。花盘环状。成熟小坚果倒卵球形。花果期 10 月至翌年 2 月。

生境分布 · 分布于云南省西北部、西部、南部、中南部、东南部。生于海拔 1 750～2 800 m 的山坡灌木丛中或松林下。

哈尼族药用经验 ·

(1) 六棱麻枝叶外洗用于脚丫溃疡。

(2) 六棱麻根治跌打损伤。

中医药用经验 · 味苦、辛，性凉。清热解毒，祛风止痒。

附注 ·

(1) 孕妇忌服。

(2) 哈尼族特色习用药物。

301 小毛叶子草

哈尼药名 · Paosa saqssal 抛洒沙让（元江）；劳敖而底阿拔。

别名 · 黑头草。

来源 · 为唇形科香茶菜属紫毛香茶菜 *Isodon enanderianus* 的茎叶、全草。夏、秋季采收，鲜用或晒干。

植物形态 · 灌木。茎四棱形，具细条纹，极密被常带青紫色或污黄色平展具节柔毛状毡毛。叶对生，卵圆形，宽卵圆形或三角状卵圆形，基部阔楔形，骤然渐狭成假翅，齿尖具胝胝尖，近膜质至坚纸质。花序穗状，由具 3～7 花的聚伞花序组成。花冠紫色或白色，冠筒基部上方浅囊状，冠檐二唇形。小坚果近扁圆球形，深褐色，无毛。花期 8—9 月，果期 9—10 月。

生境分布 · 分布于云南省中南部、东南部。生于海拔 700～2 500 m 的河谷干热地区的山坡、路旁、灌丛或林中。

哈尼族药用经验 · 茎叶：清热解毒，驱风止痒。

(1) 口腔糜烂：小毛叶子草含于口中。

(2) 脚气：将小毛叶子草烧炭存性，再用苦蒿汁调敷患处。

(3) 小儿风疹、湿疹：小毛叶子草适量。煎汁浓缩，用纱布贴敷患处。

(4) 本品全草可治各种心脏病。

中医药用经验 · 味苦、辛，性凉。清热解毒，祛风止痒。

附注 · 哈尼族特色习用药物。

302 牛尾草

哈尼药名 · 劳拔拔马、牢八八玛。

别名 · 四楞草,龙胆草,扫帚草,三叶扫把,常沙,牛尾巴蒿,马鹿尾,鸭边窝。

来源 · 为唇形科香茶菜属牛尾草 *Isodon ternifolius* 的全草、种子、根。夏、秋季采收,洗净,鲜用或晒干。

植物形态 · 多年生粗壮草本或半灌木至灌木。茎六棱形,茎和叶密被柔毛。叶对生及 3~4 枚轮生,狭披针形,披针形,狭椭圆形,稀卵长圆形,边缘具锯齿,坚纸质至近革质。由聚伞花序组成的穗状圆锥花序极密集,顶生及腋生,在分枝及主茎端又组成顶生的复合圆锥花序。花冠白色至浅紫色,上唇有紫斑,冠檐二唇形,上唇具 4 圆裂,外反,下唇圆状卵形,内凹。小坚果卵圆形,腹面具棱。花期 9 月至翌年 2 月,果期 12 月至翌年 4 月或 5 月。

生境分布 · 分布于云南省南部、西南部及东南部。生于海拔 140~2 200 m 的空旷山坡上或疏林下。

哈尼族药用经验 ·

(1)不孕症,多年不孕,经来腹痛,行而不畅,经前乳房胀痛,精神抑郁,烦躁易怒,纳差:牛尾草 20 g,小茴香 15 g,针尖草 20 g。水煎服,每日 1 剂,每日 3 次。

(2)尿频,尿急,尿痛,尿路感染,膀胱炎:牛尾草 30~60 g。水煎服,白酒引,每日 1 剂,每日 3 次。

(3)本品全草可治急性胃炎,黄疸型肝炎,咽喉炎,扁桃体炎,感冒。

中医药用经验 · 味苦、微辛,性凉。清热,利湿,解毒,止血。

303 毛叶三条筋

哈尼药名 · 黄腊(河口)。

别名 · 香油果,朴香果,假桂皮。

来源 · 为樟科香面叶属香面叶 *Iteadaphne caudata* 的根、树皮、叶。全年可采。阴干或研粉用。

植物形态 · 常绿小乔木。叶互生,长卵形或椭圆状披针形,薄革质,幼时被黄褐色短柔毛。伞形花序退化成每花序只有一朵花;雄蕊具梗;花被片 6,狭卵形;雄蕊 9,子房长圆形。雌花极小,具梗,密被黄褐色柔毛;花被片 6;退化雄蕊 9;子房卵形或近球形。果近球形,成熟时变黑紫色,着生于具 6 裂片的花被管上。花期 10 月至翌年 4 月,果期 3—10 月。

生境分布 · 分布于云南省南部。生于海拔 700~2 300 m 的灌丛、疏林、路边、林缘等处。

哈尼族药用经验 ·

(1)外伤出血,疮疡肿痛:毛叶三条筋、子黄散叶、重楼、藤仲各等量。研粉撒敷患处。

(2)本品还可治胸痛,咳嗽,外伤,瘀肿出血,跌打扭伤。

中医药用经验 · 味微香、苦,性凉。归肝、脾、肾经。除风通血,化瘀止痛,续筋接骨,止血生肌。

附注 · 破损创面者慎用。

304 膏桐

哈尼药名 · Qeiq moq loq 权木牢。

别名 · 小桐子,洋桐,桐油树,臭梧桐,宾麻。

来源 · 为大戟麻风树属麻风树 *Jatropha curcas* 的叶、树皮。全年可采,多为鲜用。

植物形态 · 灌木或小乔木,具水状液汁;枝条苍灰色。叶纸质,近圆形至卵圆形。花序腋生;雄花萼片5枚,基部合生;花瓣长圆形,黄绿色,合生至中部毛;雄蕊10枚,外轮5枚离生,内轮花丝下部合生;雌花花梗花后伸长;萼片离生;花瓣和腺体与雄花同;子房3室,无毛,花柱顶端2裂。蒴果椭圆状或球形,黄色;种子椭圆状,黑色。花期9—10月。

生境分布 · 分布于云南省除东部、东北部外的大部分地区。生于海拔200～2 200 m的热区,栽培,有时逸生。

哈尼族药用经验 ·

(1)骨折,跌打瘀血肿痛:膏桐、大树红花、叶上花、鱼子兰、海桐皮、歪叶子兰、麻疹瘩叶、青树跌打各等量。晒干研粉备用。骨折整复后用小夹板固定,再将药粉用温水调和后敷于小夹板缝隙处,隔日换药1次。

(2)创伤,皮肤瘙痒,湿疹:膏桐适量。捣烂敷患处或水洗。

中医药用经验 · 味苦、涩,性凉,有毒。散瘀消肿,止血止痒。

附注 · 本品有毒,尤以种子毒性为大,内服宜慎。

305 核桃

哈尼药名 · Aqmeilbol alhov 阿麦波阿合。
别名 · 楸皮,泡核桃,茶核桃。
来源 · 为胡桃科胡桃属胡桃 *Juglans regia* 的枝皮、果肉。全年可采,鲜用或晒干备用。果实成熟时采收,取果肉,鲜用或晒干备用。
植物形态 · 乔木。树冠广阔。奇数羽状复叶;小叶通常5～9枚,稀3枚,椭圆状卵形至长椭圆形。雄性葇荑花序下垂。雄花的苞片、小苞片及花被片均被腺毛;雄蕊6～30枚,花药黄色。雌性穗状花序通常具1～4雌花。果序短,杞俯垂,具1～3果实;果实近于球状;果核稍具皱曲,有2条纵棱,顶端具短尖头;隔膜较

薄;内果皮壁内具不规则的空隙或无空隙而仅具皱曲。花期5月,果期10月。

生境分布 · 分布于云南省大部分地区。生于海拔400～1 800 m的山坡及丘陵地带。

哈尼族药用经验 · 味苦,性寒。清热明目,解毒止痢,健脑。

(1)结膜炎:核桃枝皮5 g。煎水洗眼。

(2)痢疾:核桃枝皮10 g。水煎服。

(3)湿热白带:核桃枝皮15 g。水煎服。

(4)神经衰弱,头晕:核桃果肉5 g。生食,可长期服用。

(5)慢性肝炎,慢性胆囊炎:核桃花15 g,水冬瓜树花20 g。上药研细末炖猪肝或用蜂蜜调服,每日1次。

中医药用经验 · 果肉:味甘,性温。归肾、肺、大肠经。补肾,温肺,润肠。枝皮:味苦、涩,性凉。涩肠止泻,解毒,止痒。

附注 · 根、未成熟果实、未成熟果实的外果皮、果核内木质隔膜(分心木)、果壳、叶、花均可入药。

306 灯心草

哈尼药名 · Jakaol 贾拷;考;家考考冉。
别名 · 龙须草,野席草,秧草,灯草,水灯心,水葱。
来源 · 为灯心草科灯心草属灯心草 *Juncus effusus* 的茎髓、全草。夏末至秋季割取茎,晒干,取出茎髓,理直,扎成小把。全草全年可采,洗净,晒干。
植物形态 · 多年生草本。茎丛生,具纵条纹,茎内充满白色的髓心。叶全部为低出叶,呈鞘状或鳞片状,包围在茎的基部,基部红褐至黑褐色;叶片退化为刺芒状。聚伞花序假侧生,含多花,排列紧密或疏散;总苞片圆柱形,生于顶端,似茎的延伸;花淡绿色;花被6,两轮,片

线状披针形;雄蕊 3 枚(偶有 6 枚);雌蕊具 3 室子房。蒴果长圆形或卵形,黄褐色。种子多数,卵状长圆形。花期 4—7 月,果期 6—9 月。

生境分布·分布于云南省南部以及东南部。生于海拔 1 650～3 400 m 的河边、池旁、水沟、稻田旁、草地及沼泽湿处。

哈尼族药用经验·味甘、淡,性寒。清心降火,利尿通淋。

(1)水肿:灯心草 200 g。水煎服。

(2)肾炎水肿:鲜灯心草 100 g,鲜车前草 50 g。水煎服。

中医药用经验·味甘、淡,性微寒。归心、肺、小肠经。清心火,利小便。

附注·

(1)下焦虚寒,小便失禁者禁服。

(2)同属植物片髓灯心草 *Juncus inflexus* 亦名"灯心草",哈尼药名"Jalkel 加克",别名"野席草""灰绿灯心草"。为哈尼族特色习用药物,以全株入药,与本品功效不同。理气调经,止痒止血。①胃腹胀疼:片髓灯心草 30 g,樱桃树皮 3 g。水煎服。②各种内伤出血:片髓灯心草 30 g。烧炭存性,开水冲服。③月经过多,崩漏:片髓灯心草 30 g,辣子根 30 g,茄子根 30 g,紫泡根 15 g,狗响铃草 15 g,金竹根 15 g。水煎服。④小儿风疹,湿疹,身痒:片髓灯心草适量。煎水洗。

(3)同属植物野灯心草 *Juncus setchuensis*,哈尼药名"家空空然",别名"秧草"。哈尼族以全草入药,与本品功效相似。味甘、淡,性凉。清热利水,祛风除湿。用于治疗尿路感染,高热,口眼歪斜,风湿麻木,子宫脱垂,水肿等,用量 10～15 g,水煎服。

307 隐定草

哈尼药名· Haq li haq lal 哈里哈拉;HhacDroq 阿约。

别名·小青草,孩儿草,瓦子草,节节寒,松兰。

来源·为爵床科爵床属爵床 *Justicia procumbens* 的全株。夏秋采收,晒干备用,或鲜用。

植物形态·多年生草本,茎基部匍匐。叶椭圆形至椭圆状长圆形。穗状花序顶生或生上部叶腋;苞片 1,小苞片 2,均披针形,有缘毛;花萼裂片 4,线形,有膜质边缘和缘毛;花冠粉红色,2 唇形,下唇 3 浅裂;雄蕊 2,药室不等高,下方 1 室有距,蒴果长约 5 mm,上部具 4 粒种子,下部实心似柄状。种子表面有瘤状皱纹。花期 8—11 月,果期 10—11 月。

生境分布·分布于云南省除东北部高寒地区外的大部分地区。生于海拔 2 200～2 400 m 的山坡林间草丛中。

哈尼族药用经验·味苦,性凉。清热解毒,除湿利水。

(1)肾炎,尿路感染:隐定草 15 g,玉米须 20 g。水煎服。

(2)咽喉炎:隐定草 10 g。水煎服。

(3)乳腺炎:隐定草 15 g。水煎服。外用鲜品适量,捣敷。

(4)本品还可治感冒发热,疟疾,小儿疳积,痢疾,肠炎,肝炎,外用于痈疮疖肿,跌打损伤。

中医药用经验·味苦、咸、辛,性寒。归肺、肝、膀胱经。清热解毒,利湿消积,活血止痛。

附注·过服伤脾气,脾胃虚寒、气血两虚者不宜服用。

308 冷饭团

哈尼药名· Moqyol yolma 莫约约玛。

别名·过山风,密多罗。

来源·为木兰科南五味子属黑老虎 *Kadsura coccinea* var. *coccinea* 的藤茎、根。全年可采,但秋采为佳,切片,晒干备用。

植物形态 · 藤本。叶革质,长圆形至卵状披针形;侧脉每边 6～7 条。花单生于叶腋,稀成对,雌雄异株;雄花花被片红色,最内轮 3 片肉质;花托长圆锥形,顶端具 1～20 条分枝的钻状附属体;雄蕊群椭圆体形或近球形,具雄蕊14～48 枚;雌花花被片与雄花相似,花柱短钻状,顶端无盾状柱头冠,心皮长圆体形,50～80枚。聚合果近球形,红色或暗紫色;小浆果倒卵形,外果皮革质。种子心形或卵状心形。花期 4－7 月,果期 7－11 月。

生境分布 · 分布于云南省腾冲、屏边、元阳、金平、河口、文山、西畴、富宁、西双版纳、贡山等地。生于海拔 1 500～2 000 m 的林中。

哈尼族药用经验 · 藤茎:味酸、甘,性微温。接骨,散瘀,消肿,解毒。

(1) 风湿骨痛,跌打劳伤,腰腿痛:冷饭团15 g,水煎服或配方泡酒服。外用鲜茎皮适量,捣敷。

(2) 胃痛,痛经,产后腹痛,肠胃炎:冷饭团根皮 15 g。煎水内服并用酒引。

(3) 外伤出血:冷饭团干根皮适量。研末外敷。

(4) 骨折:冷饭团鲜茎皮适量。配方捣敷。

中医药用经验 · 味辛、微苦,性温。行气止痛,散瘀通络。

附注 ·

(1) 孕妇慎服。

(2) 同属植物异形南五味子 *Kadsura heteroclita* 亦名"冷饭团",与本品作用类似,见"通血香"词条。

---

309 通血香

哈尼药名 · Wo jia la hai 窝甲喇还、秸甲喇还。

别名 · 吹风散,猪奶果,冷饭团,地血香,散血香,绣球香,大血藤,大风沙藤,大钻骨风,凤庆南五味子。

来源 · 为木兰科科南五味子属异形南五味子 *Kadsura heteroclita* 的根、茎藤、果实。夏、秋季采挖,洗净,切片,晒干。

植物形态 · 常绿木质大藤本。叶卵状椭圆形至阔椭圆形。花单生于叶腋,雌雄异株,花被片白色或浅黄色,11～15 片。雄花:花托椭圆体形,顶端伸长圆柱状,圆锥状凸出于雄蕊群外;雄蕊群椭圆体形,具雄蕊 50～65 枚。雌花:雌蕊群近球形,具雌蕊 30～55 枚,子房长圆状倒卵圆形,花柱顶端具盾状的柱头冠。聚合果近球形,成熟心皮倒卵圆形,干时革质而不显出种子;种子 2～3 粒,少有 4～5 粒,长圆状肾形,花期 5～8 月,果期 8～12 月。

生境分布 · 分布于云南省峨山、景东、凤庆、双江、耿马、蒙自、屏边、元阳、金平、河口、文山、西畴、麻栗坡、马关、富宁、西双版纳、贡山等地。生于海拔 400～900 m 的山谷、溪边、密林中。

哈尼族药用经验 · 根、藤、果治贫血,腰腿酸痛,腰肌劳损,跌打损伤。

中医药用经验 · 根、茎藤:味辛、苦,性温。归脾、胃、肝经。通经活血,行气止痛,祛风消肿。果实:味辛,性微温。补肾宁心,止咳祛痰。

附注 · 本品藤茎切片,加入土牛膝、红花、黑豆、糯米及饴糖等共同配制成云南鸡血藤膏(凤庆鸡血藤膏),为妇科要药。味甘、微苦,性平、涩。生血,活血,调血,去瘀血。

---

310 山奈

哈尼药名 · Cevqqeil 则切;则刀。

别名 · 沙姜,土麝香,土香。

来源 · 为姜科山奈属山奈 *Kaempferia ga-*

langa 的根茎、全草。冬季采挖,洗净,除去须根,切片,晒干。

植物形态 · 多年生草本。根茎块状,单生或数枚连接,淡绿色或绿白色,芳香。叶通常 2 片贴近地面生长,近圆形,干时于叶面可见红色小点,几无柄。花半藏于叶鞘中;苞片披针形;花白色,有香味,易凋谢;花冠裂片线形;侧生退化雄蕊倒卵状楔形;唇瓣白色,基部具紫斑;雄蕊无花丝,药隔附属体正方形,2 裂。蒴果圆形,种子多粒,外观、形状、大小、颜色近似麦粒。花期 8~9 月。

生境分布 · 分布于云南省红河、普洱、临沧、西双版纳等地。生于山坡、林下、草丛中,有人工栽培。

哈尼族药用经验 · 味微辛,性温,气芳香。温中散寒,消肿止痛,健胃。

(1)胃腹冷痛,消化不良:山柰 3~9 g。水煎服。

(2)跌打损伤,瘀肿疼痛:山柰鲜品适量。捣敷。

(3)呕吐:山柰 10 g,藿香 10 g。水煎服。

(4)牙痛:山柰 10 g,地胆草 15 g。水煎服。

(5)失眠多梦,心慌:山柰 15 g,麦冬 20 g。水煎服,每日 1 剂,每日 3 次。

中医药用经验 · 味辛,性温。归胃经。行气温中,消食,止痛。

附注 · 阴虚血亏,胃有郁火者忌服。

---

311 白苦楝

哈尼药名 · QiLnaovq naovqqil 齐闹闹期。

别名 · 摇钱树,风吹果,回树。

来源 · 为无患子科栾属复羽叶栾树 *Koelreuteria bipinnata* 的根、花。根全年均可采挖,剥皮或切片,洗净晒干。7—9 月采花,晾干。

植物形态 · 乔木;皮孔圆形至椭圆形;枝具小疣点。二回羽状复叶;小叶互生,纸质或近革质,斜卵形。圆锥花序大型;萼 5 裂,裂片阔卵状三角形或长圆形,有短而硬的缘毛及流苏状腺体,边缘呈啮蚀状;花瓣 4,长圆状披针形,瓣爪被长柔毛,鳞片深 2 裂;雄蕊 8 枚。蒴果椭圆形或近球形,具 3 棱,淡紫红色,老熟时褐色;果瓣椭圆形至近圆形,外面具网状脉纹;种子 3~4 枚,黑色,近球形。花期 7—9 月,果期8—10 月。

生境分布 · 分布于云南省宾川、蒙自、文山、砚山、西畴、广南等地。生于海拔 400~2 500 m 的山地疏林中。

哈尼族药用经验 · 味微苦,性平。止咳,杀虫。

(1)风热咳嗽:白苦楝根 9 g 或花 15 g。水煎服。

(2)蛔虫症:白苦楝根皮 9 g,南瓜子 10 g。水煎服。

(3)钩虫症:白苦楝根皮 15 g,使君子15 g。水煎服。

(4)本品还可治肺炎。

中医药用经验 · 根:味微苦、辛。疏风清热,止咳,散瘀,杀虫。花:味苦,性寒。清肝明目,行气止痛。

附注 · 本植物的变种全缘叶栾树 *Koelreuteria bipinnata* var. *integrifoliola* 亦作"摇钱树"同等入药使用。

---

312 水蜈蚣

哈尼药名 · Wulquvq eelseil 吴局额色、无觉额瑟;打鹅。

别名 · 顶绣草,银钮草,金钮子,白顶草,火马蛇。

来源 · 为莎草科水蜈蚣属短叶水蜈蚣 *Kyllinga brevifolia* var. *brevifolia* 的全草。5—

9月采收,洗净,鲜用或晒干。

植物形态 · 多年生草本。根状茎长而匍匐。茎细,扁三棱形,具4~5个圆筒状叶鞘。叶柔弱,上部边缘和背面中肋上具细刺。叶状苞片3枚,后期常向下反折;穗状花序单个,球形或卵球形,具极多数密生的小穗。小穗长圆状披针形或披针形;鳞片膜质,白色,具锈斑,背面的龙骨状突起绿色,具刺;雄蕊1~3个,花药线形。小坚果倒卵状长圆形,扁双凸状,表面具密的细点。花果期5—9月。

生境分布 · 分布于云南省南部及东南部。生于海拔在600 m以下的山坡荒地、路旁草丛中、田边草地、溪边、海边沙滩上。

哈尼族药用经验 · 味辛,性平。疏风散热,解毒消肿,祛瘀止痛。

(1) 感冒发热,气管炎:水蜈蚣30 g,地胆草15 g。水煎服。

(2) 百日咳:水蜈蚣鲜品15 g,鹅不食草3 g。冰糖适量,水煎服。

(3) 疟疾,痢疾:水蜈蚣鲜品60~90 g。水煎,加姜汁或红糖水引服。

(4) 跌打损伤:水蜈蚣30 g,水煎,取煎汁液用米酒引服。外用鲜品适量,捣敷。

(5) 皮肤瘙痒,湿疹:水蜈蚣、足癣草、水片叶、野芝麻各等量。煎水外洗,每日1次。

(6) 本品还可治蛇伤,骨折,咳血。

中医药用经验 · 味辛、微苦、甘,性平。归肺、肝经。疏风解毒,清热利湿,活血解毒。

313 臭灵丹

哈尼药名 · Hhoqnioq 沃略、窝唎;Hhaoqsaqlaqma 我洒喇吗;呀哈洛尼(普洱);哈查克多;哈号帕啐。

别名 · 臭叶子,山桂丹,六棱菊,香灵丹,野烟,野辣烟,归经草,大黑药。

来源 · 为菊科六棱菊属翼齿六棱菊 *Laggera crispata* 的全株、根、茎、叶、花。夏季采收,洗净,鲜用或切段晒干。

植物形态 · 多年生草本。全株密被绿色头状腺毛,有很强的臭气。茎圆柱形,具5~8列不规则缺刻的翅。叶互生,椭圆形至长卵形,边缘有不规则的波状锯齿,基部宽楔形或截形,沿茎下延成翅。头状花序多数,在茎枝顶端排成大型圆柱状圆锥花序;总苞近钟形;总苞片约6层;苞片线状披针形,边缘带紫晕;花冠筒状,白色带紫彩,先端5裂,周围花数极多,单性;中央为两性花。瘦果圆柱形,有棱,冠毛白色,易脱落。花期10月。

生境分布 · 分布于云南省大部分地区。生于海拔250~2 400 m的山坡草地、荒地、村边、路旁和田头地角。

哈尼族药用经验 · 味苦、辛,性寒。清热解毒,止咳,消炎,拔毒,散瘀,镇痛。

(1) 上呼吸道感染:臭灵丹15 g,蚯蚓10 g,生姜10 g。水煎服。

(2) 流行性腮腺炎:臭灵丹50 g,苦马菜10 g,仙人掌10 g。捣烂,外敷患处,每日换药1次,连换5次。

(3) 疟疾:臭灵丹15 g,草果仁10 g。水煎服。

(4) 久咳不愈:臭灵丹(鲜品)30 g,枇杷叶10 g,鸭梨半只。水煎服,取煎液加冰糖少许,内服。

(5) 风热感冒,发热,头痛身痛,咳嗽,咽痛:①臭灵丹100 g。水煎服,服时加少许红糖,每日2次。②臭灵丹尖3枝,青蒿尖10 g,桃子叶15 g。水煎服,每日1剂,每日3次。③臭灵丹15 g,蒿枝根10 g,洗碗叶6 g,生藤10 g,夹骨史10 g。水煎服,每日1剂,每日3次。④臭灵丹根20 g,大将军尖15 g(用火烧熟),鸡肝散15 g。大将军有大毒,一定要烧熟再煎。水煎服,每日 1 剂,每日 3 次。

(6)子宫肌瘤,带下量多,色黄白,质黏腻有臭气,或如脓样,小腹疼痛,发热口渴,尿少色黄:臭灵丹鲜叶 1000 g,蜂蜜 500 g。浸泡 1 周后,每次服 10 mL,每日 3 次。

(7)疮痈肿痛,咽喉疼痛:臭灵丹 100 g,水煎服,每日 1 剂,每日 3 次。或捣碎外敷患处。

(8)本品全草还可治咽喉炎,支气管炎。

中医药用经验·地上部分:味辛、苦,性寒,有毒。归肺经。清热解毒,止咳祛痰。

附注·根可作野菜食用。

314 五色梅

哈尼药名·Biubiu 逼逼、毕比。

别名·七变花,五彩花,如意草,臭草,倒钩草。

来源·为马鞭草科马缨丹属马缨丹 *Lantana camara* 的全草、根。全年可采,鲜用或晒干。

植物形态·直立或蔓性的灌木,有时藤状;茎枝均呈四方形,通常有短而倒钩状刺。单叶对生,揉烂后有强烈的气味,叶片卵形至卵状长圆形,边缘有钝齿,表面有粗糙的皱纹和短柔毛。苞片披针形,外部有粗毛;花萼管状,膜质,顶端有极短的齿;花冠黄色或橙黄色,开花后不久转为深红色,花冠管状,两面有细短毛;子房无毛。果圆球形,成熟时紫黑色。全年开花。

生境分布·分布于云南省保山、芒市等地。生于海拔 80～1500 m 的海边沙滩和空旷地区。

哈尼族药用经验·根:味淡,性凉。清热解毒,散结止痛。枝、叶:味苦,性凉。具臭气。有小毒。祛风止痒,解毒消肿。

无名肿毒:五色梅叶适量。捣敷,每日换敷 1 次。

中医药用经验·根:味淡,性凉。清热解毒,散结止痛。枝、叶:味苦,性凉,有小毒,具臭气。消肿解毒,祛风止痒。花:味苦、微甘,性凉,有

毒。归大肠经。

附注·萝藦科马利筋属马利筋 *Asclepias curassavica* 的花与本品的花相似,功效不同。哈尼药名"阿耶提耶"(普洱),别名"金盏银台""对叶莲""红花矮陀陀"。味苦,性寒,有毒。归肺、脾经。清热消炎,活血止血,散瘀止痛。

315 刺芋

哈尼药名·Sseilyeiv 惹育;滇打。

别名·刺过江,旱茨菇,金茨菇,野茨菇,山茨菇。

来源·为天南星科刺芋属刺芋 *Lasia spinosa* 的根茎。夏、秋采收,洗净,晒干或切片晒干。

植物形态·多年生有刺常绿草本。茎灰白色,横走;生圆柱形肉质根;节环状,多少膨大。叶片形状多变:幼株上的戟形,至成年植株过渡为鸟足一羽状深裂,侧裂片 2～3,线状长圆形,或长圆状披针形。佛焰苞血红色,上部螺状旋转。肉穗花序圆柱形,黄绿色;花两性,由上及下开放。浆果倒卵圆状,顶部四角形,先端通常密生小疣状突起。花期 9 月,果翌年 2 月成熟。

生境分布·分布于云南省南部和西南部。生于海拔 1530 m 以下的田边、沟旁、阴湿草丛、竹丛中。

哈尼族药用经验·根茎:清热解毒,消食健胃。刺芋可治慢性胃炎,消化不良,跌打损伤,风湿关节炎;外用可治淋巴结核,淋巴腺炎,毒蛇咬伤。

中医药用经验·味苦、辛,性凉。归心、肺、膀胱经。清热利湿,解毒消肿,健胃消食。

附注·嫩叶水煮后入菜。

316 马勃

哈尼药名·Meilpuq 们卜。

别名·马屁勃,灰包菌。

来源 · 为灰包菌科脱皮马勃属脱皮马勃 *Lasiosphaera fenzlii* 的近成熟子实体。秋季子实体刚成熟时采集，去净泥沙，晒干。

植物形态 · 腐寄生真菌，呈扁球形或类球形。幼时白色，成熟时渐变深，外包被薄，成熟时成块状剥落；内包被纸状，浅烟色，成熟时完全破碎消失，遗留成团的孢体随风滚动。孢体成紧密团块，灰褐色，渐变浅；孢丝长，有分枝，多数结合成紧密团块；孢子球形，直径约 5 μm，褐色，有小刺。孢体用手撕之，内有灰褐色棉絮状的丝状物。触之则孢子呈尘土样飞扬，手捻有细腻感。臭似尘土，无味。

生境分布 · 分布于云南省红河、玉溪、普洱、临沧、西双版纳等地。生于旷野草地上。

哈尼族药用经验 · 味辛，性平。清肺，利咽，止血。

(1) 小儿久咳：马勃研粉，加炼蜜制成丸剂，每次服 1 g。

(2) 咽喉肿痛：马勃粉 0.5 g，蛇蜕皮 1 条。共研粉，分 3 次吞服。

(3) 妊娠吐衄不止：马勃粉末 1 g。米汤饮服。

(4) 痈疽：马勃粉末适量。米醋调敷。

中医药用经验 · 味辛，性平。归肺经。清肺利咽，止血。

附注 ·

(1) 风寒劳咳失音者忌。

(2) 同属植物紫色马勃 *Lasiosphaera lilacina*、大马勃 *Calvatia gigantea*、硬皮马勃科硬皮马勃属豆包菌 *Pisolithus tinctorius*、灰包菌科马勃属多形马勃 *Lycoperdon polymorphum* 等亦作"马勃"同等入药使用。

317 绿山麻柳

哈尼药名 · Alceilpaqni 啊车扒女（元江）；阿车扒女。

别名 · 长梗盘花麻，头花荨麻，水苋菜，勒管草。

来源 · 为荨麻科假楼梯草属假楼梯草 *Lecanthus peduncularis* 的根。全年均可采挖，洗净，鲜用或晒干。

植物形态 · 草本。茎肉质，下部常匍匐。叶同对的常不等大，卵形，稀卵状披针形，边缘有牙齿或牙齿状锯齿。花序单生叶腋，具盘状花序托，雄花序托盘较大，雄花花被片 5，近先端有角；雌花花被片多 4，长圆状倒卵形，其中 2 枚先端有短角。瘦果椭圆状卵形，熟时褐灰色，表面散生疣点，上部背腹侧有一条略隆起的脊。花期 7—8 月，果期 9—10 月。

生境分布 · 分布于云南省西北部及东南部。生于海拔 1 300～2 700 m 的山谷林下阴湿处。

哈尼族药用经验 · 拔毒，消肿，接骨。

(1) 疮疡红肿：绿山麻柳、犁头草、双叶毛、过路黄各适量。共捣泥敷患处。

(2) 接骨：绿山麻柳、青竹标、爬山龙、石韦、大葫芦根各适量。共捣泥敷伤处。

中医药用经验 · 味甘，性寒。润肺止咳。

附注 · 哈尼族特色习用药物。

318 竹叶火草

哈尼药名 · Dilzal zaqssal 地扎杂让（元江）。

别名 · 火草花，火草，羊毛火绒草，钻叶火绒草，小地松，苦艾，白茵陈，二轮蒿。

来源 · 为菊科火绒草属松毛火绒草 *Leontopodium andersonii* 的全草（幼苗）。夏季采收，洗净，鲜用或晒干。

植物形态 · 多年生草本。根状茎粗短，具有顶生密集缨状叶丛的根出条。花茎下部木质宿存。叶稍直立或开展，狭线形，边缘反卷，上面有蛛丝状毛或近无毛，下面被白色茸毛。苞叶多数,卵圆披针形,两面被白色或干后黄色的厚茸毛。头状花序常 10～40 个密集。总苞被白色厚茸毛;总苞片约 3 层,尖或稍钝。小花异形或雌雄异株。雄花花冠狭漏斗状,有披针形裂片;雌花花冠丝状。冠毛白色。不育的子房和瘦果有乳头状突起。花期 8—11 月。

生境分布・分布于云南省西北部、南部至东部。生于海拔 1 000～2 500 m 的干燥草坡、开旷草地、针叶林下和丘陵顶部。

哈尼族药用经验・清热,利湿,止血。

(1) 湿热黄疸:竹叶火草 30 g,龙胆草 5 g,虎掌草 5 g,甘草 5 g。水煎服。

(2) 外伤出血:竹叶火草适量。嫩叶焙黄,研末撒患处。

中医药用经验・味苦、辛,性寒。清热解毒,活血祛瘀。

319 小火草

哈尼药名・ Miqdu duqssaq 迷都都然。

别名・细火草,天青地白。

来源・为菊科火绒草属鼠曲火绒草 *Leontopodium forrestianum* 的全草。夏秋采收,鲜用或晒干备用。

植物形态・多年生草本,根状茎纤细,有多数疏散或较密集丛生的花茎和根出条。根出条纤细,直立,有多少疏生的叶和顶生近莲座状的叶丛。苞叶多数,与茎上部叶同形或较稍宽,上面除基部被较下面更多的细棉毛外,被污黄绿色茸毛,下面被较密的灰白色茸毛,较花序稍长或长 2 倍,多少开展成密集的苞叶群;头状花序,1～3 个,稀达 7 个,密集。不育的子房无毛;瘦果稍有乳头状短毛。花期 7—9月,果期 9—10 月。

生境分布・分布于云南省西北部澜沧江、怒江地区。生于海拔 3 400～4 000 m 的高山亚高山干燥草地、石砾地及灌丛的边缘,不常见。

哈尼族药用经验・味甘、淡,性平。清肝明目,消炎生肌,止咳驱虫。

(1) 感冒咳嗽,气管炎:小火草 6～15 g。水煎服,红糖为引。

(2) 角膜炎,角膜云翳:小火草 3 g。加水100 mL 煎煮,取滤液点眼。

(3) 小儿腹泻:小火草 10 g,小红参 8 g,交桃叶 8 g。水煎服。

(4) 蛔虫症:小火草 10 g,南瓜子 15 g。水煎服。

(5) 外伤,疮疡久不收口:小火草鲜品适量。捣敷。

中医药用经验・味甘、淡,性平。清肝明目,驱虫消积,解毒生肌。

附注・同科植物拟鼠曲草属宽叶拟鼠曲草*Pseudognaphalium adnatum* 哈尼药名亦为"迷都都然",与本品同等入药使用。

320 益母草

哈尼药名・ Xallha pavqcal 夏哈巴抄、下禾把超;阿哈节岛内。

别名・异叶益母草,地母草,益母夏枯,灯笼草,坤草,野麻,红花艾,茺蔚子(果实)。

来源・为唇形科益母草属益母草 *Leonurus japonicus* 的全草、花、果实。全草鲜品春季幼苗期至初夏花前期采割,干品夏季茎叶茂盛、花未开或初开时采割,晒干,或切段晒干。秋季果实成熟时打下果实,除去杂质。

植物形态・一年生或二年生草本,有密生须根的主根。茎钝四棱形,有倒向糙伏毛,在节及棱上尤为密集。叶对生,呈圆形,具叶柄;茎生叶掌状 3～5 深裂,裂片披针形,边缘有锯齿,向上叶柄渐短。轮伞花序腋生,具 8～15 花,苞片呈刺状,花萼钟状,花冠唇形,花冠粉红至淡紫红色。小坚果长圆状三棱形,顶端截平而略宽大,基部楔形,淡褐色。花期通常在 6－9 月,果期 9－10 月。

生境分布·分布于云南省各地。生于海拔高达 3 400 m 的多种生境,尤以阳处为多。

哈尼族药用经验·味苦、辛,性微寒。活血调经,利水消肿,清热解毒。

(1) 月经不调,闭经痛经,产后瘀血:①益母草全草 15 g。水煎后兑糖(赤砂糖为好)服用。②益母草 5 g,红糖适量。益母草研末,加适量红糖混合拌匀,服时少许酒作引子,温开水送服,每日 2 次。

(2) 月经停闭,少腹胀痛或拒按:益母草 20 g,卷柏 20 g,野当归 20 g,白丁花根 20 g,打破碗花 15 g。水煎服,每日 1 剂,每日 3 次。

(3) 经前小腹疼痛拒按,经来疼痛加剧,经血色黯红,质稠有血块,月经过多:①益母草 20 g,四方草 15 g,通血香 15 g,刺黄连 15 g。水煎服,每日 1 剂,每日 3 次。②益母草 30 g,针尖草 20 g,满口血 20 g,鸡屎藤 20 g,毛木通 15 g。水煎服,每日 1 剂,每日 3 次。

(4) 妇女经期不正常,小腹冷痛,色黯有血块,子宫寒冷不孕等症:益母草 20 g,叶子兰 10 g,通血香 15 g,化血草 20 g,泥张草 10 g,胡椒 3 粒,生姜 5 片。水煎服,每日 1 剂,每日 3 次。

(5) 分娩时腰腹疼痛剧烈,宫缩虽强,但间歇不匀,产程进展缓慢,或下血暗红,量少:益母草 30 g,当归 10 g,川芎 6 g。水煎服,酒引。

(6) 产后水肿,小便不利:益母草全草 15 g,大枣 20 g。水煎服。

(7) 肾炎水肿,膀胱炎:鲜益母草鲜品 30 g。水煎服。

(8) 疮痈肿毒:益母草全草 15 g,蒲公英 20 g,甘草 10 g。水煎服。

中医药用经验·全草:味苦、辛,性微寒。归肝、心包、膀胱经。活血调经,利尿消肿,清热解毒。花:味甘、微苦,性凉。养血,活血,利水。果实:味辛、苦,性微寒。归心包,肝经。活血调经,清肝明目。

附注·

(1) 全草,阴虚血少者忌服,孕妇慎用。果实,肝血不足,瞳子散大者及孕妇忌服。

(2) 同属植物白花益母草 *Leonurus artemisia* var. *albiflorus*、细叶益母草 *Leonurus sibiricus*,与本品同等入药使用。

321 绣球防风

哈尼药名· Keeqssa naqpuq 克然那普;Caceilkeep fuqnaq bur 产车克服拿补;克服拿补(红河)。

别名·蜜蜂草,绣球草,疙瘩草,拂风草,紫药,小萝卜,月亮花,抛团。

来源·为唇形科绣球防风属绣球防风 *Leucas ciliata* 的全草。春夏秋采收,切段晒干备用。

植物形态·草本。全体密被浅黄色倒向长毛。茎钝四棱形。叶卵状披针形或披针形,下面明显密布淡黄色腺点。轮伞花序腋生,球形,多花密集,下承多数密集苞片;苞片线形。花萼管状,脉 10,齿 10,刺状,从截平而略偏斜的萼口突然伸长,在果时呈星状开张。花冠白色或紫色,二唇形。小坚果 4 枚,卵状,果皮黑褐色而光亮,萼宿存。花期 7－10 月,果期 10－11 月。

生境分布·分布于云南省大部分地区。生于海拔 500～2 750 m 的路旁、溪边、灌丛或草地。

哈尼族药用经验·味苦、辛,性凉。通经破血,清热明目。

(1) 血瘀经闭:绣球防风 15 g。水煎服。

(2) 肝热目涩(眼睛干涩):绣球防风 15 g,菊花 10 g。水煎服。

（3）感冒，咳嗽：绣球防风 9～15 g。配方服。

（4）牙龈出血：绣球防风鲜品嚼含。

（5）风湿痹痛，肢体关节麻木疼痛：绣球防风 15 g，四方草 10 g，麻蜂窝 10 g，通血香 15 g。水煎服，每日 1 剂，每日 3 次。

（6）本品根可治肝气郁结，痢疾，小儿疳积，皮疹，脱肛。

（7）本品果可治小儿肺炎，风寒感冒。

（8）本品全草可治溃疡肿毒，皮疹，白翳遮眼，梅毒，痈疽发背，无名肿毒，癣疬疥癞，难产，胃痛，皮肤过敏，骨折。

中医药用经验·全草：味微苦、辛，性寒。归肝、脾经。清热明目，祛风解毒，疏肝健脾。根：祛风利湿，疏肝解毒。果：味甘、淡，性平。解表清肺，益肝健脾。

附注·

（1）肝虚者忌之。

（2）伞形科茴芹属杏叶茴芹 *Pimpinella candolleana*（别名"杏叶防风""马蹄防风"）。与本品名字近似，功效不同。味辛、微苦，性温。归脾、胃、肝经。温中散寒，理气止痛。哈尼民间药用经验：①胃气痛：杏叶防风 20 g，南木香 15 g，心不甘 15 g。三药共研成细末，温开水送服，每日 3 次，每次 5 g。②痧证腹痛：杏叶防风 20 g，研成细末，温开水送服，每次 5 g。有即时止痛之功效。③感冒头痛：杏叶防风适量。研末，以姜、葱煎水后，用药汤送服，每日 3 次，每次 6 g，一般服后头部有微汗出即愈。④受寒腹痛：杏叶防风 30 g。研末，以酒、水各半送服 5 g，服后盖棉被使之发汗即愈。⑤食积腹痛：杏叶防风 20 g，草果 2 个（烤黄）。二药共研成细末，用温开水送服，每日 3 次，每次 5 g。⑥疝气痛：杏叶防风 30 g，荔枝核 20 g，香附 20 g。三药共研成细末，温开水送服，每日 3 次，每次 5 g。另用：杏叶防风、重楼各 50 g，生

大黄 30 g，冰片 10 g。共研细末，取适量以白酒调成糊状敷患处，每日 1 次。⑦痛经：杏叶防风 15 g，大红袍 15 g，益母草 15 g。水煎服，每日 1 剂，每日 3 次。⑧淋巴结肿痛：鲜杏叶防风 30 g，鲜蒲公英 30 g。二药共捣烂敷患处，每日换药 1 次，至肿消痛止。

322 北风草

哈尼药名· Keeqssaqnaqpuq puqssaq 克然那普普然。

别名·灯笼花，灯笼草，楼台夏枯草，银针七。

来源·为唇形科绣球防风属白绒草 *Leucas mollissima* var. *mollissima* 的全草。夏秋采收，鲜用或晒干备用。

植物形态·直立草本。茎纤细，扭曲，四棱形，被贴生绒毛状长柔毛。单叶对生，卵圆形，通常于枝条下部叶大，渐向枝条上端愈小而成苞叶状，纸质。轮伞花序腋生，分布于枝条中部至上部，球状，多花密集；苞片线形；花萼管状；花冠白色、淡黄色至粉红色，冠檐二唇形，上唇直伸，盔状，下唇 3 裂，中裂片最大，倒心形。雄蕊 4，花药二室。小坚果卵珠状三棱形，黑褐色。花期 5—10 月，花后见果。

生境分布·分布于云南省大部分地区。生于海拔 750～2 000 m 的阳性灌丛、路旁、草地及荫蔽和溪边的润湿地上。

哈尼族药用经验·味甘、微辛，性平。清肺止咳，解毒。

（1）防治百日咳：北风草 15 g，红萆薢 15 g。水煎服。

（2）肺热咳嗽：北风草 15 g，鱼腥草 15 g，野高粱 10 g。水煎服。

（3）跌打瘀肿：北风草鲜品配血满草适量。捣敷。

（4）咯血：北风草 15 g，侧柏叶 10 g。水

煎服。

（5）本品还可治乳腺炎,胸痛,支气管炎。

中医药用经验 · 味苦、微辛,性平。清肺,明目,解毒。

（1）脾胃虚寒者不宜用。肺有风邪者忌用。

（2）同属植物卷丹 *Lilium tigrinum* 的鳞茎,哈尼药名"罗样",与本品功效相同。

323 大白花百合

哈尼药名 · Lovqyav yavpiul 罗芽芽蒲。

别名 · 百合,苦蒜,老鸦蒜,野蒜花。

来源 · 为百合科百合属野百合 *Lilium brownii* 的鳞茎。秋季采收,鲜用或晒干备用。

植物形态 · 鳞茎球形;鳞片披针形,无节,白色。叶散生,通常自下向上渐小,披针形、窄披针形至条形。花单生或几朵排成近伞形;花喇叭形,有香气,乳白色,外面稍带紫色,无斑点,向外张开或先端外弯而不卷;蜜腺两边具小乳头状突起;雄蕊向上弯,花丝中部以下密被柔毛,少有具稀疏的毛或无毛;花药长椭圆形;子房圆柱形,柱头3裂。蒴果矩圆形,有棱,具多数种子。花期5—6月,果期9—10月。

生境分布 · 分布于云南省嵩明、凤庆、屏边、金平、河口、西畴、麻栗坡、富宁、泸水、福贡等地。生于海拔(100～)600～2 150 m的山坡、灌木林下、路边、溪旁或石缝中。

哈尼族药用经验 · 味甘、微苦、辛。润肺止咳,清热安神,利尿消肿。

（1）肺燥咳嗽,肺结核,虚烦惊悸,精神不宁,小便不利:大白花百合9～15 g,水煎服。或大白花百合3～6 g,研粉服。

（2）疮痈红肿,疔肿疮毒:大白花百合鲜品适量。配方捣敷。

（3）虚烦惊悸,热病后精神不安,浮肿,小便不利:大白花百合10～15 g。水煎服。

中医药用经验 · 味甘、微苦,性微寒。归肺经。养阴润肺,清心安神。

附注 ·

324 水薄荷

哈尼药名 · Eelquv aolzil 吴局奥资;捻芰果。

别名 · 水八角,草八角,水波香,水茴香,假磨石草。

来源 · 为玄参科石龙尾属大叶石龙尾 *Limnophila rugosa* 的全草。夏秋采收,洗净切段,鲜用或晒干备用。

植物形态 · 多年生草本,具横走而多须根的根茎。茎1条或数条而略成丛,略成四方形。叶对生,具带狭翅的柄;叶卵形、菱状卵形或椭圆形,边缘具圆齿;上面遍布灰白色泡沫状凸起。花通常聚集成头状,苞片近于匙状矩圆形,全缘或前端略具波状齿,与萼同被缘毛及扁平而膜质的腺点,花除上述排列外,亦有单生叶腋的。果实成熟时不具凸起的条纹或仅具5条凸起的纵脉;花冠紫红色或蓝色。蒴果卵珠形,多少两侧扁,浅褐色。花果期8—11月。

生境分布 · 分布于云南省西双版纳、普洱、红河、绿春、梁河等地。生于海拔500～1 500 m的林下阴湿处、河边、池塘边、河谷、田地中。

哈尼族药用经验 · 味辛,性凉,气香。祛风解表,清热解毒,止痒。

（1）风热感冒,流感:水薄荷10 g,笔管草10 g,肥猪草10 g。水煎服。

（2）肾性水肿:水薄荷15 g,大猪鬃草10 g,过路黄10 g。水煎服。

（3）支气管炎,咽喉炎,肺炎,咳嗽痰多:水薄荷鲜品30 g。水煎服。

（4）本品还可治疮疡,癣,皮肤瘙痒。

中医药用经验 · 味辛、甘,性温。归肺、脾、胃经。健脾利湿,理气化痰。

附注·

(1) 药材以叶多、得气浓者为佳。

(2) 幼茎叶入菜或作香料,可用于治疗感冒,咽喉肿痛,咳嗽等。

325 三条筋

哈尼药名· Gueilpil piqhaq 桂皮皮哈(元江);桂皮哈哈。

别名·臭油果,大香果,野香油果,硬柴桂,香桂子,白香叶。

来源· 为樟科山胡椒属三股筋香 *Lindera thomsonii* var. *thomsonii* 的果实、树皮、枝叶。秋冬季果熟时打下,晒干备用。树皮、枝叶全年可采,切碎晒干。

植物形态·常绿乔木;树皮褐色。枝条淡绿色或带红色,皮孔明显。叶互生,卵形或长卵形,坚纸质,幼时两面密被贴伏白、黄色绢质柔毛。雄伞形花序腋生,有 3～10 朵花;雄花黄色;花被片 6,卵状披针形。雌伞形花序腋生,有 4～12 朵花;雌花白色、黄色或黄绿色。果椭圆形成熟时由红色变黑色。花期 2—3 月,果期 6—9 月。

生境分布·分布于云南省西部至东南部。生于海拔 1 100～2 500(3 000)m 的山地疏林中。

哈尼族药用经验·祛风散寒,接筋接骨。

(1) 风寒感冒:三条筋果实 15 g。水煎服。

(2) 胃寒腹痛,胃脘胀满,涎多呃逆:三条筋树皮或果实适量。研粉,每日 3 次,每次 1～3 g,温开水送服。

(3) 骨折:先复位,再用三条筋树皮捣烂,鸡蛋清调敷患处,包扎固定。

(4) 风湿:三条筋树皮 20 g,肾茶 10 g,锅铲叶 10 g。水煎服。

(5) 肾炎:三条筋 30 g,虾子花 30 g,来江

藤 30 g。水煎服,每日 1 剂,每日 3 次,1 次 500 mL,3 日为 1 个疗程。

中医药用经验·味苦、微辛,性凉。清热,利湿,解毒,止血。

326 宽叶母草

哈尼药名·阿天嘛车哆。

别名·圆叶母草,野荞麦,苦草。

来源·为母草科陌上草属宽叶母草 *Lindernia nummulariifolia* 的全草。夏、秋季采收,鲜用或晒干。

植物形态·一年生草本。根须状;茎直立,不分枝或有时多枝丛密,而枝倾卧后上升。叶片宽卵形或近圆形,基部宽楔形或近心形,边缘有浅圆锯齿或波状齿。花少数,在茎顶端和叶腋成亚伞形,二型;花萼常结合至中部,花冠紫色,稀蓝或白色,上唇直立,下唇开展,3 裂;雄蕊 4。蒴果长椭圆形;种子棕褐色。花期 7—9 月,果期 8—11 月。

生境分布·分布于云南省昆明、临沧、砚山、麻栗坡、景洪、勐海、勐腊、维西等地。生于海拔 1 800 m 以下的田边、沟旁等湿润处。

哈尼族药用经验·清热解毒,消炎止痛。

疟疾,呛咳出血:宽叶母草适量。烧炭存性研末,兑酒服。

中医药用经验·味苦,性凉。凉血解毒,散瘀消肿。

附注·哈尼族特色习用药物。

327 山玉兰

哈尼药名· Pavqloqloqdu 拔裸裸度、八保保赌。

别名·山波萝,优昙花,野厚朴,土厚朴。

来源·为木兰科长喙木兰属山玉兰 *Lirianthe*

delavayi 的树皮、花。春、夏剥取老树皮,晒干。春季采摘花,除去枝梗,干燥。

植物形态 · 常绿乔木,树皮灰色或灰黑色,粗糙而开裂。嫩枝榄绿色,被淡黄褐色平伏柔毛,老枝粗壮,具圆点状皮孔。叶厚革质,卵形、卵状长圆形,边缘波状,叶背密被交织长绒毛及白粉。花芳香,杯状;花被片9～10,外轮3片淡绿色,长圆形,向外反卷,内两轮乳白色,倒卵状匙形。聚合果卵状长圆体形,蓇葖狭椭圆体形,背缝线两瓣全裂,被细黄色柔毛,顶端缘外弯。花期4—6月,果期8—10月。

生境分布 · 分布于云南省大部分地区。生于海拔1500～2800 m的石灰岩山地阔叶林中或沟边较潮湿的坡地。

哈尼族药用经验 · 味苦、辛,性温。温中理气,散满,燥湿消痰。

(1)本品树皮可治消化不良,慢性胃炎,呕吐腹痛,腹胀,腹泻。

(2)本品花或花蕾可治鼻窦炎,鼻炎,支气管炎,咳嗽。

中医药用经验 · 树皮:味苦、辛,性温。温中理气,消食健胃。花:味微苦、涩,性温。归胃、肺经。理气和胃,行气消食,止咳化痰。

附注 ·

(1)曾为厚朴的混用品,现已不作厚朴入药。

(2)同属植物大叶木兰 *Lirianthe henryi* 的树皮亦作"山玉兰"入药,与本品功效相似。燥湿消痰,下气除满。用于湿滞伤中,脘痞吐泻,食积气滞,腹胀便秘,痰饮喘咳。

328 小麦冬

哈尼药名 · Beilcao guqqil 白曹谷期。

别名 · 土麦冬,禾叶土麦冬,细叶麦冬。

来源 · 为百合科山麦冬属禾叶山麦冬 *Liriope*

graminifolia 的块根。秋季采挖,洗净,晒干备用。

植物形态 · 多年生常绿草本,根细或稍粗,分枝多,有时有纺锤形小块根;具地下走茎。叶先端钝或渐尖,具5条脉,近全缘,但先端边缘具细齿,基部常有残存的枯叶或有时撕裂成纤维状。总状花序长,具许多花;花通常3～5朵簇生于苞片腋内;苞片卵形,干膜质;花被片狭矩圆形或矩圆形,白色或淡紫色,子房近球形。种子卵圆形或近球形,初期绿色,成熟时蓝黑色。花期6—8月,果期9—11月。

生境分布 · 分布于云南省昆明、红河、普洱、临沧、西双版纳等地。生于海拔几十米至2300 m的山坡、山谷林下、灌丛中或山沟阴处、石缝间及草丛中。

哈尼族药用经验 · 味甘、淡,性凉。补阴润肺,生津止咳,清心除烦,止血。

(1)急慢性支气管炎,肺热咳嗽:小麦冬15～30 g。水煎服,加白糖或蜂蜜调服。

(2)吐血,咳血,衄血:小麦冬15 g,白及30 g。水煎服。

(3)热病烦渴:小麦冬30 g。煎水代茶饮。

(4)便秘:小麦冬15 g,火麻仁15 g。水煎服。

(5)口腔溃疡:小麦冬6 g,黄连10 g,沙参6 g,甘草3 g,金银花6 g。水煎服。

中医药用经验 · 味甘、微苦,性微寒。养阴生津。

附注 ·

(1)脾胃虚寒、泄泻者忌用。

(2)同属植物山麦冬 *Liriope spicata*、阔叶山麦冬 *Liriope muscari* 与本品同等入药使用。

(3)本品小块根可作"麦冬"的代用品。

329 荔枝

哈尼药名 · Hama joqhheil alsiq 哈玛觉埃阿席、哈吗觉艾阿西;哈玛觉恩阿能(普洱)。

别名 · 离枝、离支、丹荔。

来源 · 为无患子科荔枝属荔枝 *Litchi chinensis* 的果实、种子、根、叶、外果皮。果实成熟时采,种子则除去果皮和肉质假种皮,洗净,晒干。

植物形态 · 常绿乔木;小枝褐红色。小叶 2 或 3 对,薄革质或革质,披针形或卵状披针形,基部楔形而稍斜,新叶红色。圆锥花序顶生,花小,杂性,青白色或淡黄色;萼片 4,边缘浅波状,无花瓣;雄蕊 6~10 枚;子房上位,倒心状,2~3 室。果卵圆形至近球形,外果皮革质,有瘤状突起,成熟时通常暗红色至鲜红色;种子矩圆形,褐色而明亮,假种皮肉质,白色,半透明,与种子极易分离。花期 2—3 月,果期 6—7 月。

生境分布 · 分布于云南省南部。多栽培。

哈尼族药用经验 · 味甘、酸,性温。益血生津,理气止痛。

　　(1) 脾虚下血:荔枝适量。生食。

　　(2) 心烦躁:荔枝适量。生食。

　　(3) 气滞胃痛:荔枝果核 10 g。水煎服。

　　(4) 哮喘:荔枝干果肉 150 g。炖服。

中医药用经验 · 种子:味甘、微苦,性温。归肝、肾经。行气散结,祛寒止痛。果实:味甘、酸,性温。归脾、肝经。养血健脾,行气消肿。根:味微苦、涩,性温。归胃、脾、肾经。理气止痛,解毒消肿。叶:味辛、苦,性凉。归心经。除湿解毒。外果皮:味苦,性凉。归心经。除湿止痢,止血。

附注 · 果实阴虚火旺者慎服。

330 木姜子

哈尼药名 · Siqbil 席比、习逼、席批、希比。

别名 · 毕澄茄,澄茄子,臭油果树,山姜子,木香子,山苍子,山胡椒,野胡椒。

来源 · 为樟科木姜子属山鸡椒 *Litsea cubeba* var. *cubeba* 的根、叶、果实。根和叶四季可采,鲜用或阴干备用。秋季果实成熟时采收,除去杂质,晒干。

植物形态 · 落叶灌木或小乔木;幼树树皮黄绿色,老树树皮灰褐色。枝、叶具芳香味。顶芽圆锥形,外面具柔毛。叶互生,披针形或长圆形。伞形花序单生或簇生;苞片边缘有睫毛;每一花序有花 4~6 朵,先叶开放或与叶同时开放,花被裂片 6,宽卵形;能育雄蕊 9;退化雌蕊无毛;雌花中退化雄蕊中下部具柔毛;子房卵形,柱头头状。果近球形,幼时绿色,成熟时黑色,先端稍增粗。花期 2—3 月,果期 7—8 月。

生境分布 · 分布于云南省高海拔地区外的大部分地区。生于海拔 500~3 200 m 向阳的山地、灌丛、疏林或林中路旁、水边。

哈尼族药用经验 · 味辛,性温,气芳香。祛风散寒,理气止痛,解毒消肿,消食健胃。

　　(1) 感冒,头痛,呕吐:木姜子果 9~15 g。研粉,温开水送服,每日 3 次。

　　(2) 包皮发炎:木姜子树皮适量。煮水外洗。

　　(3) 风湿骨痛:木姜子 30 g,芦子 30 g,八角枫 30 g,大将军根 1.5 g。白酒 500 mL 浸泡,每次服 10 mL。

　　(4) 胃疼,消化不良:木姜子果 10 g,叶 5 g。研粉,温开水送服,每日 3 次。

　　(5) 胃脘疼痛,食少纳差:木姜子 10 g。研成细末,温开水送服,每日 3 次,每次 3 g。

（6）阳痿：木姜子树皮 50 g。泡酒
500 mL，每日 10～15 mL。

中医药用经验 · 根：味辛、苦，性温。祛风散
寒，理气止痛。叶：味辛、微苦，性温。理气散
结，解毒消肿，止血。果实：味辛，性温。归脾、
胃、肾、膀胱经。温中散寒，行气止痛。

附注 ·

（1）热证忌服。

（2）果实称荜澄茄，阴虚血分有热，发热咳
嗽禁用。

（3）本品与同属植物木姜子 *Litsea
pungen*、毛叶木姜子 *Litsea mollis* 的果实均习
称"木姜子"或"荜澄茄"，可当作料。

（4）同属植物潺槁木姜子 *Litsea glutino-
sa*，哈尼药名"拔睦"。茎皮、根和叶入药，散瘀
消肿，续筋接骨，止血。用于风湿性关节痛，痈
肿疮疔，刀伤出血，跌打损伤。

331 铜锤玉带草

哈尼药名 · Dalgmq 哒拱；Buqdeil dalgeeq 布
得打格、部喝大略。

别名 · 地茄子，地浮萍，地钮子，扭子草，扣子
草，小铜锤，紫背铜锤，三分七厘散，九分七
厘散。

来源 · 为桔梗科半边莲属铜锤玉带草 *Lobelia
nummularia* 的全草、果。全草春夏采收，洗净
切段晒干备用。果实 8－9 月采收，鲜用或
晒干。

植物形态 · 草本。茎平卧，无毛，节上生根。
叶互生，叶片卵形或宽卵形。花单生叶腋，花
梗远长于叶片；花萼筒窄陀螺状，近无毛，裂片
条状披针形，先端钝，边缘生睫毛；花冠上唇裂
片匙状长矩圆形，先端钝，下唇 3 裂，裂片长矩
圆形，先端稍钝；花药管前端具短的刚毛。花
期 7 月。

生境分布 · 分布于云南省各地。生于海拔
500～2 300 m 的湿草地、溪沟边、田边地脚
草地。

哈尼族药用经验 · 味甘、苦，性平。清热解毒，
祛风除湿。

（1）肺热咳嗽：铜锤玉带草 15 g，鱼腥草
20 g。水煎服。

（2）风湿疼痛：铜锤玉带草 15 g，生姜
15 g。水煎服。

（3）肝虚目翳：铜锤玉带草 15 g，菊花
10 g。水煎服。

（4）风湿关节痛：铜锤玉带草 20 g。浸酒
200 mL，每服 10～15 mL。

（5）疣：先把疣用针挑破少许，取玉带草
鲜果捣烂，敷患部。

（6）本品全草还可治外伤出血。

中医药用经验 · 全草：味辛、苦，性平。祛风除
湿，活血，解毒。果实：味苦、辛，性平。祛风，
利湿，理气，散瘀。

附注 · 湿热滞涩者及孕妇勿用。

332 大将军

哈尼药名 · Duvqyol 毒约、毒幺；朵药。

别名 · 野烟，野莴笋，破天菜，气死名医草，麻
菠萝，红雪柳。

来源 · 为桔梗科半边莲属西南山梗菜 *Lobelia
seguinii* 的根、全草。夏秋采收，鲜用或晒干
备用。

植物形态 · 半灌木状草本。茎折断流出白色
乳汁。叶纸质，螺旋状排列。总状花序生主茎
和分枝的顶端，花偏向花序轴一侧；花序下部
的几枚苞片条状披针形，上部的变窄成条形；
花梗稍背腹压扁，向后弓垂，顶端生 2 枚条状
小苞片；花萼筒倒卵状矩圆形至倒锥状；花冠
紫红色、紫蓝色或淡蓝色；雄蕊连合成筒。蒴

果矩圆状,倒垂。种子矩圆状,有蜂窝状纹饰。花果期8—10月。

生境分布 · 分布于云南省各地。生于海拔500～3000 m的山坡草地、林边和路旁。

哈尼族药用经验 · 味辛、麻,性温,有剧毒。解毒止痛,祛风杀虫。

(1)风湿性关节炎,跌打损伤:大将军鲜根配马尿芹适量。捣敷。

(2)风湿性关节炎,关节红肿疼痛:大将军适量。鲜品捣细,外包患处。

(3)虫蛇咬伤,痈疮肿毒:大将军配马尿芹各适量,雄黄少许。共研粉,温酒调敷。

(4)癣:大将军鲜浆汁外搽。

(5)腮腺炎,跌打损伤:大将军鲜叶2片。取鲜品捣烂外敷患处,每日1次。

(6)癌症:大将军10 g,霸王鞭10 g,重阳木叶10 g,假烟叶10 g,光叶巴豆5 g,美登木35 g。水煎服,每日1剂,每日3次,每次600 mL,9日为1个疗程。

中医药用经验 · 味辛、寒、麻,性温,有毒。解毒止痛,祛风活血,杀虫。

附注 ·

(1)有剧毒,禁内服,鲜品浆汁切勿入眼,禁用于皮肤破损处。虚弱之人忌服。

(2)以"野烟"为名入药的尚有同属植物塔花山梗菜 *Lobelia pyramidalis*、茄科山莨菪属三分三 *Anisodus acutangulus*[哈尼药名"孤猪唔负"(普洱)]、茄科烟草属烟草 *Nicotiana tabacum*(见"烟草"词条)、茄科茄属假烟叶树 *Solanum erianthum*(见"洗碗叶"词条)、菊科天名精属烟管头草 *Carpesium cernuum*(哈尼药名"能罕能玛都袅")、金挖耳 *Carpesium divaricatum*(见"挖耳草"词条),功效均不同,用时注意区分。

333 忍冬

哈尼药名 · Jinyinhua 金因花(墨江碧约方言)。

别名 · 金银藤,金银花,双花。

来源 · 为忍冬科忍冬属忍冬 *Lonicera japonica* var. *japonica* 的花蕾或带初开的花、茎枝。夏初花开放前采收,干燥时注意翻动,忌在烈日下曝晒,否则容易变黑。秋、冬二季采割茎枝,晒干。

植物形态 · 半常绿藤本;幼枝洁红褐色,密被黄褐色、开展的硬直糙毛、腺毛和短柔毛。叶纸质,卵形至矩圆状卵形,基部圆或近心形,有糙缘毛。总花梗通常单生于小枝上部叶腋,密被短柔后,并夹杂腺毛;花冠白色,有时基部向阳面呈微红,后变黄色,唇形,外被多少倒生的开展或半开展糙毛和长腺毛。果实圆形,熟时蓝黑色;种子卵圆形或椭圆形,褐色。花期4—6月(秋季亦常开花),果熟期10—11月。

生境分布 · 分布于云南省昆明、腾冲、丽江、蒙自、河口、景洪、大理、漾濞、宾川等地。生于海拔最高达1500 m的山坡灌丛或疏林中、乱石堆、山足路旁及村庄篱笆边,亦多栽培。

哈尼族药用经验 · "杜父仁"(口舌痛):忍冬5～10 g。泡开水当茶饮。

中医药用经验 · 花:味甘,性寒。归肺、心、胃经。清热解毒,凉散风热。茎枝:味甘,性寒。归肺、胃经。清热解毒,疏风通络。

附注 ·

(1)花可代茶饮,脾胃虚寒及气虚疮疡脓清者忌服。脾胃虚寒,泄泻不止者禁用本品的茎枝。

(2)同属植物菰腺忍冬 *Lonicera hypoglauca*、华南忍冬 *Lonicera confusa*、大花忍冬 *Lonicera macrantha*,哈尼族亦称"金因花",与

本品功效相同。

rhizoides，与本品功效类似。

334 石豇豆

哈尼药名 · Luvma aqzuq 卢玛阿竹。

别名 · 石参，岩参，小粘头。

来源 · 为苦苣苔科紫花苣苔属紫花苣苔 *Loxostigma griffithii* 的全株。全年可采，切片，鲜用或晒干备用。

植物形态 · 半灌木。叶对生，膜质，长椭圆形或狭卵形，边缘具细牙齿或仅上部具不明显疏齿。聚伞花序二歧式，在茎上部腋生；具2～10花；苞片线状披针形。花萼5裂至近基部，裂片相等，线状披针形或披针形。花冠管状，二唇形。花黄色、淡黄色，外面疏被腺状短柔毛，内面无毛，具紫色斑纹。蒴果线形，有时近镰状弯曲。种子多数，顶端有一毛。花期10月，果期11月。

生境分布 · 分布于云南省西部、南部及东南部。生于海拔650～2 600 m的潮湿的林中树上或山坡岩石上。

哈尼族药用经验 · 味苦、微涩，性平。清热解毒，消肿止痛。

（1）支气管炎：石豇豆15 g，星秀花10 g，臭灵丹10 g。水煎服。

（2）腹泻：石豇豆15 g，石榴皮10 g，毛大丁草15 g。水煎服。

（3）预防流感，流脑：石豇豆鲜品30～60 g。水煎服。

（4）跌打损伤，骨折：石豇豆鲜品适量。捣敷患处。

（5）本品还可治咽喉炎，扁桃体炎，肠炎。

中医药用经验 · 味苦，性平。清热解毒，消肿止痛。

附注 · 《云南中草药》所载石豇豆基原植物为同科吊石苣苔属白花大苞苣苔 *Anna ophior-*

335 野丁香

哈尼药名 · Nunilnilsiilnilma 努尼尼斯尼玛；奴呢阿波；牛尼。

别名 · 丁香花，酒瓶花，中型滇丁香，小黄树。

来源 · 为茜草科滇丁香属滇丁香 *Luculia pinceana* var. *pinceana* 的花、果、根。

植物形态 · 灌木或乔木，多分枝；小枝近圆柱形，有明显的皮孔。叶纸质，长圆形、长圆状披针形或广椭圆形，顶端短渐尖或尾状渐尖，基部楔形或渐狭。伞房状的聚伞花序顶生，多花；苞片叶状，线状披针形；花美丽，芳香；萼裂片近叶状，披针形；花冠红色，少为白色，高脚碟状，冠管细圆柱形。蒴果近圆筒形或倒卵状长圆形，有棱；种子多数，近椭圆形，两端具翅。花果期3—11月。

生境分布 · 分布于云南省大部分地区。生于海拔600～3 000 m处的山坡、山谷溪边的林中或灌丛中。

哈尼族药用经验 · 味涩、微苦，性凉。活血调经，止咳化痰，消炎止痛。

（1）月经不调：野丁香15 g。水煎服。

（2）肺结核：野丁香果30 g。煎好后兑少许蜂蜜服，连服90日（3个月为1个疗程）。

（3）风湿疼痛：野丁香根15 g。水煎服。

（4）尿路感染：野丁香根30 g，葛根15 g。水煎服。

（5）头昏，心慌：野丁香根30 g。水煎服。

（6）本品根、花、果、叶还可治咳嗽，内出血，尿路感染，尿结石。

中医药用经验 · 味涩、微苦，性凉。归肝、肾经。活血调经，止咳化痰，消炎止痛。

附注 ·

（1）同属植物馥郁滇丁香 *Luculia gratis-*

sima 与本品功效相同。

（2）同科植物野丁香属川滇野丁香 *Leptodermis pilosa* 的叶，别名"毛野丁香"，与本品功效不同。味苦，性平。归肺经。祛风除湿，止痛。用于头痛，风湿性关节痛，腰痛。

336 白毛藤

哈尼药名 · Pilsil lalzel 批思啊周（元江）；杷思啊周。

别名 · 纽子果树。

来源 · 为茄科红丝线属密毛红丝线 *Lycianthes biflora* var. *subtusochracea* 的根。秋后采收，晒干或鲜用。

植物形态 · 灌木或亚灌木，叶下面，叶柄，花梗与萼外面均密被分枝的赭黄色如尘污的绒毛。叶两种，有窄翅，均膜质。花序无柄，通常 3～4 花聚生于叶腋内，花梗较长，花冠白色，花药内面近无毛。浆果球形，成熟果绯红色；种子多数，淡黄色，近卵形至近三角形，外面具凸起的网纹。花期 5－8 月，果期 7－11 月。

生境分布 · 分布于云南省东南至西南部。生于海拔 1 200～1 700 m 的路旁或林下，海拔 450 m 地区也有生长。

哈尼族药用经验 · 抗癌，祛风，止痒。

（1）子宫颈癌，绒毛膜上皮癌：白毛藤 30 g，重楼 10 g，白丁香花根 20 g，金丝桃根 10 g。水煎服。

（2）皮肤瘙痒：白毛藤 30 g，小荨麻 20 g，蛇床子 15 g，苦参 30 g。煎水外洗。

（3）风湿跌打：白毛藤 30 g。泡酒 500 mL，每日 3 次，每次 10～15 mL 内服。

附注 ·

（1）哈尼族特色习用药物。

（2）本植物原变种红丝线 *Lycianthes biflora* var. *biflora* 的全株入药，与本品功效不同。味苦，性凉。清热解毒，祛痰止咳。主咳嗽，哮喘，痢疾，热淋，狂犬咬伤，疔疮红肿，外伤出血。

337 番茄

哈尼药名 · Siqhaq siqqeil alsiq 席哈席且阿席、西哈席锁阿西。

别名 · 西红柿，番李子，酸汤果。

来源 · 为茄科番茄属番茄 *Lycopersicon esculentum* 的果实。全年均可采，鲜用。

植物形态 · 一年生草本，全体生黏质腺毛，有强烈气味。茎易倒伏。叶羽状复叶或羽状深裂，小叶极不规则，大小不等，卵形或矩圆形，边缘有不规则锯齿或裂片。花序总梗长 2～5 cm，常 3～7 朵花；花萼辐状，裂片披针形，果时宿存；花冠辐状，黄色。浆果扁球状或近球状，肉质而多汁液，橘黄色或鲜红色，光滑；种子黄色。花果期夏秋季。

生境分布 · 云南省各地广泛栽培。

哈尼族药用经验 · 味甘、酸，性微寒。生津止渴，健胃消食。

（1）口渴，食欲不振：番茄鲜品 2 个。煎汤或生食。

（2）小儿鼻衄：番茄鲜品 1～2 个。去皮，切碎，加白糖 30～50 g，常服。

中医药用经验 · 味酸、甘，性微寒。生津止渴，健脾消食。

附注 · 果实可入菜食用。

338 藤石松

哈尼药名 · 哈打打舌；奥尼骂喔（普洱）。

别名 · 舒筋草，石子藤，石子藤石松。

来源 · 为石松科藤石松属藤石松 *Lycopodiastrum casuarinoides* 的全草。全年可采，但以 9

月后采带有孢子囊者为佳,鲜用或晒干。

植物形态·大型土生植物。地下茎长而匍匐。叶螺旋状排列,但叶基扭曲使小枝呈扁平状,上弯。不育枝柔软,黄绿色,多回不等位二叉分枝;能育枝柔软,红棕色,小枝扁平,多回二叉分枝;叶螺旋状排列,鳞片状,无柄,具芒;孢子囊穗每6～26个一组生于多回二叉分枝的孢子枝顶端,排列成圆锥形,红棕色;孢子叶阔卵形,覆瓦状排列,具膜质长芒,边缘具不规则钝齿;孢子囊生于孢子叶腋,内藏,圆肾形,黄色。9月孢子成熟。

生境分布·分布于云南省大部分热带、亚热带地区。生于海拔 100～3 100 m 的林下、林缘、灌丛下或沟边。

哈尼族药用经验·藤石松全株治风湿性腰痛,关节筋骨痛,骨折。

中医药用经验·味微甜,性温,无毒。归肝、肾经。祛风除湿,舒筋活血,明目,解毒。

339 伸筋草

哈尼药名· Keeqbyuqlaqmuv 克别拉木。

别名·猴子背带,爬山龙,过山龙,狮子草,舒筋草。

来源·为石松科石松属石松 *Lycopodium japonicum* 的全草、孢子。全草:夏、秋二季茎叶茂盛时采收,除去杂质,晒干。孢子:7—9月间当孢子囊尚未完全成热或未裂开时,剪下孢子囊穗,在防水布上晒干,击震,使孢子脱落,过筛后应用。

植物形态·多年生土生植物。匍匐茎地上生,细长横走,2～3 回分叉;侧枝直立,多回二叉分枝,压扁状(幼枝圆柱状)。叶二型:营养叶螺旋状排列,披针形或线状披针形,基部楔形,具透明发丝,草质。孢子叶浅黄色;呈三角形,边缘流苏状。孢子囊穗着生小枝顶端,卵状椭圆

形,下垂。孢子为三棱形的锥体,表面有细小六角形的蜂窝状网膜。

生境分布·分布于云南省大部分地区中低海拔山地酸性土地带。生于海拔 100～3 300 m 的林下、灌丛下、草坡、路边或岩石上。

哈尼族药用经验·味微苦、辛,性微温。祛风除湿,舒筋活络。

(1) 风湿性关节炎,跌打损伤,腰腿痛,瘫痪:伸筋草全草 15～30 g,水煎服或泡酒服。并用伸筋草煎水外洗或鲜品捣敷。

(2) 跌打肿痛,风湿骨痛:伸筋草全草15 g,天青地红(干根)15 g,黑骨头 10 g,八角枫10 g,透骨草 15 g。泡酒服,每次 5～10 mL,每日 2 次。

(3) 水肿:伸筋草鲜品适量。煎水外洗。

中医药用经验·全草:味微苦、辛,性温。归肝、脾、肾经。祛风除湿,舒筋活络。孢子:味苦,性温。归肝、脾经。收湿,敛疮,止咳。

附注·

(1) 孕妇及出血过多者忌服。

(2) 同属植物扁枝石松 *Lycopodium complanatum*,哈尼药名"哈达达舍""蛤打打舌",别名"猴子尾巴""地刷子""过江龙""舒筋草"。全草入药,功效与本品相同。植物形态与本品相似,但孢子叶宽卵形,覆瓦状排列,先端急尖,尾状,边缘膜质,具不规则锯齿;孢子囊生于孢子叶腋,内藏,圆肾形,黄色。

(3) 同科植物垂穗石松属垂穗石松 *Palhinhaea cernua* 亦名"过山龙",哈尼药名"科别啦姆"。以全草入药,与本品功效相似,一些地区作本品入药。

340 地笋

哈尼药名·扁侠。

别名·地参,地瓜儿苗,泽兰。

来源·为唇形科地笋属地笋 *Lycopus lucidus* var. *lucidus* 的全草。秋季采挖,除去地上部分,洗净,晒干。

植物形态·多年生草本;根茎横走,具节。茎四棱形,常于节上多少带紫红色。叶具极短柄或近无柄,长圆状披针形,边缘具锐尖粗牙齿状锯齿。轮伞花序无梗,轮廓圆球形,多花密集,其下承以小苞片;小苞片卵圆形至披针形。花萼钟形,萼齿 5,披针状三角形,具刺尖头。花冠白色,外面在冠檐上具腺点,内面在喉部具白色短柔毛,冠檐不明显二唇形。小坚果倒卵圆状四边形,腹面具棱,有腺点。花期 6—9 月,果期 8—11 月。

生境分布·分布于云南省中部、西北部、东北部及东南部。生于海拔可达 2 100 m 的沼泽地、水边等潮湿处。

哈尼族药用经验·全草治跌打损伤,产后淤血腹痛,月经不调。

中医药用经验·味甘、辛,性平。化瘀止血,益气利水。

附注·本植物的硬毛变种 *Lycopus lucidus* var. *hirtus*,乃《本草经著录》的泽兰正品,为妇科要药,能通经利尿,对产前产后诸病有效。根通称"地笋",可食,又为疗疮肿毒良剂,并治风湿性关节痛。

341 大毒蒜

哈尼药名·Neivqhaq haqseil 能哈哈色。

别名·铁色箭,大一枝箭,石蒜,大独蒜,老鸦蒜,金灯花,龙爪花。

来源·为石蒜科石蒜属忽地笑 *Lycoris aurea* 的鳞茎。秋季采收,鲜用或晒干备用。

植物形态·鳞茎卵形。秋季出叶,叶剑形,顶端渐尖,中间淡色带明显。总苞片 2 枚,披针形;伞形花序有花 4～8 朵;花黄色;花被裂片

背面具淡绿色中肋,倒披针形,强度反卷和皱缩,雄蕊略伸出于花被外,比花被长 1/6 左右,花丝黄色;花柱上部玫瑰红色。蒴果具三棱,室背开裂;种子少数,近球形,黑色。花期 8—9 月,果期 10 月。

生境分布·分布于云南省贡山、福贡、龙陵、勐海、勐腊、漾濞、洱源、剑川、昆明、彝良、路南、丘北、广南、红河、玉溪、临沧、普洱等地。生于海拔 400～2 000 m 的箐沟杂木林、河边灌丛、草坡、石灰岩山石缝中。

哈尼族药用经验·味辛、甘,性微温,有剧毒。拔疮毒,散瘀消肿。

(1) 痈疮,无名肿毒:大毒蒜鲜品适量。捣敷。

(2) 跌打瘀肿,乳腺炎,带状疱疹:大毒蒜鲜品适量。取汁外搽。

(3) 骨折:大毒蒜适量。配方捣烂热敷。

中医药用经验·味辛、甘,性微寒,有毒。润肺止咳,解毒消肿。

附注·本品含多种生物碱,有毒,一般外用,内服慎用。

342 海金沙

哈尼药名·Cavnihaqdal 扎尼哈达、扎泥哈达、扎妮哈达。

别名·铁丝蕨蕨,小节节草,金沙藤,蛤蟆藤。

来源·为海金沙科海金沙属海金沙 *Lygodium japonicum* 的全草、成熟孢子。夏秋采收全草,晒干备用。秋季孢子未脱落时采割藤叶,晒干,搓揉或打下孢子,除去藤叶。

植物形态·多年生攀援草质藤本。根茎细,匍匐横走,黑褐色,茎节黄色,被白色柔毛。叶为1～2 回羽状复叶,纸质,两面均被细柔毛;能育羽片卵状三角形,小叶卵状披针形,边缘有温齿或不规则分裂,上部小叶无柄,羽状或戟形,

下部小叶有柄;不育羽片尖三角形,通常与能育羽片相似,但有时为 1 回羽状复叶,小叶阔线形,或基部分裂成不规则的小片。孢子囊穗长度过小羽片中央不育部分,排列稀疏,暗褐色。

生境分布 · 分布于云南省除西北部的大部分地区。生于海拔 150～1 700 m 的次生灌木丛中。

哈尼族药用经验 · 清热解毒,利水通淋。

(1)尿道结石:海金沙 15 g,鸡内金 10 g,玉米须 15 g。水煎服。

(2)泌尿道感染:海金沙 30 g。水煎服。

(3)尿急,尿痛,血尿,小便混浊,小便短赤,尿路结石:海金沙 20 g,车前子 5 g,毛木通 15 g,石韦 10 g,土茯苓 20 g,茯苓皮 15 g。水煎服,每日 1 剂,每日 3 次。

(4)风热感冒,咽喉疼痛,咳嗽:海金沙 20 g,地桃花 15 g,夏枯草 10 g,芦根 15 g,薄荷 10 g。水煎服,每日 1 剂,每日 3 次。

中医药用经验 · 成熟孢子:味甘、咸,性寒。归膀胱、小肠经。清利湿热,通淋止痛。全草:味甘,性寒,无毒。归小肠、膀胱、肝经。清热解毒,利水通淋,活血通络。

附注 ·

(1)肾阴亏虚者慎服本品的成熟孢子。

(2)同属植物曲轴海金沙 *Lygodium flexuosum*,别名"长叶海金沙",亦作本品用。

343 过路黄

哈尼药名 · Luqbulnaciq 卢布那期。

别名 · 遍地金,巴地黄,多毛过路黄,半边钱,金钱草,大叶金钱草,落地金钱,对座草,九节莲,黄花草,真金草。

来源 · 为报春花科珍珠菜属过路黄 *Lysimachia christiniae* 的全草。夏、秋二季采收,除

去杂质,晒干。

植物形态 · 多年生草本。茎平卧延伸。叶对生,卵圆形、近圆形以至肾圆形,透光可见密布的透明腺条。花单生叶腋;花萼 5,裂片披针形、椭圆状披针形以至线形或上部稍扩大而近匙形;花冠 5,黄色,裂片狭卵形以至近披针形,具黑色长腺条。雄蕊 5,与花瓣对生;花柱单一,圆柱状,子房上位,卵圆形,1 室,特立中央胎座,胚珠多数。蒴果球形,无毛,有稀疏黑色腺条。花期 5—7 月,果期 7—10 月。

生境分布 · 分布于云南省昆明、蒙自、玉溪、楚雄、大理、丽江、怒江、保山、普洱、文山、红河、玉溪等地。生于垂直分布上限可达海拔 2 300 m 的沟边、路旁阴湿处和山坡林下。

哈尼族药用经验 · 味微苦,性平。利尿通淋,清热解毒。

(1)肺脓疡:过路黄 30 g,杠板归 30 g,水线草 1.5 g,五加皮 15 g。水煎服。

(2)腮腺炎,乳腺炎,痔疮:过路黄 15 g,九股牛 10 g,水煎服。外用鲜品适量,拌红糖少许捣敷。

(3)胆囊结石:过路黄 90 g,鸡内金 15 g,车前子 15 g,海金沙 15 g,滑石 30 g,马蹄草 150 g。煎水当茶饮。

(4)本品还可治肺气肿,吐血,肝炎。

中医药用经验 · 味甘、咸,性微寒。归肝、胆、肾、膀胱经。清利湿热,利尿通淋,解毒消肿。

附注 ·

(1)外用本品可能引起接触性皮炎。

(2)同属植物点腺过路黄 *Lysimachia hemsleyana* 亦作本品用。

344 珍珠菜

哈尼药名 · Leitaoq pavqmeevq 勒淘巴能;阿浦浦罕(红河)。

别名·铭鸡尾,狐狸尾,真金草,劳伤药,撑金散,伸筋散,九节莲。

来源·为报春花科珍珠菜属矮桃 *Lysimachia clethroides* 的根、全草。秋冬采收,鲜用或晒干备用。

植物形态·多年生草本,全株多少被黄褐色卷曲柔毛。根茎横走,淡红色。茎直立,圆柱形,基部带红色,不分枝。叶互生,长椭圆形或阔披针形,两面散生黑色粒状腺点。总状花序顶生,花密集,常转向一侧,柔软下垂;苞片线状钻形;花萼裂片卵状椭圆形,有腺状缘毛;花冠白色,裂片狭长圆形,先端圆钝。蒴果近球形,花柱宿存。花期 5—7 月,果期 7—10 月。

生境分布·分布于云南省蒙自、马关、威信、永善、绥江、昆明、峨山、景东、大理、漾濞、丽江、泸水、福贡、维西等地。生于海拔 1 300～2 300（～2 700）m 的云南松、云南油杉林下或杂木林、灌丛、水沟边。

哈尼族药用经验·味苦、涩,性温。活血调经,利湿消肿。

（1）月经不调：珍珠菜 15 g,当归 15 g。水煎服。

（2）痢疾：珍珠菜 15 g,仙鹤草 10 g。水煎服。

（3）风湿骨痛：珍珠菜 15 g,生姜 25 g。水煎服。

（4）痛经,闭经：珍珠菜 10 g,丹参 15 g,生三七 5 g。水煎服。

中医药用经验·味酸、涩,性平。归肝、肺、脾经。活血散瘀,清热消肿,调经,利尿。

附注·

（1）孕妇忌服。

（2）同属植物狼尾花 *Lysimachia barystachys*,别名"虎尾草""珍珠草"。与本品功效相同。

（3）同属植物细梗香草 *Lysimachia cap-*
illipes,哈尼药名"买所""迈锁",别名"排香草""线柄排草"。哈尼族以全株入药,与本品功效不同。祛风湿,理气止痛。用于感冒,咳喘,风湿痛,月经不调。

345 对生黄花叶

哈尼药名·Paqzyulzaq yilyilsel 爬居扎衣衣收（元江）;爬居扎衣衣枚。

别名·聚花过路黄,小过路黄,风寒草,黄花草,金钱草。

来源·为报春花科珍珠菜属临时救 *Lysimachia congestiflora* var. *congestiflora* 的全草。夏、秋采集,鲜用或晒干。

植物形态·多年生草本。茎下部匍匐,节上生根。叶对生,卵形、阔卵形以至近圆形,近等大,有时沿中肋和侧脉染紫红色,两面多少被具节糙伏毛,近边缘有暗红色或有时变为黑色的腺点。花 2～4 朵集生茎端和枝端成近头状的总状花序,在花序下方的 1 对叶腋有时具单生之花;花萼裂片披针形;花冠黄色,内面基部紫红色,5 裂(偶有 6 裂的),先端锐尖或钝,散生暗红色或变黑色的腺点。蒴果球形。花期5—6 月,果期 7—10 月。

生境分布·分布于云南省昆明、师宗、华宁、绥江、普洱、屏边、元阳、文山、麻栗坡、马关、西双版纳、大理等地。垂直分布上限可达海拔 2 100 m 的水沟边、田塍上和山坡林缘、草地等湿润处。

哈尼族药用经验·止咳平喘,清热止痒。

（1）肺燥咳嗽：对生黄花叶 30 g。水煎服。

（2）皮肤瘙痒：对生黄花叶 30 g,小荨麻15 g,蛇床子 30 g,苦参 50 g。煎水洗。

中医药用经验·味辛、微苦,性微温。祛风散寒,化痰止咳,解毒利湿,消积排石。

附注·同属植物长蕊珍珠菜 *Lysimachia lobelioides*,哈尼药名"alkolyaqyil 啊棵牙伊、

阿棵呀尹",别名"地胡椒""八面风""花汗菜"
"狗咬药"。哈尼族以全株入药,与本品功效不
同。有小毒,补虚,镇咳,止血,拔毒生肌。

346 包疮叶

哈尼药名 · Jolma 佳满。

别名 · 大白饭果,小姑娘茶,两面青。

来源 · 为紫金牛科杜茎山属包疮叶 *Maesa
indica* 的全株、叶。全株:全年均可采收,切段
晒干。叶:春、夏季采收,晒干。

植物形态 · 大灌木。叶片坚纸质至近革质,卵
形至广卵形或长圆状卵形,边缘具波状齿或疏
细齿或粗齿。总状花序或圆锥花序,常仅于基
部分枝,腋生及近顶生;苞片三角状卵形或近
披针形;小苞片广卵形,紧贴花萼基部;花冠白
色或淡黄绿色,钟状,裂片广卵形,顶端圆形,
边缘微波状。果卵圆形或近球形,具纵行肋
纹;宿存萼包果顶部。花期4—5月,果期9—
11月或4—7月。

生境分布 · 分布于云南省南部。生于海拔
500～2 000 m 的山间疏密林下、山坡、沟底阴湿
处,有时亦见于阳处。

哈尼族药用经验 ·

(1)急性黄疸型肝炎:包痔叶15 g,翠云草
15 g,马鞭草15 g,白茅根15 g。水煎服,每日1
剂,每日3次。

(2)本品全草还可治肝炎,麻疹,腹泻,急
性胃炎,胃痛,咽喉炎,扁桃体炎,感冒,高血
压;叶可治疮疖。

中医药用经验 · 味微苦,性凉。归肺、肝、胃
经。清热利湿,降压。

347 十大功劳

哈尼药名 · Albolhuaqlieiq 阿波华勒、阿伯哗

嘞;阿波希(红河)。

别名 · 土黄连,木黄连,土黄柏,刺黄柏,黄天
竹,鸟不宿。

来源 · 为小檗科十大功劳属阔叶十大功劳
Mahonia bealei 的根、茎、叶。全年可采,切片,
干燥。

植物形态 · 灌木或小乔木。叶狭倒卵形至长
圆形,上面暗灰绿色,背面被白霜,有时淡黄绿
色或苍白色。总状花序直立,通常3～9个簇
生;芽鳞卵形至卵状披针形;苞片阔卵形或卵
状披针形;花黄色;外萼片卵形,中萼片椭圆
形,内萼片长圆状椭圆形;花瓣倒卵状椭圆形;
子房长圆状卵形,胚珠3～4枚。浆果卵形,深
蓝色,被白粉。花期9月至翌年1月,果期3—
5月。

生境分布 · 分布于云南省漾濞、贡山等地。生
于海拔500～2 000 m 的阔叶林、竹林、杉木林
及混交林下、林缘、草坡、溪边、路旁或灌丛中。

哈尼族药用经验 · 味苦,性凉。清热解毒,化
痰止咳,涩肠止痢。

(1)风热赤眼,咽喉肿痛:十大功劳根或
茎15 g。水煎服或配方用。

(2)肠炎,痢疾:①十大功劳根15 g。水煎
服。②十大功劳根皮、三棵针、马鞭草、穿鱼草
根等量。共研末,每次1 g,温开水送服,每日
3次。

(3)肺结核咳嗽,咳血:十大功劳茎或叶
9～15 g。水煎服。

(4)湿热痢疾,湿热泄泻:十大功劳30 g,
炒乌梅10 g。水煎服,每日1剂,每日3次。

(5)急、慢性支气管炎,咳嗽,咳痰:十大功
劳15 g,小白及20 g,百部10 g,百合15 g,大蓟
10 g,黄连10 g。水煎服,每日1剂,每日3次。

(6)牙痛:十大功劳叶20 g。水煎服,每日
1剂,每日3次,并含漱口。

中医药用经验 · 味苦,性寒。根:归胃、肝、大

肠经。清热燥湿,泻火解毒。叶:归肝、胃、肺,大肠经。清热补虚,燥湿,解毒。

附注·

(1)脾胃虚寒者慎用。

(2)以"十大功劳"为名入药的尚有同属植物滇南十大功劳 *Mahonia hancockiana*(哈尼药名亦为"Albolhuaqlieiq 阿波华勒")、十大功劳 *Mahonia fortunei*,与本品功效相似。

(3)同属植物尼泊尔十大功劳 *Mahonia napaulensis*,哈尼药名"逼把"。根治心胃气痛,痛经,疝痛,风湿疼痛,外伤出血。

348 粗糠柴

哈尼药名· Haoqgabkov 活旮锅。

别名·香桂树,香檀,痢灵树,野荔枝,鸡屎树。

来源·为大戟科野桐属粗糠柴 *Mallotus philippensis* var. *philippensis* 的根、树皮。随时可采,晒干备用。

植物形态·小乔木或灌木;小枝、嫩叶和花序均密被黄褐色短星状柔毛。叶互生,近革质,卵形、长圆形或卵状披针形,叶脉上具长柔毛,散生红色颗粒状腺体。花雌雄异株,花序总状,顶生或腋生,单生或数个簇生;雄花序苞片卵形,雄花 1～5 朵簇生于苞腋,花萼裂片 3～4 枚,长圆形。雌花序苞片卵形;雌花花萼裂片 3～5 枚,卵状披针形毛。蒴果扁球形,具 2(～3)个分果爿;种子卵形或球形。花期 4—5 月,果期 5—8 月。

生境分布·分布于云南省西南部、中部及东南部。生于海拔 300～1 600 m 的山地林中或林缘。

哈尼族药用经验·味微苦、微涩,性凉。清热利湿。用于急、慢性痢疾,咽喉肿痛。

黄疸型肝炎:粗糠柴 3～5 g,配樟叶木、防己根各 20～30 g。水煎服,每日 1 剂,分 3 次服。

中医药用经验·味微苦、微涩,性凉。清热利湿。

349 白山麻柳

哈尼药名· Alceil ceilpel 阿车车朴、啊车车朴(元江);啊车车补。

别名·翻白叶麻,三元麻,野麻,山麻,野苎麻,黄爷麻。

来源·为荨麻科水丝麻属水丝麻 *Maoutia puya* 的根。随时可采,晒干备用。

植物形态·灌木,小枝被褐色或褐灰色粗毛。叶椭圆形或卵形,边缘有牙齿,下面密生雪白色毡毛。团伞花序由数朵异性花或同性花组成,疏生于花枝上,排列成聚伞圆锥花序,雌花序 2 个腋生。雄花花被片 5;雄蕊 5;退化雌蕊三角状卵形。雌花花被片 2,多少合生成不对称的浅兜状。瘦果卵状三角形,有三棱,外果皮稍肉质,内果皮稍骨质,宿存花被稍肉质。花期 6—8 月,果期 9—10 月。

生境分布·分布于云南省西部、中南部、东南部及西南部。生于海拔 400～2 000 m 的溪谷阴湿疏林灌丛中。

哈尼族药用经验·清热解毒,消肿止痛。

疮疖红肿:白山麻柳 10 g。加红糖、大蒜、胡椒各适量,共捣成泥,敷患处。

附注·哈尼族特色习用药物。

350 地梭罗

哈尼药名· Haqluv alyeiv 哈鲁阿野。

别名·地浮萍,一团云,龙眼草。

来源·为地钱科地钱属地钱 *Marchantia polymorpha* 的全草。全年可采,晒干备用。

植物形态·苔藓类植物。原叶体扁平,呈叶状,先端二叉分裂,表面绿色,气孔和气孔区划显明,下面带褐色,生有假根。雌雄异体,成熟时生伞状的雌托和雄托;雌托的伞状部边缘裂成细条,下面生许多雌器,器内各生一个卵;雄托上面着生雄器,内生有纤毛的精子;孢子体基部着生于雌托,一端长成蒴,内生孢子。原叶体近中肋处能发生杯状体,内生胚芽,进行无性生殖。

生境分布 · 分布于云南省各地。生于阴湿土坡、墙下或沼泽地湿土或岩石上。

哈尼族药用经验 · 味淡、微苦,性凉。生肌,拔毒,清热。

多年烂脚疮:地梭罗焙干,加血余炭等分,共研末,调菜油敷患处。

中医药用经验 · 味淡,性凉。生肌,拔毒,清热。

351 通光散

哈尼药名 · Dalbeqgai 答北该;塔壮该;答牡该;啊叉大巴(普洱)。

别名 · 乌骨藤,小铜锤,萝莫藤,大苦藤,地甘草,黄木香,黄桅,下奶藤,白浆藤,扁藤,癫藤,勒藤,白暗消,通关藤。

来源 · 为萝藦科牛奶菜属通光散 *Marsdenia tenacissima* 的藤茎、根、叶。藤茎秋、冬可采,刮去外层栓皮,切片晒干。根、叶全年可采。

植物形态 · 坚韧木质藤本;茎密被柔毛,折断茎心有白奶浆流出。叶宽卵形,基部深心形,两面均被茸毛,或叶面近无毛。伞形状复聚伞花序腋生;花萼裂片长圆形,内有腺体;花冠黄紫色;副花冠裂片短于花药,基部有距;花粉块长圆形,每室1个直立,着粉腺三角形;柱头圆锥状。蓇葖长披针形,密被柔毛;种子顶端具白色绢质种毛。花期6月,果期11月。

生境分布 · 分布于云南省南部、东南部、中南部及西部。生于海拔2000m以下的疏林中。

哈尼族药用经验 · 止咳祛痰,消炎止痛,软坚散结。

(1)肾炎:通光散、草血竭、草果各适量。水煎服。

(2)咽喉肿痛,扁桃体炎,上呼吸道感染,肾炎,胃肠不适,腹胀:通光散30~60g,煎服。或9~15g,每日分3次嚼服。

(3)通光散配灯台叶可治气管炎。

(4)本品茎还可止咳祛痰,消炎止痛,软坚散结,治咽喉肿痛。

中医药用经验 · 味苦,性微寒。归肺、肾经。滋阴润肺,止咳平喘,活血通络,利湿通乳。

附注 · 同科植物南山藤属苦绳 *Dregea sinensis*,哈尼族药名"喔磨诺纳奇"(普洱),别名"奶浆藤""隔山撬""白丝藤""白浆草""刀愈药""小木通""通炎散"。在云南个别地区亦混称作"通光散",与本品相似。哈尼族以藤茎、根、叶入药。味微苦、涩,性平。消炎,通乳,利尿,除湿,止痛。

352 炮仗花

哈尼药名 · Alcil maqhalneiq 啊茨麻哈能(元江);阿茨麻哈能;Yayalye 亚秧叶。

别名 · 缅木。

来源 · 为紫葳科火烧花属火烧花 *Mayodendron igneum* 的树皮、花、叶。全年可采,切块晒干备用或鲜用。

植物形态 · 常绿乔木,树皮光滑,嫩枝具皮孔。大型奇数2回羽状复叶;小叶卵形至卵状披针形。花序有花5~13朵,组成短总状花序,着生于老茎或侧枝上。花萼佛焰苞状,外面密被微柔毛。花冠橙黄色至金黄色,筒状,檐部裂片5,反折。蒴果长线形,下垂,果爿2,薄革质,隔膜细圆柱形,木栓质。种子卵圆形,薄膜质,丰富,具白色透明的膜质翅。花期2—5

月,果期 5—9 月。

生境分布·分布于云南省普洱、西双版纳、景东、屏边、富宁、元江、双柏等地。生于海拔150～1900 m 的干热河谷、低山丛林。

哈尼族药用经验·树皮:味酸、涩,收敛止泻。

痢疾,腹泻:炮仗花树皮 15 g,白头翁12 g。水煎服。

中医药用经验·花:味甘,性平。叶:味苦、微涩,性平。润肺止咳,清热利咽。

353 野牡丹

哈尼药名· Beiqbei lavqngav albol 白伯腊阿阿波;Byuqbaivq 北白;幕屄底戏、木皮低吸(普洱)。

别名·山石榴,野广石榴,活血丹,炸腰果,爆肚叶,催生药,酒瓶果。

来源·为野牡丹科野牡丹属野牡丹 *Melastoma malabathricum* 的全草、根、果实、种子。全草:全年可采,切段晒干备用。秋季挖根,洗净,晒干,切片。秋后果实成熟时采收。

植物形态·灌木;茎钝四棱形或近圆柱形,密被紧贴的鳞片状糙伏毛。叶片坚纸质,披针形、卵状披针形或近椭圆形。伞房花序,有花10 朵以上。苞片狭披针形至钻形,苞片、花梗、花萼、宿存萼密被糙伏毛;基部具叶状总苞 2;花萼裂片广披针形;花瓣粉红色至红色,稀紫红色,倒卵形。蒴果坛状球形,顶端平截,与宿存萼贴生;种子镶于肉质胎座内。花期 2—5 月,果期 8—12 月,稀 1 月。

生境分布·分布于云南省红河、玉溪、普洱、临沧、西双版纳、禄劝、师宗、罗平、新平、保山、彝良、双柏、文山、西畴、大理、瑞丽、芒市、梁河、盈江、泸水等地。生于海拔 300～1830 m 的山坡、山谷林下或疏林下、湿润或干燥的地方、刺竹林下灌草丛中、路边、沟边。

哈尼族药用经验·味酸、涩,性凉。清热解毒,散瘀消肿,收敛止血,消食。

(1)痈肿:野牡丹根或全草 30 g。水煎服,取渣捣烂外敷。

(2)便血:野牡丹根或全草 30 g,白茅根15 g。水煎服。

(3)功能性子宫出血:野牡丹种子10 g,顶珠草 10 g。水煎服。

(4)水火烫伤:多花野牡丹叶、杉树叶、红毛树嫩尖各适量。捣烂取汁,涂患处,每日 1 次。

(5)外伤出血,疮疡肿痛:野牡丹叶、大黄泡叶各适量。取鲜品加红糖适量,捣烂外敷患处。

(6)急性黄疸型肝炎,肝肿大:野牡丹树叶 30 g,翠云草 30 g,两面青 15 g,木贼 15 g。水煎服,每日 1 剂,每日 3 次。

(7)野牡丹寄生虫亦可入药。癫痫病:野牡丹寄生虫 5 只,地牯牛 5 只,黑蚂蚁 20 只。各药炒黄共研细末备用,癫痫发作时水煎服液。

(8)本品全株还可治消化不良,肠炎,痢疾,肝炎。

中医药用经验·全草:味酸、涩,性凉。归脾、胃、肺、肝经。消积利湿,活血止血,清热解毒。根:味酸、涩,性平。健脾止泻,止血和瘀。果实或种子:味苦,性平。活血止血,通经下乳。

附注·文献常将哈尼药名"Byuqbaivq 北白"、"幕屄底戏""木皮低吸"(普洱)的基原植物标注为"多花野牡丹 *Melastoma polyanthum*"。据《中国植物志》,多花野牡丹 *Melastoma polyanthum* 即为野牡丹 *Melastoma malabathricum*,是同一植物。

354 苦楝树

哈尼药名· Qilnaovq 期恼、其恼(红河);斯诺(红河)。

别名·苦楝,野苦楝。

来源 · 为楝科楝属楝 *Melia azedarach* 的树皮、根皮、果实、叶。全年或春、秋季采收,剥取干皮或根皮,除去泥沙,晒干。秋、冬两季果实成熟呈黄色时采收,或收集落下的果实。晒干、阴干或烘干。

植物形态 · 落叶乔木;二至三回奇数羽状复叶;小叶卵形、椭圆形或披针形。圆锥花序约与叶等长;花芳香;花萼5深裂,裂片卵形或长圆状卵形;花瓣淡紫色,倒卵状匙形,两面均被微柔毛;雄蕊管紫色,管口有钻形、2～3齿裂的狭裂片10枚,花药10枚,长椭圆形;子房近球形,5～6室,每室有胚珠2颗,柱头顶端具5齿。核果球形至椭圆形,内果皮木质,4～5室,每室有种子1颗;种子椭圆形。花期4—5月,果期10—12月。

生境分布 · 分布于云南省各地。生于海拔130～1900 m的林内、林缘、路边、村旁,目前已广泛引为栽培。

哈尼族药用经验 · 味苦,性寒,有毒。杀虫,行气止痛。

(1)疥癣:苦楝树皮适量。煎水外洗。

(2)滴虫性阴道炎:苦楝树皮50 g。水煎,取滤液(纱布)冲洗阴道。

(3)冻疮:苦楝树鲜果肉适量。捣敷。

(4)本品还可治湿疹,皮肤溃疡。

中医药用经验 · 味苦,性寒,有小毒。树皮、根皮:归脾、胃、肝经。杀虫,疗癣。果实:归肝、小肠、膀胱经。疏肝泄热,行气止痛,杀虫。

附注 ·

(1)体弱及肝肾功能障碍者,孕妇及脾胃虚寒者慎服。

(2)不宜过量及长期服用。内服量过大,可有恶心、呕吐等副反应,甚至中毒死亡。

(3)同属植物川楝 *Melia toosendan* 亦作"苦楝"入药,与本品功效相同。

(4)川楝与本品的果实习称"川楝子"。

355 金丝草

哈尼药名 · Jajul julbeeq 加局局白。

别名 · 肥马草,枪草。

来源 · 为禾本科臭草属臭草 *Melica scabrosa* var. *scabrosa* 的全草。夏秋采收,晒干备用。

植物形态 · 多年生草本。须根细弱,较稠密。秆丛生,直立或基部膝曲,基部密生分蘖。叶鞘闭合近鞘口,常撕裂,上部者短于节间;叶舌透明膜质;叶片常卷折。圆锥花序窄长,直立,具较密之小穗,通常具2枚孕性小花,淡绿色或乳脂色,顶部由数个不育外稃集成小球形,颖几等长,膜质。颖果褐色,纺锤形,有光泽。花果期5—8月。

生境分布 · 分布于云南省南部以及东南部。生于海拔200～3300 m的山坡草地、荒芜田野、渠边路旁。

哈尼族药用经验 · 味甘、淡,性凉。清热解毒,利尿解暑。

(1)小儿夏季热渴:金丝草15 g。水煎服。

(2)尿路结石:金丝草根100 g,核桃100 g(连壳同捣)。水煎服。

(3)黄疸型肝炎:金丝草30 g,田基黄10 g,鱼眼草15 g。水煎服。

(4)痢疾:金丝草30 g。水煎服。

(5)肺痨:金丝草鲜品100 g。煮鸡食用。

(6)本品还可治泌尿道感染。

中医药用经验 · 味甘,性凉。利尿通淋,清热退黄。

356 三桠苦

哈尼药名 · Keeqsei pavqhaq 克塞巴哈;才都(红河);克先哝罕(红河)。

别名 · 三岔叶,三丫苦,三叉苦,三支枪,三盆叶,小黄散,九节枥,细老母猪树,鸡肉树。

来源・为芸香科蜜茱萸属三桠苦 *Melicope pteleifolia* 的根、枝叶。全年可采,阴干或晒干备用。

植物形态・乔木,树皮灰白或灰绿色,嫩枝节部常呈压扁状,小枝髓部大。3 小叶,叶柄基部稍增粗,小叶长椭圆形,油点多。花序腋生,花甚多;萼片及花瓣均 4 片;萼片细小;花瓣淡黄或白色,常有透明油点,干后油点变暗褐至褐黑色;雄花的退化雌蕊细垫状凸起,密被白色短毛;雌花的不育雄蕊有花药而无花粉。分果瓣淡黄或茶褐色,散生肉眼可见的透明油点,每分果瓣有 1 种子;种子蓝黑色。花期 4－6月,果期 7－10 月。

生境分布・分布于云南省西部、西南部、东南部、南部及景东等地。生于海拔 150～500(～2 200)m 的低丘、密林及林缘灌丛中。

哈尼族药用经验・味苦,性寒,有小毒。清热解毒,祛风,除湿。

(1)流感,流脑,黄疸型肝炎:三桠苦 9～15 g。水煎服。

(2)风湿性关节炎,无名肿毒,毒蛇咬伤等:三桠苦鲜叶适量。捣敷或水煎液外洗。

(3)咽喉炎,扁桃体炎:三桠苦干根 15 g,水煎服。并用叶适量,泡开水饮。

(4)胃炎:三桠苦叶适量。研粉,每服 1～2 g。

(5)慢性胃炎致胃脘痛,上腹部胀闷不适,嗳气,恶心等症:三桠苦根 20 g,白虎草 15 g,岩七 15 g,水菖蒲 20 g,砂仁 10 g。水煎服,每日 1 剂,每日 3 次。

(6)过敏性皮炎,湿疹,皮肤瘙痒:三桠苦 6 g,杠板归 30 g。用 200 mL 白酒浸泡 7 日后外擦患处。

中医药用经验・味苦,性寒,有小毒。清热解毒,散瘀止痛。

357 薄荷

哈尼药名・Aljil baq dol 安机把多、阿叽芨多;姑都者尼腊(普洱)。

别名・水薄荷,水益母,接骨草。

来源・为唇形科薄荷属薄荷 *Mentha canadensis* 的全草。夏、秋二季茎叶茂盛或花开至三轮时,选晴天,分次采割,晒干或阴干。

植物形态・多年生草本。茎锐四棱形,具四槽。叶片长圆状披针形,披针形,椭圆形或卵状披针形,边缘在基部以上疏生粗大的牙齿状锯齿,沿脉上密生微柔毛。轮伞花序腋生,轮廓球形。花萼管状钟形,萼齿 5,狭三角状钻形。花冠淡紫,冠檐 4 裂,上裂片先端 2 裂,较大,其余 3 裂片近等大,长圆形,先端钝。雄蕊 4,花药 2 室。小坚果卵珠形,黄褐色,具小腺窝。花期 7－9 月,果期 10 月。

生境分布・云南省大部分地区有栽培。

哈尼族药用经验・味辛,性凉。疏散风热,清利头目,消肿止痒。

(1)感冒风热,高热:薄荷 30 g,旋花茄根 15～25 g。水煎服,每日 1 剂,分 3 次服。

(2)感冒,恶寒发热,头痛身痛,喷嚏:薄荷 10 g,排草 10 g,香草 10 g。水煎服,每日 1剂,每日 3 次。

(3)白内障:薄荷、李子叶、铜锤草、姜味草、桃叶、白扁豆叶、水八角各适量。均用鲜品捣碎后用水沫子树叶包煨,用水熏洗眼睛,用渣包眼睛。

中医药用经验・味辛,性凉。归肺、肝经。宣散风热,清头目,透疹。

附注・

(1)嫩叶可入菜。

(2)同属植物皱叶留兰香 *Mentha crispata* 哈尼药名亦为"安机把多",哈尼族还称其为

"萝纽渣梭""阿胞果渣梭""嗡机""喔叽""咋唆"。全草入药,与本品功效相同。

358 香子含笑

哈尼药名 · 吗喇。

别名 · 八角香兰。

来源 · 为木兰科含香属香子含笑 *Michelia hypolampra* 的种子。果实成熟时采集,除去果壳阴干备用。

植物形态 · 乔木;芽、嫩叶柄、花梗、花蕾及心皮密被平伏短绢毛。叶揉碎有八角气味,薄革质,倒卵形或椭圆状倒卵形。花蕾长圆体形,花芳香,花被片9,3轮,外轮膜质,条形;内两轮肉质,狭椭圆形;雄蕊约25枚;雌蕊群卵圆形,心皮约10枚。聚合果,雌蕊群柄果时增长;蓇葖灰黑色,椭圆体形,果瓣质厚,熟时向外反卷,露出白色内皮;种子1～4。花期3—4月,果期9—10月。

生境分布 · 分布于云南省文山、西双版纳等地。生于海拔300～800 m的山坡、沟谷林中。

哈尼族药用经验 · 香子含笑种子治宿食不消,胃膈痞满。

附注 · 同属植物合果木 *Michelia baillonii*,哈尼药名"盘和盘柱",别名"假含笑""合果含笑""山桂花""山缅桂""山白兰"。哈尼族用树皮入药,具有祛风除湿的功效。

359 大黑根

哈尼药名 · Cinaq naqma 雌那那吗(元江)。

别名 · 梨叶小舌菊,过山龙,九里明。

来源 · 为菊科小舌菊属小舌菊 *Microglossa pyrifolia* 的全草。秋季采挖,洗净,鲜用或晒干。

植物形态 · 半灌木。茎攀援状。叶互生,纸质,卵形或卵状长圆形,边缘具多少明显的疏小齿。头状花序多数,在茎或枝顶端排列成密复伞房状花序;外围的雌花多数,丝状,具极小的舌片;中央的两性花2～3个,花冠管状,管部被微毛,顶端具5齿裂;瘦果长圆形,两面具1肋;冠毛多少变浅红色,糙毛状。花期1—8月。

生境分布 · 分布于云南省中部、西南部、南部及东南部。生于海拔400～1 800 m的山坡灌丛或疏林中。

哈尼族药用经验 · 祛风逐湿。

风湿诸症:大黑根15 g,白牛胆15 g,樟木10 g,三角枫10 g。泡白酒1 000 mL,每次5～10 mL内服。

附注 ·

(1)哈尼族特色习用药物。

(2)菊科羊耳菊属翼茎羊耳菊 *Duhaldea pterocaula* 亦名"大黑根",哈尼族药名"Ciqnav navma 迟那那玛",与本品功效不同,见"大黑药"词条。

360 含羞草

哈尼药名 · Savqdol jahhaq 沙多加阿、沙朵甲阿;Tyuqdaivqtyuqxil 藤点藤希。

别名 · 怕丑草,害羞草,知羞草,刺含羞草。

来源 · 为豆科含羞草属含羞草 *Mimosa pudica* 的全草、根。夏秋采收,鲜用或晒干备用。

植物形态 · 披散亚灌木状草本;茎圆柱状,有散生、下弯的钩刺及倒生刺毛。托叶披针形。羽片和小叶触之即闭合而下垂;羽片通常2对,指状排列于总叶柄之顶端;小叶10～20对,线状长圆形。头状花序圆球形,具长总花梗,单生或2～3个生于叶腋;花小,淡红色;花冠钟状,裂片4;雄蕊4。荚果长圆形,荚缘波状,具刺毛,成熟时荚节脱落,荚缘宿存;种子卵形。花期 3—10 月,果期 5—11 月。

生境分布·分布于云南省西部、西南部、南部、东南部热带地区等地。生于海拔 100～800 m 的河边、山坡、路边、田边。

哈尼族药用经验·味甘、涩,性凉。安神镇静,收敛止血,散瘀止痛,清热利尿,化痰止咳。

(1) 神经衰弱,高热,眼热肿痛:含羞草 30 g。水煎服。

(2) 神经衰弱:含羞草 20 g,冰糖草 20 g,报春石斛 30 g。水煎服,每日 1 剂,分 3 次服,3 日为 1 个疗程。

(3) 失眠多梦,头昏健忘,神疲乏力:含羞草 10 g,破布叶 15 g,五味子 3 g。泡酒服。

(4) 失眠多梦,头昏乏力,健忘食少:含羞草 15 g,茴香根 30 g。水煎服,睡前服。

(5) 疟疾:含羞草 15～25 g,配郁金 15 g。水煎服,每日 1 剂,分 3 次服。

(6) 月经不调,血淋咯血:含羞草 30 g。水煎服。

(7) 疝气,脱肛:含羞草 20 g,红升麻 10 g。水煎,药汁加地牯牛 10 只焙黄、研细粉混合服。

(8) 小儿高热:含羞草根 10 g,臭灵丹根 10 g。水煎服。

(9) 本品全草还可治感冒,支气管炎,胃肠炎,泌尿系统结石,跌打损伤。

中医药用经验·全草:味苦、涩、微苦,性微寒,有小毒。归心、肝、胃、大肠经。凉血解毒,清热利湿,镇静安神。根:味涩、微苦,性温,有毒。止咳化痰,利湿通络,和胃消积,明目镇静。

附注·

(1) 孕妇忌服。

(2) 有小毒,过量服用时所含羞草碱可致头发突然脱落。

361 丁香花

哈尼药名·Leq guq lei niq 勒谷勒尼、勒谷勒呢;无机无晓阿焉。

别名·白丁香花,紫丁香,苦丁香,野丁香,胭脂花,粉果根,白花参,白粉角。

来源·为紫茉莉科紫茉莉属紫茉莉 *Mirabilis jalapa* 的块根、叶、种子胚乳。夏秋采收根,鲜用或晒干备用。叶生长茂盛花未开时采摘,洗净,鲜用。种子成熟时收胚乳。

植物形态·一年生草本。根肥粗,倒圆锥形,黑色或黑褐色。茎直立,节稍膨大。叶片卵形或卵状三角形。花常数朵簇生枝端;总苞钟形,裂片三角状卵形,具脉纹,果时宿存;花被紫红色、黄色、白色或杂色,高脚碟状,5 浅裂;花午后开放,有香气,次日午前凋萎;雄蕊 5,花丝细长,常伸出花外,花药球形;花柱线形,伸出花外。瘦果球形,革质,黑色,表面具皱纹;种子胚乳白粉质。花期 6—10 月,果期 8—11 月。

生境分布·云南省各地广泛栽培,有逸为野生。

哈尼族药用经验·味甘、微苦,性凉。清热利湿,活血调经,散结消肿。

(1) 尿路感染,月经不调,产后腹痛,疮痈红肿:丁香花 15～30 g。水煎服。

(2) 骨折,跌打损伤:丁香花鲜品适量。捣敷。

(3) 淋巴结炎,扁桃体炎:①丁香花 15 g,马鞭草 15 g。蘸服。②丁香花 15 g,夜来香鲜球茎 12 g。水煎服。

(4) 风湿疼痛:丁香花根 10 g,紫荆皮 15 g。泡酒服。

(5) 腮腺炎,扁桃腺炎:丁香花 15～35 g,水煎服,每日 1 剂,分 3 次服。或白酒为引,内服外洗。

中医药用经验 · 根：味微甘、麻，性凉。归肝、胃、膀胱经。清热利湿，活血消肿。叶：味甘、淡，性微寒。清热解毒，祛风渗湿，活血。胚乳：味甘，性微寒。清热化斑，利湿解毒。

附注 · 孕妇忌用。

362 木鳖子

哈尼药名 · Beilbanaq 杯把那；Aaovqavqtanqhoq 奥阿汤合；熬木诺迈（普洱）。

别名 · 老鼠拉冬瓜，糯饭果，番木鳖。

来源 · 为葫芦科苦瓜属木鳖子 *Momordica cochinchinensis* 的根茎。夏、秋季采挖块根，洗净泥土，切段，鲜用或晒干。

植物形态 · 粗壮大藤本。叶片卵状心形或宽卵状圆形，3～5 中裂至深裂或不分裂，倒卵形或长圆状披针形。卷须光滑无毛，不分歧。雌雄异株。雄花：单生于叶腋或有时 3～4 朵着生在极短的总状花序轴上，花冠黄色，裂片卵状长圆形；雄蕊 3。雌花：单生于叶腋，花冠、花萼同雄花，密生刺状毛。果实卵球形，成熟时红色，肉质，密生具刺尖的突起。种子多数，卵形或方形，干后黑褐色，具雕纹。花期 6－8 月，果期 8－10 月。

生境分布 · 分布于云南省中部、南部至东南部。生于海拔 450～1 100 m 的山沟、林缘及路旁。

哈尼族药用经验 · 味苦、微甘，性温，有毒。

（1）胃病：木鳖根 9 g，千张纸根 20 g，火烧花根 20 g。水煎服，每日 1 剂，分 3 次服，7 日为 1 个疗程。

（2）痔疮：木鳖子 10 枚。去皮，研如泥，放砂锅内加水煮开，到盆内先熏肛门处，待温后用水洗患处，早、晚各 1 次，连用 7 日。

（3）本品根还可治肠炎，痢疾，消化不良，

肝炎，胃、十二指肠溃疡，扁桃体炎，肺炎。

中医药用经验 · 干燥成熟种子：味苦、微甘，性凉，有毒。归肝、脾、胃经。散结消肿，攻毒疗疮。

附注 · 有毒，外用适量，内服宜慎，孕妇慎用。

363 鸭舌草

哈尼药名 · 罗妞妞剖。

别名 · 水玉簪。

来源 · 为雨久花科雨久花属鸭舌草 *Monochoria vaginalis* 的全草。全年可采，鲜用或晒干。

植物形态 · 水生草本；具柔软须根。叶基生和茎生；叶片形状和大小变化较大，由心状宽卵形、长卵形至披针形；叶柄基部扩大成开裂的鞘，顶端有舌状体。总状花序从叶柄中部抽出；花通常 3～5 朵（稀有 10 余朵），蓝色；花被片卵状披针形或长圆形。蒴果卵形至长圆形。种子多数，椭圆形，灰褐色，具 8～12 纵条纹。花期 8—9 月，果期 9—10 月。

生境分布 · 分布于云南省各地。生于平原至海拔 1500 m 的稻田、沟旁、浅水池塘等水湿处。

哈尼族药用经验 · 全株治肠炎，痢疾，咽喉肿痛，牙龈脓肿，蛇虫咬伤。

中医药用经验 · 味苦，性凉。清热，凉血，利尿，解毒。

附注 · 同科水葫芦属凤眼蓝 *Eichhornia crassipes*，哈尼药名"Loq niuq Caoq niuq 捞妞窠妞"，别名"水葫芦""水浮莲""凤眼莲"。清热解毒，利尿消肿。全株用于中暑烦渴，肾炎水肿，小便不利。外用于疮疖。

364 松下兰

哈尼药名 · Sulhueiq naqcil 书回那雌（元江）。

别名·一柱香,毛花松下兰。

来源·为杜鹃花科水晶兰属松下兰 *Monotropa hypopitys* var. *hypopitys* 的全草、根。6—8月采收,多为鲜用。

植物形态·多年生草本,腐生全株无叶绿素,白色或淡黄色,肉质,干后变黑褐色。叶鳞片状,卵状长圆形或卵状披针形,上部的常有不整齐的锯齿。总状花序有3～8花;花初下垂,后渐直立,花冠筒状钟形;苞片卵状长圆形或卵状披针形;萼片长圆状卵形;花瓣4～5。蒴果椭圆状球形。花期6—7(—8)月,果期7—8(—9)月。

生境分布·分布于云南省西北部及中部。生于海拔1700～3650 m的山地阔叶林或针阔叶混交林下。

哈尼族药用经验·根:健肾壮腰,利尿通淋。

(1)风湿腰痛,肾虚腰痛:松下兰根15 g。泡酒500 mL,每次服15 mL。

(2)肾淋:松下兰根15 g,棕树根10 g,1文钱10 g,黑泡根6 g,胡椒30粒。泡酒500 mL,每次服15 mL。

中医药用经验·味苦,性平。归肺、脾经。镇咳,补虚。

附注·哈尼族特色习用药物。

365 桑

哈尼药名· Byuqzeil alpavq 别责阿巴、别责阿坝;锁;比所阿腊(红河)。

别名·桑树,蚕桑。

来源·为桑科桑属桑 *Morus alba* var. *alba* 的叶、根皮(桑白皮)、嫩枝、果实。初霜后采收叶,除去杂质,晒干。秋末叶落时至次春发芽前采挖根部,刮去黄棕色粗皮,纵向剖开,剥取根皮,晒干。春末夏初采收嫩枝,去叶,晒干,或趁鲜切片,晒干。4—6月果实变红时采收,

晒干,或略蒸后晒干。

植物形态·乔木或为灌木通常灌木状,植株全体含乳汁液。叶互生,卵形或椭圆形,先端锐尖,基部心脏形或不对称,边缘有不整齐的粗锯齿或圆齿;托叶披针形,早落。花单性,雌雄异株;花黄绿色,与叶同时开放,雄花成柔荑花序;雌花成穗状花序;萼片4裂;雄蕊4;柱头2裂,向外卷。聚花果卵状椭圆形,成熟时红色或暗紫色。花期4—5月,果期5—8月。

生境分布·云南省各地均有栽培。

哈尼族药用经验·味苦、甘,性寒。凉血明目,清热疏风。

(1)目赤红肿:桑15 g,菊花10 g,黑芝麻10 g。水煎服。

(2)咽喉疼痛:①桑15 g,甘草10 g。水煎服。②桑15 g,食盐5 g。水煎服。

(3)风热感冒:桑10 g,柴胡10 g。水煎服。

(4)斑秃,脱发:桑白皮100～250 g,石韦250～500 g,或加小米辣3～4个。用淘米水煎汤外洗,每日2次,每剂煎洗2日,或用药液热敷。

(5)本品叶还可治急性肝炎,抗菌消炎。

中医药用经验·叶:味甘、苦,性微寒。归肺、肝经。疏散风热,清肺润燥,清肝明目。根皮:味甘,性寒。归肺经。泻肺平喘,利水消肿。嫩枝:味微苦,性平。归肝经。祛风湿,利关节。果实:味甘、酸,性寒。归心、肝、肾经。滋阴补血,生津润燥。

附注·

(1)嫩叶可入菜食用;果实可作水果。

(2)马桑科马桑属马桑 *Coriaria nepalensis*,哈尼药名"尼好笔皂"(普洱),别名"千年红""马鞍子""水马桑""野马桑"。与本品名称相似,功效不同。哈尼族以根和叶入药。根:味苦、酸,性凉,有毒。祛风除湿,消热解毒。

叶：味辛、苦，性寒，有毒。清热解毒，消肿止痛，杀虫。小儿、孕妇、体弱者禁用。

366 老王藤

哈尼药名 · Laqpil cavni 腊批扎尼；Xavxilalbev 相希阿杯。

别名 · 黑血藤，大血藤，黑肉风，肉麻缠，牛豆，老鸦花藤。

来源 · 为豆科油麻藤属大果油麻藤 *Mucuna macrocarpa* 的老茎。全年可采，以冬采为佳，切片晒干备用。

植物形态 · 大型木质藤本。茎被伏贴灰白色或红褐色细毛。羽状复叶具 3 小叶，小叶纸质或革质，顶生小叶椭圆形、卵状椭圆形、卵形或稍倒卵形；侧生小叶极偏斜。花序通常生在老茎上，有 5～12 节；花多聚生于顶部，每节有 2～3 花，常有恶臭；花梗、花萼密被伏贴短毛和刚毛；花冠暗紫色，旗瓣带绿白色。荚果木质，有喙；种子 7～10 枚，椭圆状，压扁，种脐几占种子周围的全长。花期 4—5 月，果期 6—7 月。

生境分布 · 分布于云南省耿马、景洪、贡山、维西、红河南部、普洱、西双版纳等地。生于海拔 800～2 500 m 的山地或河边常绿或落叶林中，或开阔灌丛和干沙地上。

哈尼族药用经验 · 味涩，性凉。清肺热，止咳，舒筋活血。

（1）肺燥咳：老王藤 30 g，水煎服。或加沙参、麦冬、桔梗各 15 g，水煎服。

（2）月经不调，贫血，痿黄：老王藤 30 g，当归 15 g，金芭蕉鲜品 50 g，紫米 25 g。水煎服。

（3）跌打损伤，腰膝酸痛：老王藤 50 g，鸡血藤 20 g，牛膝 15 g。水煎服。

（4）本品还可拔枪弹，治肾盂肾炎，类风湿。

中医药用经验 · 味苦、涩，性微温。归肝、肾经。强筋壮骨，调经补血，舒筋活络。

367 千只眼

哈尼药名 · Molkulmolnaol 摸枯摸恼、模枯模脑(红河)；朦稞朦脓(红河)。

别名 · 臭漆，透花草，四数花黄皮。

来源 · 为芸香科九里香属四数九里香 *Murraya tetramera* 的根、叶入药。夏秋采叶，秋季采根，洗净切段，均可鲜用或阴干备用。

植物形态 · 小乔木。当年生枝、新叶的叶轴及花梗被稀疏微柔毛，其后变无毛。奇数羽状复叶，小叶 5～11 片，小叶狭长披针形，干后暗褐黑色，油点微凸起。伞房状聚伞花序，多花，花白色；萼片及花瓣均 4 片；花瓣白色，长椭圆形，有油点；雄蕊 8 枚，长短相间；子房椭圆形。小浆果圆球形，淡红色，油点甚多，干后变褐色，有种子 1～3 粒；种皮膜质，平滑，子叶深绿色。花期 3—4 月，果期 7—8 月。

生境分布 · 分布于云南省东南部。生于石灰岩山地的山顶部，光照充足的地方。

哈尼族药用经验 · 味辛、微苦，性微温。祛风解表，行气止痛，活血化瘀。

（1）感冒发热，支气管炎哮喘：千只眼 6～12 g。水煎服。

（2）急性结膜炎：千只眼水煎液外洗。亦可用千只眼 100 g，煮猪小肠内服。

（3）胃痛：千只眼 10 g，山茨菇 5 g。水煎服。

（4）风湿麻木：千只眼 10 g，玉带草 10 g，刺桐皮 10 g。水煎服。

（5）皮肤瘙痒，湿疹：千只眼鲜叶、洗碗叶各适量。煎水外洗。

中医药用经验 · 味辛、微苦，性微温。归肺、肝经。祛风解表，行气止痛，活血散瘀。

368 芭蕉

哈尼药名 · Alqul 阿曲;阿春(普洱);啊淳(普洱);阿悄阿奇(普洱)。

别名 · 芭蕉树,甘蕉。

来源 · 为芭蕉科芭蕉属芭蕉 *Musa basjoo* 的树汁、根茎、叶、花、果。根及茎全年可采,洗净鲜用或晒干;夏秋采叶、花、果,多鲜用。于茎干近根部切一直径约 5 cm 的小孔,即有灰黑色之液汁渗出,插以导管,引流入容器供用;或以嫩茎捣烂绞汁亦可。

植物形态 · 多年生大型草本。根茎呈轴状。叶巨大,长椭圆形,全缘或微波状,两端钝圆,中脉粗大,侧脉平行;叶柄粗状,柄基扩展或鞘状包茎。花单性,雌雄同株,穗状花序顶生,下垂,佛焰苞片红褐色或紫色,每苞片有多数小花,花黄色。浆果,三棱状长圆柱形,肉质,成熟时黄色,味甜可食。种子黑色球形,具疣突及不规则棱角。

生境分布 · 分布于云南省南部、东南部。生于亚热带沟谷中,多栽培。

哈尼族药用经验 · 味甘、淡、涩,性寒。清热解毒,利尿,收敛止痛,凉血。

(1)脚气水肿:芭蕉茎、叶各 30 g。水煎服。

(2)感冒,胃脘痛:芭蕉鲜根 30 g。水煎服或配方用。

(3)蜂、虹螫伤:芭蕉鲜皮或叶适量。捣敷伤口处。

(4)血淋涩痛,鼻衄:芭蕉鲜根 30 g,旱莲草 15 g。水煎服。

(5)牙痛:芭蕉树汁 100 mL。炖热含漱。

(6)中耳炎:芭蕉树汁滴耳内,或冲洗耳道。

(7)断肠草中毒:芭蕉树汁内服。

(8)胃溃疡:生芭蕉切片晒干,研粉内服,

每服 5 g。

(9)荨麻疹,药疹,皮肤瘙痒:芭蕉树水 200 mL,鸡冠血 10 mL。上药混合,调匀炖服,每日 1 剂。

(10)习惯性流产:芭蕉花 30 g,腊肉 500 g。水煎服,受孕第 1 个月起,每月 1 次,连吃 3~4 次。

中医药用经验 · 根:味甘、涩,性寒。归胃经。清热,凉血,止渴,利尿,解毒。花:味甘、淡、微辛,性凉。归心、肝、胃、大肠经。化痰软坚,平肝、和瘀,通经止痛。叶:味甘、淡,性寒。归心、肝经。清热,利尿,解毒。树汁:味甘,性冷,无毒。归心、肝、胃经。清热,止渴,解毒。

附注 ·

(1)本品的根多服动冷气,胃弱脾弱、肿毒系阴分者禁。

(2)同属植物香蕉 *Musa nana* 亦作"阿曲"入药,与本品功效相同。

(3)同科植物象腿蕉属象腿蕉 *Ensete glaucum*,哈尼药名"习低",别名"象腿芭蕉"。假茎皮用于全身泡肿,水火烫伤。

369 金芭蕉

哈尼药名 · Alzouv zouvsiil 阿着着思、阿着着斯。

别名 · 地金莲,地母金莲,地涌莲。

来源 · 为芭蕉科地涌金莲属地涌金莲 *Musella lasiocarpa* 的花、茎叶、根。全年可采,鲜用或晒干备用。

植物形态 · 高大草本。假茎基部有宿存的叶鞘。叶片长椭圆形,有白粉。穗状花序有多数大形黄色佛焰苞,苞叶形如莲花,花密集,黄色,每一佛焰苞片内丛生 4~6 朵花。浆果三棱状卵形,密被硬毛;种子扁球形,黑褐色或褐色,腹面有大而白色的种脐。

生境分布 · 分布于云南省中部至西部。生于海拔 1 500～2 500 m 的山间坡地或栽于庭园内。

哈尼族药用经验 · 味苦、涩,性寒。收敛止血,止泻,解毒定惊。

(1) 癫痫:金芭蕉鲜叶捣汁,取汁内服,每次用 20 mL。或用金芭蕉鲜品 200 g,煎水内服,每日 1 剂,每日 3 次。

(2) 肺结核,咳嗽:金芭蕉花 15 g。水煎服。

(3) 大肠下血,妇人红崩日久:金芭蕉根 15 g。水煎服。

中医药用经验 · 味苦、涩,性寒。花:归大肠经。止带,止血。茎汁:解毒。

370 狗骨头树

哈尼药名 · Haqlaqmaiqba 哈喇门巴;罕拉巴巴(红河);超色牙皂(普洱)。

别名 · 白纸扇,野白纸扇,月亮翻白叶。

来源 · 为茜草科玉叶金花属玉叶金花 *Mussaenda pubescens* 的藤、根。根 8—10 月采挖,晒干。藤夏季采收,晒干。

植物形态 · 攀援灌木。叶对生或轮生,膜质或薄纸质,卵状长圆形或卵状披针形。聚伞花序顶生,密花;苞片线形;花萼管陀螺形,萼裂片线形;花叶阔椭圆形;花冠黄色,花冠裂片长圆状披针形,内面密生金黄色小疣突;花柱短,内藏。浆果近球形,顶部有萼檐脱落后的环状疤痕,干时黑色,果柄长 4～5 mm,疏被毛。花期 6—7 月。

生境分布 · 分布于云南省绥江、大关、师宗、新平、元江、峨山、文山、金平、绿春、普洱、勐腊、景洪、勐海、盈江、芒市、瑞丽等地。生于海拔 1 200～1 500 m 处的沟谷或旷野灌丛。

哈尼族药用经验 · 味甘、淡,性凉。清热解暑,凉血解毒。

(1) 梦交后引起的虚症:狗骨头树 15～50 g,野芭蕉茎皮 15 g,血藤 15 g,黄花远志根 15 g,大仙茅根 18 g,竹黄 5 g,火炭母根 15 g,鸡挂骨根 15 g。水煎服,每日 1 剂,分 3 次服。

(2) 本品藤、根还可治感冒,支气管炎,咽喉炎,肠炎,肾炎。

中医药用经验 · 藤:味甘、微苦,性凉。归膀胱、肺、大肠经。清热利湿,解毒消肿。根:味甘,性平,无毒。

附注 · 同属植物红毛玉叶金花 *Mussaenda hossei* Craib(哈尼药名"官育哩")、大叶玉叶金花 *Mussaenda macrophylla*(哈尼药名"野马野舍")、多毛玉叶金花 *Mussaenda mollissima*(哈尼药名"巴拉")、展枝玉叶金花 *Mussaenda divaricata*,同科植物裂果金花属裂果金花 *Schizomussaenda henryi*,与本品功效相似,常与本品混用。见"大树甘草"词条。

371 白叶藤

哈尼药名 · Seqza yiqyilmaq 色扎衣仪麻(元江)。

别名 · 野金银花,黐花。

来源 · 为茜草科玉叶金花属大叶白纸扇 *Mussaenda shikokiana* 的花蕾、茎叶、根。茎叶夏季采集,根全年可采,切碎,晒干或鲜用。

植物形态 · 直立或攀援灌木;嫩枝密被短柔毛。叶对生,薄纸质,广卵形或广椭圆形。多歧聚伞花序顶生,有多朵,具略贴伏柔毛;苞片早落,小苞片披针形,有柔毛,脱落;萼筒长圆形,有贴伏长硬毛,萼裂片 5,全为花瓣状花叶,花叶卵状椭圆形,有纵脉 5 条,边缘及脉上被柔毛;花冠筒密被贴伏柔毛,内面上部密被黄色棒状毛,裂片 5,卵形,外面有柔毛,内面有黄色小疣突;花柱内藏;浆果近球形。花期 5—7 月,果期 7—10 月。

生境分布·生于于云南省元江、禄劝、砚山、马关、河口、普洱、勐海、临沧等地。生于海拔约400 m的山地疏林下或路边。

哈尼族药用经验·疏散风热,除湿消肿。

(1) 风热感冒:白叶藤花15 g,连翘12 g,桑叶9 g,葛根15 g。水煎服。

(2) 咽喉肿痛:白叶藤12 g,葛根15 g,连翘12 g,甘草9 g。水煎服。

(3) 关节红肿疼痛:白叶藤15 g,酸木瓜30 g,桑枝15 g,八月瓜12 g,四块瓦12 g,威灵仙9 g。水煎,酒为引内服。

中医药用经验·味苦、微甘,性凉。清热解毒,解暑利湿。

附注·夹竹桃科白叶藤属白叶藤 *Cryptolepis sinensis* 亦名"白叶藤",哈尼药名"啊珠珠那奇"(普洱)。哈尼族以全株入药,与本品功效不同。味甘,性凉,有小毒。清热解毒,止血,散瘀止痛。

372 杨梅

哈尼药名· Siqsov 细索、西索;石削阿波(红河)。

别名·矮杨梅。

来源·为杨梅科香杨梅属云南杨梅 *Myrica nana* 的根、茎皮、果实。根、茎皮全年均可采挖,洗净,晒干。果夏季成熟时采,鲜用,干用或盐渍备用。

植物形态·常绿灌木。叶革质或薄革质,叶片长椭圆状倒卵形至短楔状倒卵形,成长后上面腺体脱落留下凹点。雌雄异株。雄花序单生于叶腋,直立或向上倾斜;分枝极缩短而呈单一穗状,每分枝具1~3雄花。雄花无小苞片,有1~3枚雄蕊。雌花序基部具极短而不显著的分枝,单生于叶腋,每分枝通常具2~4不孕性苞片及2雌花。雌花具2小苞片,子房无

毛。核果红色,球状。2—3月开花,6—7月果实成熟,味酸,可以食用。

生境分布·分布于云南省中部。生于海拔1 500～3 500 m的山坡、林缘及灌木丛中。

哈尼族药用经验·味酸、涩,性温。收敛止泻,止血。

(1) 黄水疮,外伤出血:杨梅根、茎皮炒炭存性,研末外敷。

(2) 烫火伤:杨梅根、茎皮适量。煎水成为乳白溶液,外搽患处。

(3) 阿米巴痢疾:杨梅根皮30 g。水煎服,以白糖为引。

(4) 消化道出血:杨梅茎皮30 g。水煎服。

(5) 湿热痢疾以便下赤白黏冻,腹痛为主者:杨梅树根15 g,紫苏叶6 g,马尾黄连10 g,白头翁10 g。水煎服,每日1剂,每日3次。

中医药用经验·根、茎皮:味苦、微酸,性凉。归心、肝、大肠经。清热除湿,收敛止泻,止血通络。果实:味酸、甘,性温。归脾、胃、肝经。生津解烦,和中消食,解酒,涩肠,止血。

附注·

(1) 果实味酸,可作水果食用,但不宜多食,能损齿及筋;血热火旺者不宜多食。

(2) 同属植物杨梅 *Myrica rubra*、毛杨梅 *Myrica esculenta*,亦可作"杨梅"用,功效相似。

373 罗藤

哈尼药名· Haqzzeq yeinil 哈遮野尼(元江)。

别名·老鹰藤子。

来源·为毛茛科锡兰莲属锡兰莲 *Naravelia zeylanica* 的根。全年可采,洗净晒干或鲜用。

植物形态·木质藤本。茎圆柱形,有纵沟纹。小叶片卵圆形、近于圆形或心形。圆锥花序顶生或腋生,被紧贴的浅柔毛;花梗中部常有一对鳞状小苞片;花开展,萼片4枚,淡黄绿色,

窄倒卵形或椭圆形,两面疏被短柔毛,边缘被密绒毛;花瓣8～10枚,顶端微膨大成棒状或匙形。瘦果纺锤形,有短柄,被稀疏柔毛,宿存羽毛状花柱。花期10月,果期11月。

生境分布 · 分布于云南省南部。生于海拔1 000 m的山坡林下及平原地区。

哈尼族药用经验 · 健脾消食,舒筋活络。

(1) 饮食积滞:罗藤15 g。水煎服。

(2) 胃寒腹痛:罗藤15 g。泡酒服。

(3) 跌打劳伤,腰腿疼痛:罗藤30 g,松毛尖7～8个。共捣碎,童便浸泡2～3小时,隔水炖热,白酒为引内服,每日2～3次,每次10 mL。

附注 · 哈尼族特色习用药物。

374 小沙锅草

哈尼药名 · Qyulsul suqssal 秋素苏让(元江)。

别名 · 细抽筋草,薄叶假耳草。

来源 · 为茜草科新耳草属薄叶新耳草 *Neanotis hirsuta* var. *hirsuta* 的全草。全年可采,洗净晒干或鲜用。

植物形态 · 匍匐草本,下部常生不定根;茎具纵棱。叶卵形或椭圆形;托叶膜质,基部合生,顶部分裂成刺毛状。花序腋生或顶生,有花1至数朵,常聚集成头状,有纤细、不分枝的总花梗;花白色或浅紫色,近无梗或具极短的花梗;萼管管形,萼檐裂片线状披针形,顶端外反;花冠漏斗形,裂片阔披针形;花柱略伸出,柱头2浅裂。蒴果扁球形,宿存萼;种子微小,平凸,有小窝孔。花、果期7—10月。

生境分布 · 分布于云南省热带及亚热带地区。生于海拔900～2 600 m处的山谷溪边林中。

哈尼族药用经验 · 清热解毒,消肿止痛。

(1) 耳内流脓:小沙锅草鲜品捣烂取汁,滴入耳内,每日2次。

(2) 疔疮红肿:小沙锅草适量。捣烂,加红糖及胡椒粉少许,敷患处。

附注 · 哈尼族特色习用药物。

375 肾蕨

哈尼药名 · Haqdaldalsiq 哈达达希、哈大达习;查自哈;罕单单石(红河)。

别名 · 猴卵子,蕨蕨果,石蛋果,凤凰蛋,蛇蛋生,蛇蛋参,篦子草。

来源 · 为肾蕨科肾蕨属肾蕨 *Nephrolepis cordifolia* 的块茎、全草。全年均可挖取块茎,刮去鳞片,洗净,鲜用或晒干。夏、秋季采取叶或全草,洗净,鲜用或晒干。

植物形态 · 多年生草本。根状茎被鳞片,下部有粗铁丝状的匍匐茎向四方横展;匍匐茎上生有近圆形的块茎,密被与根状茎上同样的鳞片。叶簇生,暗褐色,密被淡棕色线形鳞片;叶片线状披针形或狭披针形,一回羽状,常密集而呈覆瓦状排列,基部心脏形,顶端具纺锤形水囊。叶坚草质或草质。孢子囊群成1行位于主脉两侧,肾形,少有为圆肾形或近圆形;囊群盖肾形,褐棕色。

生境分布 · 分布于云南省各地。生于海拔30～1 500 m的溪边林下。

哈尼族药用经验 · 味甘、涩,性凉。清热利湿,生津止咳。

(1) 睾丸炎:肾蕨9 g,乌泡根6 g。水煎服。

(2) 肠炎腹泻:肾蕨15 g。水煎服。

(3) 跌打损伤,风湿疼痛,半身不遂:肾蕨9 g。泡酒内服或配方用。

(4) 痛经,产后腹痛,产后流血过多:肾蕨9 g,大血藤12 g。水煎服。

(5) 本品还可治蜈蚣咬伤,烫火伤,小儿疳积,淋巴腺结核。

中医药用经验·味甘、淡、涩,性凉。归肝、肾、胃、小肠经。清热利湿,通淋止咳,消肿解毒。

376 烟草

哈尼药名· Yahyuq hyuqpavq 亚回回巴;Yavhaoq 鸦活、亚货(普洱);亚哈(普洱);喝尼。

别名·烟叶,烤烟,野烟。

来源·为茄科烟草属烟草 *Nicotiana tabacum* 的叶、全草。通常于 7 月间,烟叶由深绿色变为淡黄色,叶尖下垂时采收。由于叶的成熟有先后,可分数次采摘,采后先晒干或烘干,再经回潮、发酵,干燥后即成。

植物形态·一年生或有限多年生草本,全体被腺毛。基部稍木质化。叶矩圆状披针形、披针形、矩圆形或卵形,顶端渐尖,基部渐狭至茎成耳状而半抱茎,具特异的香气,味苦辣。花序顶生,圆锥状,多花。花萼筒状或筒状钟形,裂片三角状披针形,长短不等;花冠漏斗状,淡红色,筒部色更淡,稍弓曲,裂片急尖。蒴果卵状或矩圆状,长约等于宿存萼。种子圆形或宽矩圆形,褐色。夏秋季开花结果。

生境分布·云南省大部分地区有栽培。

哈尼族药用经验·味辛,性温。行气止痛,解毒杀虫。

(1)妇女宫寒,月经不调:烟草 10 g。炖猪瘦肉内服。

(2)毒蛇咬伤,疯狗咬伤:烟草外敷局部。

(3)疔疮痈毒,结块红肿:烟草外敷或水煎服。

(4)疥疮:烟草煎水外洗。

(5)宿食积滞疼痛:烟草 10 g,鸡内金 10 g。水煎服。

(6)外伤出血:烟草研末外敷。

(7)痔疮肿痛:烟草叶 10 g,穿山甲壳 5 g,血竭 5 g,明矾 5 g。共研细末,用蜂蜜调匀擦于肛门处。

中医药用经验·味辛、苦,性温,有毒。镇静,催吐,行气止痛,燥湿消肿,解毒杀虫。

附注·

(1)肺病咳嗽吐血及一切喉证忌服。阳盛气躁,气虚气短而多汗者不宜用。

(2)哈尼药名为"喝尼"的尚有同属植物黄花烟草 *Nicotiana rustica*,与本品功效相似。

377 乌蕨

哈尼药名· Haqdal dalseil 哈达达塞。

别名·蜢蚱参,乌韭,孔雀尾,大叶金花草,金花草。

来源·为鳞始蕨科乌蕨属乌蕨 *Odontosoria chinensis* 的全草。夏、秋季挖取带根茎的全草,去杂质,洗净,鲜用或晒干。

植物形态·多年生蕨类草本。根状茎短而横走,粗壮,密被赤褐色的钻状鳞片。叶近生,禾秆色至褐禾秆色;叶片披针形,四回羽状;羽片 15～20 对,互生,末回裂片阔楔形,截形或圆截形,有不明显的小牙齿或浅裂成 2～3 个小圆裂片,叶脉在小裂片上二叉。孢子囊群边缘着生,每裂片上一枚或二枚,顶生 1～2 条细脉上;囊群盖灰棕色,革质,半杯形,宽,近全缘或多少啮蚀,向外开裂,宿存。

生境分布·分布于云南省各地(香格里拉州除外)。生于海拔 200～1900 m 的林下或灌丛中阴湿地。

哈尼族药用经验·味苦,性寒。清热解毒,利湿。

(1)肺炎:乌蕨 16 g,石果 15 g,黄芩 10 g。水煎服。

(2)创伤出血:乌蕨研末外敷。

(3)扁桃体炎:乌蕨 15 g,铁指甲 10 g,鱼眼草 10 g。水煎服。

（4）痢疾：乌蕨 15 g，白头翁 15 g。水煎服。

（5）本品还可治尿急尿痛，咽喉肿痛，风湿性关节炎。

中医药用经验·味微苦，性寒，无毒。归肝、肺、大肠经。清热，解毒，利湿，止血。

378 水芹菜

哈尼药名· Hhoqgoqhhoqlee 哦郭哦搂；谷主寒芹（普洱）。

别名·野芹菜，马芹。

来源·为伞形科水芹属水芹 Oenanthe javanica 的根、全草。夏秋采集，洗净晒干或鲜用。

植物形态·多年生草本。基生叶有柄，基部有叶鞘；叶片轮廓三角形，1～2 回羽状分裂，末回裂片卵形至菱状披针形，边缘有牙齿或圆齿状锯齿；茎上部叶无柄。复伞形花序顶生；无总苞；小总苞片 2～8，线形；小伞形花序有花 20 余朵；萼齿线状披针形；花瓣白色，倒卵形，有一长而内折的小舌片。果实近于四角状椭圆形或筒状长圆形，木栓质，分生果横剖面近于五边状的半圆形；每棱槽内油管 1，合生面油管 2。花期 6—7 月，果期 8—9 月。

生境分布·分布于云南省大部分地区。生于海拔（880～）1 000～2 800（～3 600）m 的沼泽、潮湿低洼处及河沟边。

哈尼族药用经验·

（1）跌打损伤：水芹菜适量。捣敷。

（2）高血压病：水芹菜 500 g。捣烂取汁，每日服生汁 1 杯。

（3）本品全草还可治感冒发热，呕吐，腹泻。

中医药用经验·味辛、甘，性凉。归肺、肝、膀胱经。清热解毒，利尿，止血。

附注·

（1）脾虚胃寒者，慎绞汁服。

（2）本品嫩茎叶可入菜食用。

（3）同属植物短辐水芹 Oenanthe benghalensis（别名"少花水芹"）、蒙自水芹 Oenanthe linearis subsp. rivularis 的全草，与本品功效相似。

379 旱柳

哈尼药名· Alpuq palpel 啊铺帕柏（元江）；阿铺帕柏。

别名·鬼柳树，尖叶木犀榄，厚鳞木樨榄。

来源·为木犀科木樨榄属锈鳞木犀榄 Olea europaea subsp. cuspidata 的叶、根。全年可采，切段，晒干备用。

植物形态·灌木或小乔木。小枝近四棱形，密被细小鳞片。叶片革质，狭披针形至长圆状椭圆形，下面密被锈色鳞片；叶柄被锈色鳞片。圆锥花序腋生；花序梗具棱，稍被锈色鳞片；苞片线形或鳞片状；花白色，两性；花萼裂齿，宽三角形或近截形；花冠管与花萼近等长，裂片椭圆形。果宽椭圆形或近球形，成熟时呈暗褐色。花期 4—8 月，果期 8—11 月。

生境分布·分布于云南省元江、凤庆、镇康、蒙自、建水、砚山、景洪、勐海、勐腊、漾濞、剑川、贡山、红河、玉溪南部、普洱等地区。生于海拔 600～2 800 m 的林中或河畔灌丛。

哈尼族药用经验·味涩，性凉。利湿通淋，止血。

（1）血淋，血尿：旱柳 15～20 g，泡水频服。或配猪鬃草 10 g，十大功劳 15 g，木通 15 g，车前草 15 g，瞿麦 10 g，仙鹤草 10 g，水煎服。

（2）尿路感染：旱柳 15 g，水石榴 15 g，海金沙 10 g。水煎服。

中医药用经验·味微苦，性平。归膀胱经。利尿,通淋,止血。

附注·哈尼族特色习用药物。

380 一矛一盾

哈尼药名·Neivqma tuvhhoq 能蚂独沃;拜头木。

别名·一支枪,一支箭,蛇退草。

来源·为瓶尔小草科瓶尔小草属瓶尔小草 *Ophioglossum vulgatum* 的全草。夏秋采收,鲜用或晒干备用。

植物形态·根状茎短而直立,具一簇肉质粗根,如匍匐茎一样向四面横走,生出新植物。叶通常单生,深埋土中,下半部为灰白色,较粗大。营养叶为卵状长圆形或狭卵形,基部急剧变狭并稍下延,无柄,微肉质到草质,全缘,网状脉明显。孢子叶较粗健,自营养叶基部生出,孢子穗先端尖,远超出于营养叶之上。

生境分布·分布于云南省东川、嵩明、大姚、维西、红河、玉溪、临沧、普洱、西双版纳等地。垂直分布高达 3 000 m 的林下。

哈尼族药用经验·味甘、微苦,性凉。清热解毒,消肿,凉血。

(1)急性肠胃炎,黄疸型肝炎,乳腺炎,肺炎:一矛一盾 9～15 g。水煎服。

(2)虫蛇咬伤:一矛一盾鲜品适量。捣敷外用。

(3)心脏性水肿:一矛一盾 15 g,红糖 30 g。水煎服。

(4)风湿性关节炎:一矛一盾 15 g,金毛木通 15 g,玉带草 15 g。水煎服。

(5)本品还可治便秘,扁桃体炎,痔瘘,肾虚腰痛,胃溃疡。

中医药用经验·味甘、平,性微寒。归肺、胃经。清热凉血,镇痛,解毒。

附注·

(1)孕妇忌用。

(2)同属多种植物,如钝头瓶儿小草 *Ophioglossum petiolatum*(哈尼药名"败头沐");狭叶瓶尔小草 *Ophioglossum thermale*、心脏叶瓶尔小草 *Ophioglossum reticulatum* 的全草亦作"一矛一盾"入药,与本品功效相似。哈尼族用钝头瓶儿小草的全草治乳腺炎。

381 大叶麦冬

哈尼药名·Beilcao guqqilqilma 伯曹谷期期玛。

别名·八宝镇心丹,龙血树沿阶草。

来源·为天门冬科沿阶草属褐鞘沿阶草 *Ophiopogon dracaenoides* 的块根。夏秋采收,晒干备用。

植物形态·多年生草本。根多而细,有时近基部的几个叶簇下生出粗而木质的支柱根。茎节上包以灰褐色膜质的鞘,通常每隔几节生叶。叶 4～7 枚簇生,矩圆形或矩圆状倒披针形。总状花序生于茎先端的叶束中,具十几朵至二十几朵花;花常 2～3 朵簇生于苞片腋内,近顶端的常单生;苞片卵状披针形;花被片披针形或卵状披针形,白色。种子宽椭圆形。花期 8 月,果期 9～10 月。

生境分布·分布于云南省东南部。生于海拔 1 000～1 400 m 的林下潮湿处。

哈尼族药用经验·味甘,性平。定心安神,止咳化痰。

(1)风湿性心脏病:大叶麦冬叶适量。泡水当茶饮,若与回心草合用效果更佳。

(2)百日咳:大叶麦冬 9 g,百部 3 g,白及 6 g。水煎服。

(3)肺结核:大叶麦冬 30 g,白及 15 g。水煎服。

(4)尿道炎:大叶麦冬 30 g,车前草 15 g。

水煎服。

中医药用经验 · 味甘,性平。定心安神,止咳化痰。

附注 · 《中国哈尼族医药》所载"Beilcao guqqilqilma 伯曹谷期期玛"为同属植物多花沿阶草 *Ophiopogon tonkinensis* 的块根,别名"大麦冬""假麦冬""糯米条""糯米香"。味甘,性平。养阴柔肝,润肺止咳。无定心安神的功效。

382 仙人掌

哈尼药名 · Lalkyul kyulbiav 拉亏亏比阿。

别名 · 扁金刚,仙巴掌。

来源 · 为仙人掌科仙人掌属仙人掌 *Opuntia dillenii* 的茎、花、果实、肉质茎的浆汁凝结物(玉芙蓉)。茎全年可采,多鲜用,亦可去刺切片,晒干或烘干备用。花开时采收,置通风处晾干。果实熟时采收,洗净鲜用。割破外皮,使其浆液外溢,待凝结后收集,捏成团状,风干或晒干。

植物形态 · 丛生肉质灌木。茎下部稍木质,近圆柱形,上部肉质,绿色至蓝绿色;成长后刺常增粗并增多,刺常密集簇生,并有多数刺毛。叶小退化,生于刺囊之下,早落。花单生或数朵聚生于顶节的边缘;花萼绿色,花冠橙黄色;花丝淡黄色;花药黄色;花柱淡黄色;柱头5,黄白色。浆果倒卵球形,紫红色,每侧具5~10个突起的小窠,小窠具短绵毛、倒刺刚毛和钻形刺。种子多数,扁圆形,淡黄褐色。花期6—10(—12)月。

生境分布 · 分布于云南省各地。多栽培或逸为野生。

哈尼族药用经验 · 味苦,性凉。解毒消肿,收敛止血,止痛,散瘀。

(1)腮腺炎,乳腺炎,疖肿,丹毒等:仙人掌茎适量。剥去绿皮及刺,捣烂敷患部,并用鲜品60g,水煎服。

(2)流行性腮腺炎:①仙人掌茎20~30g,侧柏叶15g。取鲜品捣碎,用鸡蛋清调和后外敷患处,每日换药1次。②新鲜仙人掌茎适量。去刺,从中间划开贴敷患处,4~6小时换药1次,换药前用水清洗,连用3~5日。

(3)胃及十二指肠溃疡:仙人掌鲜品30~60g。水煎服。

(4)消化不良,大便干燥:仙人掌茎鲜品30g。炖肉吃。

(5)水肿:仙人掌茎鲜品30g。煮肉吃。

(6)烧伤,烫伤:鲜仙人掌茎捣敷或取汁外搽患处。

(7)疮痈肿毒,虫蛇咬伤:鲜仙人掌茎捣烂外敷或取汁外搽。

(8)骨折,外伤出血,跌打瘀肿,关节疼痛:仙人掌、绿葡萄根、绿葡萄根晒干研细末,鲜仙人掌捣碎,上述粉末与鲜仙人掌按1∶3比例混合加适量蜂蜜调匀敷于患处,每7日换药1次。

(9)牙痛:取一片新鲜肥大的仙人掌,用水洗净,剪去表面的针刺,再对剖成同样厚的两片,把带浆的那面贴在脸上牙痛的部位。

中医药用经验 · 味甘、淡,性凉。茎:归肺、胃经。清热解毒,消肿散结。花:凉血止血。果实:归胃经。益胃生津,除烦止渴。浆汁:味甘,性寒。清热凉血,养心安神。

附注 ·

(1)虚寒者忌用。浆汁阳虚、寒证及小儿慢惊均忌用。

(2)炮制时忌铁器。

(3)同属植物刺仙人掌 *Opuntia monacantha* 的全株亦作"仙人掌"入药,哈尼药名"鸦吗巴拉",别名"绿仙人掌"。全株治胃、十二指肠溃疡,急性痢疾,流行性腮腺炎,乳腺炎,蛇咬伤。

383 木蝴蝶

哈尼药名 · Johha lalbeiv 觉阿拉伯。

别名 · 千层纸,千张纸,破故纸,云故纸,白故纸,大刀树,破布子,兜铃。

来源 · 为紫葳科木蝴蝶属木蝴蝶 *Oroxylum indicum* 的种子、树皮。秋冬采集果实,晒至开裂,取出种子,晒干备用。树皮随用随采。

植物形态 · 直立小乔木。大型奇数羽状复叶,着生于茎干近顶端;小叶三角状卵形,叶片干后发蓝色。总状聚伞花序顶生;花大、紫红色。花萼钟状,紫色,膜质,果期近木质,光滑,顶端平截,具小苞片。花冠肉质,檐部下唇 3 裂,上唇 2 裂,裂片微反折,花冠在傍晚开放,有恶臭气味。蒴果木质,常悬垂于树梢,2 瓣开裂,果瓣具有中肋,边缘肋状凸起。种子多数,圆形,周翅薄如纸,故有千张纸之称。

生境分布 · 分布于云南省墨江、景东、临沧、河口、西畴、西双版纳等地。生于海拔 500～900 m 的热带及亚热带低丘河谷密林、公路边丛林中,多单株生长。

哈尼族药用经验 · 味苦,性凉。润肺止咳,解毒止痛。

(1) 肺结核咳嗽:木蝴蝶种子 3 g,百合 9 g,杏仁 6 g,川芎 9 g,升麻 9 g,五味子 9 g,桑白皮 9 g。水煎服。

(2) 肾虚腰痛:木蝴蝶种子 6 g,水煎服,以米酒为引。或焙干研粉,炖猪腰子吃。

(3) 慢性支气管炎:木蝴蝶干树皮 10 g。水煎服。

(4) 胃腹痛,风湿关节痛:木蝴蝶干根皮 9～15 g。水煎服或泡酒服。

(5) 本品种子还可治痈疽,疮溃不敛,疟疾。

中医药用经验 · 种子:味苦、甘,性凉。归肺、肝、胃经。清肺利咽,疏肝和胃。树皮:味苦,性凉。归肺、脾、肝、胆、肾、膀胱经。清火解毒,敛疮止痒,利水退黄,润肠通便。

384 糯稻

哈尼药名 · Hoqniaoqniaoqnav 合略略纳;Hoqniaoq 活牛;糊略阿期(红河);红鸟俄月牙白(普洱)。

别名 · 水稻,稻子,稻谷。

来源 · 为禾本科稻属稻 *Oryza sativa* 的去皮种子、根。秋季颖果成熟时,采收,脱下果实,晒干,除去稻壳即可。夏、秋两季,糯稻收割后,控取根茎及须根,除去残茎,洗净,晒干。

植物形态 · 一年生水生草本。秆直立,随品种而异。叶鞘松弛;叶舌披针形,两侧基部下延长成叶鞘边缘,具 2 枚镰形抱茎的叶耳;叶片线状披针形。圆锥花序疏松颖片常粗糙;小穗长圆形,通常带褐紫色;退化外稃锥刺状能育外稃具 5 脉,被细毛,有芒或无芒,内稃 3 脉被细毛,鳞被 2,卵圆形;雄蕊 6;花柱 2 柱头帚刷状,自小花两侧伸出,颖果平滑粒饱满,稍圆,色较白,煮熟后黏性较大。花果期 7－8 月。

生境分布 · 云南省各地均有栽培。

哈尼族药用经验 · 味甘,性平。益气健脾。

急性胃肠炎,痢疾:糯稻种 10 g 焙黄,茶叶 5～10 g,缅石榴叶 10～15 g。水煎服,每日 1 剂,分 3 次服,红糖为引。

中医药用经验 · 种子:味甘,性平。归脾、胃、肺经。补气健脾,除烦渴,止泻痢。根:味甘,性平。归肝经。养阴除热,止汗。

附注 ·

(1) 本品是稻的黏性变种。糯稻与其他稻米最主要的区别是它所含的淀粉中以支链淀粉为主,达 95％～100％。其颖果平滑,粒饱满,稍圆,脱壳后称糯米。

（2）稻的另一个栽培品种紫米，别名"赤稻米"，哈尼药名亦为"Hoqniaoq niaoqnav 合略略纳""和掠掠那"。哈尼族认为其味甘，性温，无毒。温中益气，养胃和脾，除湿止泻。

① 脾虚久泻，面黄肌瘦：紫米50 g，薏苡仁30 g，鲜山药50 g。共煮烂食用。

② 小儿疳积：紫米50 g，瓦雀2只去毛及内脏，共煮吃。

③ 养颜乌发：紫米200 g，枸杞20 g，大枣50 g，当归20 g，何首乌50 g。共煮稀饭吃。

④ 贫血，头晕眼花，面色苍白，不思饮食：紫米100 g，乌骨鸡肉适量，野三七15 g，狗屎藤根20 g。将上药混合煮服，每日1剂，每日2次。

385 朝天罐

哈尼药名 · hheellol aoqsiq 娜咯噢席（墨江碧约方言）；婀咯噢席；Beiqbeiq 白伯。

别名 · 小酒瓶花，茶罐花，罐罐花，蚂蚁花，山石榴，马儿杆，张天师，九果根。

来源 · 为野牡丹科金锦香属星毛金锦香 *Osbeckia stellata* 的根、果实、全株。秋后采根，洗净切片晒干。果熟后采果，晒干。

植物形态 · 灌木；茎四棱形，被密或疏平贴的糙伏毛。叶片纸质，披针形至卵状披针形。聚伞花序，生于小枝顶端，近头状或圆锥状；苞片广卵形，具刺毛状缘毛，背面被糙伏毛；花萼被刺毛状筐状毛及少数具柄星状毛；花瓣紫红色或粉红色，卵形，顶端急尖。蒴果卵形，4纵裂，宿存萼坛状，中部以下具向上平贴的刺毛状筐状毛。种子多数，作马蹄形弯曲。花期8—9月，果期9—10月。

生境分布 · 分布于云南省西南部。生于海拔约1350 m的山坡疏林缘。

哈尼族药用经验 · 味酸、涩，性平。清热利湿，收敛止血，补血安胎。

（1）肠炎，痢疾：朝天罐50 g。加红糖适量，水煎服。

（2）胃痛，膀胱炎，咯血，便血，红崩：朝天罐根50 g。水煎服。

（3）贫血，胎动不安：朝天罐50 g。水煎服。

（4）肺结核：朝天罐根25 g，何首乌15 g，蜂糖树9 g。水煎服。

（5）外伤出血：朝天罐鲜叶捣敷。

（6）癌肿，小儿疳积，小儿夏季热，疟疾：朝天罐10～20 g。水煎服或配方用。

（7）肿毒，伤口不收：朝天罐捣敷或干粉撒。

中医药用经验 · 味甘、微苦，性凉。归脾、胃、肺经。清热利湿，调经止血。

附注 ·

（1）同属植物金锦香 *Osbeckia chinensis*，哈尼药名亦为"Beiqbeiq 白伯"，与本品功效相似。味淡，性平。清热利湿，消肿解毒，止咳化痰。

（2）同属植物宽叶金锦香 *Osbeckia chinensis* var. *angustifolia*，别名"小朝天罐"。与本品功效相似。

（3）同科植物尖子木 *Oxyspora paniculata*，哈尼药名"阿主派鲁"（红河），别名"大叶朝天罐""酒瓶花""酒瓶果""小煨罐""砚山红"。哈尼族以根或全株入药，与本品功效相似。味涩、微苦，性凉。清热解毒，收敛止血。用于解热毒，腹泻，痢疾。

386 酸浆草

哈尼药名 · Almilwoq qiel 阿咪我铅、阿咪窝迁；Alzil hhoqqeil qeilssaq 阿资俄且且然；资俄且且然。

别名·酸三叶,酸味草,酸角草,酸爪草,黄花酢浆草,老鸭嘴,老鸦腌菜。

来源·为酢浆草科酢浆草属酢浆草 *Oxalis corniculata* var. *corniculata* 的全草。全年可采,以夏秋有花果时采药效较好,除去泥沙,晒干。

植物形态·草本,全株被柔毛。茎细弱,多分枝,直立或匍匐,匍匐茎节上生根。叶基生或茎上互生;小叶 3,无柄,倒心形。花单生或数朵集为伞形花序状,腋生,总花梗淡红色,与叶近等长;小苞片 2,披针形,膜质;萼片 5,披针形或长圆状披针形,宿存;花瓣 5,黄色,长圆状倒卵形。蒴果长圆柱形,5 棱。种子长卵形,褐色或红棕色,具横向肋状网纹。花果期 2—9 月。

生境分布·分布于云南省各地。生于山坡草地、河谷沿岸、路边、田边、荒地或林下阴湿处。

哈尼族药用经验·味酸、涩,性寒。清热解毒,消肿散瘀。

(1)腹泻,红白痢疾:酢浆草 9～15 g。加红糖适量,水煎服。

(2)尿路感染:酢浆草鲜品 30～60 g,水石榴 30 g。水煎服。

(3)跌打瘀血肿痛:酢浆草鲜品 30～60 g,水煎服。外用鲜品捣烂,加酒搽患部,或炒热敷。

(4)毒蛇咬伤:酢浆草鲜品 30～60 g。捣汁,温开水送服,外用药渣敷伤口。

(5)拔刺:酢浆草鲜品、牛蒡适量。捣敷,敷药于患部后,患部化脓,挤脓时刺与脓一起排出。

(6)本品全草还可治感冒发热。

中医药用经验·味酸、微涩,性凉。归肝、膀胱、大肠、胃经。利水止泻,消食和胃,活血止痛。

附注·含较多草酸,对消化道黏膜有刺激性,大量服用吸收后,可与血钙反应生成草酸钙,出现中毒症状。

387 大叶化肉藤

哈尼药名·Cuilqiq naqcil 催期那雌(元江)。

别名·下奶药。

来源·为夹竹桃科弓果藤属毛弓果藤 *Toxocarpus villosus* var. *villosus* 的根、嫩尖。夏、秋季采收,洗净,晒干。

植物形态·藤状灌木;幼嫩部分被锈色绒毛。叶对生,厚纸质,卵形至椭圆状长圆形,叶面除中脉外无毛,叶背被锈色长柔毛。聚伞花序腋生,不规则两歧;花序梗被锈色绒毛;花黄色;花蕾近喙状;花冠辐状,花冠筒短,裂片披针状长圆形,基部被长柔毛;副花冠裂片的顶端钻状,比花药为短;花粉块每室 2 个,直立;花柱长圆柱状,柱头高出花药。蓇葖近圆柱状,有时仅有 1 个发育;种子众多,线形,有边缘。花期 4 月,果期 6 月。

生境分布·分布于云南省富宁、蒙自、石屏、西双版纳、澄江、金平、元江等地。生于海拔 1 050 m 以下的丘陵地带的疏林中。

哈尼族药用经验·逐湿,去痛,催乳。

(1)产后乳少:大叶化肉藤嫩尖 15 g。切碎,炖蛋或血鸽吃。

(2)风湿腰痛:大叶化肉藤根 15 g,三角枫 10 g,苏木 10 g,地遍 10 g,芦子藤 10 g。泡白酒 1 000 mL,每日 2 次,每次服 10 mL。

附注·本品成熟的叶不可炖肉内服。

388 鸡矢藤

哈尼药名·Aqkeeqwuqhaq 阿柯无蛤;Cavninibuvq 扎尼尼布、叉尼尼布(普洱);Taolbuvq 拖不(墨江);托石;支布路区;咯捕噜居。

别名·鸡屎藤,鸡脚藤,臭屁藤,臭藤,臭蛋草,牛皮冻。

来源 · 为茜草科鸡矢藤属鸡矢藤 *Paederia foetida* 的根、藤茎、全草。全年可采,切碎,晒干备用。

植物形态 · 藤状灌木。叶对生,膜质,卵形或披针形,顶端短尖或削尖,基部浑圆;托叶卵状披针形。圆锥花序腋生或顶生;小苞片微小,卵形或锥形,有小睫毛;花有小梗,生于柔弱的三歧常作蝎尾状的聚伞花序上;花萼钟形,萼檐裂片钝齿形;花冠紫蓝色通常被绒毛,裂片短。果阔椭圆形,压扁,光亮,顶部冠以圆锥形的花盘和微小宿存的萼檐裂片;小坚果浅黑色,具1阔翅。花期5—6月。

生境分布 · 分布于云南省大部分地区。生于海拔400～3 700 m处的山地、丘陵、旷野、河边、村边的林中或灌丛。

哈尼族药用经验 · 根:味辛、涩,性温。藤:味微甘、涩,性平。清肝热,助消化,祛风除湿,止咳化痰,补血。

(1) 贫血,头晕,风湿痛,跌打损伤,慢性肝炎:鸡矢藤根30～60 g。水煎服。

(2) 消化不良,支气管炎,感冒,百日咳,肺结核咳嗽:鸡矢藤30～60 g。水煎服。

(3) 皮肤疮疖,溃疡,皮炎,湿疹:鸡矢藤适量。煎水外洗。

(4) 毒蛇咬伤:鸡矢藤鲜品适量。捣烂外敷。

(5) 中耳炎:鸡矢藤鲜品适量。捣汁滴入耳内。

(6) 肝炎,细菌性痢疾:鸡矢藤根30 g,白头翁20 g。水煎服。

(7) 风湿性关节炎,跌打损伤:鸡矢藤全株15～60 g。水煎服。

中医药用经验 · 味甘、酸,性平。归心、肝、脾、肾经。祛风除湿,消食化积,解毒消肿,活血止痛。

附注 · 药材以条匀、叶多、气浓者为佳。

389 鸡屎臭药

哈尼药名 · Keiqsil naoqbu 克思哝补(元江)。

别名 · 广西鸡矢藤。

来源 · 为茜草科鸡矢藤属白毛鸡矢藤 *Paederia pertomentosa* 的嫩叶、根。全年可采,切碎,晒干备用。

植物形态 · 亚灌木或草质藤本;茎枝、叶下,花序密被短绒毛;叶纸质,卵状椭圆形或长圆状椭圆形。花序腋生和顶生,着生于中轴上的花密集成团伞式,近轮生,有短梗;花5数,花冠裂片张开呈蔷薇状;萼管密被绒毛,萼檐裂片短三角形,短尖,内面无毛;冠管外面密被小柔毛,裂片卵形。成熟的果球形,禾草色;小坚果半球形,边缘无翅,干后黑色。花期6—7月,果期10—11月。

生境分布 · 分布于云南省景东、勐腊、兰坪、元江等地。生于低海拔或石灰岩山地的矮林内。

哈尼族药用经验 · 平肝息风,健脾消食,壮肾固涩。

(1) 小儿惊风,喘咳不息:用消毒针在患儿印堂穴及膻中穴划一"十"字,将鸡屎臭药嫩叶用水烫后揉碎包敷穴位,惊风包印堂,喘咳包膻中。

(2) 小儿疳积,遗尿:鸡屎臭药根捣细,炖肉吃或水煎服。

(3) 食积腹痛:鸡屎臭药30 g,草果3个。煎水服。

(4) 皮肤瘙痒:鸡屎臭药适量。煎水洗。

附注 · 忍冬科缬草属蜘蛛香 *Valeriana jatamansi* 亦名"鸡屎臭药",与本品功效不同,见"蜘蛛香"词条。

390 野三七

哈尼药名 · Beilcao salciq 百曹三七。

别名·土三七,白三七,竹节七,香刺。

来源·为五加科人参属屏边三七 *Panax stipuleanatus* 的根茎、根。秋采,洗净,晒干备用。

植物形态·多年生草本。根茎匍匐,块根纺锤形,须根自节部长出。掌状复叶,小叶5(7),羽状分裂,裂片先端尾尖,侧脉7~11对,上面沿脉疏被刺毛;伞形花序单生于茎端,约具50~80朵花;花小,淡绿色;花萼5齿裂,无毛;花瓣5,覆瓦状排列,长卵形至长椭圆形;果近球形或近肾形;种子近球形;花期5-6月,果期7~8月。

生境分布·分布于云南省东南部。生于海拔1100~1700 m山谷潮湿林内。

哈尼族药用经验·味苦,性凉。生用:活血散瘀,疗伤止血。熟用:滋补。

(1)跌打损伤:野三七1.5~3 g。研粉,温开水送服。

(2)风湿疼痛,全身酸痛:野三七15~30 g。泡酒500 mL,每次服10~15 mL。

(3)咳血,外伤出血,便血,吐血:野三七研粉,每次服1~3 g,温开水送服。

(4)病后体虚,贫血:野三七9~15 g。炖肉服。

中医药用经验·味微苦、甘,性温。散瘀止血,消肿定痛。

附注·

(1)孕妇慎服。

(2)以"野三七"为名入药的尚有同属植物姜状三七 *Panax zingiberensis*(哈尼药名"孤竹三七")、竹节参 *Panax japonicus*、珠子参 *Panax japonicus* var. *major* 等,功效与本品不同。哈尼族以姜状三七的根及全株入药,具有养血止血的功效,用于劳伤咳嗽,外伤出血,贫血,跌打损伤。

391 野菠萝

哈尼药名·Neivqha miaqdaol 能哈苗刀;波他咖滇。

别名·假菠萝,山菠萝。

来源·为露兜树科露兜树属分叉露兜 *Pandanus urophyllus* 的根、叶、果。秋冬采收,鲜用或晒干备用。

植物形态·常绿乔木。常于茎端二歧分枝,具粗壮气根。叶聚生茎端;叶片革质,带状,具三棱形鞭状尾尖,边缘具较密的细锯齿状利刺。雌雄异株;雄花序由若干穗状花序组成,穗状花序金黄色,圆柱状,其下佛焰苞;雌花序头状,具多数佛焰苞。聚花果椭圆形,红棕色;外果皮肉质而有香甜味;核果或核果束骨质,顶端突出部分呈金字塔形,1~2室,宿存柱头呈二歧刺状。花期8月。

生境分布·分布于云南省南部。生于林下、灌木丛林。

哈尼族药用经验·味甘淡、微涩,性凉。清热解毒,利尿消肿,发汗解表。

(1)肾结石,尿路感染,肾炎水肿:野菠萝鲜根茎40 g。水煎服或配方用。

(2)感冒高热,咳嗽:野菠萝根茎30 g(或干果15 g)。水煎服。

(3)肝炎,睾丸炎:野菠萝根茎20 g。水煎服。

(4)本品根、叶、果还可治风湿痛,痢疾,胃痛。

中医药用经验·味辛、淡,性凉。归肾、脾、肝、胃经。补脾益血,行气止痛,化痰利湿,明目。

附注·本品根茎有较强的发汗作用,用时宜慎。

392 巴掌草

哈尼药名 · Aqkee lalma 阿克拉玛。

别名 · 千灵丹。

来源 · 为兰科兜兰属飘带兜兰 *Paphiopedilum parishii* 的全草。夏、秋季采收，鲜用或晒干。

植物形态 · 附生植物。叶基生，二列，5～8 枚；叶片宽带形，厚革质，先端圆形或钝并有裂口或弯缺，基部收狭成叶柄状并对折而彼此互相套叠。总状花序；中萼片与合萼片奶油黄色并有绿色脉，花瓣基部至中部淡绿黄色并有栗色斑点和边缘，唇瓣绿色而有栗色晕，但囊内紫褐色；花瓣长带形，下垂，先端强烈扭转，下部（尤其近基部处）边缘波状，偶见被毛的疣状突起或长的缘毛；唇瓣倒盔状；蒴果长卵形，果熟后 3 瓣裂。种子粉末状。花期 6—7 月。

生境分布 · 分布于云南省南部。生于海拔 1 000～1 100 m 的林中树干上。

哈尼族药用经验 · 味辛，性平。止咳平喘，祛风止痛。

(1) 支气管炎：巴掌草 15 g，星秀花 9 g，玉带草 15 g。水煎服。

(2) 风湿性关节炎：巴掌草 15 g，杜仲 15 g，五爪金龙 15 g，白头翁 9 g，白茅根 15 g。水煎服或泡酒服。

(3) 哮喘：巴掌草 15 g，羊奶果 10 g。水煎服。

(4) 本品还可治肺结核，风湿骨痛，烧伤。

中医药用经验 · 味辛、苦，性平。归肺、胃、肾经。止咳平喘，祛风止痛。

附注 · 同属植物同色兜兰 *Paphiopedilum concolor* 亦名"巴掌草"。味苦、酸，性平。清热解毒，散瘀消肿。

393 连蕊藤

哈尼药名 · 哗啦喂溜。

来源 · 为防己科连蕊藤属连蕊藤 *Parabaena sagittata* 的叶。全年可采，洗净，鲜用或晒干。

植物形态 · 草质藤本。茎、枝均具条纹。叶纸质或干后膜质，阔卵形或长圆状卵形，边缘有疏齿至粗齿，下面密被毡毛状绒毛。花序伞房状，单生或有时双生，被绒毛；雄花：萼片卵圆形或椭圆状卵形；花瓣倒卵状楔形；雌花：萼片 4，2 轮；花瓣 4，长圆形。核果近球形而稍扁；果核卵状半球形，背肋隆起呈鸡冠状，两侧各有 2 行小刺。花期 4—5 月，果期 8—9 月。

生境分布 · 分布于云南省西南部至东南部。生于林缘或灌丛中。

哈尼族药用经验 · 连蕊藤用于便秘。

394 山白菜

哈尼药名 · Lolmanaq papahaq 咯麻那啪啪哈（元江）；哈麻那啪啪哈。

别名 · 硬石头花，石头菜，宽萼苣苔，华被萼苣苔。

来源 · 为苦苣苔科蛛毛苣苔属蛛毛苣苔 *Paraboea sinensis* 的全草。全年可采，洗净，鲜用或晒干。

植物形态 · 小灌木。茎常弯曲，幼枝具褐色毡毛，节间短。叶对生，具叶柄；叶片长圆形，长圆状倒披针形或披针形。聚伞花序伞状，成对腋生，具 10 余花；花大，紫蓝色，筒形；檐部广展，稍二唇形；萼片大，膜质，紫红色，倒卵状匙形，干时与花冠同色，顶端圆形。雄蕊 2，雌蕊内藏；子房长圆形。蒴果线形，螺旋状卷曲。种子狭长圆形。花期 6—7 月，果期 8 月。

生境分布 · 分布于云南省昆明、龙陵、景东、镇康、屏边、绿春、河口、文山、砚山、西畴、麻栗坡、马关、景洪、勐腊、漾濞、贡山、元江等地。生于海拔 700～2 300 m 的山坡林下石缝中或陡崖上。

哈尼族药用经验·止咳,平喘,平疳,止血。

（1）肺痨：山白菜鲜叶 30 g。切细,炖蛋吃。

（2）咳嗽,哮喘：山白菜 10 g,陈皮 10 g,虎耳草 10 g,甘草 10 g。水煎服。

（3）小儿疳积：山白菜 30 g。水煎服。

（4）外伤出血：山白菜鲜叶捣烂,敷伤处。

中医药用经验·味苦,性凉。清热利湿,止咳平喘,凉血止血。

395 红头翁

哈尼药名· Naqngal ngaldeqleql 那安安得勒（元江）。

别名·地皮胶,刀口药,一扫光,岩威灵仙。

来源·为爵床科地皮消属地皮消 *Pararuellia delavayana* 的根。夏、秋季采收,除去杂质,干燥。

植物形态·多年生草本,茎极缩短。叶对生,成莲座丛状,叶片通常为长圆形、长椭圆形。头状复聚伞花序在花葶上 1～2(3)节;花萼 5 裂,裂片三角状披针形;花冠白色、淡蓝色或粉红色,冠檐 5 裂。蒴果圆柱状,2 爿裂,每爿有 2 列种子 8 颗。种子近圆形,两侧压扁,黑色,被长柔毛,遇水毛伸展。花期 5－7 月。

生境分布·分布于云南省元江、元谋、漾濞、宾川等地。生于海拔 750～3 000 m 的山地草坡、疏林下。

哈尼族药用经验·止痢,截疟,消肿,拔毒。

（1）痢疾,疟疾：红头翁 30 g。水煎服。

（2）疮疡未溃：红头翁 25 g,鳖甲 30 g,黄芪 30 g,羌活 12 g。水煎服。疮疡已溃：红头翁研末撒于局部。

中医药用经验·味微苦,性平。归肺、胃、肝经。清热解毒,活血化瘀,消肿止痛,消食。

附注·忌酸冷、鱼腥。

396 重楼

哈尼药名· Qilssaq guvqkaol 期然吉考;气冉谷考。

别名·云南重楼,蚤休,独角莲。

来源·为藜芦科重楼属七叶一枝花 *Paris polyphylla* 的根茎。秋季采挖,除去须根,洗净,晒干。

植物形态·多年生草本。根状茎粗厚,外面棕褐色,密生多数环节和许多须根,逐年生节,节间极短。茎通常带紫红色,基部有灰白色干膜质的鞘 1～3 枚。叶 5～10 枚,矩圆形、椭圆形或倒卵状披针形,轮生茎顶;叶柄明显,带紫红色。花单生茎顶,萼片绿色,披针形;花瓣线形,黄绿色,有时基部黄绿色,上部紫色。蒴果紫色,3～6 瓣裂开。种子多数,具鲜红色多浆汁的外种皮。花期 4－7 月,果期 8－11 月。

生境分布·分布于云南省中部。生于海拔 1 800～3 200 m 的林下。

哈尼族药用经验·味甘、微苦,性微寒,有小毒。清热解毒,止血止痛。

（1）腮腺炎,扁桃体炎,乳腺炎,疔疮肿毒：①重楼鲜品,磨醋外敷。②重楼、红半夏适量。鲜品捣碎敷患处,每日换药 1 次。③重楼 50 g,蝎子 6 条。用酒 500 mL 浸泡 20 日后,外擦患处和内服,每日 2 次,内服每次 30～50 mL。

（2）胃炎,胃痛：重楼 10 g,水煎服。亦可用干粉 1.5 g,每日 2～3 次,开水冲服。

（3）胃溃疡,十二指肠溃疡：重楼 5 g,仙人掌 5 g。取干品研末,内服。

（4）胃脘疼痛,脘腹胀满：重楼适量。切

片,晒干研末服用,每日 2～3 次,每次 9～12 g,开水冲服。

(5) 伤口感染:重楼 20 g,草血竭 10 g。水煎服。

(6) 疮痈肿痛,无名肿毒,虫蛇咬伤:重楼鲜叶、大白香樟,取上药鲜品各适量,捣碎外敷或取汁外擦。

(7) 毒蛇咬伤,毒蜂蜇伤,疮痈:重楼 10 g,独蕨萁 6 g,大麻药 3 g,猴子背带 6 g。水煎服,每日 1 剂,分 3 次服。

(8) 刀、枪伤出血,疮毒,毒蛇咬伤:①重楼 30 g。加酒 100 mL 磨浓汁涂擦。②重楼、大麻药、飞机草各等量。鲜品捣烂外敷患处,每日 1 次。

(9) 子宫肌瘤,胞中积块坚硬,疼痛拒按,月经量多,崩漏不止:重楼 10 g,仙鹤草 20 g,臭牡丹花 10 g。水煎服,每日 1 剂,每日 3 次。

(10) 子宫肌瘤,囊肿,小腹胀痛,积块不坚,推之可移:重楼 5～10 g,五除叶 10 g,白花蛇舌草 15 g,海桐皮 20 g,板蓝根 20 g。水煎服,每日 1 剂,每日 3 次。

(11) 子宫肌瘤,囊肿,胞中积块坚硬,固定不移,疼痛拒按,月经量多,或崩漏:重楼 10 g,粉果花根 15 g,蓖麻 15 g,紫金龙 15 g。每日 1 剂,研细末,分 3 包,用金钱草煨水冲服,每次服 1 包,每日 3 次,7 日为 1 个疗程。

中医药用经验 · 味苦,性微寒,有小毒。归肝经。清热解毒,消肿止痛,凉肝定惊。

附注 ·

(1) 虚寒证,阴证外疡及孕妇忌服。

(2) 本种的多个变种,如华重楼 *Paris polyphylla* var. *chinensis*、宽瓣重楼 *Paris polyphylla* var. *yunnanensis*,以及同属植物具柄重楼 *Paris fargesii* var. *petiolata*(别名"胶重楼"),亦作"重楼"使用。前两者与本品功效相同,后者效果次之。

397 锅铲叶

哈尼药名 · Pavqceiv 巴责。

别名 · 半截叶,五楞藤,藤子暗消,燕尾草,羊蹄暗消,蝴蝶暗消,马蹄暗消。

来源 · 为西番莲科西番莲属杯叶西番莲 *Passiflora cupiformis* 的全草。全年可采,切段,晒干备用。

植物形态 · 藤本;幼茎被毛,后渐脱落。叶坚纸质,杯状,先端截形至 2 裂,基部圆形至心形。花序具 5～20 花,被棕色毛;花白色;萼片 5 枚;副花冠裂片丝状;内花冠褶状;雄蕊 5 枚,花丝分离,花药长圆形;子房近卵球形;花柱 3 枚。浆果球形,熟时紫色;种子多数,三角状椭圆形,扁平,深棕色。花期 4 月,果期 9 月。

生境分布 · 分布于云南省东川、丽江、红河南部、普洱、西双版纳等地。生于海拔 1 700～2 000 m 的山坡、路边草丛和沟谷灌丛中。

哈尼族药用经验 · 味苦、辛,性平。行气止痛,消食健胃。

(1) 消化不良,腹胀,腹泻,胃痛:锅铲叶根 9 g,水煎服。或研末,每服 1 g,温开水送服。

(2) 小儿脱肛:锅铲叶根 9 g。研末,炖肉吃。

(3) 毒蛇咬伤:锅铲叶鲜叶捣敷。

(4) 跌打,风湿骨痛,肝炎:锅铲叶 9～15 g。配方服用。

(5) 阳痿:锅铲叶根 30 g,羽萼根 20 g,野苎麻根 30 g,白花木锦根 20 g。上药均用鲜品,用开水泡 20 分钟后内服,每日 2～3 次。

(6) 支气管炎,咳嗽,咳痰,胸闷气阻:锅铲叶 15 g,草果 3 g(研粉)。水调,炖蛋服。

(7) 肾炎:锅铲叶 50 g,扫把茶 20 g,大苦藤 20 g。水煎服,每日 1 剂,每日 3 次,1 次服 300 mL,6 日为 1 个疗程。

中医药用经验·味甘、微涩,性温。祛风除湿,活血止痛,养心安神。

附注·

(1) 同属植物月叶西番莲 *Passiflora altebilobata* 与本种功效相同。

(2) 以"锅铲叶"为名入药的尚有同属植物镰叶西番莲 *Passiflora wilsonii*,哈尼药名"Bazeil 把增、拔栽"。全草,味微苦,性温。舒筋活络,散瘀活血。用于风湿骨痛,跌打损伤,疟疾。以及圆叶西番莲 *Passiflora henryi*,哈尼药名"八则""爬期"。哈尼族以全株入药,治胃痛,月经不调,肺结核,支气管炎,痢疾,精神病,肾炎,膀胱炎,脱肛,疝气,脓疮溃疡。

398 红蒿枝

哈尼药名· Yeihaq haqniq 耶哈哈尼(元江)。

来源·为列当科马先蒿属聚花马先蒿 *Pedicularis confertiflora* 的全草。秋季采挖,洗净,晒干。

植物形态·一年生低矮草本。茎多少紫黑色。基生叶丛生,早枯;茎生叶对生,卵状长圆形,羽状全裂,裂片 5～7 对,具缺刻状锯齿。花对生或上部 4 枚轮生而较密,下部 1 轮有时疏远;苞片三角形,3～7 裂;萼膜质,常有红晕,钟形;花冠玫瑰色或紫红色,花冠筒较萼长 2 倍;上唇前端直角转折向前,下唇宽与盔近等长,基部有柄,端兜状。蒴果斜卵形,有凸尖,伸出于宿萼 1 倍;种子卵圆形,褐色,有明显的网脉。花期 7—9 月。

生境分布·分布于云南省西南部。生于海拔 2 700～4 420 m 的空旷多石的草地中。

哈尼族药用经验·息风镇惊,利尿通淋。

(1) 小儿惊风:红蒿枝 10 g。水煎服。

(2) 淋证:红蒿枝 30 g,松寄生 30 g,猪棕草 15 g。水煎服。

(3) 腰痛:红蒿枝 30 g。捣烂,炖肉吃。

附注·

(1) 哈尼族特色习用药物。

(2) 菊科杯菊属杯菊 *Cyathocline purpurea* 亦名"红蒿枝""小红蒿",哈尼药名"艾汉汉呢"(红河)。哈尼族以全草入药,与本品功效不同。味苦,性凉。清利湿热,解毒利咽,凉血止血。

399 凤尾参

哈尼药名· Jalli naqcil 加里那雌(元江)。

别名·追风箭,西南马先蒿,长喙马先蒿。

来源·为列当科马先蒿属拉氏马先蒿 *Pedicularis labordei* 的根、叶。秋季采挖,洗净,晒干。

植物形态·多年生草本。叶互生或亚对生,长圆形,具密生白色长毛的叶柄;叶片羽状深裂,背面毛较长,常有白色肤屑状或糠秕状物。花序近头状,苞片叶状;花萼前方裂至 1/2,脉密生长柔毛,萼齿 5,近相等或后方 1 枚较小,团扇状,有锯齿;花冠紫红色,上唇直向前膝状屈曲,背线平,额部高凸,额下具喙。蒴果狭卵形而斜,大部为宿萼所包,腹线几伸直,背线弓曲,两室不等,有向下的凸尖。花期 7～9 月。

生境分布·分布于云南省东部、西北部。生于海拔 2 800～3 500 m 的高山草地上。

哈尼族药用经验·驱风逐湿,益气安神。

(1) 感冒腹胀:凤尾参 15 g,石椒草 15 g。水煎服。

(2) 小儿惊风:凤尾参根 15 g,地胡椒 5～7 粒。水煎服。

(3) 风湿腰痛:凤尾参根 2～3 两。泡酒 500 mL,每次服 10 mL。

(4) 肾虚腰痛:凤尾参 30 g。炖肉吃。

(5) 脱肛,脱宫:凤尾参根 2～3 两。切碎装入猪大肠内煮吃。

(6)心慌心跳：凤尾参根100g。切碎放入猪小肠内，文火煮熟，汤药同服，3日1剂，连服10剂。

(7)水火烫伤：将凤尾参叶焙黄研末，敷于患处。

中医药用经验 · 味甘、微苦,性微温。补气血,强筋骨,健脾胃。

附注 · 同属植物亨氏马先蒿 *Pedicularis henryi*（羊肚参,互叶凤尾参）、长茎马先蒿 *Pedicularis longicaulis*（对叶凤尾参）、大王马先蒿 *Pedicularis rex*,在云南民间均可作"凤尾参"入药。

400 鸡脚参

哈尼药名 · Alhaq alkeq naqcil 啊哈啊克那雌；啊啥啊克那雌（元江）。

别名 · 鸡脚药。

来源 · 为列当科马先蒿属黑马先蒿 *Pedicularis nigra* 的根。夏秋采收,洗净晒干。

植物形态 · 多年生草本；茎、枝均钝四棱形,常带紫红色,密被长柔毛及混生的腺短柔毛。叶无柄,卵形,倒卵形或舌状。轮伞花序6花,彼此分离,排列成简单的总状花序；苞片小,卵圆形。花萼紫红色,宽管状,二唇形。花冠浅红至紫色,冠筒直,冠檐二唇形。雄蕊4,内藏。小坚果球形,浅褐色,具极小的突起。花期3—10月,果期6月以后。

生境分布 · 分布于云南省东部、南部。生于海拔1100～2300m的荒草坡中。

哈尼族药用经验 · 健肾壮腰,利水消肿。

(1)肾虚腰痛：鸡脚参30g。炖肉服。

(2)肾虚水肿：鸡脚参30g,葛根花15g。水煎服。

(3)淋症：鸡脚参30g。水煎服。

中医药用经验 · 味辛、甘,性平。祛风利尿,镇痛化积,接骨生肌。

401 水泽兰

哈尼药名 · Zeqlaq 责拉。

别名 · 干黄草,山黄鳝。

来源 · 为扯根菜科扯根菜属扯根菜 *Penthorum chinense* 的全草。秋后采收,洗净晒干或鲜用。

植物形态 · 多年生草本。叶互生,无柄或近无柄,披针形至狭披针形,边缘具细重锯齿。聚伞花序具多花；花序分枝与花梗均被褐色腺毛；苞片小,卵形至狭卵形；花小型,黄白色；萼片5,革质,三角形,无毛,单脉；无花瓣；雄蕊10；心皮5(～6),下部合生；子房5(～6)室,胚珠多数,花柱5(～6),较粗。蒴果红紫色；种子多数,卵状长圆形,表面具小丘状突起。花果期7—10月。

生境分布 · 分布于云南省丽江、砚山、麻栗坡等地。生于海拔90～2200m的林下、灌丛草甸及水边。

哈尼族药用经验 · 味苦、微辛,性微温,气香。行气通经,祛瘀止血,利尿消肿。

(1)水肿：水泽兰15g。水煎服,再用适量煎水外洗。

(2)月经不调：水泽兰15g,当归20g,丁香花10g。水煎服。

中医药用经验 · 味苦、微辛,性寒。归肝、肾经。利水除湿,活血散瘀,止血,解毒。

附注 · 无瘀血者慎用。孕妇忌用。

402 豆瓣绿

哈尼药名 · Laqsao saoqssaq 腊搔搔然；Geinaqziil 耿拿姿；客阶（红河）。

别名·岩筋草,豆瓣草,如意草,豆瓣鹿衔草,岩石瓣,豆瓣如意草,石上开花,石上瓦浆,四块瓦,岩花。

来源·为胡椒科草胡椒属豆瓣绿 *Peperomia tetraphylla* 的全草、根。全年可采,阴干备用。

植物形态·肉质、丛生草本;茎匍匐,下部节上生根,节间有粗纵棱。叶密集,大小近相等,4或3片轮生,带肉质,有透明腺点,干时变淡黄色,常有皱纹,略背卷,阔椭圆形或近圆形。穗状花序单生,顶生和腋生;总花梗被疏毛或近无毛,花序轴密被毛;苞片近圆形,有短柄,盾状;花药近椭圆形,花丝短;子房卵形,着生于花序轴的凹陷处,柱头顶生,近头状,被短柔毛。浆果近卵形。花期2—4月及9—12月。

生境分布·分布于云南省南部、东南部。生于海拔800~2900m的苔藓栎林、湿润处岩石表面、树杈上。

哈尼族药用经验·味淡,性微寒。清热解毒,舒筋活络。

(1)跌打肿痛,骨折:豆瓣绿鲜品捣敷或配方用。

(2)劳伤咳嗽:豆瓣绿15g。炖鸡蛋吃。

(3)脑神经衰弱,阳痿:豆瓣绿10g,菊花参10g,鹿衔草15g,地珍珠2g。水煎服或炖肉食用。

(4)本品还可治哮喘,胃痛,喉炎,口腔炎,乳腺炎,风湿性关节疼痛,痢疾,中暑,小儿疳积。

中医药用经验·味辛、苦,性微温。归肺、肝、脾经。舒筋活血,祛风除湿,化痰止咳。

403 紫苏

哈尼药名· Naoqnaoqnaoqnil 农农农尼、浓弄浓尼;Ssuqsiq 如湿;哈线噗哈。

别名·野苏,南苏,白苏,野藿麻。

来源·为唇形科紫苏属紫苏 *Perilla frutescens* var. *frutescens* 的全株、叶、果实。9月上旬花序将长出时,割下全株,倒挂通风处阴干备用。夏季枝叶茂盛时采收,除去杂质,晒干。秋季果实成熟时采收,除去杂质,晒干。

植物形态·一年生、直立草本。茎绿色或紫色,钝四棱形,具四槽,密被长柔毛。叶阔卵形或圆形,边缘在基部以上有粗锯齿,膜质或草质,两面绿色或紫色,或仅下面紫色。轮伞花序2花,组成密被长柔毛、偏向一侧的顶生及腋生总状花序;花冠白色至紫红色,冠筒短,喉部斜钟形,冠檐近二唇形。雄蕊4,花药2室。小坚果近球形,灰褐色,具网纹。花期8—11月,果期8—12月。

生境分布·云南省各地均有栽培。

哈尼族药用经验·抗菌消炎,解表。

(1)风寒感冒,恶寒,头痛,喷嚏:紫苏15g,金柴胡15g,细升麻10g,柴桂皮15g,四块瓦10g。水煎服,每日1剂,每日3次。

(2)发热恶寒,头痛身痛,鼻塞流涕,咽痛,咳嗽:①紫苏15g,藿香15g,桉叶10g。水煎服,每日1剂,每日3次。②紫苏10g,野菊花6g,木姜子6g,理肺散12g。水煎服,每日1剂,每日3次。

(3)麻疹初起疹出不透者:①紫苏25g,荆芥25g,芫荽10g,香椿树皮10g。鲜品水煎服,每日1剂,每日3次。②紫苏5g,四块瓦3g,桑叶3g,细叶紫珠5g,地板藤6g。水煎服,每日1剂,每日3次。

(4)流行性脑脊髓膜炎初起以发热,恶寒,头痛为主者:紫苏10g,贯众10g,荆芥10g,苦楝皮10g。水煎服,每日1剂,分3次服。

(5)本品全株还可治产妇发热,肺结核。

中医药用经验·全株:味辛,性温。散寒解表,理气宽中。叶:味辛,性温。归脾经。解表散寒,行气和胃。果实:味辛,性温。归肺经。降气消痰,平喘,润肠。

附注·

（1）温病及气弱者忌服本品的叶。气虚久嗽、阴虚喘逆、脾虚便滑者皆不可用本品的种子。

（2）嫩叶可入菜食用。

404 黑骨头

哈尼药名· Sakyul 沙亏。

别名· 飞仙藤，化血丹，石杨柳，还阳草，青蛇胆，小软筋藤，达风藤，黑骨藤，鸡骨头，西南杠柳。

来源· 为夹竹桃科杠柳属黑龙骨 *Periploca forrestii* 的全株。秋、冬采集，洗净切片，晒干。

植物形态· 藤状灌木，具乳汁，多分枝，全株无毛。单叶对生，叶革质，披针形。聚伞花序腋生，着花 1～3 朵；花序梗和花梗柔细；花小，黄绿色；花萼裂片卵圆形或近圆形；花冠近辐状 5 裂；裂片长圆形。副花冠钻状，基部与花冠基合生。雄蕊 5 枚，花药淡黄色，长卵形；子房由 2 个分离心皮组成。蓇葖双生，长圆柱形；种子长圆形，扁平，顶端具白色绢质种毛。花期 3—4 月，果期 6—7 月。

生境分布· 分布于云南省中南部地区。生于海拔 2 000 m 以下的山地疏林向阳处、阴湿的杂木林下、灌木丛中。

哈尼族药用经验· 味苦、辛，性温。舒筋活络，消肿止痛，止血通乳，壮阳，延年益寿。

（1）跌打损伤，风湿，月经不调，产后流血过多，腹痛：黑骨头 9 g。水煎服或配方用。

（2）产后缺乳：黑骨头鲜根 15～30 g。炖肉吃。

（3）外伤出血：黑骨头根皮研末外敷。

（4）肾盂肾炎：黑骨头 9 g，四楞通 15 g，红苦刺花根 15 g，水石榴 20 g，水煎服。

（5）阳痿，遗精，早泄：黑骨头 15 g，淫羊藿 18 g，枸杞 18 g。泡酒服。

（6）疮毒红肿，乳腺炎，口腔炎：黑骨头鲜品外敷或舂碎口含。

（7）跌打损伤，瘀血肿痛，风湿性关节疼痛：黑骨头叶、当归叶、杜仲叶各等量。取鲜品捣碎，加入少许白酒拌匀外敷患处。

中医药用经验· 味甘、辛，性温，有小毒。祛风除湿，活血消痈。

附注·

（1）《云南中草药》："肝炎，消化道溃疡患者忌服。一日量不宜超过三钱，服过量出现抽搐，甚至死亡。"

（2）同属植物青蛇藤 *Periploca calophylla* 亦作"黑骨头"用，与本品功效相似。

405 观音草

哈尼药名· 活尼阿爬、活泥阿爬。

别名· 山蓝，红丝线，丝线草，染色九头狮子草。

来源· 为爵床科观音草属观音草 *Peristrophe bivalvis* 的全草。夏、秋季采收，鲜用或晒干。

植物形态· 多年生直立草本；枝交互对生。叶卵形或有时披针状卵形，纸质，干时黑紫色。聚伞花序，由 2 或 3 个头状花序组成，腋生或顶生；总苞片 2～4 枚，阔卵形，卵形或椭圆形，不等大，干时黑紫色或稍透明；花萼小，裂片披针形；花冠粉红色，冠管直，喉部稍内弯，上唇阔卵状椭圆形，顶端微缺，下唇长圆形，浅 3 裂。蒴果。花期冬春。

生境分布· 分布于云南省镇康、屏边、河口、文山、砚山、西畴、麻栗坡、勐海、勐腊、巍山等地。生于海拔 500～1 000 m 林下。

哈尼族药用经验· 观音草全草治尿道出血，贫血，膀胱炎，肠炎，产后腹痛，痛经。

中医药用经验· 味苦、辛，性寒。清热解毒，凉血息风,散瘀消肿。

附注·

(1)孕妇忌服。

(2)哈尼族特色习用药物。

406 黄皮树

哈尼药名·其尼。

别名·黄柏皮,黄檗。

来源·为芸香科黄檗属川黄檗 *Phellodendron chinense* var. *chinense* 的根、叶。四季可采,晒干备用。

植物形态·乔木。成年树有厚、纵裂的木栓层,内皮黄色。叶轴及叶柄粗壮,通常密被褐锈色或棕色柔毛;小叶 7～15 片,小叶纸质,长圆状披针形或卵状椭圆形,两侧通常略不对称。花序顶生,花通常密集,花序轴粗壮,密被短柔毛。果多数密集成团,果的顶部略狭窄的椭圆形或近圆球形,蓝黑色;种子 5～8,一端微尖,有细网纹。花期 5～6 月,果期 9～11 月。

生境分布·分布于云南省镇雄、维西、大理等地。生于海拔 900 m 以上的杂木林中。

哈尼族药用经验·黄皮树根、叶治肾水肿,皮肤过敏,风湿疼痛。

中医药用经验·味苦,性寒。归肾、膀胱经。清热燥湿,泻火除蒸,解毒疗疮。

附注·

(1)脾虚泄泻,胃弱食少者忌服。

(2)哈尼族特色习用药物。

(3)本品的树皮习称"川黄柏",同属植物川黄檗 *Phellodendron chinense* 的树皮习称"关黄柏"。

407 石仙桃

哈尼药名· Dalmol siqluvq 达莫席卢。

别名·石果,石头果,果上叶,石橄榄,石上莲,圆柱石仙桃。

来源·为兰科石仙桃属石仙桃 *Pholidota chinensis* 的全草、假鳞茎。全年可采,切段,鲜用或晒干备用。

植物形态·多年生附生草本。根状茎匍匐,具较密的节和较多的根;假鳞茎狭卵状长圆形,大小变化甚大,基部收狭成柄状。叶 2 枚,生于假鳞茎顶端,倒卵状椭圆形、倒披针状椭圆形至近长圆形。花葶生于幼嫩假鳞茎顶端,发出时其基部连同幼叶均为鞘所包;总状花序常多少外弯,具数朵至 20 余朵花;花白色或带浅黄色;花瓣披针形,背面略有龙骨状突起。蒴果倒卵状椭圆形,3 个棱上有狭翅。花期 4—5 月,果期 9 月至翌年 1 月。

生境分布·分布于云南省西北部至东南部。生于海拔在 1 500 m 以下,少数可达 2 500 m 的林中或林缘树上,岩壁上或岩石上。

哈尼族药用经验·味甘、微涩,性凉。清热养阴,润肺止咳。

(1)慢性骨髓炎:石仙桃适量。捣烂外敷。

(2)肺热咳嗽,肺炎:石仙桃 15 g,鱼腥草 10 g,黄芩 10 g。水煎服。

(3)跌打损伤,骨折:石仙桃鲜品配血满草外敷,并煎水内服。

(4)本品还可治咳血,肝炎,哮喘,牙痛。

中医药用经验·味甘、微苦,性凉。归肺、肾经。养阴润肺,清热解毒,利湿,消瘀。

附注·

(1)同属植物云南石仙桃 *Pholidota yunnanensis*、节茎石仙桃 *Pholidota articulata*、宿苞石仙桃 *Pholidota imbricata* 及细叶石仙桃 *Pholidota cantonensis*,亦可作"石仙桃"入药,功效相同。

(2)石仙桃会被混为石斛入药,称"叶上

果",其与石斛化学成分、功效各异,应严格区分以确保临床用药安全有效。

408 芦根

哈尼药名 · Altovq 阿朵。

别名 · 芦苇草,芦柴秆,芦竹。

来源 · 为禾本科芦苇属芦苇 *Phragmites australis* 的根茎。全年均可采挖,除去芽、须根及膜状叶,鲜用或晒干。

植物形态 · 多年生草本,根状茎十分发达。秆具 20 多节。叶鞘下部者短于而上部者,长于其节间;叶舌边缘密生一圈短纤毛;叶片披针状线形,顶端长渐尖成丝形。圆锥花序大型,分枝多数,着生稠密下垂的小穗;小穗含 4 花;颖具 3 脉,第二外稃与无毛的小穗轴相连接处具明显关节,成熟后易自关节上脱落;雄蕊 3,花药黄色;颖果。花期 9—10 月。

生境分布 · 分布于云南省各地。生于海拔 1150 m 的江河湖泽、池塘沟渠沿岸、低湿地。

哈尼族药用经验 · 味甘,性寒。清肺胃热,生津止咳,止呕除烦。

(1) 高热烦渴,饮食不振:芦根 10～25 g,台乌 15～20 g。水煎服,每日 1 剂,分 3 次服。

(2) 发热,口干口渴:芦根 20 g,鸭跖草 20 g,天花粉 15 g,淡竹叶 10 g。水煎服,每日 1 剂,每日 3 次。

(3) 发热,出汗,口干口渴,咽喉疼痛:芦根 20 g,九里光 20 g,夏枯草 15 g,龙胆草 15 g,三桠苦 10 g。水煎服,每日 1 剂,每日 3 次。

(4) 风热感冒,发热,头痛,咽喉疼痛,咳嗽:芦根 20 g,四块瓦 10 g,杏仁 15 g,薄荷 10 g,桑叶 15 g,大树甘草 15 g。水煎服,每日 1 剂,每日 3 次。

(5) 感冒:芦根 50 g,竹叶 10 g,冬瓜仁 30 g,大米 100 g。先将前 3 味入锅加水浓煎,

滤渣取汁,加入洗净的大米煮粥服食,每日 2 次,连服 3 日。

(6) 本品根茎还可治鼻出血,肺脓疡,气管炎。

中医药用经验 · 味甘,性寒。归肺、胃经。清热生津,除烦,止呕,利尿。

附注 · 脾胃虚寒者忌服。

409 滇橄榄

哈尼药名 · Joqqaqbaqleil 觉恰巴勒、觉卡芭乐;Baolcansiqqaq 波仓习卡;七察哀喜;百咪、白蜜(普洱)。

别名 · 橄榄,望果,庵摩勒。

来源 · 为叶下珠科叶下珠属余甘子 *Phyllanthus emblica* 的果实、根、树皮、茎叶。冬季至次春果实成熟时采收,除去杂质,干燥。根、树皮全年均可采收,洗净,晒干或鲜用。茎枝冬季采收,鲜用或晒干备用。

植物形态 · 乔木;枝被黄褐色短柔毛。单叶互生,几无柄,密生于纤弱小枝上,成明显的 2 列,似羽状复叶,干后带红色或淡褐色;托叶三角形,褐红色,边缘有睫毛。春季开黄色小花,具短柄,雌雄同株,簇生于叶腋内。蒴果呈核果状,外果皮肉质,熟时淡黄色,半透明状,可食,味先酸涩后微甜;内果皮硬壳质;种子略带红色。花期 4—6 月,果期 7—9 月。

生境分布 · 分布于除云南省西北部、东北部以外的地区。生于海拔 200～2 300 m 的山地疏林、灌丛、荒地、山沟向阳处。

哈尼族药用经验 · 果实,茎叶:味酸、涩、微甘,性凉。生津止渴,消积化滞,润肺止咳。根及皮:清热解毒。

(1) 口渴,咽喉疼痛,坏血病,腹痛:滇橄榄鲜品 10～30 枚。生嚼食或水煎服。

(2) 食积呕吐,酒积滞:滇橄榄鲜品 10～

15 枚。生嚼食。

(3)感冒发热：滇橄榄茎叶 15 g。水煎服。

(4)急慢性肠炎：滇橄榄果实、叶、树皮或根 15～20 g，蝉翼藤 15～25 g，钩藤 15～25 g，飞龙掌血 15～25 g，山芝麻 15～25 g。水煎服，每日 1 剂，分 3 次服。

(5)急性肠炎之腹痛腹泻，大便水样：滇橄榄树皮 20 g，通血香 20 g，大蒜 15 g。用鲜品，水煎服，每日 1 剂，每日 3 次。

(6)急性支气管炎，咳嗽，痰多：滇橄榄果实、叶、树皮或根 15 g，紫苏 10 g，荆芥 10 g，竹茹 10 g，川贝母 10 g。用米汤沫子作引子，水煎服，每日 1 剂，每日 3 次。

(7)带状疱疹，水痘：滇橄榄适量。取鲜果捣碎取汁外擦患处，每日 3 次。

(8)内外伤出血：滇橄榄皮 500 g。水煎，外洗，每日 1 剂。用于外伤清洗。

(9)烧伤，烫伤：滇橄榄树皮、水冬瓜皮、杨梅树皮各适量。水煎过滤，冷后用毛巾包患处退热。

(10)眼睛红肿：滇橄榄果数个，木荷树尖数个，舂细滤汁滴眼。每日 3～4 次，3 日为 1 个疗程。

(11)口腔炎：滇橄榄 20 g。生嚼，也可捣汁含服。

中医药用经验·果实：味甘、酸、涩，性凉。归肺、胃经。清热凉血，消食健胃，生津止咳。根：味甘、微苦，性凉。归肝、脾经。收敛，消炎，降压。树皮：味微涩，性凉。归肺、脾经。清火解毒，化痰止咳，涩肠止泻，敛疮生肌，除风止痒。茎叶：味甘、微苦，性凉。归心、肝、大肠经。清热解毒，利湿消肿。

附注·

(1)果实可直接食用，或用白糖、食盐腌渍后食用，脾胃虚寒者慎服。

(2)孕妇忌服本品的树皮。

410 叶下珠

哈尼药名· Siqqaq qaqssaq 席恰恰然、习洽洽冉(普洱)；席哈哈然。

别名·叶下花，珍珠草，日开夜闭，月下珠。

来源·为叶下珠科叶下珠属珠子草 *Phyllanthus niruri* 的全草。夏秋采收，切碎，晒干备用。

植物形态·一年生草本；茎略带褐红色。单叶互生，排成二列，纸质，长椭圆形，基部偏斜；托叶披针形，膜质透明。通常 1 朵雄花和 1 朵雌花双生于每一叶腋内，有时只有 1 朵雌花腋生；雄花萼片 5，倒卵形或宽卵形；雄蕊 3，花粉粒长球形；雌花萼片 5，宽椭圆形或倒卵形，子房圆球形，3 室。蒴果扁球状，褐红色，成熟后开裂为 3 个 2 裂的分果片，轴柱及萼片宿存；种子有小颗粒状排成的纵条纹。花果期 1—10 月。

生境分布·分布于云南省金平、红河、西双版纳等地。生于海拔约 300 m 的草坡。

哈尼族药用经验·味微苦、甘，性微寒。清肝明目，消疳止痢。

(1)夜盲，小儿疳积：叶下珠 15～30 g。水煎服，或同猪肝蒸服。

(2)红白痢疾：叶下珠 15 g，茜草 15 g，大黄藤 10 g。水煎服。

(3)毒蛇咬伤：叶下珠鲜品配苦地胆。捣烂外敷。

(4)肝炎(乙型肝炎)：叶下珠 15 g，染饭花 10 g，龙胆草 15 g。水煎服。

中医药用经验·味苦，性寒。归肝、脾、膀胱经。清热解毒，利湿通淋。

附注·同属植物叶下珠 *Phyllanthus urinaria* 哈尼药名亦为"习洽洽冉"，与本品功效相同。

症治疗。

411 商陆

哈尼药名· Hhoqyol yolma 阿约约玛、阿越越玛;Hangbol 砍波、坎波。

别名·见肿消,假红参,大苦菜,山萝卜,野萝卜,萝卜参,大萝卜。

来源·为商陆科商陆属商陆 *Phytolacca acinosa* 的根。秋季至次春采挖,除去须根及泥沙,切成块或片,晒干或阴干。

植物形态·多年生草本,全株无毛。根肥大,肉质。茎肉质,绿色或红紫色。叶片薄纸质,椭圆形、长椭圆形或披针状椭圆形,两面散生细小白色斑点(针晶体)。总状花序顶生或与叶对生,圆柱状,密生多花;花两性,花被片 5,白色、黄绿色,椭圆形、卵形或长圆形,花后常反折;雄蕊 8~10,心皮 5~8 分离。果序直立;浆果扁球形熟时黑色;种子肾形,黑色,具 3 棱。花期 5—8 月,果期 6—10 月。

生境分布·分布于云南省各地。生于海拔 500~3 400 m 的沟谷、山坡林下、林缘路旁。也栽植于房前屋后及园地中,多生于湿润肥沃地,喜生垃圾堆上。

哈尼族药用经验·味苦,性寒,有毒。消肿散结,泻下利水。

(1)水肿,小便不通:商陆 5 g。炖猪肉服。

(2)疮疡肿毒:商陆捣敷。

中医药用经验·味苦,性寒,有毒。归肺、脾、肾、大肠经。逐水消肿,通利二便,解毒散结。

附注·

(1)有毒,脾虚水肿及孕妇忌服。

(2)同属植物垂序商陆 *Phytolacca americana* 亦作"商陆"入药,与本品功效相同。

(3)本品嫩茎叶可入菜。有误认本品有补益作用,取名"土人参"采集,过量服用导致中毒的情况。中毒严重者,尽快催吐,并采取对

412 冷水花

哈尼药名· Hhavqzal alpavq 岩渣阿爸。

别名·水麻叶,土甘草,甜草。

来源·为荨麻科荨麻属冷水花 *Pilea notata* 的全草。夏、秋季采收,鲜用或晒干。

植物形态·多年生草本,具匍匐茎。茎肉质,中部稍膨大。叶纸质,同对的近等大,狭卵形、卵状披针形或卵形,边缘自下部至先端有浅锯齿。花雌雄异株;雄花序聚伞总状,团伞花簇疏生于花枝上;雌聚伞花序较短而密集。雄花花被片绿黄色,4 深裂,卵状长圆形;雄蕊 4,花药白色或带粉红色,花丝与药隔红色;退化雌蕊小,圆锥状。瘦果小,有明显刺状小疣点突起;为宿存的萼片包被。花期 6—9 月,果期 9—11 月。

生境分布·分布于云南省会泽、巧家、红河、玉溪、普洱、临沧等地。生于海拔 300~1 500 m 的山谷、溪旁、林下阴湿处。

哈尼族药用经验·味淡、微苦,性凉,无毒。利湿,清热,退黄。

(1)黄疸,周身发黄,肺痨:冷水花 30 g。水煎服。

(2)尿路感染:冷水花 20 g,水石榴 15 g。水煎服。

中医药用经验·味淡、微苦,性凉。清热利湿,退黄,消肿散结,健脾和胃。

附注·

(1)孕妇忌服。

(2)同属植物花叶冷水花 *Pilea cadierei*,哈尼药名"早老奇"(普洱),与本品功效相似,全株入药,清热解毒,利尿。

413 小一枝箭

哈尼药名· Jollyuhop seqi 胶铝合手起;Mu-qqilpavqpeiv 木期八本;交吕纳起。

别名·白头翁,毛丁白头翁,毛大丁草,假火草,兔耳风,金边兔耳,山坡草,伞状根。

来源· 为菊科兔耳一枝箭属兔耳一枝箭 *Piloselloides hirsuta* 的全草。夏秋采收,切碎,鲜用或晒干备用。

植物形态·多年生被毛草本。根状茎短,为残存的叶柄所围裹,须根多。叶基生,莲座状,纸质,倒卵形、倒卵状长圆形或长圆形,下面密被白色蛛丝状绵毛,边缘有灰锈色睫毛。花葶单生或有时数个丛生,头状花序单生于花葶之顶;总苞片2层,线形或线状披针形;花托蜂窝状。雌花2层,外层花冠舌状;内层花冠管状二唇形。中央两性花多数。瘦果纺锤形,具6纵棱,被白色细刚毛,冠毛橙红色或淡褐色。花期2—5月及8—12月。

生境分布·分布于云南省南部、东南部。生于海拔900～2 400 m 疏林、草地、荒坡等。

哈尼族药用经验·味苦、辛,性平。宣肺止咳,清热解毒,利尿。

(1)红白痢疾:小一枝箭9 g,马尾黄连9 g,黄泡根6 g。水煎服。

(2)肺炎,支气管炎:小一枝箭30 g。水煎服。

(3)肠炎腹泻:小一枝箭15 g,辣蓼10 g,大黄藤10 g。水煎服。

(4)疮疖肿痛,乳腺炎:小一枝箭15～30 g,水煎服。或外用鲜叶捣敷。

(5)风湿跌打:小一枝箭5 g,真金草5 g,龙胆草5 g,十大功劳4 g。共研粉泡酒内服或调酒包敷患部。

(6)本品还可治小儿疳积,麻疹,感冒发热,咳嗽痰黄。

中医药用经验·味辛、苦,性凉。归肺、大肠、肝经。宣肺止咳,清热利湿,活血止带。

附注·同属植物白头翁 *Pulsatilla chinensis*,与本品功效不同。味苦,性寒。归胃、大肠经。清热解毒,凉血止痢。用于热毒血痢,阴痒带下。

414 羊膻臭

哈尼药名· Ciqmu munu 哧母母奴(元江)。

别名·草叶茴芹。

来源·为伞形科茴芹属革叶茴芹 *Pimpinella coriacea* 的根。夏、秋间采收,洗净,晒干。

植物形态·多年生草本。基生叶和茎中、下部叶有柄;叶片近革质,不分裂,心形叶缘有锯齿,齿端增厚成软骨质状。总苞片1～2,线形;伞辐8～20;小总苞片1～3,线形;小伞形花序有花15～25;无萼齿;花瓣卵圆形,白色,基部楔形,顶端凹陷,有内折小舌片。果实卵球形,基部心形;每棱槽内有油管1～3,合生面油管2～4。花果期5—10月。

生境分布·分布于云南省西北部、西南部及南部。生于海拔950～3 200 m 的沟边、林下。

哈尼族药用经验·温中,散寒,截疟,引产。

(1)胃寒腹痛:羊膻臭20 g,重楼10 g,马蹄香10 g。共研末,每次1 g,开水冲服。

(2)慢性胃炎,消化道溃疡:羊膻臭根20 g,重楼10 g,马蹄香10 g。研细末,每日3次,每次1 g,开水冲服。

(3)疟疾:羊膻臭15 g。水煎服。

(4)本品外用作早期引产。

中医药用经验·味辛,性微温。温中散寒,祛风除湿,活血调经。

附注·

(1)有小毒。

（2）哈尼族特色习用药物。

品种）。

415 狗爪半夏

哈尼药名 · Xetaoq xe' qil 小桃小期；哎呀白溪（普洱）。

别名 · 掌叶半夏，虎掌南星。

来源 · 为天南星科半夏属虎掌 *Pinellia pedatisecta* 的块茎。秋季白露前后采挖，去净须根，撞去外皮，晒干，制用。

植物形态 · 多年生草本。块茎肉质，四旁常生若干小球茎。叶 1～3 或更多，叶柄具鞘；叶片鸟足状分裂。花序柄直立。佛焰苞淡绿色，管部长圆形；檐部长披针形，锐尖。肉穗花序，附属器黄绿色，细线形，直立或略呈"S"形弯曲。浆果卵圆形，绿色至黄白色，藏于宿存的佛焰苞管部内，易脱落布地，当年发芽长出新株。花期 6—7 月，果 9—11 月成熟。

生境分布 · 分布于云南省红河、玉溪、临沧、普洱、西双版纳州等地。生于海拔 1 000 m 以下的林下、山谷、河谷阴湿处。

哈尼族药用经验 · 味辛，性温，有毒。散结祛瘀，祛痰。

（1）无名肿毒：狗爪半夏用竹片刮取，外敷。

（2）咳嗽痰多：狗爪半夏 10 g（姜汁、甘草汁浸泡），配制南星 10 g，陈皮 8 g。水煎服。

中医药用经验 · 味苦、辛，性温，有小毒。归肺、肝、脾经。燥湿化痰，祛风止痉，散结消肿。

附注 ·

（1）有毒，内服须经炮制，炮制方法同天南星，见"天南星"词条。

（2）阴虚燥咳，热极、血虚动风者禁服，孕妇慎用。

（3）本品是"天南星"的基原植物之一，是半夏的伪品（但在某些地区亦是半夏的习用

416 半夏

哈尼药名 · Hhaqzeil jamoq 阿责夹莫。

别名 · 地珠半夏，麻芋果，麻玉果，狗玉米，三步跳，三叶老，燕子尾。

来源 · 为天南星科半夏属半夏 *Pinellia ternata* 的块茎。夏、秋二季采挖，洗净，除去外皮和须根，晒干。

植物形态 · 多年生草本。块茎圆球形。叶柄基部具鞘，鞘内、鞘部以上或叶片基部（叶柄顶头）有珠芽；老株叶片 3 全裂，长圆状椭圆形或披针形。佛焰苞绿色或绿白色；檐部长圆形，绿色，有时边缘青紫色，钝或锐尖。肉穗花序基部一侧与佛焰苞贴生，上生雄花，下生雌花，附属器绿色变青紫色，直立，有时"S"形弯曲。浆果卵圆形，黄绿色，熟时红色。花期 5—7 月，果 8 月成熟。

生境分布 · 分布于云南省大部分地区。生于海拔 2 500 m 以下的草坡、荒地、玉米地、田边、疏林下。

哈尼族药用经验 · 味辛，性温，有毒。燥湿化痰，降逆止呕。

（1）顽癣，疗毒恶疮，无名肿毒：生半夏 9 g，斑蝥 5 g。共研细末，用蛋黄油或凡士林调匀外敷。

（2）痈疮肿毒：半夏鲜品适量。捣烂外敷。

（3）慢性支气管炎：半夏 9 g，贝母 10 g，百合 10 g，苏叶 8 g，桔梗 10 g。水煎服。

（4）咳嗽痰多：半夏 9 g，南星 10 g，陈皮 8 g。水煎服。

（5）本品还可治妊娠呕吐，急性胃炎，胸闷。

中医药用经验 · 味辛，性温，有毒。归脾、胃、

肺经。燥湿化痰,降逆止呕,消痞散结。

附注·

(1)有毒,不宜与川乌、制川乌、草乌、制草乌、附子同用。

(2)阴虚燥咳、津伤口渴、血证及燥痰者禁服,孕妇慎服。

(3)炮制方法。①法半夏:取半夏,大小分开,用水浸泡至内无干心,取出;另取甘草适量,加水煎煮 2 次,合并煎液,倒入用适量水制成的石灰液中,搅匀,加入上述已浸透的半夏,浸泡,每日搅拌 1~2 次,并保持浸液 pH 12 以上,至剖面黄色均匀,口尝微有麻舌感时,取出,洗净,阴干或烘干,即得。每 100 kg 净半夏,用甘草 15 kg,生石灰 10 kg。②姜半夏:取净半夏,大小分开,用水浸泡至内无干心时,取出;另取生姜切片煎汤,加白矾与半夏共煮透,取出,晾干,或晾至半干,干燥;或切薄片,干燥。每 100 kg 净半夏,用生姜 25 kg、白矾 12.5 kg。③清半夏:取净半夏,大小分开,用 8%白矾溶液浸泡至内无干心,口尝微有麻舌感,取出,洗净,切厚片,干燥。每 100 kg 半夏用白矾 20 kg。

417 松树

哈尼药名· Taoqsuq alpavq 陶苏阿巴、陶苏啊巴。

别名·青松,飞松,长毛松。

来源·为松科松属云南松 *Pinus yunnanensis* var. *yunnanensis* 的树干、松节、叶、嫩叶(松尖)。叶全年可采,阴干备用。以腊月采集者效最佳。

植物形态·乔木,树皮褐灰色,深纵裂,裂片厚或裂成不规则的鳞状块片脱落;冬芽圆锥状卵圆形,芽鳞披针形,边缘有白色丝状毛齿。针叶通常 3 针一束,稀 2 针一束,常在枝上宿存三年。雄球花圆柱状,生于新枝下部的苞腋内,聚集成穗状。球果成熟前绿色,熟时褐色或栗褐色,果鳞长圆形,鳞背稍隆起,鳞脐微凹。种子褐色,近卵圆形或倒卵形。花期 4—5 月,球果第二年 10 月成熟。

生境分布·分布于云南省各地。生于海拔 1 000 m 以上的山地,以金沙江中游、南盘江中下游及沅江上游分布最为密集。

哈尼族药用经验·松叶:味苦,性温。祛风燥湿,杀虫,止痒。树干、松节:味苦,性温。祛风除湿,活络止痛。

(1)阴囊湿痒:松毛针适量。煎汤频洗。

(2)感冒,咳嗽,咽喉疼痛:①松尖 30 g,橄榄 15 g。水煎服,红糖为引,每日 1 剂,每日 3 次。②松尖 15 g,桉树叶 15 g。水煎服,红糖为引,每日 1 剂,每日 3 次。

(3)跌打损伤,腰肌劳损,风湿性关节炎:松树尖 30 g,细黑心 10 g,胡椒 5 粒。共研粉,每次 1 g 酒送服,每日 2~3 次。

(4)骨折:鲜松尖适量。捣细,蒸熟,以糯米糊调敷,3 日一换。

(5)闭合性骨折瘀血肿痛,跌打损伤:松香、血竭、乳香、没药、煅自然铜各等量。上方各药,研成细末,加入适量捣碎的乌骨鸡肉、紫米、白酒,用沸水调和后外敷患处,每日换药 1 次。

(6)风湿性关节痛:鲜松节 12 g。水煎服。

(7)白带:干松节 12 g。水煎服。

(8)高血压病:松树明子 15 g,木通 15 g。水煎服,每日 1 剂,每日 3 次。

中医药用经验·叶:味苦,性温。归心、脾经。祛风活血,明目,安神,解毒,止痒。松节:味苦、辛,性温。归肝、肾经。祛风除湿,通络止痛。

附注·

(1)阴虚血燥者慎服松节。

（2）以"Taoqsuq alpavq 陶苏阿巴"为名入药的尚有同属植物普洱松 *Pinus kesiya*（哈尼药名"阿达阿波"）、马尾松 *Pinus massoniana*、华山松 *Pinus armandii* 等，与本品功效相似。

418 芦子

哈尼药名 · Sevcil 收期；阿波守嗤嗤然（红河）。

别名 · 蒟酱，青蒌，大芦子，芦子疙瘩。

来源 · 为胡椒科胡椒属蒌叶 *Piper betle* 的茎、叶、根、全草。夏秋采收，阴干备用。

植物形态 · 攀援藤本；节上生根。叶纸质至近革质，网状脉明显；叶柄被极细的粉状短柔毛。花单性，雌雄异株，聚集成与叶对生的穗状花序，花小，绿色。雄花序苞片圆形或近圆形；雄蕊2，花药2裂。雌花序常于果期延长，花序轴密被毛；子房下部嵌生于肉质花序轴中并与其合生。浆果顶端稍凸，有绒毛，下部与花序轴合生成一柱状、肉质、带红色的果穗。花期5—7月。

生境分布 · 分布于云南省南部、东南部。生于海拔600～900 m的常绿阔叶林下、灌木丛中。

哈尼族药用经验 · 味辛，性微温。温中行气，止痛。

（1）霍乱：芦子茎、全草15～20 g，三台红花根15～20 g，大将军根适量。用火烧熟，剥去根皮，水煎服，每日1剂，分3次服。

（2）风湿骨痛，感冒，胃痛：芦子茎、全草4～6 g。水煎服或切成细末嚼服。

（3）月经不调，痛经，产后腹痛：芦子茎、全草6 g，四块瓦6 g。水煎服。

（4）风火牙痛：芦子茎、全草少许。咬于痛牙处。

（5）乳腺炎：芦子茎、全草6～9 g。水煎服。

（6）风湿麻木，四肢关节肌肉疼痛：芦子茎、全草20 g，鸡屎藤30 g，鸡肝散20 g，水芹菜30 g。用鲜品捣碎外敷患处，或煎水熏洗患处，每日1次。

（7）跌打损伤瘀肿，骨质增生所致的关节疼痛：芦子叶15 g，重楼10 g，麻疙瘩叶10 g。上方研为细末，先在患部涂上药酒（草乌10 g，狗闹花20 g，以白酒浸泡半月而成），遂将药粉用开水调和后外敷，隔日换药1次。

中医药用经验 · 味辛，性微温。温中行气，止痛，祛风散寒，行气化痰，消肿止痒。

附注 ·

（1）同属植物苎叶蒟 *Piper boehmeriifolium*，别名"荨麻叶胡椒""大麻疙瘩"，也作"芦子"用，与本品功效类似。

（2）同属植物小叶爬崖香 *Piper sintenense*（哈尼药名"阿可噜区"），别名"小叶蒌"。藤，茎治胃痛，腹胀，消化不良。

419 荜茇

哈尼药名 · Biqbuvg 毕布（普洱）；厌见。

别名 · 荜拨，野毕拨，鼠尾（未成熟果穗）。

来源 · 为胡椒科胡椒属荜拔 *Piper longum* 的果穗。果穗由绿变黑时采收，除去杂质，晒干。

植物形态 · 攀援藤本；枝有粗纵棱和沟槽。叶纸质，有密细腺点，下部的卵圆形或几为肾形，向上渐次为卵形至卵状长圆形。花单性，雌雄异株，聚集成与叶对生的穗状花序。雄花序苞片近圆形，盾状；雄蕊2，花丝极短；雌花序苞片小；子房卵形，柱头3。浆果下部嵌生于花序轴中并与其合生，上部圆，顶端有脐状凸起，无毛。花期7—10月。

生境分布 · 分布于云南省孟连、西畴、河口、麻栗坡、勐腊、瑞丽等地。生于海拔约580 m的疏荫杂木林中。

哈尼族药用经验·

（1）胃痛，气胀，消化不良：荜茇1.5～3g。研粉，冲服。

（2）慢性胃炎所致的胃脘疼痛：荜茇10g，丁香10g，木香10g，草果10g，香樟子10g，土木香10g，地蜂子10g。水煎服，每日1剂，每日3次。

（3）本品还可解热，助消化，治腹泻，水肿。

中医药用经验·味辛，性热。归胃、大肠经。温中散寒，下气止痛。

附注·

（1）实热郁火、阴虚火旺者忌服。

（2）同属植物风藤 *Piper kadsura* 哈尼药名亦为"毕布"，别名"海风藤"。与本品功效类似，果穗入药，治胃寒疼痛，消化不良，气胀，腹泻，解热，水肿，助消化。

420 胡椒

哈尼药名· Hhoqsol 俄索。

别名·浮椒，玉椒。

来源·为胡椒科胡椒属胡椒 *Piper nigrum* 的近成熟或成熟果实。秋末至次春果实呈暗绿色时采收，晒干，为黑胡椒；果实变红时采收，用水浸渍数日，擦去果肉，晒干，为白胡椒。

植物形态·木质攀援藤本；节显著膨大，常生小根。叶互生，近革质，阔卵形至卵状长圆形，稀有近圆形。花杂性，雌雄同株；花序与叶对生，短于叶或与叶等长；总花梗与叶柄近等长，无毛；苞片匙状长圆形，呈浅杯状；果穗圆柱状，幼时绿色，熟时红黄色。浆果球形，无柄，成熟时红色，未成熟时干后变黑色。种子小。花期6—10月。

生境分布·分布于云南省南部、东南部。生于热带荫蔽的林下，多栽培。

哈尼族药用经验·味辛，性热。温中，下气，消瘀，解毒。

（1）五脏风冷，冷气心腹痛，吐清水：胡椒粉1.5g。酒引服。

（2）子宫冷痛（产后或流产后）：胡椒10g。配方后水煎服。

（3）胃脘疼痛，大便溏薄，消化不良：露水草20g，胡椒5～8粒。水煎服，每日1剂，每日3次。

（4）跌打损伤，骨折：大麻药1g，胡椒3粒。研细末，酒送服，每日1剂，每日2～3次。

（5）牙痛：胡椒适量。研末塞入牙痛处。

中医药用经验·味辛，性热。归胃、大肠经。温中散寒，下气，消痰。

附注·阴虚有火者忌服。

421 车前草

哈尼药名· Haqpa yuqcavq 哈帕额扎、哈帕俄扎；Paoqniev aqpaq 婆捏啊耙（墨江县碧约方言）；哈帕依札；哈帕欧扎。

别名·蛤蟆草，癞蛤蟆棵，蛤蟆衣，车轮菜，猪耳朵菜。

来源·为车前科车前属车前 *Plantago asiatica* subsp. *asiatica* 的全草、种子。夏季采挖全草，除去泥沙，晒干。夏、秋二季种子成熟时采收果穗，晒干，搓出种子，除去杂质。

植物形态·二年生或多年生草本。叶基生呈莲座状，平卧、斜展或直立；叶片薄纸质或纸质，宽卵形至宽椭圆形；叶柄基部扩大成鞘。花序3～10个，直立或弓曲上升；穗状花序，花疏生，绿白色，每花有一个三角形宿存的苞片；花萼4，花冠管卵形，先端4裂，向外反卷；雄蕊4，花药先端有三角形突出物；雌蕊1。蒴果卵状圆锥形，周裂。种子细小，近椭圆形，黑褐色。花期4—8月，果期6—9月。

生境分布·分布于云南省各地。生于900～

2 800 m 的山坡草地、路边、沟边或灌丛下。

哈尼族药用经验 · 味甘淡、微苦,性寒。清热利水,明目退翳,通淋。

(1) 膀胱炎,尿道炎,尿血:①车前草100 g。水煎内服,每日 1 剂,分 3 次服,连服3～5 日。②车前草 30 g,马鞭草 15 g。水煎服。

(2) 尿频、尿急、尿痛等尿路感染症状:车前草 30 g。将车前草装入竹筒内,密封后用火烤,筒口向下,接蒸馏水早、晚各服 1 次,连服7 日。

(3) 肾炎水肿:①车前子 10 g,泽泻 15 g,木通 10 g。水煎服。②车前草 30 g,鸡肝散30 g,马蹄草 30 g,白茅根 30 g,小木通 30 g,小响铃草 30 g,地板藤 15 g,水薄荷 15 g。水煎服,每日 1 剂,每日 3 次。

(4) 水肿:车前子 15 g,大蒜 15 g,田螺15 g。水煎服。

(5) 湿热赤痢,湿热泄泻:车前草 15 g,马尾黄连 10 g,水林果根 12 g。水煎服,每日 1剂,每日 3 次。

(6) 痢疾、腹泻:①车前草 30 g。水煎服。②车前草鲜品 60～100 g。水煎服,以草果 2 枚为引。

(7) 目赤肿痛:车前草 15 g,青叶胆 15 g。水煎服。

(8) 风寒感冒,畏寒,流涕,咳嗽等:车前草 30 g,黄毛耳草 15 g,被单草 15 g。水煎服,每日 1 剂,每日 3 次。

(9) 泌尿道结石:车前草 60 g。煎水代茶饮,10 日为 1 个疗程。

(10) 本品还可治尿道结石,支气管炎,关节红肿。

中医药用经验 · 味甘,性寒。归肝、肾、肺、小肠经。全草:清热利尿通淋,祛痰,凉血,解毒。种子:清热利尿通淋,渗湿止泻,明目,祛痰。

附注 · 同属植物平车前 *Plantago depressa*、大车前 *Plantago major* 的哈尼药名与本品相同,常与本品混用,哈尼族用大车前全草治刀伤。疏花车前 *Plantago asiatica* subsp. *erosa*,哈尼药名"跌吗阿耶",别名"小车前",功效与本品相似。

422 扁柏

哈尼药名 · Ssaol 绕;欸啼。

别名 · 香柏,柏树。

来源 · 为柏科侧柏属侧柏 *Platycladus orientalis* 的枝梢、叶、种仁。枝梢、叶,多在夏、秋二季采收,阴干。秋、冬二季采收成熟种子,晒干,除去种皮,收集种仁。

植物形态 · 乔木;树皮薄而红褐色,鳞片状剥落。枝直展排成一平面。叶交互对生。花雌雄同株,着生于上年小枝的顶端。雄球花黄色,卵圆形;雌球花近球形,蓝绿色,被白粉。球果近卵圆形,成熟前近肉质,蓝绿色,被白粉,成熟后木质开裂,红褐色;果鳞顶端有一钩状小刺,向外方卷曲。种子卵圆形或近椭圆形,灰褐色或紫褐色。花期 3－4 月,球果 10月成熟。

生境分布 · 分布于云南省大部分地区。多栽培。

哈尼族药用经验 · 叶:味苦、辛、微酸,性寒。凉血止血。种子:味甘,性平。养心安神,润燥通便,止汗。

(1) 失眠,盗汗:柏子仁 15 g,麻黄根 10 g,五味子 10 g。水煎服。

(2) 便血,痔疮出血,子宫出血:炒侧柏叶15 g,炒地榆 15 g,炒山楂 15 g。水煎服。

(3) 斑秃,脱发:鲜侧柏叶 100 g,鲜席子草根 200 g。用 70% 乙醇浸泡半月后,蘸取外擦头皮,每日 3～4 次,可促进头发生长。

中医药用经验·枝梢、叶：味苦、涩,性寒。归肺、肝、脾经。凉血止血,生发乌发,化痰止喘。种仁：味甘,性平。归心、肾、大肠经。养心安神,止汗,润肠通便。

附注·

(1) 枝梢、叶与酒相宜,多食亦能倒胃。

(2) 便溏及痰多者忌服。

(3) 以"香柏,香扁柏"为名入药的尚有同科柏木属柏木 *Cupressus funebris*,哈尼药名"说踢"(普洱)。枝梢、叶和种仁入药,与本品功效类似,凉血止血,敛疮生肌。

423 白花丹

哈尼药名· Alzul alzii 阿珠阿扯(红河); Daiqdaqyaoq yaobajaiq 跌打哟哟巴决;腊迫迫泵、啦坡颇嘣。

别名·白花金丝岩陀,白花矮陀陀,白花九股牛,白花铁罗汉,白花楼根,棉白花,日见效,白花舒筋,余笑花,白花大药叶,白老金丹。

来源·为白花丹科白花丹属白花丹 *Plumbago zeylanica* var. *zeylanica* 的全草、根、叶。秋季采集根,晒干备用。叶夏、秋季采收,干燥或鲜用。

植物形态·常绿半灌木;枝条开散或上端蔓状,常被明显钙质颗粒。叶薄,通常长卵形,下部骤狭成钝或截形的基部而后渐狭成柄;叶柄基部无或有常为半圆形的耳。穗状花序;花轴与总花梗皆有头状或具柄的腺;苞片狭长卵状三角形至披针形;花萼先端有 5 枚三角形小裂片,几全长沿绿色部分着生具柄的腺;花冠白色或微带蓝白色。蒴果长椭圆形,淡黄褐色;种子红褐色。花期 10 月至翌年 3 月,果期 12 月至翌年 4 月。

生境分布·分布于云南省东南部、南部、中南部、西部、西南部。生于海拔 150～1 600 m 的村寨附近、破烂砖瓦堆或垃圾堆积的地方,也见于路旁灌丛和杂木林中,或栽培于庭园。

哈尼族药用经验·根：味苦,性凉。叶：味辛,性温,有毒。祛风除湿,散瘀消肿。

(1) 风湿疼痛,跌打损伤：①白花丹干根 9～15 g。水煎服或配方泡酒服。②白花丹 30 g,大麻药 100 g,野葡萄根 100 g。泡酒 500 mL,每日 2 次,每次 10 mL。

(2) 骨折：白花丹全株研粉,糯米饭调敷,另用根水煎服。

(3) 骨折,跌打劳伤瘀肿,风湿痹痛：白花丹 15 g,灰藤叶 10 g,毛木通 15 g,爬树龙 15 g。鲜品捣碎外敷患处;亦可泡酒服,每次 10 mL,每日 2～3 次;或水煎服,每日 1 剂,每日 3 次。

(4) 骨质增生：白花丹鲜叶 10 g,红花丹鲜叶 10 g。加酒适量,研细外包患处,7 日 1 剂,21 日为 1 个疗程。

(5) 疮疖,毒蛇咬伤：鲜叶捣敷患部,发热即取除。

(6) 本品全株还可治内寒关节疼痛,闭经,白血病,高血压。

(7) 本品根,叶还可治胃痛,肝脾肿大,扭挫伤,体癣。

中医药用经验·全草,根：味辛、苦、涩,性温,有毒。祛风除湿,行气活血,解毒消肿。叶：味微辛、苦,性温,有小毒。归肝、肾经。舒筋活血,消肿止痛,明目。

附注·

(1) 孕妇及儿童忌用。

(2) 根、叶含有毒成分蓝雪苷(plumbagin),其液接触皮肤时间过长,会引起红肿、脱皮,误食后出现麻痹等现象。内服应掌握用量,外用须控制时间,一般外敷不宜超过 30 分钟,局部有灼热感即除去。

424 臭野芝麻

哈尼药名 · Nuhaq haqssal 努哈哈让(元江);努达哈让。

别名 · 紫花一柱香,细香条。

来源 · 为唇形科刺蕊草属黑刺蕊草 *Pogostemon nigrescens* 的全草。夏、秋季采收,鲜用或晒干。

植物形态 · 直立草本,全株密被灰白短柔毛。茎钝四棱形。叶卵圆形,边缘具重圆齿,草质,干时变黑色或带褐色。轮伞花序多花,组成上部稠密的穗状花序,顶生,干时黑色或黑褐色;小苞片钻形;花萼管状钟形,内面喉部有一密而白色的硬毛环,萼齿5,钻形。花冠淡紫或紫色,外被髯毛。雄蕊4,花丝被串珠状髯毛。小坚果近圆形,腹面具棱。花期9—10月,果期10—11月。

生境分布 · 分布于云南省西南部、东南部。生于海拔1 100～2 600 m的山坡、路旁、灌丛、林中,干燥或湿地上。

哈尼族药用经验 · 清热解毒,理气止痛。

(1)风热感冒,口腔糜烂:臭野芝麻30 g。水煎服或含漱。

(2)脘腹胀痛:臭野芝麻60 g,水煎服。或适量生嚼咽下。

中医药用经验 · 味辛、微苦,性凉。清热解毒,理气止痛。

附注 ·

(1)哈尼族特色习用药物。

(2)同属植物膜叶刺蕊草 *Pogostemon esquirolii*,哈尼药名"爬努阿帕",别名"鸡骨头菜"。哈尼族以枝叶入药,补中益气,用于子宫脱垂。

(3)同属植物刺蕊草 *Pogostemon glaber*,哈尼药名"葱齐"。哈尼族以全草入药,治肺结核咯血,吐血,急性肠炎。

425 鸡儿根

哈尼药名 · Oqhacao bei daoqqil 俄哈曹白刀期;Ke she 可舌;Yav levqliv 桠肋哩(墨江碧约方言);Yav duqzigen 桠独子根(墨江碧约方言);哈然哈马夺区(元阳)。

别名 · 鸡根,小鸡花,小鸡脚花,小鸡角,鸡肚子根,老母鸡嘴,金不换,白糯消,桂花岩陀,小荷包,洋雀花,黄花远志。

来源 · 为远志科远志属荷包山桂花 *Polygala arillata* var. *arillata* 的根、花。秋、冬季采收,洗净,鲜用或切片晒干。

植物形态 · 灌木或小乔木。单叶互生,叶片纸质,椭圆形、长圆状椭圆形至长圆状披针形。总状花序与叶对生,花梗基部具三角状渐尖的苞片1枚;萼片5,外面3枚小,不等大;内萼片2枚,花瓣状,红紫色,与花瓣几成直角着生;花瓣3,肥厚,黄色,龙骨瓣盔状,具丰富条裂的鸡冠状附属物。蒴果阔肾形至略心形,浆果状,成熟时紫红色,两瓣开裂,形如鸡肚子;种子2枚,黑色,种阜黄色,膨大似小鸡状。花期5—10月,果期6—11月。

生境分布 · 分布于云南省各地。生于海拔(700～)1 000～2 800(～3 000)m的山坡林下、林缘。

哈尼族药用经验 · 味甘,性平。清热,调经活血,祛风除湿,消炎止痛,补中益气。

(1)肺结核,大肠下血:鸡儿根15 g,白花矮陀陀10 g,小红参15 g。煮鸡食用。

(2)肺结核:鸡儿根15～25 g,梨树寄生15 g,土三七18 g。水煎服,每日1剂,每日3次。

(3)支气管炎,咳嗽,咳痰不爽:鸡儿根20 g,土党参20 g,瓜蒌皮15 g,石斛15 g,冬瓜仁 15 g。水煎服,每日 1 剂,每日 3 次。

（4）小儿疳积,神经衰弱:鸡儿根花和根研末,每次 6 g,炖鸡吃。

（5）胃痛,腰痛,风湿麻木,跌打损伤:鸡儿根 50 g。水煎服或泡酒服。

（6）小儿惊风,肺炎,肝炎,急性肾炎,肠胃炎,百日咳:鸡儿根 30~50 g。水煎服。

（7）气虚感冒,恶寒发热,热不高,形寒自汗,头痛:鸡儿根 20 g,土党参 15 g,草果 3 个,葛根 10 g。水煎服,每日 1 剂,每日 3 次。

（8）本品的根、花还可治虚弱,产后虚弱。

中医药用经验·味甘、微苦,性平。归肺、脾、肝、肾经。益气养阴,补肾健脾,祛风除湿。

426 紫饭豆

哈尼药名· Beida nulnil niqzaq 背当努尼尼杂(元江);药彼彼鸭、药比比呀;兹比比牙。

别名·瓜子金,黄瓜仁草,辣味根。

来源·为远志科远志属蓼叶远志 Polygala persicariifolia 的全草。春、夏季采收,晒干。

植物形态·一年生草本。叶片薄纸质,披针形至线状披针形。总状花序枝叉生或顶生,具 3 枚苞片,披针形,不等大,宿存;萼片 5,宿存;花瓣 3,粉红色至紫色,龙骨瓣盔状,具缘毛,顶端具 2 束线状鸡冠状附属物。蒴果长圆形或圆形,果片具蜂窝状乳突,具狭翅及缘毛,顶端微缺。种子黑色,被白色长柔毛,具盔状。花期 7-9 月,果期 8-10 月。

生境分布·分布于云南省各地。生于海拔 1 200~2 200（~2 800）m 的山坡林下、草地、路旁。

哈尼族药用经验·祛风除湿,消肿止痛。

（1）风、寒、湿痹的四肢关节痛:紫饭豆 15 g,海风藤 15 g,三角枫 15 g,芦子藤 10 g,透骨草 10 g,松节 15 g。泡酒 1 kg,内服每次

10 mL。

（2）疮疡肿疖:紫饭豆 10 g,紫金牛 5 g,大血藤 5 g,花椒根 5 g。水煎服,亦可涂擦患部。

（3）本品还可治咽喉肿痛,胸痛,咳嗽,跌打损伤,蛇咬伤。

中医药用经验·味辛、苦,性微寒。化痰散结,解毒消肿。

附注·

（1）哈尼族特色习用药物。

（2）同属植物合叶草 Polygala suboppos-ita,哈尼药名"土蛇床",别名"合掌草""排钱金不换"。哈尼族以全株入药,与本品功效相似,治感冒发热,喉炎,扁桃腺炎,外伤出血,骨折。

（3）同属植物瓜子金 Polygala japonica,哈尼药名"背单努尼尼果"。与本种形态类似,但功效不同。

427 黄精

哈尼药名· Hulbudalnil 呼布达尼、胡布达尼、乎布达尼、胡部达尼。

别名·节节高,仙人饭,太阳草,仙姜,土灵芝,马尾根,牛尾巴薯。

来源·为天门冬科黄精属滇黄精 Polygona-tum kingianum 的根茎。秋冬采挖,切片晒干备用。

植物形态·多年生草本。根状茎近圆柱形或近连珠状,结节有时作不规则菱状,肥厚。茎顶端作攀援状。叶轮生,每轮 3~10 枚,条形、条状披针形或披针形,先端拳卷。聚伞花序腋生于茎的中部,花序具 1~6 花,总花梗下垂,苞片膜质,微小,通常位于花梗下部;花被管状卵形,粉红色。浆果红色,具 7~12 颗种子。花期 3-5 月,果期 9-10 月。

生境分布·分布于云南省中部、南部。生于海拔 700~3 600 m 的林下、灌丛、阴湿草坡、岩

石上。

哈尼族药用经验·味甘,性平。补脾润肺,养阴生津。

(1)肺结核:黄精 15 g,鸡内金 10 g。水煎服。

(2)燥咳:黄精 15 g,冰糖 10 g。水煎服。

(3)痈疮疖肿,刀枪伤,异物入肉:黄精研末与青苔调敷。

(4)病后体虚,四肢无力,食欲不振,子宫脱垂:黄精 30 g。炖蛋吃。

(5)贫血,头晕心慌,面黄,无力,不思饮食,口渴少津:黄精 15 g,土党参 15 g,玉竹 15 g,麦冬 10 g,万丈深 15 g,仙茅 10 g,大枣 10 枚,红牛膝 15 g,桂皮 15 g,红背三七 15 g。水煎服,每日 1 剂,每日 3 次。

(6)贫血,头昏,面色苍白,不思饮食,乏力:黄精 20 g,土党参 15 g,狗屎藤根 15 g,白丁花根 15 g,牛蒡根 15 g,苎麻根 15 g。水煎服,每日 1 剂,每日 3 次。

中医药用经验·味甘,性平。归脾、肺、肾经。补气养阴,健脾润肺,益肾。

附注·

(1)中寒泄泻,痰湿痞满气滞者忌服。

(2)久服令人不饥,若脾虚有湿者,不宜服之,恐其腻膈也。

(3)同属植物黄精 *Polygonatum sibiricum* 和多花黄精 *Polygonatum cyrtonema* 的根茎亦作黄精用,与本品功用相同。滇黄精习称"大黄精",黄精习称"鸡头黄精",多花黄精习称"姜形黄精"。

(4)嫩芽可入菜食用。

428 玉竹

哈尼药名· Savhaoqhaoqbuvq 沙浩浩布。

别名·玉参,尾参,竹叶参,小黄精,对叶生,竹根七。

来源·为天门冬科黄精属玉竹 *Polygonatum odoratum* 的根茎入。秋季采挖,除去须根,洗净,晒至柔软后,反复揉搓,晾晒至无硬心,晒干;或蒸透后,揉至半透明,晒干。

植物形态·多年生草本。根状茎圆柱形。叶互生,椭圆形至卵状矩圆形,先端尖,下面带灰白色,下面脉上平滑至呈乳头状粗糙。花序具 1~4 花(在栽培情况下,可多至 8 朵),无苞片或有条状披针形苞片;花被黄绿色至白色,花被筒较直,裂片 6;雄蕊 6,花丝丝状,近平滑至具乳头状突起。浆果蓝黑色,具 7~9 颗种子。花期 5-6 月,果期 7-9 月。

生境分布·分布于云南省红河、普洱、西双版纳等地。生于海拔 500~3 000 m 的林下、山野阴坡。

哈尼族药用经验·味甘,性平。养阴润燥,生津止渴。

(1)胃热口干:玉竹 15 g,石膏 15 g,麦冬 10 g。水煎服,每日 1 剂,每日 3 次。

(2)盗汗自汗:玉竹 12 g,天冬 15 g,侧柏叶 12 g。水煎服,每日 1 剂,每日 3 次。

(3)肺结核咳嗽:玉竹 15 g,白及 15 g。研粉,每服 3~5 g。

(4)狂犬咬伤:玉竹 15~30 g。水煎服,并外敷患处。

(5)糖尿病:玉竹 20 g。研粉,每服 3~5 g,水煎服。

中医药用经验·味甘,性微寒。归肺、胃经。养阴润燥,生津止渴。

附注·

(1)胃有痰湿气滞者忌服。脾虚便溏者慎服。

(2)同属植物康定玉竹 *Polygonatum prattii*,别名"小玉竹",与本品同等入药。

(3)天门冬科竹根七属深裂竹根七 *Disporopsis pernyi*,哈尼药名"哈能苏咔"(普洱),亦作"玉竹"入药,与本品功效不同。味甘,性平。益气健脾,养阴润肺,活血舒筋。

利尿通淋。

附注·孕妇及实热者忌用。

429 头花蓼

哈尼药名·Ceilkevkevssaq 策勾勾然、测钩钩冉。

别名·草石椒,酸酱草,太阳草,石头花。

来源·为蓼科萹蓄属头花蓼 *Polygonum capitatum* 的全草。全年可采,切碎,鲜用或晒干备用。

植物形态·多年生草本。茎匍匐丛生,节部生根,多分枝。叶卵形或椭圆形,上面有时具黑褐色新月形斑点;托叶鞘筒状,膜质。花序头状,单生或成对,顶生;苞片长卵形,膜质;花梗极短;花被 5 深裂,淡红色,花被片椭圆形;雄蕊 8;花柱 3;柱头头状。瘦果长卵形,具 3 棱,黑褐色,密生小点,微有光泽,包于宿存花被内。花期 6—9 月,果期 8—10 月。

生境分布·分布于云南省红河、普洱、西双版纳、昆明、澄江、元江、保山、大关、凤庆、双柏、蒙自、屏边、元阳、金平、河口、文山、西畴、麻栗坡、马关、大理、鹤庆、泸水、贡山、德钦、维西等地。生于海拔 600～3 500 m 的山坡、山谷湿地,多成片生长。

哈尼族药用经验·味酸、微苦,性寒。清热解毒,消炎利尿。

(1)肾性水肿,肾炎:头花蓼 15～20 g。水煎服。

(2)肺结核,咯血:头花蓼 30 g。研粉炖肉服。

(3)膀胱炎:头花蓼 15 g,车前草 15 g,毛石韦 15 g。水煎服。

(4)产后腹痛:头花蓼鲜品 60 g。捣汁兑水服。

(5)本品还可治小儿腹泻,跌打瘀血肿痛。

中医药用经验·味苦、辛,性温。解毒,散瘀,

430 水荞

哈尼药名·Alkeil aqleiq 啊剋啊勒(元江);阿克阿勒。

别名·水荞子,白回归,连牙刺。

来源·为蓼科萹蓄属稀花蓼 *Polygonum dissitiflorum* 的全草。花期采收全草,鲜用或晾干。

植物形态·一年生草本。茎、叶、柄具稀疏的倒生短皮刺和星状毛。叶卵状椭圆形;托叶鞘膜质,偏斜。花序圆锥状,顶生或腋生,花稀疏,花序梗细,紫红色,密被紫红色腺毛;苞片漏斗状包围花序轴,每苞内具 1～2 花;花梗与苞片近等长;花被 5 深裂,淡红色,花被片椭圆形;雄蕊 7～8;花柱 3。瘦果近球形,顶端微具 3 棱,暗褐色,包于宿存花被内。花期 6—8 月,果期 7—9 月。

生境分布·分布于云南省安宁、元江等地。生于海拔 140～1 500 m 的河边湿地、山谷草丛。

哈尼族药用经验·清热解毒,止痛止泻。

(1)毒蛇咬伤:水荞 60 g。煎汤,加食醋 20 mL 内服。

(2)腹痛,泄泻:水荞 15 g,山草 15 g,樟木皮 10 g。水煎服。

中医药用经验·清热解毒,利湿。

附注·哈尼族特色习用药物。

431 辣蓼

哈尼药名·Hhavqhov coqcil 阿合撮期;阿白奇奇(普洱);安机把铅。

别名·辣柳草,辣子草,红杆菜,酸杆草,水红花。

来源 · 为蓼科萹蓄属水蓼 *Polygonum hydropiper* 的全草、根、叶。夏秋开花时采收,洗净,切段鲜用或晒干备用。

植物形态 · 一年生草本。茎多分枝,节部膨大。叶披针形或椭圆状披针形,具辛辣味;托叶鞘筒状,膜质,褐色,通常托叶鞘内藏有花簇。总状花序呈穗状,花稀疏,花被(4)5深裂,绿色,上部白或淡红色,椭圆形;雄蕊较花被短,花柱2~3。瘦果卵形,双凸镜状或具3棱,密被小点,黑褐色,包于宿存花被内。花期5—9月,果期6—10月。

生境分布 · 分布于云南省昆明、曲靖、腾冲、大关、景东、双江、蒙自、屏边、泸西、金平、绿春、河口、文山、砚山、马关、景洪、勐海、芒市、福贡、兰坪、德钦等地。生于海拔50~3 500 m的河滩、水沟边、山谷湿地。

哈尼族药用经验 · 味辛、酸,性温。消肿解毒,利湿,止痢,杀虫。

(1) 急性胃肠炎所致胃脘痛,腹痛:辣蓼10 g,蒿枝10 g,桃树皮10 g,木姜子10 g。捣烂冲开水服,每日1剂,每日3次。

(2) 疮毒,湿疹,跌打损伤,风湿痛,毒蛇咬伤:辣蓼鲜品适量。捣敷。

(3) 头痛:辣蓼花炒黄适量。研粉,每次服1.5 g,温开水送服。

(4) 霍乱:辣蓼鲜茎、叶适量。以食盐揉后,绞汁内服。

(5) 风寒感冒,发热轻,恶寒重,头痛,鼻塞,身重:①辣蓼15 g,烟草根10 g,蒿枝根15 g,辣子树根10 g。水煎服,每日1剂,每日3次。然后取生姜捣细用纱布包擦身。②辣蓼10 g,蒿枝根10 g,石灰3 g,红芋头10 g。先将草药捣细后加开水兑入石灰,取其过滤液内服,亦可将草药捣细加入石灰用开水泡服。

(6) 牙痛,外伤出血,疟疾,寸白虫,乳腺炎:辣蓼鲜用或配方用。

中医药用经验 · 味辛、苦,性平。归脾、胃、大肠经。行滞化湿,散瘀止血,祛风止痒,解毒。

附注 ·

(1) 叶多、带花、味辛辣浓烈者为佳。

(2) 同属植物伏毛蓼 *Polygonum pubescens* 亦作"Hhavqhov coqcil 阿合撮期"使用。

(3)《千金·食治》:"蓼食过多有毒,发心痛。和生鱼食之,令人脱气,阴核疼痛。妇人月事来,不用食蓼及蒜,喜为血淋带下。"

432 红蓼

哈尼药名 · Coqcil cilnil 撮期期尼。

别名 · 狗尾巴花,东方蓼,荭草,水红花子(果实)。

来源 · 为蓼科萹蓄属红蓼 *Polygonum orientale* 的根茎、果实。夏、秋季采收全草,洗净,切段,晒干。秋季果实成熟时割取果穗,晒干,打下果实,除去杂质。

植物形态 · 一年生草本。茎粗壮,上部多分枝,密被开展的长柔毛。叶宽卵形、宽椭圆形或卵状披针形;托叶鞘筒状,顶端具草质、绿色的翅。总状花序呈穗状,顶生或腋生,花紧密,微下垂,通常数个再组成圆锥状;苞片宽漏斗状,每苞内具3~5花;花被5深裂,淡红色或白色;花被片椭圆形;雄蕊7,比花被长。瘦果近圆形,双凹,黑褐色,有光泽,包于宿存花被内。花期6—9月,果期8—10月。

生境分布 · 分布于云南省德钦、香格里拉、贡山、维西、丽江、福贡、剑川、下关、昆明、蒙自、屏边、腾冲、芒市、红河、普洱、玉溪、西双版纳等地。生于海拔30~2 700 m的沟边湿地、村边路旁。

哈尼族药用经验 · 味微酸、涩,性凉。清热化痰,活血解毒,明目。

（1）痢疾，肠炎：红蓼根茎鲜品 30 g。水煎服。

（2）角膜云翳、白斑：红蓼根茎 20 g。水煎服。

（3）跌打损伤：红蓼根茎鲜品适量。捣敷。

中医药用经验・全草：味咸，性凉。祛风利湿，活血止痛。果实：味咸，性微寒。归肝、胃经。散血消癥，消积止痛，利水消肿。

433 杠板归

哈尼药名・Hhaqlei miavneev 阿勒苗能；公尖（红河）。

别名・穿心草，穿叶蓼，贯叶蓼，蛇倒退，蛇牙草，猫爪刺。

来源・为蓼科篇蓄属杠板归 *Polygonum perfoliatum* 的全草入药。夏秋采收，鲜用或晒干备用。

植物形态・一年生草本。茎攀援，具纵棱。叶三角形，薄纸质；叶柄盾状着生于叶片的近基部；托叶鞘叶状，草质，圆形或近圆形，穿叶。茎、叶、叶柄具疏生皮刺。总状花序呈短穗状，不分枝顶生或腋生；苞片卵圆形，每苞片内具花 2～4 朵；花被 5 深裂，白色或淡红色，花被片椭圆形，果时增大，呈肉质，深蓝色；雄蕊 8；花柱 3。瘦果球形，黑色，包于宿存花被内。花期 6—8 月，果期 7—10 月。

生境分布・分布于云南省南部、东南部。生于海拔 80～2 300 m 的田边、路旁、山谷湿地。

哈尼族药用经验・味酸，性平。利尿消肿，清热解毒，收敛止泻。

（1）肠炎腹泻，感冒发热：杠板归 15 g，车前草 10 g。水煎服。

（2）骨髓炎：杠板归鲜品加用红麻菠萝、四楞通、水线草、星秀花各等量。共捣敷，每日

换 1 次。

（3）毒蛇咬伤，蜂螯伤，痈疮，无名肿毒：杠板归鲜叶 200 g。捣汁内服，以酒为引。外用鲜品适量，捣敷。

（4）肾炎水肿，尿路结石，百日咳：杠板归 15 g。水煎服。

（5）发热，口干，咽痛：杠板归 15 g，崩大碗 15 g，九里光 20 g，大青叶 15 g，芦根 20 g。每日 1 剂，每日 3 次。

（6）过敏性皮炎，湿疹，皮肤瘙痒：杠板归 30 g，小黄散 6 g。用 200 mL 白酒浸泡 7 日后外擦患处。

中医药用经验・味酸、苦，性平。归肺、膀胱经。清热解毒，利湿消肿，散瘀止血。

附注・体质虚弱者慎服。

434 马齿苋

哈尼药名・Bolceel 不泽；lolbiguqcaq 鲁壁沽茶（墨江碧约方言）；不泽鲁壁沽茶；区明菜。

别名・甲子草，长命菜，豆瓣菜，麻绳菜，瓜子苋。

来源・为马齿苋科马齿苋属马齿苋 *Portulaca oleracea* 的全草。夏、秋二季采收，除去残根和杂质，洗净，略蒸或烫后晒干。

植物形态・一年生草本。茎平卧或斜倚，伏地铺散，淡绿色或带暗红色。叶互生，有时近对生，叶片扁平，肥厚，倒卵形，似马齿状，下面淡绿色或带暗红色。花无梗，常 3～5 朵簇生枝端，午时盛开；苞片 2～6，叶状，膜质，近轮生；萼片 2，对生，绿色，盔形；花瓣 5，稀 4，黄色，倒卵形，顶端微凹，基部合生。蒴果卵球形，盖裂；种子细小，多数，偏斜球形，黑褐色，具小疣状凸起。花期 5—8 月，果期 6—9 月。

生境分布・分布于云南省各地。生于海拔 210～3 000 m 的荒地上。

哈尼族药用经验·痢疾,腹泻,血淋:马齿苋全株鲜品 30～60 g。加少许红糖、胡椒煎服。

中医药用经验·味酸,性寒。归肝、大肠经。清热解毒,凉血止血,止痢。

附注·

(1) 脾胃虚寒,肠滑作泄者勿用。

(2) 嫩茎叶入菜食用。

435 翻白叶

哈尼药名·Holdolqiq peiq 蒿刀齐拍。

别名·翻白草,地槟榔,地管子,管仲,红地榆,黄地榆,白地榆。

来源·为蔷薇科委陵菜属西南委陵菜 *Potentilla lineata* 的根、全草。秋冬采挖,洗净,晒干备用。

植物形态·多年生草本。根粗壮,圆柱形。花茎密被柔毛,基生叶为大型间断羽状复叶,边缘均有锯齿,上面深绿色,疏生柔毛,下面密生银白色柔毛。伞房状聚伞花序顶生,花瓣黄色;叶柄、小叶片、托叶、苞片及副萼片下面密被白色绢毛及绒毛,花托于果成熟时干燥。瘦果光滑。花果期 6—10 月。

生境分布·分布于云南省大部分地区。生于海拔 1 100～3 600 m 的山坡草地、灌丛、林缘、林中。

哈尼族药用经验·味涩,性寒。凉血止血,收敛止泻。

(1) 消化道出血(大便下血):鲜翻白叶根 45 g。猪大肠适量,加水同炖,去渣,喝汤食肠。

(2) 咯血,吐血,衄血,便血,尿血,崩漏等内脏出血:翻白叶 20 g,仙鹤草 15 g,白头翁 15 g,麻栗树皮 20 g。水煎服,每日 1 剂,每日 3 次。

(3) 流产后子宫出血不止,崩漏,胃溃疡出血:翻白叶根 15～30 g,茜草 15～24 g,棕炭

15～24 g,血余炭 15 g,仙鹤草 30 g。水煎服,每日 2 剂,每日 3 次。

(4) 外伤出血:翻白叶根适量。研末外敷。

(5) 阿米巴痢疾,细菌性痢疾:翻白叶根 6 g,地蜂子 6 g。水煎服。

(6) 湿热赤痢:翻白叶 20 g,野棉花 20 g,地板藤 15 g。鲜品水煎服,每日 1 剂,每日 3 次。

(7) 肠炎,痢疾:翻白叶根 250 g,辣蓼 150 g,黄泡根 150 g,地蜂子 250 g。加水 1 000 mL,煎至 500 mL,每次服 20～40 mL,每日 3 次。

(8) 消化不良,疟疾:翻白叶根 10～15 g。水煎服。

(9) 解千金子毒:千金子用量过大会出现剧烈腹泻等中毒症状,可用翻白叶根煎水服。

(10) 本品还可治皮肤慢性溃疡,疮毒。

中医药用经验·根:味涩,性凉。归胃、大肠、肝经。清热止血,收敛止泻。全草:味甘、微苦,性平。归肝、胃、大肠经。清热解毒,止痢,止血。

附注·同属植物柔毛委陵菜 *Potentilla griffithii* 亦名"翻白叶",与本品功效相同。

436 石蚌寄生

哈尼药名·Lolmaq niqpuq 咯麻尼铺(元江)。

别名·石上生。

来源·为天南星科石柑属地柑 *Pothos pilulifer* 的全草。全年均可采,节段,晒干。

植物形态·攀援植物。小枝具四棱。叶革质,表面黄绿色,背面苍黄色;叶片椭圆形,急渐尖,细脉多数,近平行、倾斜、网结,明显凸起;叶柄短小,倒卵形,截平,具耳;枝上部的叶柄更短,先端钝或浑圆,无耳。花序腋生:苞片

4～5,小,上面的较长,具纵脉;佛焰苞卵形,反折。肉穗花序黄绿色,圆球形。花期 12 — 7 月。

生境分布·分布于云南省东南部。生于海拔 200～1 000 m 的密林中岩石上。

哈尼族药用经验·清热解毒,接骨舒筋。

(1)乳痈:石蚌寄生鲜品 20 g。捣汁,酒为引,内服。

(2)跌打损伤,骨折:石蚌寄生鲜品 50 g,酸角草 15 g,铁线草 15 g。共捣细,以酒炒热,外敷患处。

中医药用经验·味甘,性寒。归心经。清心泻火,凉血止血。

附注·哈尼族特色习用药物。

437 灰叶树

哈尼药名· Paolpel 泡拍(元江)。

别名·小常山,小八棱马,细八棱马,细三对节。

来源·为唇形科豆腐柴属千解草 *Premna herbacea* 的根、全株。全年均可采,切段或切片晒干。

植物形态·丛生矮小亚灌木。叶片倒卵状长圆形或匙形,两面均疏生短柔毛和金黄色腺点。伞房状聚伞花序顶生,紧缩成头状,花序梗密生细柔毛;苞片线形或披针形;花萼杯状,顶端 5 浅裂,微呈二唇形,裂片钝三角形,外面被短柔毛和金黄色腺点;花冠在芽中紫色,开放后变白色,顶端 4 裂成二唇形,裂片圆,外被疏柔毛。核果圆球形或倒卵形。果期 6 月。

生境分布·分布于云南省凤庆、耿马、富宁、芒市、元江、双江、昌宁、凤庆、景谷、元江、富宁、丽江等地。生于海拔 200～1 670 m,是火烧地的特有种。

哈尼族药用经验·根:清热凉血,消肿散结。

(1)血淋,血尿:灰叶树 15 g,刺蒺藜根 15 g,猪棕草 15 g,刺黄柏 15 g,甘草 10 g。水煎服。

(2)疮疡红肿:灰叶树根 30～60 g。水煎服。

中医药用经验·味微苦、甘,性微温。活血止痛,祛风除湿,健脾消食。

附注·哈尼族特色习用药物。

438 接骨树

哈尼药名·布哈畏、不哈为。

别名·类梧桐,蚂蚁鼓堆树,戳皮树,绿泽兰,大泽(侧)兰。

来源·为唇形科豆腐柴属普洱豆腐柴 *Premna szemaoensis* 的根皮、茎皮。茎皮春季采收,根皮秋后采集,晒干。

植物形态·乔木;幼枝、叶柄及花序分枝密生棕褐色稍卷曲绒毛。叶片厚纸质,阔卵形或卵状椭圆形;叶柄脱落后在枝上留有明显叶痕。聚伞花序在小枝顶端排成伞房状;苞片线形;花萼钟状,顶端近截平或稍成二唇形,每唇通常有 2 齿;花冠淡绿白或淡黄色,喉部密生一圈白色长柔毛;雄蕊 4,与花柱均伸出花冠外。核果圆形至倒卵形,紫黑色。花果期 6—9 月。

生境分布·分布于云南省南部。生于海拔 500～1 500 m 比较干燥的疏林中。

哈尼族药用经验·舒筋活血,接骨镇痛,止血生肌。

(1)骨折,跌打损伤:接骨树、大麻药、麻疙瘩、三条筋适量。各取鲜品捣碎外敷,或用干品研粉,开水调敷患处。

(2)骨折,跌打损伤,四肢痹痛:接骨树 20 g,大麻药 20 g,大绿藤 10 g,排骨连 10 g。共研粉,用水或白酒调和后包敷患处。每 3～7 日换药 1 次。

(3)本品根、茎皮还可治感冒。

中医药用经验·味甘、微苦,性平。接骨,止血,止痛。

439 夏枯草

哈尼药名· Sseilhhaol peilsiq 热奥拍席、惹奥排细。

别名·团花草,顶头蓝花,麦穗夏枯草,铁线夏枯草,枯草穗,棒槌草,荆芥。

来源·为唇形科夏枯草属夏枯草 *Prunella vulgaris* var. *vulgaris* 的全草、果穗。全草夏季采收,晒干备用。夏季果穗呈棕红色时采收,除去杂质,晒干。

植物形态·多年生草木;根茎匍匐,在节上生须根。茎钝四棱形,紫红色,被稀疏的糙毛或近于无毛。茎叶卵状长圆形或卵圆形,大小不等,草质。花序下方的一对苞叶似茎叶,近卵圆形。轮伞花序密集组成穗状花序,每一轮伞花序下承以苞片,苞片宽心形,膜质,浅紫色。花萼钟形,二唇形。花冠紫、蓝紫或红紫色,唇形,上唇盔形,下唇 3 裂,紫色或白色。小坚果黄褐色,长圆状卵珠形。花期 4－6 月,果期7－10 月。

生境分布·分布于云南省除南部以外的大部分地区。生于海拔高可达 3 000 m 的荒坡、草地、溪边、路旁等湿润地上。

哈尼族药用经验·味苦、辛,性寒。清热解毒,软坚散结。

(1)急慢性肝炎:夏枯草全草15 g,玉米须20 g,大枣30 g。水煎服。

(2)慢性肝炎,肝脾肿大:夏枯草15 g,龙胆草15 g,柴胡6 g,竹叶防风6 g,青叶胆15 g,虎掌草根6 g,黑心姜6 g。水煎服,每日 1 剂,每日 3 次。

(3)瘰疬,乳痈:夏枯草全草15 g,橘子叶10 g,大枣 10 g。水煎服。

(4)肺结核:夏枯草全草 10 g,白及 10 g,大枣 10 g。水煎服。

(5)化脓性炎症:夏枯草全草15 g,白花蛇舌草15 g。水煎服。

中医药用经验·果穗:味辛、苦,性寒。归肝、胆经。清火,明目,散结,消肿。

附注·

(1) 脾胃虚弱者慎服。

(2) 同属植物硬毛夏枯草 *Prunella hispida* 亦作"夏枯草"入药,与本品功用类似。

440 李子

哈尼药名· Siqqaq 习掐。

别名·鸡血李,麦李,脆李,金沙李。

来源·为蔷薇科李属李 *Prunus salicina* 的根、果实、叶。根全年均可采收。叶,果实 9－10 月采。

植物形态·落叶乔木。叶片长圆倒卵形、长椭圆形,稀长圆卵形,边缘有圆钝重锯齿,幼时齿尖带腺。花通常 3 朵并生;花瓣白色,长圆倒卵形,先端啮蚀状,基部楔形,有明显带紫色脉纹,具短爪;雄蕊多数;雌蕊 1。核果球形、卵球形或近圆锥形,黄色或红色,有时为绿色或紫色,梗凹陷人,顶端微尖,基部有纵沟,外被蜡粉;核卵圆形或长圆形,有皱纹。花期 4 月,果期7－8 月。

生境分布·分布于云南省中部、西部、东北部。生于海拔 400～2 600 m 的山坡灌丛中、山谷疏林中、水边、沟底、路旁等处,多栽培。

哈尼族药用经验·

(1)急性黄疸型肝炎:李子树根 30 g。加红糖适量,水煎服,每日 1 剂,每日 3 次。

(2)痢疾,湿热泄泻:李子树皮 10 g,黄栗树皮 10 g,麻栗树皮 10 g。水煎服,每日 1 剂,每日 3 次。

（3）本品还可治牙痛,消渴,跌打损伤,瘀血,大便燥结,浮肿。

中医药用经验 · 根：味苦,性寒,无毒。归脾、胃经。清热解毒,利湿。果实：味甘、酸,性平。归肝、脾、肾经。清热,生津,消积。

附注 · 果实不可多食,损伤脾胃。

441 鼠曲草

哈尼药名 · Miqzal 蜜渣、密渣；Mildiq caq lal 咪低喳啦、咪低查啦；笛眉。

别名 · 无心草,羊耳草,毛耳朵,鼠耳草,鼠米花,清明菜。

来源 · 为菊科拟鼠曲草属拟鼠曲草 *Pseudognaphalium affine* 的全草。开花时采收,晒干,去尽杂质,贮藏干燥处。

植物形态 · 一年生草本。茎被白色厚棉毛。叶无柄,匙状倒披针形或倒卵状匙形,两面被白色棉毛,叶脉 1 条。头状花序较多或较少数,在枝顶密集成伞房花序,花黄色至淡黄色；总苞钟形；总苞片 2～3 层,金黄色或柠檬黄色,膜质,外层倒卵形或匙状倒卵形,背面基部被棉毛。雌花多数,花冠细管状。两性花较少,管状。瘦果倒卵形或倒卵状圆柱形,冠毛污白色,基部联合成 2 束。花期 1－4 月,8－11 月。

生境分布 · 分布于云南省各地。生于低海拔干地、湿润草地上,尤以稻田最常见。

哈尼族药用经验 · 味甘,性平。清热消炎,止咳平喘,祛风散寒,降血压。

（1）感冒咳嗽：鼠曲草 50 g,青蒿 20 g,薄荷 10 g。水煎服。

（2）支气管炎,哮喘：鼠曲草 10 g,款冬花 10 g,杏仁 10 g,前胡 10 g,川贝母 5 g,麻黄 3 g。水煎服。

（3）预防肝炎：鼠曲草 10 g,青叶胆 10 g,

糯稻草节 10 g。水煎,加红糖为引。

（4）跌打损伤,毒蛇咬伤：鼠曲草鲜品 20～50 g。捣敷。

（5）蚕豆黄（溶血症）：鼠曲草 10 g,车前草 50 g,凤尾草 50 g,茵陈 20 g。煎汁,加糖饮用。

（6）本品全株还可治风疹,高血压,毒蛇咬伤。

中医药用经验 · 味甘,微酸,性平。归肺经。化痰,止咳平喘,降血压,祛风湿。

附注 ·

（1）过食损目。

（2）花蕾可入菜食用。

442 东桃

哈尼药名 · Malyov albol 玛约阿波、马越阿伯；Taivma(Dil ma)滇吗；玛莪阿波（红河）。

别名 · 交桃,缅桃,番头果,番桃果,香石榴,广石榴,米石榴,胶子果。

来源 · 为桃金娘科番石榴属番石榴 *Psidium guajava* 的果、叶。秋季果实成熟时采收；叶春、夏季采收,晒干或鲜用。

植物形态 · 乔木；树皮平滑,灰色,片状剥落；嫩枝有棱,被毛。叶片革质,长圆形至椭圆形,先端急尖或钝,侧脉 12～15 对,常下陷,网脉明显。花单生或 2～3 朵排成聚伞花序；萼管钟形,有毛,萼帽近圆形,不规则裂开；花瓣白色；雄蕊极多,数轮排列,分离,着生于花盘上。浆果球形、卵圆形或梨形,顶端有宿存萼片,果肉白色及黄色；胎座肥大,肉质,淡红色；种子多数。花期 5－8 月,果期 8－11 月。

生境分布 · 分布于云南省南部、东南部。生于亚热带较热的山坡、河谷、村旁,多栽培,间有逸为野生。

哈尼族药用经验 · 味涩,性平,气香。收敛止泻。

（1）肠炎，痢疾：东桃叶 10～15 g，水煎服。或配茶叶等量，炒焦共研末，每次约 1 g，温开水送服，每日 3 次。

（2）消化不良性腹泻：东桃鲜嫩叶 15 g。焦煳米少许，水煎服。

（3）小儿腹泻：东桃嫩叶 5 g。红糖为引水煎服，每日 1 剂，分 3 次服，连服 3 日。

（4）各类腹泻：东桃叶 10～15 g，黑锁莓根 15 g，马鞭草 18 g，刺黄泡根 18 g。水煎服，每日 1 剂，分 3 次服。

（5）本品叶还可治跌打损伤，皮肤瘙痒。

中医药用经验·果实：味甘、涩，性平。健脾消积，涩肠止泻。叶：味苦、涩，性平。燥湿健脾，清热解毒。

附注·

（1）大便秘结、泻痢积滞未清者忌服本品的叶。

（2）浆果有特异香味，可生食，但热毒血痢者禁服本品的果实。

443 蕨

哈尼药名·也切。

别名·蕨菜，如意菜。

来源·为碗蕨科蕨属蕨 *Pteridium aquilinum* var. *latiusculum* 的根茎、全株。夏秋采，洗净，鲜用或晒干。

植物形态·多年生草本。根状茎长而横走，密被锈黄色柔毛，以后逐渐脱落。叶远生；柄褐棕色或棕禾秆色；叶片阔三角形或长圆三角形，三回羽状；羽片 4～6 对，对生或近对生，基部一对最大。小羽片线形、披针形或长椭圆状披针形，小羽轴上面光滑，各回羽轴上面均有深纵沟 1 条，沟内无毛。孢子囊群沿叶缘着生，呈连续长线形，囊群盖线形，有变质的叶缘反折而成的假盖。

生境分布·分布于云南省各地。生于海拔 200～830 m 的山地阳坡、森林边缘阳光充足的地方。

哈尼族药用经验·

（1）竹、铁器断于皮肉内：蕨的嫩尖、陈年猪皮、炙猪毛、拔毒散、豆芽、木姜子叶适量。取鲜品捣碎外敷患处，并配食大量豆制品，以增强疗效。

（2）本品根茎或全株还可治发热，痢疾，黄疸，高血压，失眠，白带，风湿性关节痛。

中医药用经验·味甘，性寒。清热利湿，消肿，安神。

附注·嫩叶可食，习称"蕨菜"，根状茎可供提取蕨根粉。

444 凤尾草

哈尼药名· Haqdal dalcal 哈达达查、哈达达嚓。

别名·背阴草，鸡脚草，井边草，大叶凤尾蕨。

来源·为凤尾蕨科凤尾蕨属欧洲凤尾蕨 *Pteris cretica* 的全草。全年可采，洗净、切碎，鲜用或晒干备用。

植物形态·多年生草本。根状茎先端被黑褐色鳞片。叶多数丛生，羽状复叶二型；营养叶卵圆形；羽片 2～6 对，最下部羽片有柄，基部常分裂成 2 条形裂片，羽片条状披针形，边缘有刺状锯齿；孢子叶与营养叶相似但较窄，全缘，仅近先端有细齿。孢子囊群生长于羽片边缘至先端，囊群盖窄长，灰色，膜质。

生境分布·分布于云南省镇雄、嵩明、蒙自、屏边、德钦、贡山、丽江、维西、大姚、楚雄、宾川、红河、玉溪、普洱、勐海等地。生于海拔 400～3 200 m 的石灰岩地区的岩隙间或林下灌丛中。

哈尼族药用经验·味淡，性凉。清热解毒，利湿，消肿。

（1）肝炎，胆囊炎：凤尾草 20 g，青叶胆 15 g，金钟茵陈 15 g，矛盾草 10 g。水煎服。

（2）烧伤，烫伤：凤尾草鲜品适量。捣汁，加鸡蛋清外搽。

（3）外伤感染：凤尾草鲜品 30～50 g。水煎服。

（4）泌尿系统感染：凤尾草 10～20 g，大黄藤 10 g。水煎服。

（5）附件炎：凤尾草 10 g，瓜蒌根 10 g，白虎草 10 g。水煎服，每日 1 剂，每日 3 次。

（6）本品还可治肾炎水肿，支气管炎，咽喉炎。

中医药用经验·味淡，性凉。清热解毒，利湿消肿。

附注·同属植物井栏边草 *Pteris multifida*、粗糙凤尾蕨 *Pteris cretica* var. *laeta*，亦作"凤尾草"用，与本品功效相似。

445 岩川

哈尼药名·Taoqhho hhoqseil 陶俄俄色。

别名·肿瓣芹，水芹菜，紫金沙。

来源·为伞形科囊瓣芹属囊瓣芹 *Pternopetalum davidii* 的根。夏秋采收，晒干备用。

植物形态·多年生草本。根状茎具节。中部以上一般只有 1 个叶片。基生叶有长柄，基部有深褐色宽膜质叶鞘；叶片 2 回三出分裂。复伞形花序有长花序梗；无总苞；伞辐 6～25，一侧密生粗伏毛；小总苞片 2～3，线状披针形；小伞形花序有花 2～4，花柄一侧有粗伏毛；花瓣白色，长倒卵形，有内折的小舌片，花药深紫蓝色。果实圆卵形，果棱上具丝状细齿，每棱槽内油管通常 1。花果期 4—10 月。

生境分布·分布于云南省麻栗坡、香格里拉、红河、普洱、临沧等地。生于海拔 1 500～3 000 m 的山间谷地、林下。

哈尼族药用经验·味辛、微苦，性微温。安神镇静，消炎止痛。

（1）高热，咳嗽，肺炎：岩川 10 g，鱼腥草 10 g。水煎服。

（2）胃腹痛，头痛，失眠：岩川 2 份，花脸细辛 1 份。共研末，每服 3 g，温开水送服。

中医药用经验·味辛，性温。散寒，理气，止痛。

附注·忌生冷食物。

446 粘叶子草

哈尼药名·Hhoqnioq paqbu 恶疟爬补（元江）。

别名·臭粘叶子。

来源·为菊科翼茎草属翼茎草 *Pterocaulon redolens* 的根、嫩枝。全年可采，洗净、切碎，鲜用或晒干备用。

植物形态·直立草本。茎、枝有翅，被棉毛，有节。中部叶无柄，倒卵形或倒卵状长圆形，沿茎下沿成茎翅；上部叶或花序下方的叶较小，狭长圆形或倒卵状长圆形，边缘通常背卷，波浪状。头状花序，2～7 个沿茎枝球状簇生，多数球状簇生的花序排成穗状花序；雌花多层，丝状，顶端 3 齿裂或截形。两性花 1 个或数个，筒状，檐部 5 齿裂，或稀 6～7 裂，裂片不规则。瘦果倒卵状圆柱形，有细纵棱和冠毛。花期 12 月至翌年 4 月。

生境分布·分布于云南省元江。生于低海拔旷野荒地，或沙地上。

哈尼族药用经验·疏散风寒，止咳平喘，利水消肿。

（1）外感风寒，治疗及预防风寒感冒：粘叶子草 500 g，威灵仙 200 g，紫丁香 200 g，草烟根 300 g，辣子根 500 g，忍冬藤 300 g，白茅根 300 g。水煎，供 100 人内服。

（2）小儿咳喘：粘叶子草嫩枝 15 g。炖蛋吃。

（3）肾虚水肿：粘叶子草 500 g，四棱金刚寄生 50 g。水煎服。

附注·哈尼族特色习用药物。

447 葛根

哈尼药名· Galgoqqikuvq 甘葛区谷；区谷；气股。

别名·甘葛，粉葛，葛藤，食用葛藤。

来源·为豆科葛属食用葛 *Pueraria edulis* 的花、根。秋、冬二季采挖，趁鲜切成厚片或小块，干燥。

植物形态·藤本，具块根。羽状复叶具 3 小叶；托叶箭头形；顶生小叶卵形，侧生的斜宽卵形。总状花序腋生，花 3 朵生于花序轴的每节上；苞片卵形；小苞片每花 2 枚，卵形。花紫色或粉红；花萼钟状，萼裂片 4，披针形；旗瓣近圆形，翼瓣倒卵形，龙骨瓣偏斜。荚果带形，有种子 9～12 颗；种子卵形扁平，红棕色。花期 9 月，果期 10 月。

生境分布·分布于云南省中部、西部及金沙江河谷。生于海拔 1800～2500 m 的山沟林中。

哈尼族药用经验·味甘、微苦，性凉。解表退热，生津止渴，透发斑疹。

（1）麻疹初期或见形期，以发热，咳嗽，咽痛，舌红，苔黄为主者：①葛根花 6 g，野茴香 3 g，紫草 3 g。水煎服，每日 1 剂，每日 3 次。②葛根 6 g，金银花 6 g，刺桐皮 3 g，刺慈菇 3 g，密蒙花 3 g。水煎服，每日 1 剂，每日 3 次。

（2）麻疹初起疹出不透：葛根 30 g，升麻 5 g，紫苏 5 g，芫荽 5 g。水煎服，每日 1 剂，分 3 次服。

（3）麻疹后期余毒未尽者：葛根 30 g，金银花 10 g，南瓜藤 25 g，麻栗树皮 5 g。水煎服。

（4）感冒，发热，全身酸痛，咳嗽，咽喉疼痛：葛根 6 g，扫帚花根 6 g，地板藤 6 g，猴子背带根 3 g，苦楝藤 6 g。水煎服，姜引，每日 1 剂，每日 3 次。

（5）感冒，恶寒，头身痛：葛根 20 g，大升麻 15 g，竹叶柴胡 10 g。水煎服，每日 1 剂，每日 3 次。

（6）疮痈肿痛，无名肿毒：葛根 30 g，鸡肝散叶 20 g，大将军叶适量。鲜品捣碎烤热后敷于患处。

（7）毒蛇咬伤，毒蜂蜇伤：葛根藤皮，取干品研细末，温开水送服，每次 3 g，每日 3 次。

中医药用经验·味甘、辛，性凉。归脾、胃经。解肌退热，生津，透疹，升阳止泻。

附注·

（1）根可入菜，生食或煮汤。但不可多服，恐损胃气。

（2）《药典》所载"葛根"基原为同属植物葛 *Pueraria montana* 或粉葛 *Pueraria montana* var. *thomsonii* 的根，功效与本品相似。哈尼族用其治疗腮腺炎：粉葛根 15 g，土射香 3 g。水煎服，每日 1 剂，每日 3 次。

448 石榴

哈尼药名· Malcavq alsiq alhov 玛扎阿席阿合；石榴巴合（石榴皮）。

别名·花石榴，钟石榴，安石榴。

来源·为千屈菜科石榴属石榴 *Punica granatum* 的果皮。秋季果熟时采收，鲜用或晒干备用。

植物形态·落叶灌木或乔木。枝顶常成尖锐长刺，幼枝具棱角，老枝近圆柱形。叶通常对生，纸质，矩圆状披针形。花大，1～5 朵生枝顶；萼筒钟状，肉质红色，裂片 6；花瓣 6，红色、黄色或白色，顶端圆形；雄蕊多数；雌蕊 1。浆果近球形,通常为淡黄褐色或淡黄绿色,有时白色,稀暗紫色,果皮肥厚革质,内具薄隔膜,顶端有宿存花萼。种子多数,钝角形,红色至乳白色。花期5—6月,果期7—8月。

生境分布·分布于云南省各地。多栽培,或逸为半野生。

哈尼族药用经验·味涩、酸,性温。止泻,止痢,驱虫。

(1)腹泻:石榴皮10g,白头翁15g。水煎服。

(2)脱肛:石榴皮10g,山蜗牛2只,升麻12g。水煎服。

(3)久痢,便血:石榴皮12g,马尾黄连15g,白茅根10g。水煎服。

(4)蛔虫症:①石榴皮10g,南瓜子10g,使君子10g。水煎服。②石榴根皮15g,粉葛根皮15g。水煎服,每日1剂,每日3次,连服2日。

(5)牛皮癣:石榴皮炒炭加麻油3份,调匀外搽。

中医药用经验·味酸、涩,性温。归大肠经。涩肠止泻,止血,驱虫。

附注·

(1)恋膈成痰,痢积未尽者,服之太早,反为害也。

(2)石榴皮含生物碱,中毒能引起发热、头晕、视物模糊、蚁走感、恶心、呕吐,甚至弱视、腓肠肌痉挛,全身抽搐而虚脱。

(3)炮制注意:凡使石榴皮、叶、根,勿令犯铁。若使石榴壳,不计干湿,先用浆水浸一宿,至明漉出,其水如墨汁,方可用。

449 毛石韦

哈尼药名·Luvma dalzyuq 卢玛达最。

别名·小石韦,石皮,星星草,瓦苇,飞刀剑。

来源·为水龙骨科石韦属柔软石韦 *Pyrrosia porosa* var. *porosa* 的全草、孢子。全年可采,洗净,切碎,鲜用或晒干备用。

植物形态·多年生蕨类草本。根状茎短而横卧,密被披针形边缘具睫毛的棕色鳞片。叶近生;几无柄,叶片披针形,以狭翅沿主脉和叶柄下延几到与根状茎连接处,全缘。主脉在下面隆起,上面平坦,侧脉和小脉不显。孢子囊群近圆形,聚生于叶片上半部,在主脉每侧成多行排列,幼时被棕色星状毛覆盖,成熟时孢子囊开裂,彼此稍汇合,呈砖红色。

生境分布·分布于云南省维西、丽江、盈江、蒙自、景东、双柏、昆明、大理、屏边、宾川、等地。生于海拔300~2500m的疏林下、树干上、岩石上。

哈尼族药用经验·味甘、淡,性微寒。清热利尿,通淋。

(1)肾炎水肿:毛石韦12g,车前草15g,滑石粉15g,毛木通9g。水煎服。

(2)化脓性中耳炎:毛石韦鲜根捣烂,开水浸泡,过滤,滤液煮沸,存于洁净容器内,点滴于耳内。

(3)外伤出血:用毛石韦孢子粉撒布伤口。

(4)泌尿道感染:毛石韦15g,薏苡根12g。水煎服。

(5)本品还可治尿道结石,热性哮喘。

中医药用经验·味苦、甘,性凉。归肝、肾、膀胱经。清热,利尿通淋。

附注·无湿热者忌服。

450 青冈

哈尼药名·Piaoqzaol 瓢忠、瓢钟。

别名·青刚,栎,栎树,麻栗。

来源·为壳斗科栎属麻栎 *Quercus acutissima*

的韧皮部。随时可采,洗净,晒干,切片。

植物形态·落叶乔木,树皮深灰褐色,深纵裂。叶片形态多样,通常为长椭圆状披针形,叶缘有刺芒状锯齿,叶片两面同色,幼时被柔毛。雄花序常数个集生于当年生枝下部叶腋,有花1～3朵,花柱30壳斗杯形,包着坚果约1/2;小苞片钻形或扁条形,向外反曲,被灰白色绒毛。坚果卵形或椭圆形,顶端圆形,果脐突起。花期3—4月,果期翌年9—10月。

生境分布·分布于云南省除高寒山区外的大部分地区。生于海拔60～2200m的山地阳坡、成小片纯林或混交林。

哈尼族药用经验·清热,消炎,解毒。

无名肿毒,解各种食物中毒:青冈鲜品适量。水煎服。

中医药用经验·味苦、涩,性平。解毒利湿,涩肠止泻。

附注·孕妇慎服。

451 莱菔子

哈尼药名· Hhoqpul alneev 俄卜阿能、俄朴阿能(普洱)。

别名·萝卜子。

来源·为十字花科萝卜属萝卜 *Raphanus sativus* 的种子。夏季果实成熟时采割,晒干,搓出种子,除去杂质,晒干。

植物形态·二年或一年生草本;直根肉质,外皮绿色、白色或红色。基生叶和下部茎生叶大头羽状半裂,顶裂片卵形,侧裂片4～6对,有锯齿或近全缘。总状花序顶生及腋生;花白色或粉红色;萼片长圆形;花瓣4,倒卵状楔形,具长爪,白色,淡紫色或粉红色。长角果,肉质圆柱形,海绵质横隔。种子1～6个,卵形微扁,红棕色。花期4—5月,果期5—6月。

生境分布·云南省各地广泛栽培。

哈尼族药用经验·味辛、甘,性平。消食化痰,下气定喘。

(1)食积气滞:莱菔子10g,山楂10g。水煎服。

(2)咳嗽痰多:莱菔子10g,枇杷叶10g。水煎服。

(3)喘息,喉中痰鸣如水鸣声,喉痒咳嗽,痰多稀薄如水状:莱菔子50g,黄芩粉15g,草果粉15g,鲜香橼叶30g,蜂蜜30g。将白萝卜切成两节,中心挖空,将香橼叶捣烂与药、蜂蜜混合后,放入萝卜中心,再用竹签固定,放置锅中加水煮熟,服汁、萝卜和药粉。每日1剂,分2次服。

中医药用经验·味辛、甘,性平。归肺、脾、胃经。消食除胀,降气化痰。

附注·气虚者慎服。

452 萝芙木

哈尼药名· Qilhaqpavqhaq 区哈把哈;Ciiqhaq haqma 迟哈哈玛、赤呵呵玛;勒毒。

别名·云南萝芙木,山胡椒,十八爪,三叉虎,三叉叶,三叶暗消,苦闷药,白花矮陀,矮青木,马蹄根,羊屎果。

来源·为夹竹桃科萝芙木属萝芙木 *Rauvolfia verticillata* 的根、茎叶。秋冬采收,切片晒干备用。

植物形态·灌木;叶膜质,3～4叶轮生,稀为对生,椭圆形,长圆形或稀披针形。伞形式聚伞花序,生于上部的小枝的腋间;花小,白色;花萼5裂,裂片三角形;花冠高脚碟状,花冠筒圆筒状,中部膨大。核果卵圆形或椭圆形,由绿色变暗红色,然后变成紫黑色,种子具皱纹;胚小,子叶叶状,胚根在上。花期2—10月,果期4月至翌春。

生境分布·分布于云南省昆明、普洱、蒙自、屏边、金平、砚山、西畴、马关、富宁、西双版纳等地。分布于溪边、林边、坡地、旷野潮湿地及山坡阴湿林下或灌木丛中。

哈尼族药用经验·味苦,性寒。有小毒。清热解毒,泻肝降火,镇静降压,活血止痛。

（1）感冒头痛,全身酸痛:萝芙木15 g,土茯苓30 g,水煎服。

（2）高血压病:①萝芙木30 g。水煎服,每日1剂,每日3次。②萝芙木15 g,玉米须20 g。水煎服。③萝芙木6 g,两面青12 g。水煎服,每日1剂,每日3次。④萝芙木6 g,川芎6 g,野薏苡仁根6 g,红牡丹根10 g,甘草3 g。水煎服,每日1剂,每日3次。

（3）急、慢性黄疸型肝炎,胆囊炎,肝脾肿大:罗芙木15 g,苦胆草15 g,万丈深15 g,马鞭草15 g,鸡肝散花10 g,虎掌草15 g,桑叶15 g。水煎服,每日1剂,每日3次。

（4）咽喉痛:萝芙木15 g,甘草10 g。水煎服。

（5）气管炎,咳嗽无痰:萝芙木30 g。水煎服,每日1剂,每日3次。

（6）急性腰腿扭伤,瘀血肿痛:萝芙木15 g,当归10 g,苏木10 g。水煎服,每日1剂,每日3次。

（7）跌打损伤:云南萝芙木鲜叶适量,配树头菜叶、五除叶、泽兰、鸡挂骨草、李叶、梨叶各适量。捣敷,每日换药1次。

（8）跌打损伤,风湿骨痛:萝芙木15 g,三台红花6 g,滇白珠6 g,滇杠柳6 g,紫绿果（小罗伞）6 g,白花丹6 g,花花藤6 g。泡酒500 mL,每次服10～15 mL,每日2～3次。

中医药用经验·根:味苦,性寒,有小毒。茎叶:味苦,性凉。归肺、脾、肝经。清风热,降肝火,消肿毒,宁神。

附注·

（1）本品有小毒,不宜多服,久服,过量可致恶心、头晕。有胃病及气血虚象者忌用。

（2）同属植物催吐萝芙木 *Rauvolfia vomitoria* 也作本品使用。

453 玉带草

哈尼药名·Neivqhaq goqpavq 能哈国巴。

别名·竹节参,撑筋散,小青胆,观音草。

来源·为天门冬科吉祥草属吉祥草 *Reineckea carnea* 的带根全草。全年可采,除去杂质,洗净,晒干。

植物形态·茎蔓延于地面,逐年向前延长或发出新枝,每节上有一残存的叶鞘,顶端的叶簇由于茎的连续生长,有时似长在茎的中部,两叶簇间可相距几厘米至10多厘米。叶每簇有3～8枚,条形至披针形,深绿色。穗状花序,上部的花有时仅具雄蕊;花芳香,粉红色;裂片矩圆形,稍肉质。浆果,熟时鲜红色。花果期7—11月。

生境分布·分布于云南省大部地区。生于海拔170～3 200 m的阴湿山坡、山谷、密林下。

哈尼族药用经验·味甘、微苦,性平。润肺止咳,祛风除湿,接骨。

（1）风湿疼痛:玉带草15～30 g,水煎服。或鲜品炖肉吃。

（2）跌打损伤:玉带草鲜品30 g。水煎服并捣烂外敷。

（3）肾性水肿,产后浮肿:玉带草鲜品30～60 g。水煎服并煎汤外洗。

（4）肺结核,咳嗽:玉带草鲜品30～60 g。炖肉吃。

中医药用经验·味甘,性凉。归肺、肝、脾经。清肺止咳,凉血解毒。

454 九股牛

哈尼药名 · Shawlmameut 说麻嘿（墨江碧约方言）；说麻墨；麻莫；Lildee savbuvq 里斗沙布、利兜沙布；我欠我别；摆毛；比比军；毕别楞。

别名 · 斑杖,酸汤杆,大活血,老君丹,大叶蛇。

来源 · 为蓼科虎杖属虎杖 *Reynoutria japonica* 的根、根茎。春、秋二季采挖,除去须根,洗净,趁鲜切短段或厚片,晒干。

植物形态 · 多年生草本。茎直立,丛生,基部木质化,散生红色或紫红色斑点。叶有短柄,宽卵形或卵状椭圆形,顶端有短骤尖;托叶鞘膜质,褐色,早落。花单性,雌雄异株,花序圆锥状,腋生;花梗细长,中部有关节,上部有翅;花被5深裂,裂片2轮;雄花雄蕊8,雌花花柱3。瘦果卵形,具3棱,黑褐色,包于宿存花被内。花期8—9月,果期9—10月。

生境分布 · 分布于云南省昆明、会泽、峨山、丽江、开远、屏边、金平、西畴、红河、玉溪、普洱、西双版纳等地。生于海拔140～2 000 m的山坡灌丛、山谷、路旁、田边湿地。

哈尼族药用经验 · 味苦、微涩,性凉,有小毒。清热解毒,活血散瘀,利尿消肿。

（1）风湿疼痛,跌打损伤：①九股牛15 g,飞龙斩血15 g,叶下花9 g,茜草9 g。水煎服或泡酒服。②九股牛20 g,铜锤玉带草20 g,吉祥草20 g。以上药物洗净,泡酒500 mL内服,每日3次,每次30～50 mL。

（2）乳腺炎,咽喉炎：九股牛10 g,白花蛇舌草10 g,千里光10 g。水煎服。

（3）上呼吸道感染及尿路感染：九股牛15～30 g。水煎服。

（4）尿路感染：九股牛10 g,车前草10 g,毛石韦10 g。水煎服。

（5）烫伤：①九股牛300 g。研成细粉后,用芝麻油调成糊状敷患处,每日2～3次,3～5日为1个疗程。②九股牛100 g,金银花100 g,冰片6 g,凡士林400 g。共熬膏(冰片后下),外敷创面。

（6）急性黄疸型肝炎：九股牛15 g,栀子9 g,淡竹叶9 g。水煎服。

（7）黄疸型肝炎,急性胆囊炎：九股牛15 g,鸡肝散10 g(干茎叶),地耳草10 g。水煎服,每日1剂,每日3次。

（8）疮、痈、疖红肿热痛：九股牛30 g,一枝蒿2 g。鲜品捣烂,外敷患处。

（9）毒蛇咬伤,痈疮,无名肿毒：九股牛15 g,榨山刺根15 g。泡酒500 mL,每次服10 mL。

中医药用经验 · 味微苦,性微寒。归肝、胆、肺经。利湿退黄,清热解毒,散瘀止痛,止咳化痰。

附注 · 孕妇慎用。

455 回新草

哈尼药名 · Ciqdeivq 齐得、启德(红河)。

别名 · 回心草,茴心草,苏醒草,一把伞,南大叶藓。

来源 · 为真藓科大叶藓属暖地大叶藓 *Rhodobryum giganteum* 的全草。夏秋采收,洗净,阴干备用或鲜用。

植物形态 · 多年生苔藓植物,丛生或疏生。茎红褐色,具明显的横生根茎。茎下部的叶片小,鳞片状,紧密贴茎部,顶叶大,簇生如花苞状,倒卵形或舌形,膜质,深绿色,边缘具细齿,并有明显狭边。雌雄异株。夏秋自叶丛中簇生数个蒴状孢子体,蒴柄紫红色,多个直出。孢子囊圆柱状长卵形,黄褐色,常下垂;蒴齿两层;蒴盖凸形,有短喙;孢子球形,黄棕色。孢子期夏、秋。

生境分布·分布于云南省红河等地。生于海拔1500～2300 m林下草丛、湿润腐殖质或阴湿岩面薄土。

哈尼族药用经验·味淡,性平,气腥。养神,壮阳。

（1）遗精阳痿,肾虚腰痛:回新草鲜品50 g,仙茅50 g,鹿衔草10 g,阳起石10 g。用500 mL白酒浸泡,每次服10～20 mL,每日3次。

（2）心脏病,神经衰弱:回新草10 g。水煎服,冰糖水或酒为引,亦可泡开水当茶饮。

（3）心脏病:①回新草20 g,八宝镇心丹10 g。水煎服。②茴心草20 g,猪心1个。茴心草洗净,放入装有猪心的碗内,加热炖熟,每日1次,连食3日。

（4）心悸,头晕,面色不华,四肢无力,少寐多梦:回新草10 g,定心藤20 g,岩七10 g,大枣10 g,琥珀10 g,当归10 g。冰糖适量,水煎服,每日1剂,每日3次。

（5）心慌心悸:回新草15 g,糯米草3 g。研细,炖猪心服。

中医药用经验·味辛、苦,性平。养心安神,清肝明目。

附注·同属植物大叶藓 *Rhodobryum roseum*,哈尼药名"尼浩突刺"（普洱）,亦作"茴心草"用,与本品功效相似。味淡、微苦,性平。养心安神,镇静。用于心脏病,心慌,心悸怔忡,神经衰弱。

456 盐肤木

哈尼药名·Siqmalvq 石玛拉千（红河）；昔嘛。
别名·柞树,五倍子树,肤盐渣树,肤烟叶。
来源·为漆树科盐肤木属盐肤木 *Rhus chinensis* 的根。全年均可采,鲜用或切片晒干。

植物形态·落叶小乔木或灌木。小枝被锈色柔毛。奇数羽状复叶,叶轴具宽的叶状翅,叶轴和叶柄密被锈色柔毛；小叶多形,卵形或椭圆状卵形或长圆形,边缘具粗锯齿或圆齿。圆锥花序被锈色柔毛,雄花序较雌花序长；花白色,苞片披针形,花萼裂片长卵形,花瓣倒卵状长圆形,外卷；雌花退化雄蕊极短。核果球形,被具节柔毛和腺毛,成熟时红色。花期8—9月,果期10月。

生境分布·分布于云南省大部分地区。生于海拔170～2700 m的向阳山坡、沟谷、溪边的疏林或灌丛中。

哈尼族药用经验·味咸,性凉。凉血降火,去瘀生新。

（1）食物中毒:盐肤木根90 g,香茅草根90 g。水煎服,每日1剂,每日3次,服3剂。

（2）腮腺炎,无名肿毒:盐肤木根10 g,土射香10 g,木防己10 g,酸浆草10 g。水煎服,酒引,每日1剂,每日3次。

（3）小便频数,热涩刺痛,淋沥不畅,尿色黄赤混浊:盐肤木根60～100 g。水煎服,每日1剂,每日3次。第1次加酒引,第2次、第3次加焙热的盐巴适量为引。

中医药用经验·根:味酸、咸,性平。祛风湿,利水消肿,活血散毒。叶上的虫瘿:味酸、涩,性寒。归肺、大肠、肾经。敛肺降火,涩肠止泻,敛汗,止血,收湿敛疮。

附注·本品叶上的虫瘿即为"五倍子",由五倍子蚜 *Melaphis chinensis* 寄生而形成。敛肺降火,涩肠止泻,敛汗,止血,收湿敛疮。用于肺虚久咳,肺热痰嗽,久泻久痢,自汗盗汗,消渴,便血痔血,外伤出血,痈肿疮毒,皮肤湿烂。

457 蓖麻

哈尼药名·Heilcil 赫齐、合起；路丫区。

别名·草麻,红蓖麻,蜀芥,红天麻子(果实)。

来源·为大戟科蓖麻属蓖麻 *Ricinus communis* 的种子、种子油、根、叶。秋季采摘成熟果实,晒干,除去果壳,收集种子。成熟种子经榨取并精制得到蓖麻油。

植物形态·一年生粗壮草本或草质灌木;小枝、叶和花序通常被白霜,茎多液汁。叶轮廓近圆形,掌状 7～11 裂,裂片卵状长圆形或披针形,边缘具锯齿。叶柄中空。总状花序或圆锥花序;雄花花萼裂片卵状三角形,雄蕊束众多;雌花萼片卵状披针形;子房卵状,密生软刺或无刺。蒴果卵球形或近球形,果皮具软刺或平滑;种子椭圆形,斑纹淡褐色或灰白色;种阜大。花期几全年或 6－9 月(栽培)。

生境分布·分布于云南省各地。生于海拔 20～2 300 m 的村旁疏林、河流两岸冲积地,多逸为野生或栽培。

哈尼族药用经验·叶、根:味辛、苦,性寒。祛湿痛络,消肿拔毒,催产。种子:味甘、辛,性平,有小毒。泻下通便。

(1) 脉管炎,腮腺炎,乳腺炎:蓖麻鲜叶适量。捣碎外敷于患处,每日换药 1 次。

(2) 子宫脱垂:蓖麻种子适量。捣烂敷百会穴。

(3) 疮疡肿毒,乳腺炎,腮腺炎:蓖麻鲜叶适量。捣烂外敷。

(4) 催产(胎位、产道正常者),胎盘不下:蓖麻鲜叶适量。捣烂,加温热敷两足心。

(5) 拔刺入肌肤异物:蓖麻种子生品适量。捣烂外敷。

(6) 风湿骨痛:蓖麻根适量。煎水洗患处,每日数次,或冲敷患处。

(7) 本品种子榨油作缓泻剂。

(8) 本品种子、根、叶还可治脱肛,淋巴结核,疮疡肿毒,湿疹瘙痒。

中医药用经验·味甘、辛,性平,有毒。归大肠、肺经。种子:泻下通滞,消肿拔毒。油:滑肠,润肤。叶:味苦、辛,性平,有小毒。祛风除湿,拔毒消肿。根:味辛,性平,有小毒。归心、肝经。祛风解痉,活血消肿。

附注·

(1) 有毒,中毒后首先感到咽喉灼热、恶心呕吐、腹痛腹泻、无尿或血尿、发热、痉挛,最后血压下降,呼吸停止而死亡。种子中所含蓖麻毒素 7 mg 或蓖麻碱 0.16 g 即可致死,加热后毒性降低或消失。

(2) 孕妇及便滑者忌服本品的种子。

(3) 孕妇及胃弱者忌服蓖麻油,忌与脂溶性驱肠虫药同用。

458 岩陀

哈尼药名· Aqkeesavciq 阿克沙齐、阿克三七(普洱)。

别名·九叶岩陀,红姜,紫姜,半边伞,红升麻,岩七,大红袍,蛇疙瘩,毛青红。

来源·为虎耳草科鬼灯檠属羽叶鬼灯檠 *Rodgersia pinnata* var. *pinnata* 的根。秋、冬采挖,洗净切片,晒干。

植物形态·多年生草本。近羽状复叶;叶柄基部和叶片着生处具褐色长柔毛;小叶片椭圆形、长圆形至狭倒卵形,边缘有重锯齿。多歧聚伞花序圆锥状,具多花;花序轴与花梗被膜片状毛;萼片 5,革质,近卵形,先端短渐尖而钝,具弧曲脉 3,脉于先端汇合;花瓣不存在;雄蕊 10;心皮 2,基部合生,子房近上位,花柱 2。蒴果紫色。花果期 6－8 月。

生境分布·分布于云南省富源、丽江、镇康、大理、洱源、鹤庆、贡山、德钦、维西、红河等地。生于海拔 2 400～3 800 m 的林下、林缘、灌丛、高山草甸、石隙。

哈尼族药用经验·味苦、涩、微甘,性温。舒筋络,接骨止血。

（1）骨折：岩陀研末,每服 1～2 g,每日 3 次。并用鲜品捣烂,用酒热敷。

（2）跌打瘀血肿痛：岩陀 50 g,大麻药 15 g,芦子 10 g。泡酒 500 mL,内服。

（3）痛经：岩陀 15 g。水煎服。

（4）外伤出血：岩陀适量。研末外敷。

（5）本品还可治风湿,消化不良,肠炎,腹泻。

中医药用经验 · 味苦、微涩,性凉。活血调经,祛风湿,收敛止泻。

附注 ·

（1）孕妇忌服。

（2）同属植物西南鬼灯檠 *Rodgersia sambucifolia* 与本品功效相同,常混用。

459 月季

哈尼药名 · Seiqquvq alyeiv 塞局阿耶;阿焉内。

别名 · 月月花,月月红,四季花。

来源 · 为蔷薇科蔷薇属月季花 *Rosa chinensis* 的花、根、叶。根和花全年均可采收,花微开时采摘,阴干或低温干燥,根洗净,切段晒干。春至秋季茂盛时采叶,鲜用或晒干。

植物形态 · 直立灌木;有短粗的钩状皮刺。小叶 3～5,稀 7,宽卵形至卵状长圆形,边缘有锐锯齿,顶生小叶片有柄,侧生小叶片近无柄,有散生皮刺和腺毛。花几朵集生,稀单生,萼片卵形,有时呈叶状,边缘常有羽状裂片,内面密被长柔毛;花瓣重瓣至半重瓣,红色、粉红色至白色,倒卵形,先端有凹缺,基部楔形。果卵球形或梨形,红色。花期 4－9 月,果期 6－11 月。

生境分布 · 云南省各地均有栽培。

哈尼族药用经验 · 味甘,性温。活血调经,消肿解毒。

（1）月经不调,痛经：月季花 6 g,当归 15 g,丹参 10 g。水煎服。

（2）月经不调,经行腹痛,色黯有血块,小腹冷痛：月季、桂花岩陀、虎杖、刺五加、冷饭果各 15 g。水煎服,每日 2 次。

（3）口腔炎,口腔溃疡：月季根 15 g。水煎服。

（4）疖疮肿毒：月季花 9 g,水煎服。或外用根和花各适量,捣敷。

（5）食物中毒后引起的上吐下泻：月季 15～20 g,草果、阳春砂仁各 10～15 g。焙黄研末,水煎服,每日 1 剂,分 3 次服。

（6）本品根,茎还可治跌打损伤,遗精。

中医药用经验 · 花：味甘,性温。归肝经。活血调经,疏肝解郁。根：味甘,性温。归肝经。活血调经,消肿散结,涩精止带。叶：味微苦,性平。归肝经。活血消肿,解毒,止血。

附注 ·

（1）脾胃虚寒者及孕妇慎用,不宜久服。

（2）同属植物小果蔷薇 *Rosa cymosa*,哈尼药名"苏戈片拜",别名"营实蔷薇"。为哈尼族特色习用药物,与本品功效相似。根、嫩叶治月经不调,子宫脱垂,痔疮,脱肛,外伤出血。果实治不孕症。

460 水豆瓣草

哈尼药名 · Moqnil haobol 莫尼豪博、摩尼浩博。

别名 · 水豆瓣,水苋菜,水马桑,红格草。

来源 · 为千屈菜科节节菜属圆叶节节菜 *Rotala rotundifolia* 的全草。夏秋采收,洗净,晒干备用或鲜用。

植物形态 · 一年生肉质草本;根茎匍匐地上;茎丛生,带紫红色。叶对生,无柄或具短柄,近圆形、阔倒卵形或阔椭圆形。花单生于苞片内，组成顶生稠密的穗状花序，每株 1～3 个，有时 5～7 个；花极小，几无梗；苞片叶状，卵形或卵状矩圆形，小苞片 2 枚，披针形或钻形；萼筒阔钟形，膜质，裂片 4，三角形；花瓣 4，倒卵形，淡紫红色；雄蕊 4；子房近梨形。蒴果椭圆形，3～4 瓣裂。种子多数。花果期 12 月至次年 6 月。

生境分布 · 分布于云南省中部至西南部。生于海拔 800～2 500 m 的水稻田或湿地上。

哈尼族药用经验 · 味甘、淡，性凉。清热利湿，解毒。

（1）肝炎，肺炎：水豆瓣草 15～30 g。水煎服。

（2）月经不调，闭经：水豆瓣草 15 g，茜草 10 g，益母草 15 g。水煎服。

（3）尿路感染：水豆瓣草 20 g，马鞭草 15 g，车前草 15 g。水煎服。

（4）痛疮肿毒：水豆瓣草鲜品适量。捣敷。

中医药用经验 · 味苦、涩，性微寒。归肝、肾经。散瘀止血，除湿解毒。

461 小红参

哈尼药名 · Wavnil duqsav 乌尼独散。

别名 · 小红药，小活血，红根，小茜草，云南茜草，滇茜草。

来源 · 为茜草科茜草属紫参 Rubia yunnanensis 的根、叶。秋季采收，洗净，晒干备用。

植物形态 · 草本；茎根条状，稍肉质，数至十余条簇生和茎基部均红色；茎、枝均有 4 直棱或 4 狭翅，通常节部被硬毛。叶纸质，形状和大小均多变异，线状披针形至卵形或倒卵形、长圆形至阔椭圆形，有时近圆形。聚伞花序三歧分枝成圆锥花序状，腋生和顶生；花冠黄色或淡黄色，干时近白色，稍肉质，裂片 5，近卵形，顶端增厚而稍硬，内弯成短喙状；花柱 2 裂几达基部。花期夏秋，果期初冬。

生境分布 · 分布于云南省各地。生于海拔 1 700～2 500 m 处的灌丛、草坡、路边。

哈尼族药用经验 · 味微苦、甘，性凉。凉血止血，活血通经，祛瘀止痛。

（1）吐血，痰中带血，咯血：小红参根 9～30 g。水煎服。

（2）月经不调：①小红参根 15 g，月季花 10 g。水煎服。②小红参 15 g，通血香 15 g，黄泡刺根 25 g，青树跌打 10 g，当归 15 g，益母草 30 g。水煎服，红糖为引，每日 3 次，200 mL 每次。

（3）月经不调，小腹疼痛据按，经行量少，血色紫黑，有血块：小红参根 6 g，细钻骨风 15 g，苏木 6 g。炖酒服。

（4）风湿疼痛，跌打伤痛，痛经：小红参 15 g，大血藤 10 g，黑骨头 10 g。水煎服。

（5）外伤出血：小红参根研粉外撒。

（6）颜面神经麻痹：小红参根 150 g，女金芦 150 g，泽兰 150 g。泡酒 2 500 mL，半月后服，每日 1 次，每次 40 mL。

（7）肾炎：小红参根 15 g，水线草 10 g。水煎服。

（8）角膜云翳：小红参叶 50～100 g。水煎服。

中医药用经验 · 味甘、微苦，性温。归肝、肺经。活血养血，祛瘀生新。

附注 ·

（1）同属植物茜草 Rubia cordifolia，哈尼药名"Qilxeel 期秀""Aq wuvlaoq nyuq 阿吾劳尼""Alwuqlaoqniq 阿无劳尼、阿无牢尼""污泥毒散"。哈尼族医生用根茎入药，与本品功效相似。味苦、咸，性凉。祛湿止痛，消炎，除虚热。①腹泻：茜草 20 g，番石榴 15 g，樟脑根 15 g，黑黄泡 15 g。水煎服,每日 3 次,1 周为 1 个疗程。②胸膜炎:茜草 16 g,水煎服。③吐血,衄血,咯血,便血,血崩,尿血:茜草 16 g 炒糊,地榆炭 10 g,黄芩 5 g,黄连 5 g。水煎服。④血小板减少性紫癜,月经不调:茜草 32 g,大枣 32 g,红糖 32 g。水煎服。

(2)唇形科鼠尾草属三叶鼠尾草 *Salvia trijuga* 亦名"小红参",与本品功效类似。味苦、甘,性温。调经活血,祛瘀生新。用于月经不调,痛经,血虚经闭,肾虚腰痛。

462 黄泡

哈尼药名 · Moqnil haobol 莫尼豪博、摩尼浩博。

别名 · 黄锁莓,钻地风,锁地风,黄泡刺,老虎泡,红毛悬钩子,三月泡,黄茨果。

来源 · 为蔷薇科悬钩子属栽秧泡 *Rubus ellipticus* var. *obcordatus* 的根、叶、果。根:夏、秋季采挖,洗净,干燥。叶:全年可采,洗净,晒干。果:春、夏采收。

植物形态 · 灌木。全株密被棕红色长硬毛,尤以嫩枝最密,并疏生下弯的皮刺。茎直立或斜生,分枝多。3 出复叶互生,小叶片倒心形至倒阔卵形,纸质,中央一枚较大,先端浑圆或微凹,基部阔楔形,边缘具细锐齿,两侧小叶几无柄。圆锥花序顶生及腋生,花瓣 5,白色。花梗和花萼上几无刺毛。聚合果球形,黄色。花期 3—4 月,果期 4—5 月。

生境分布 · 分布于云南省各地。生于海拔 300~2 000 m 的山坡、路旁、灌丛中。

哈尼族药用经验 · 根:味酸、涩,性温;果:味甘、酸。消肿止痛,收敛止泻,清热解毒,止血,祛风湿,益肺养阴。

(1)风湿性关节痛:黄泡根 15 g,生姜 10 g。水煎服。

(2)风寒湿痹,肢体关节疼痛,麻木:黄泡根 20 g,大树麻药 20 g,小麻药 15 g。水煎服,每日 1 剂,每日 3 次;亦可泡酒服。

(3)吐血,便血:黄泡根 30 g,小白及 15 g。水煎服。

(4)疮痈:黄泡叶适量。煎水外洗。

(5)口苦咽干,肺热:黄泡果(鲜品)50 g。取汁服或直接食用。

(6)细菌性痢疾:黄泡 9~15 g。红糖为引,水煎服。

(7)赤痢,肠炎:黄泡根 10 g,多依果 1 个。加红糖适量,水煎服。

(8)赤白痢疾,肠炎泄泻:黄泡干根 15 g,白头翁 10 g,马尾黄连 15 g。水煎服,每日 1 剂,每日 3 次。

(9)烧伤,烫伤:黄泡根 50 g,红泡根 50 g,乌泡根 50 g。水煎至 300 mL,过滤,放茶叶 50 g,煮 10 分钟,外洗。

(10)本品根还可治咽喉肿痛,月经不调。

中医药用经验 · 根:味涩、微酸,性温。归肝、脾、大肠经。消肿止痛,收敛止泻,舒筋活络。叶:味苦、涩,性平。归肝、脾经。止血,敛疮。果:味酸,性平。补肾涩精。

附注 ·

(1)同属植物红泡刺藤 *Rubus niveus*(见"紫泡"词条)、覆盆子 *Rubus idaeus* 等,别名"栽秧泡",与本品功效不同。

(2)果实可作水果食用。

463 鸡爪茶

哈尼药名 · Haqqil laqho 哈期郎火(元江);哈期郎犬。

别名 · 鸡屎黄泡,亨利莓。

来源 · 为蔷薇科悬钩子属鸡爪茶 *Rubus henryi* 的根。夏、秋季采挖,洗净,干燥。

植物形态 · 常绿攀援灌木;枝褐色或红褐色。单叶,革质,宽楔形至近圆形,稀近心形,深3～5裂,下面密被灰白色或黄白色绒毛;托叶膜质。花常9～20朵,成顶生和腋生总状花序;萼片长三角形,顶端尾状渐尖,花后反折;花瓣狭卵圆形,粉红色,两面疏生柔毛,基部具短爪。果实近球形,黑色,宿存花柱带红色并有长柔毛。花期5～6月,果期7～8月。

生境分布 · 分布于云南省亚热带地区。生于海拔高达2 000 m的坡地、山林中。

哈尼族药用经验 · 除风湿,舒筋络。

风湿骨痛,跌打损伤:鸡爪茶20 g,白龙须8 g,飞龙斩血10 g,地遍10 g,虎杖10 g,大血藤30 g。泡酒2 L,每日2～3次,每次10 mL内服。

附注 ·

(1) 哈尼族特色习用药物。

(2) 叶可代茶饮。

464 紫泡

哈尼药名 · Laqhhoqhhoq naqnaqmaq 郎恶恶那那麻(元江);郎呃呃呐呐麻;序恶恶那那麻;Algao gaonav 阿高高纳;红啊啊那。

别名 · 黑锁梅,硬枝黑琐莓,红刺泡,黑泡刺,栽秧泡。

来源 · 为蔷薇科悬钩子属红泡刺藤 *Rubus niveus* 的根、果。秋季挖根,鲜用或切段晒干。

植物形态 · 灌木,枝常紫红色,被白粉,疏生钩状皮刺,小枝带紫色或绿色,幼时被绒毛状毛。小叶常7～9枚,椭圆形、卵状椭圆形或菱状椭圆形。花成伞房花序或短圆锥状花序,顶生或腋生;萼片三角状卵形或三角状披针形,在花果期常直立开展;花瓣近圆形,红色。果实半球形,深红色转为黑色,密被灰白色绒毛;核有浅皱纹。花期5～7月,果期7～9月。

生境分布 · 分布于云南省各地。生于海拔500～2 800 m的山坡灌丛、疏林、山谷河滩、溪流旁。

哈尼族药用经验 · 消食理气,止泻止痢。

(1) 腹胀:紫泡根适量。捣烂,煎水内服。

(2) 痢疾:紫泡根30 g,三节方根10 g,翻白叶10 g,马蹄香5 g。红糖适量,水煎服。

(3) 痢疾,腹泻:紫泡根15 g,橘饼1个。水煎服。

(4) 风湿关节痛,痛风,急慢性肝炎,月经不调:紫泡根15～30 g。水煎服或配方用。

(5) 小儿疳积:紫泡根6～9 g,龙眼肉3 g。水煎服。

(6) 挫伤疼痛,湿疹,皮肤化脓感染:紫泡鲜根皮或茎、叶适量。加酒捣烂,炒热外敷。

(7) 咽炎,口腔炎,牙龈炎,出血:紫泡鲜根皮或果、山蚂蝗各适量。捣汁含漱,亦用本品煎水含漱。

(8) 泌尿系统结石:紫泡鲜根120 g,米酒150 mL。加水适量煎1小时后内服,每日2次,服至结石排出。

(9) 神经衰弱,肾虚阳痿,遗精,早泄,小便频数,白带过多:紫泡果实15 g。水煎服或配方用。

(10) 经期小腹隐隐作痛,或小腹及阴部空坠,喜揉按,月经量少,色淡质薄:紫泡根30 g,美人蕉20 g。用鲜品,水煎服,每日1剂,每日3次。

(11) 本品根和果实还可治肾炎水肿,流感,骨髓炎,宫颈癌,白血病,乳腺炎,扁桃体炎,疮疖。

中医药用经验 · 味苦、涩,性微寒。活血消肿,清热解毒,祛风除湿。

附注 · 同属植物茅莓 *Rubus parvifolius* 亦名"黑锁莓",与本品功效相似。

465 细锁梅

哈尼药名 · Alcil polpaq 啊雌坡爬(元江)。

别名 · 羊挂刺叶。

来源 · 为蔷薇科悬钩子属绣毛莓 *Rubus reflexus* 的根。全年可采,洗净晒干备用。

植物形态 · 攀援灌木。枝被锈色绒毛状毛,有稀疏小皮刺。单叶,心状长卵形,有明显皱纹,下面密被锈色绒毛,边缘 3～5 裂,有不整齐的粗锯齿或重锯齿。花数朵团集生于叶腋或成顶生短总状花序;总花梗、花梗、花萼被毛;萼片卵圆形,外萼片掌状分裂,内萼片全缘;花瓣长圆形至近圆形,白色,与萼片近等长。果实近球形,深红色;核有皱纹。花期 6－7 月,果期 8－9 月。

生境分布 · 分布于云南省东南部。生于海拔 300～1 000 m 的山坡、山谷灌丛、疏林中。

哈尼族药用经验 · 祛风逐湿,舒筋活络,止泻止痢。

(1) 风湿腰痛:细锁梅 10 g,土木香 10 g,化血丹 5 g,飞龙斩血 10 g,桂花矮陀陀 5 g,茜草根 10 g。泡酒 1 000 mL,每次 5～10 mL 内服。

(2) 跌打损伤:细锁梅 15 g,大芦子 15 g,四块瓦 10 g,白花矮陀陀 15 g,叶上花 15 g。白酒 1 000 mL,浸泡 3 日后,每次 10 mL 内服。

(3) 痢疾,腹泻:细锁梅 10 g,石榴木 3 g,紫地榆 5 g。加红糖适量,水煎服。

中医药用经验 · 味苦、涩、酸,性平。归肺、肝经。祛风除湿,活血通络。

466 土大黄

哈尼药名 · Qeilma pavqjyuq 且玛八决。

别名 · 山大黄,牛舌头草,牛耳大黄,牛舌大黄,野菠菜。

来源 · 为蓼科酸模属皱叶酸模 *Rumex crispus* 的根、叶、全草。春、秋挖根,洗净,切片,晒干。全年可采全草,或秋季采割,晒干。

植物形态 · 多年生草本。根黄褐色,茎具浅沟槽。基生叶披针形或狭披针形;茎生叶较小狭披针形;托叶鞘膜质易破裂。花序狭圆锥状;花两性;淡绿色;花梗中下部具关节,果时稍膨大;花被片 6,外花被片椭圆形,内花被片果时增大,宽卵形,网脉明显,边缘近全缘,全部具小瘤。瘦果卵形,具 3 锐棱,暗褐色。花期 5－6 月,果期 6－7 月。

生境分布 · 分布于云南省丽江、红河、普洱、玉溪、西双版纳等地。生于海拔 30～2 500 m 的河滩、沟边湿地。

哈尼族药用经验 · 根:味苦、酸,性凉。清热解毒,消食通便,杀虫,截疟。

(1) 急性肝炎,肺结核:土大黄 3～9 g。水煎服。

(2) 扁桃体炎,胃肠炎,肺热咳血:土大黄 15～20 g。水煎服。

(3) 外伤,无名肿毒:土大黄鲜品适量。捣敷。

(4) 消化不良:土大黄 10 g,山楂 10 g,鸡内金 10 g。水煎服。

(5) 消化不良所致腹胀腹痛:土大黄 15 g,摘珠香 15 g,扁金花 10 g。水煎服,每日 1 剂,每日 3 次。

(6) 便秘:土大黄 10 g,生山楂 10 g,生首乌 10 g。水煎服。

(7) 实热内结,胃肠阻滞,大便秘结:①土大黄 20 g,丝瓜心 10 g,冬瓜子 15 g,桃仁 10 g。水煎服,每日 1 剂,每日 2 次。②土大黄 20 g,五丫果心 20 g,毛木通 15 g。水煎服,每日 1 剂,每日 3 次。

(8) 疟疾:土大黄 10 g,青蒿 10 g。水

煎服。

中医药用经验 · 味苦、酸,性寒。清热解毒,止血,通便,杀虫。

附注 ·

(1) 有小毒。

(2) 以"土大黄"为名入药的尚有同属植物羊蹄 *Rumex japonicus*、巴天酸模 *Rumex patientia*、钝叶大黄 *Rumex obtusifolius*、尼泊尔酸模 *Rumex nepalensis*、戟叶酸模 *Rumex hastatus*、齿果酸模 *Rumex dentatus*、廖科大黄属波叶 *Rheum rhabarbarum* 等。

467 珍珠草

哈尼药名 · Eellol lalma massaq 吾罗拉玛玛然。

别名 · 星色草,肉肉草,羊毛草。

来源 · 为石竹科漆姑草属漆姑草 *Sagina japonica* 的全草。春、夏季采收,鲜用或晒干备用。

植物形态 · 一年生小草本上部被稀疏腺柔毛。茎丛生,稍铺散。叶片线形,顶端急尖,无毛。花小形,单生枝端;花梗细,被稀疏短柔毛;萼片 5,卵状椭圆形,顶端尖或钝,外面疏生短腺柔毛,边缘膜质;花瓣 5,狭卵形,稍短于萼片,白色,顶端圆钝,全缘;种子细,圆肾形,微扁,褐色,表面具尖瘤状凸起。花期 3—5 月,果期 5—6 月。

生境分布 · 分布于云南省中部、西北部、东北部及东南部。生于海拔 600~1 900 m(在西南可上升至 3 800~4 000 m)的河岸沙质地、撂荒地、路旁草地。

哈尼族药用经验 · 味淡,性平。清热解毒,平肝息风。

(1) 急性肠胃炎:珍珠草 15 g。水煎服。

(2) 过敏性皮炎:珍珠草 15 g。煎水外洗。

(3) 毒蛇咬伤:珍珠草外敷。

中医药用经验 · 味甘、辛、微苦,性平。归肺、肝经。清热解毒,祛风除湿。

附注 ·

(1) 同属植物无毛漆姑草 *Sagina saginoides* 亦可作本品用,功效相同。

(2) 叶下珠科叶下珠属叶下珠 *Phyllanthus urinaria* 亦以"珍珠草"为名入药,与本品功效不同(见"叶下珠"词条)。

468 慈姑

哈尼药名 · Miaqkaq 苗卡、秒卡。

别名 · 茨菇,白地粟,剪刀菜。

来源 · 为泽泻科慈姑属野慈姑 *Sagittaria trifolia* var. *trifolia* 的球茎、叶、花。秋季初霜后,茎叶黄枯,球茎充分成熟,自此至翌春发芽前,可随时采收。采收后,洗净,鲜用或晒干用。

植物形态 · 多年生水生或沼生草本。根状茎横走。挺水叶箭形,叶片长短、宽窄变异很大;叶柄基部渐宽,鞘状,边缘膜质。花葶直立,挺水。花序总状或圆锥状,具分枝 1~2 枚,具花多轮,每轮 2~3 花;苞片 3 枚。花单性;花被片反折,外轮花被片椭圆形或广卵形;内轮花被片白色或淡黄色。雌花通常 1~3 轮;雄花多轮,雄蕊多数,花药黄色。瘦果两侧压扁,倒卵形,具翅;果喙短,自腹侧斜上。种子褐色。花果期 5—10 月。

生境分布 · 分布于云南省西部、南部、中及东南部。生于海拔 600 m 或更高的湖边、沼泽、水塘静水处、缓流溪沟等水体。

哈尼族药用经验 · 球茎:味苦、甘,性微寒。行血通淋。

(1) 治淋浊:鲜慈姑 300 g。加水适量煎服。

（2）治肺虚咳嗽：鲜慈姑数枚。去皮捣烂，加蜂蜜、米泔水同拌匀，饭上蒸熟，热服。

（3）产后血闷，攻心欲死，胎衣不下：慈姑鲜品200 g。捣汁服。

（4）肺虚咳嗽，痰中带血：慈姑鲜品数枚。加蜜捣汁冲服。

（5）本品叶有消肿解毒的功效，可治疮肿，丹毒，恶疮，蛇，虫咬伤。本品花能明目，除湿，可治肿痔漏。

中医药用经验·球茎：味甘、微苦、微辛，性微寒。归肝、肺、脾、膀胱经。活血凉血，止咳通淋，散结解毒。叶：味苦、微辛，性寒。归心、脾经。清热解毒，凉血化瘀，利水消肿。花：味微苦，性寒。归肝、脾经。清热解毒，利湿。

附注·

（1）孕妇慎服本品的球茎；叶不宜久敷；孕妇忌用本品的花。

（2）同属植物华夏茨菇 *Sagittaria trifolia* subsp. *leucopetala* 亦作"慈姑"入药，与本品功效相同。

（3）《中国哈尼族医药》等文献中记载慈姑为同属植物欧洲慈姑 *Sagittaria sagittifolia*，该种具沉水叶、浮水叶、挺水叶；挺水叶顶裂片与侧裂片近等长；内轮花被片基部具紫色斑点；花药紫色；主要分布于欧洲，我国仅在新疆阿勒泰地区采到少量标本。因此，本书认为"慈姑"的基原植物并非欧洲慈姑，而应为野慈姑。

469 山杨柳

哈尼药名·奔因额。

别名·四齿柳，四脉柳，黑杨柳。

来源·为杨柳科柳属细序柳 *Salix guebriantiana* 的树皮、根。全年可采，切片晒干。

植物形态·直立灌木。枝绿褐色至黑紫色。叶椭圆形至披针形，上年落叶发红色。花先叶开放或同时开放；花序直立，有花序梗，梗上着生2～5小叶；苞片倒卵形至圆形或瓢状，黄褐色；花药黄色或部分带红色，近基部有柔毛；腺体2，雄花的腹腺有时3～4裂；子房卵形。花期4月下旬－5月上旬。

生境分布·分布于云南省中部。生于海拔2 800～3 300 m的山坡、山谷中。

哈尼族药用经验·树皮：清热解毒，治痈疮肿毒。根：舒筋活络，通经，治月经不调，狂犬病，风湿麻木，风湿腰腿痛，脉管炎。

中医药用经验·味苦、涩，性凉。清热解毒。

附注·哈尼族特色习用药物。

470 血满草

哈尼药名·Xaoqbul 肖布；明甲阿布（红河）；需部。

别名·接骨药，接骨丹，血莽草，血管草，大血草，血藤草。

来源·为五福花科接骨木属血满草 *Sambucus adnata* 的全草、根。夏秋采收，切碎、晒干备用或鲜用。

植物形态·多年生高大草本或半灌木；根和根茎红色，折断后流出红色汁液。茎草质，具明显的棱条。羽状复叶具叶片状或条形的托叶；小叶3～5对，长椭圆形、长卵形或披针形；小叶的托叶退化成瓶状突起的腺体。聚伞花序顶生，伞形式，3～5出的分枝成锐角；花小，有恶臭；萼被短柔毛；花冠白色。果实红色，圆形。花期5－7月，果熟期9－10月。

生境分布·分布于云南省西部、西北中部至东北部。生于海拔1 600～3 600 m的林下、沟边、灌丛中、山谷斜坡湿地、高山草地等处。

哈尼族药用经验·味辛、涩，性温。活血散瘀，强筋骨，除风湿，利尿。

（1）风湿性关节炎，慢性腰腿痛，急性扭伤，血肿，水肿：血满草鲜品 15～30 g，水煎服。另用血满草鲜品适量，煎水外洗患处。

（2）骨折：血满草鲜根皮及叶捣烂外敷（注意应先将骨折部位碎骨复位并上夹板固定），另取血满草鲜品适量，煎水外洗患处。

（3）外伤瘀血肿痛，骨折：血满草 40 g，亮叶香 30 g，过山龙 30 g，用 500 mL 白酒浸泡 15 日后服用，每次 10 mL，每日 2 次。或取鲜品适量，捣碎外敷患处。

（4）跌打损伤：血满草 30 g，白花丹 20 g，过山龙 30 g，铜锤草 30 g。以上药物共捣烂，加醋为引外敷患处，每日换药 1 次，10 日为 1 个疗程。

（5）脱肛，大便下血：血满草根 6 g，地豇豆 15 g。研末，炖肉食。

中医药用经验 · 味辛、甘，性温。归脾、肾经。祛风除湿，活血散瘀。

附注 · 同属植物接骨草 *Sambucus javanica*、无梗接骨木 *Sambucus sieboldiana*，与本品功效相似，常混用，见"小接骨丹"词条。

471 小接骨丹

哈尼药名 · Alkawuqqaiq 阿卡无前。

别名 · 小血满草，小漆树草，珍珠麻，陆英。

来源 · 为五福花科接骨木属接骨草 *Sambucus javanica* 的全草。夏、秋季采收，切段，鲜用或晒干。

植物形态 · 高大草本或半灌木；茎有棱条，髓部白色。羽状复叶的托叶叶状或有时退化成蓝色的腺体；小叶 2～3 对，互生或对生，狭卵形。复伞形花序顶生，大而疏散，总花梗基部托以叶状总苞片，分枝 3～5 出，纤细，被黄色疏柔毛；杯形不孕性花不脱落，可孕性花小；萼筒杯状，萼齿三角形；花冠白色，仅基部联合，

花药黄色或紫色。果实红色，近圆形；核 2～3 粒，卵形，表面有小疣状突起。花期 4－5 月，果熟期 8－9 月。

生境分布 · 分布于云南省勐腊等地。生于海拔 300～2 600 m 的山坡、林下、沟边、草丛中，亦有栽种。

哈尼族药用经验 · 味辛、涩，性温。祛风利湿，舒筋活血。

（1）接骨：小接骨丹、烟叶、桑寄生、石姜、过山龙、过江龙、叶上花、鸡肝散、染饭花，同捣碎，配合使用脉针或银针。如出现伤口化脓，用生理盐水清洗，后用大血藤叶包敷，再用上方包敷。后期如出现酸痛，应加用七叶莲、断肠草、透骨草、大接骨丹、血满草叶外洗，以防后遗症。

（2）跌打损伤：小接骨丹 20 g，灯台树（叶）20 g，鱼子兰 16 g，芦子藤 16 g，海桐树（叶）20 g。以上药物捣烂炒热，加酒调成糊状，外敷患处，3 日换 1 次药，连包 3 次药。

中医药用经验 · 味甘、微苦，性平。祛风利湿，舒筋活血。

附注 ·

（1）孕妇禁服。

（2）同属植物无梗接骨木 *Sambucus sieboldiana* 在金平地区亦作"小接骨丹"使用。

472 狗爪子树

哈尼药名 · Kaqtal keilpaq alzel 咖汤剋爬啊周（元江）；咖汤爬啊周；加汤克爬啊因。

别名 · 续骨草，接骨桑，铁骨散，九节风。

来源 · 为五福花科接骨木属接骨木 *Sambucus williamsii* 的叶、茎枝。全年可采。

植物形态 · 落叶灌木或小乔木；老枝淡红褐色，具明显的长椭圆形皮孔，髓部淡褐色。羽状复叶有小叶 2～3 对，有时仅 1 对或多达 5

对,侧生小叶片卵圆形、狭椭圆形至倒矩圆状披针形,叶搓揉后有臭气;托叶狭带形,或退化成带蓝色的突起。花与叶同出,圆锥形聚伞花序顶生,花序分枝多成直角开展;花小而密;花冠蕾时带粉红色,开后白色或淡黄色。果实红色,极少蓝紫黑色,卵圆形或近圆形,分核2~3枚,卵圆形至椭圆形,略有皱纹。花期一般4—5月,果熟期9—10月。

生境分布·分布于云南省东南、中部、西北部。生于海拔540~1600 m的山坡、灌丛、沟边、路旁、宅边等地。

哈尼族药用经验·叶:活血,化瘀,接骨。

骨折,扭挫伤:狗爪子树叶60 g,韭菜9棵,酸浆草30 g,小麻药30 g。混合捣泥用酒炒热,包敷患处。若有瘀血,先用三棱针点刺放血再敷药。

中医药用经验·味甘、苦,性平,有小毒。归肝、肾经。接骨续筋,消肿止痛。

附注·

(1)有小毒,多服令人吐。孕妇忌服。

(2)接骨以鲜用为佳,用干品其力减半,炒用又减半也。药材以片完整、黄白色、无杂质者为佳。

(3)同属植物西伯利亚接骨木 *Sambucus sibirica* 在少数地区与本品同等入药。

473 皮哨子

哈尼药名· Alpavq lavqpeivq 阿巴拉拍;阿欧腊欧(红河)。

别名·无患子,菩提子,胰哨子果,皮皂子,打冷冷。

来源·为无患子科无患子属川滇无患子 *Sapindus delavayi* 的根、果实。夏秋采收根,切片,晒干备用。

植物形态·落叶乔木,树皮黑褐色。小叶4~6对,很少7对,对生或有时近互生,纸质,卵形或卵状长圆形,两侧常不对称。花序顶生,直立,常三回分枝;花两侧对称,花蕾球形;萼片5;花瓣4~6枚,白色,心皮3枚,常仅1~2枚发育。果的发育果爿近球形,黄色,肉质,果柄处常有1~2个不发育的心皮。种子球形,黑色光亮。花期夏初,果期秋末。

生境分布·分布于云南省中部、西北部。生于海拔1200~2600 m处的密林中,多栽培。

哈尼族药用经验·味苦,性微寒,有小毒。杀虫,理气,止咳祛痰。

(1)蚂蝗入鼻:皮哨子干果壳研粉,吹少许入鼻。

(2)疥癣头虱:皮哨子果实适量。煎水外洗。

(3)咳嗽,消化不良:皮哨子根15~30 g。水煎服。

(4)阴道滴虫:皮哨子果适量。煎水过滤,用滤液冲洗。

(5)本品还可治疝气,白喉,扁桃体炎。

中医药用经验·味苦,性微寒,有小毒。归肾、膀胱经。行气消积,解毒杀虫。

附注·

(1)有小毒,内服不宜过量。

(2)脾胃虚寒者慎用。

(3)同属植物无患子 *Sapindus saponaria* 亦以"无患子"为名入药,与本品功效不同。

(4)同属植物毛瓣无患子 *Sapindus rarak* (哈尼药名"啊喝漏吗"),树皮、嫩叶治痢疾,咽喉痛,过敏性湿疹,尿频,血尿。

474 九节茶

哈尼药名· Qilnil cav 期尼扎、其拟匝。

别名·九节风,九节兰,肿节风,接骨茶,接骨金粟兰,骨风消。

来源 · 为金粟兰科草珊瑚属草珊瑚 *Sarcandra glabra* 的枝叶、全草。夏、秋二季采收,除去杂质,晒干。

植物形态 · 常绿半灌木;茎枝节膨大。叶革质,椭圆形、卵形至卵状披针形;叶柄基部合生成鞘状;托叶钻形。穗状花序顶生,通常分枝,多少成圆锥花序状;苞片三角形;花黄绿色;雄蕊 1 枚,肉质,棒状至圆柱状,花药 2 室,生于药隔上部之两侧,侧向或有时内向;子房球形或卵形,无花柱,柱头近头状。核果球形,熟时亮红色。花期 6 月,果期 8—10 月。

生境分布 · 分布于云南省东北部、东部、东南部。生于海拔 420～1 500 m 的山坡、沟谷林下阴湿处。

哈尼族药用经验 · 味辛,性平。清热解毒,活血止痛,祛风除湿。

(1) 肺炎,急性阑尾炎,急性胃肠炎,细菌性痢疾,风湿疼痛,跌打损伤:九节茶 6～15 g。水煎服。

(2) 骨折:九节茶鲜品捣敷或煎水洗。

(3) 丝虫病:九节茶 30 g。水煎服,7 日为 1 个疗程。

中医药用经验 · 味辛、苦,性平。归心、肝经。清热凉血,活血消斑,祛风通络。

附注 ·

(1) 阴虚火旺及孕妇忌服。

(2) 以"草珊瑚"为名入药的尚有同科金粟兰属金粟兰 *Chloranthus spicatus*,哈尼药名"洛办洛七""Lanlpuqlanllu 浪脯浪噜"。哈尼族以根和全株入药,与本品功效相似。①根:用于风湿腰痛,月经不调,感冒,腹胀,子宫脱出。②全株:用于风湿疼痛,跌打损伤,癫痫。

(3) 以"九节风"为名入药的尚有同科金粟兰属鱼子兰 *Chloranthus erectus*,哈尼药名"欺果""欺果切戈""阿焉拿别"。哈尼族用全株、根、茎皮、花序入药,与本品功效不同。①全株:用于肾结石,子宫脱垂,产后流血,癫痫。②根、茎皮:用于跌打劳伤,感冒,风湿麻木,关节炎,偏头痛。③花序、根:用于月经不调,功能性子宫出血。

(4) 楝科米仔兰属米仔兰 *Aglaia odorata*,哈尼族药名"俺爷爷香"(普洱)。哈尼族以枝、叶、花入药,与本品功效不同。别名亦为"鱼子兰",使用时还应与鱼子兰 *Chloranthus erectus* 相区别。①枝、叶:味辛,性微温。归肺、胃、肝经。活血散瘀,消肿止痛。用于跌打骨折,痈疮。②花:味甘、辛,性平。行气解郁。用于气郁胸闷,食滞腹胀。

475 密心果

哈尼药名 · Aqnaovq albol 阿闹阿波;莪诺(红河)。

别名 · 鼻涕果,马耳叶,灯笼果,野枇杷,大叶杜仲,粘心果,锥序水东哥。

来源 · 为猕猴桃科水东哥属尼泊尔水东哥 *Saurauia napaulensis* 的树皮、根皮、果。全年可采,鲜用或切片晒干备用。

植物形态 · 乔木,小枝被爪甲状或钻状鳞片,有褐色短柔毛或无毛。叶薄革质,椭圆形或倒卵状矩圆形,疏被鳞片。花序圆锥式,于叶腋单生,疏生鳞片,有短柔毛,中部以上分枝,分枝处具苞片;花粉红色至淡紫色,萼片 5,不等大;花瓣 5,矩圆形,顶部反卷,基部合生,雄蕊 50～90 枚;子房球形或扁球形,花柱 4～5,中部以下合生。浆果扁球形,有 5 棱。花果期 7—12 月。

生境分布 · 分布于云南省东南部、西南部。生于海拔 500～1 500 m 的山地、沟谷疏林、灌丛中。

哈尼族药用经验 · 树皮,根皮:味甘、微涩,性平。拔脓生肌，止血。

（1）疮痛，无名肿毒：密心果树皮适量，研末调敷。或鲜用捣敷。

（2）刀枪伤，跌打肿痛，外伤出血，骨折：密心果鲜皮捣敷或配方用。

（3）实热内结，大便秘结：鲜密心果树皮刮去粗皮，切片，取 50 g 煎水顿服，每日 1 剂。

中医药用经验·味甘、微辛，性凉。散瘀消肿，止血，解毒。

附注·尼泊尔水东哥的三个变种尼泊尔水东哥（原变种）*Saurauia napaulensis* var. *napaulensis*、山地水东哥 *Saurauia napaulensis* var. *montana*、峨眉水东哥 *Saurauia napaulensis* var. *omeiensis* 的树皮、根皮、果均可作"蜜心果"入药。

476 七叶莲

哈尼药名·Loqboq 罗波、洛博；阿牛牛修。

别名·五爪叶，五加皮，万年青。

来源·为五加科南鹅掌柴属密脉鹅掌柴 *Schefflera elliptica* 的全株（多用茎叶）、根皮。秋末、冬初采集，干燥。

植物形态·灌木或小乔木，有时为附生藤状灌木。叶有小叶 5～7，稀 4；托叶和叶柄基部合生成鞘状；小叶片革质，椭圆形或长圆形。圆锥花序顶生，幼时密生星状绒毛，后变无毛；伞形花序有花 7～10 朵，10 多个至 20 个总状排列在分枝上；苞片卵状三角形，早落；花瓣 5；雄蕊 5，和花瓣等长；子房 5 室，无花柱。果实卵形或近球形，有 5 棱，红色；花盘隆起成圆锥状，五角形，长约为果实的 1/4。花期 5 月，果期 6 月。

生境分布·分布于云南省东南部、中部、南部、西南部及西北部。生于海拔 900～1 500 m 的谷地常绿阔叶林中，有时附生树上。

哈尼族药用经验·味甘、淡，性温。止痛消肿，祛风除湿，舒筋活络。

（1）风湿关节疼痛，跌打损伤：七叶莲 15～30 g。水煎服或泡酒服。

（2）感冒，胃病：七叶莲鲜品 15 g，防风 12 g，生姜 3 片。水煎服。

（3）皮炎，湿疹：七叶莲鲜品适量。煎水外洗。

（4）本品全株可治咯血，吐血，便血。

（5）本品根皮可治血虚体弱（炖蛋服）。

中医药用经验·味苦、甘，性温。归肝、胃经。理气活血，消肿止痛。

附注·

（1）孕妇慎用。

（2）同属植物小叶鹅掌柴 *Schefflera parvifoliolata*（见"小叶鹅掌柴"词条）、鹅掌柴 *Schefflera heptaphylla*、扁盘鹅掌柴 *Schefflera khasiana*、白花鹅掌柴 *Schefflera leucantha* 等，亦作"七叶莲"入药使用，与本品功效相似。

477 小泡通树

哈尼药名·Kaqtal 卡汤（元江）。

别名·鸭麻木，小星鸭脚木。

来源·为五加科南鸭掌柴属星毛鸭脚木 *Schefflera minutistellata* 的茎、根、根皮。夏、秋间采收，晒干或鲜用。

植物形态·灌木或小乔木；当年生的小枝粗壮，密生黄棕色星状绒毛，不久毛即脱净；髓白色，薄片状。小枝密被黄褐色星状绒毛；小叶 7～15，卵状披针形或长圆状披针形，全缘，下面密被灰色星状毛，后渐脱落。伞形花序初密被黄褐色星状绒毛，后脱落；萼筒密被星状毛，具 5 齿；花瓣无毛；子房 5 室；果球形，具 5 棱，宿存花柱。花期 9 月，果期 10 月。

生境分布 · 分布于云南省西南部。生于海拔
1 000～1 800 m的山地密林、疏林中。

哈尼族药用经验 · 发散风寒,舒筋接骨。

(1) 风寒感冒:小泡通树30 g,千张纸树皮
15 g。水煎服。

(2) 骨折:小泡通树皮捣绒,加酒适量,调
敷患处。

中医药用经验 · 味辛、苦,性温。发散风寒,活
血止痛。

附注 ·

(1) 哈尼族特色习用药物。

(2) 同属植物穗序鹅掌柴 *Schefflera
delavayi*,别名"大泡通",味微苦、涩,性平。祛
风活络,强筋健骨,行气活血。用于风湿痹痛,
腰膝酸痛,跌打肿痛,胸胁脘腹胀痛。

478 小叶鹅掌柴

哈尼药名 · Niqddiq naqcil 尼的那雌(元江)。

别名 · 鬼打药,七叶莲。

来源 · 为五加科南鹅掌柴属小叶鹅掌柴
Schefflera parvifoliolata 的全株。全年均可
采,洗净,晒干。

植物形态 · 灌木;小枝粗壮,淡棕紫色,当年生
枝疏生锈色星状绒毛。叶有小叶7～10,革质,
线状长圆形。圆锥花序,主轴和分枝、总花梗、
花梗、苞片、花萼、果实密生锈红色星状绒毛;
伞形花序有花10～30朵,3～4个总状排列于
分枝上;小苞片线状长圆形;花萼倒圆锥形,边
缘有5齿;花瓣5,外面被很快脱落的星状短柔
毛;雄蕊5;子房5室。果实(未熟)长圆球形。
花期11月。

生境分布 · 分布于云南省东南部。生于海拔
1 300～1 500 m的石山、开朗的丛林中。

哈尼族药用经验 · 祛风逐湿,舒筋活络,止血
止痛。

(1) 风湿麻木:小叶鹅掌柴50 g,叶下花
30 g,泡酒500 g。每次服20 mL。

(2) 跌打损伤:小叶鹅掌柴50 g。水煎服。

(3) 咯血,吐血,便血:小叶鹅掌柴30 g,刺
黄连尖15 g,紫丁香根15 g。水煎服。

(4) 血虚体弱:小叶鹅掌柴根皮30 g。捣
细,炖蛋吃。

中医药用经验 · 味辛、苦、微甘,性平。祛风通
络,养血止血。

附注 · 哈尼族特色习用药物。

479 红木荷

哈尼药名 · Sivlsav 西仁、斯赛。

别名 · 峨眉木荷,红毛木树,毛木树。

来源 · 为山茶科木荷属西南木荷 *Schima
wallichii* 的嫩尖叶。全年均可采,鲜用或
晒干。

植物形态 · 乔木,嫩枝有柔毛,老枝多白色皮
孔。叶薄革质或纸质,椭圆形,下面灰白色,有
柔毛,全缘。花数朵生于枝顶叶腋,有柔毛,苞
片2片,位于萼片下,早落;萼片半圆形,背面
有柔毛,内面有长绢毛;花瓣外面基部有毛;子
房有毛。蒴果果柄有皮孔。花期7—8月。

生境分布 · 分布于云南省东南部、南部及西南
部。生于海拔(300～)800～1 800(～2 700)m
的常绿阔叶林、混交林中。

哈尼族药用经验 · 水火烫伤:红木荷、杉树嫩
尖叶、多花野牡丹嫩尖叶各适量。捣烂,取汁
外涂患部,每日换涂1次。

中医药用经验 · 味涩,性平。收敛止血,解毒
消肿。

480 吊吊果

哈尼药名 · Aqzunaqyeil yeilssaq 阿竹纳耶耶

然;Aqpiqmoqyeil 阿皮莫永;Aqzulbavyilsal 阿朱巴夜塞。

别名·云南五味子,北五味子,山花椒,铁箍散,血藤,小血藤。

来源·为五味子科五味子属翼梗五味子 *Schisandra henryi* 的根、藤茎、果实。秋季果实成熟时采摘,晒干或蒸后晒干,除去果梗和杂质。根,藤茎秋季采收,晒干或切片,备用。

植物形态·落叶木质藤本。小枝紫褐色,具翅棱,被白粉;内芽鳞紫红色。叶宽卵形、长圆状卵形,或近圆形,叶面绿色;散生粉白色斑晕,叶背稍带白霜;叶柄红色,具薄翅。雌雄异株。雄花花被片黄色,8~10 片,近圆形;雄蕊 30~40 枚;雌花花被片与雄花的相似;具雌蕊约 50 枚,子房狭椭圆形。小浆果红色,球形,顶端的花柱附属物白色;种子褐黄色,扁球形,具乳头状凸起或皱凸起。花期 5—7 月,果期 8—9 月。

生境分布·分布于云南省东南部。生于海拔 500~1500 m 的沟谷边、山坡林下、灌丛中。

哈尼族药用经验·果:味酸、甘,性温。敛肺补肾,涩精止汗。根、茎:味辛,性温。舒筋活血,止痛生肌。

（1）咳嗽,食欲不振,自汗,盗汗,神经衰弱,肾虚腰痛:①吊吊果鲜果 120 g。用白酒 750 mL 浸泡,每次服 10~15 mL,每日 2~3 次。②吊吊果的果实 15 g。配方煎服。③吊吊果全株 10 g。水煎服。

（2）风湿骨痛,跌打损伤:①吊吊果鲜根或茎 90 g。泡白酒 750 mL,每次服 15~20 mL。②吊吊果 30 g,八角枫 10 g,玉带草 12 g,飞龙斩血 15 g。泡白酒 500 mL,每次服 15 mL,每日 2 次。

（3）肺结核出血:吊吊果 16 g。水煎服。

（4）本品全株还可治胃痛,脉管炎,镇咳。

中医药用经验·根、茎:味辛、酸,性温。归肝、脾经。养血消瘀,理气化湿。果实:味酸、甘,

性温。敛肺健胃,益肾宁心。

附注·

（1）血虚气弱的孕妇忌服。

（2）本种与同属植物铁箍散 *Schisandra propinqua* subsp. *sinensis*（见"铁箍散"词条）、合蕊五味子 *Schisandra propinqua* var. *propinqua* 的果实在哈尼族地区均习称"吊吊果""五味果",作水果鲜食。

（3）同属植物五味子 *Schisandra chinensis* 亦作"北五味子"入药,与本品功效相同。

（4）本种与同属植物华中五味子 *Schisandra sphenanthera*（别名"南五味子"）均可作为"血藤"入药,两者功效相似,存在混用现象。

481 满山香

哈尼药名·Aqzuqnaqyeil 阿住纳耶。

别名·野五味子,狭叶五味子,小血藤,香血藤,五香血藤,黄龙藤,蛇毒药。

来源·为五味子科五味子属铁箍散 *Schisandra propinqua* subsp. *Sinensis* 的全株。全年可采,鲜用或晒干备用。

植物形态·落叶木质藤本,当年生枝褐色或变灰褐色,有银白色角质层。叶坚纸质,卵形、长圆状卵形或狭长圆状卵形。花橙黄色,常单生或 2~3 朵聚生于叶腋,或 1 花梗具数花的总状花序;花被片椭圆形,雄蕊较少,6~9 枚;成熟心皮亦较小,10~30 枚。种子较小,肾形,近圆形,种皮灰白色,种脐狭 V 形,约为宽的 1/3。花期 6—8 月,果期 8—9 月。

生境分布·分布于云南省西北部。生于海拔 2 000~2 200 m 的河谷、山坡、常绿阔叶林中。

哈尼族药用经验·味甘、辛,性温。散瘀消肿,活络止痛,接骨。

（1）关节扭伤,软组织挫伤,骨折:满山香

鲜根捣敷。或研末,用75%乙醇调敷,3日一换。

(2)风湿麻木,关节疼痛,腰痛:满山香25 g,叶下花15 g,四块瓦15 g,八角枫15 g。水煎服或泡酒服。

(3)胃痛,硬头疮,无名肿毒,毒蛇咬伤:满山香9～15 g,水煎服。外用鲜品捣敷。

(4)外伤出血:满山香干粉外敷。

(5)本品果实有滋补,镇静,收敛,健胃,镇咳的功效,可治神经衰弱,疲劳过度,心肌无力,遗精。

中医药用经验·味甘、辛,性平。祛风活血,解毒消肿,止痛。

附注·

(1)本品的根、茎反甘草。

(2)本植物的原变种合蕊五味子 Schisandra propinqua var. propinqua 亦作"铁箍散"用。别名"黄龙藤""五香藤",功效与本种一致。合蕊五味子与本品,根茎的炮制加工品均习称"满山香饮片"。

(3)上述两种及同属植物翼梗五味子 Schisandra henryi 的果实,哈尼族习称"吊吊果""五味果",见"吊吊果"词条。

(4)以"香血藤"为名入药的尚有同属植物红花五味子 Schisandra rubriflora 的藤茎,与本品功效不同。哈尼药名"酷呐呐珠",别名"红血藤""过山龙"。味酸、甘,性温。舒筋活血,理气止痛,健脾消食,敛肺生津。

(5)以"五香血藤"为名入药的尚有同科冷饭藤属南五味子 Kadsura longipedunculata 的藤茎。南五味子与本品功效不同。味辛、微苦,性温。舒筋活血,温经止痛。

482 大树甘草

哈尼药名· Neevqyulalbaol 呢吹阿波;Heiqla-baqba 赫拉巴巴、罕拉巴巴、罕拉吧吧(红河);巴拉。

别名·树甘草。

来源·为茜草科裂果金花属裂果金花 Schizomussaenda henryi 的根、茎、叶。茎:秋、冬季采收,除去杂质,切片,干燥。

植物形态·大灌木。单叶对生,薄纸质,倒披针形,长圆状倒披针形或卵状披针形。穗形蝎尾状聚伞花序顶生,多花;苞片和小苞片线状披针形;萼筒长陀螺形,萼裂片5;花冠高脚碟状,外被黄褐色贴伏硬毛,内面近喉部被淡褐黄色棒形毛,裂片5,三角状卵形,内向镊合状排列。蒴果倒卵圆形或椭圆状倒卵形,顶部室间开裂;种子小,有棱角,覆有小窝点及沟槽。花期5—10月,果期7—12月。

生境分布·分布于云南省孟连、澜沧、屏边、金平、河口、西畴、麻栗坡、西双版纳等地。生于海拔130～1 300 m处的山顶、山坡、山谷、溪边的林中或灌丛。

哈尼族药用经验·味甘、微辛,性平。清热解毒,祛风化痰。

(1)肺热咳嗽,百日咳:大树甘草15～25 g,对叶榕根15～20 g。水煎服,每日1剂,分3次服。

(2)支气管炎上感,尿路感染:大树甘草50 g。水煎服或配方用。

(3)疟疾:大树甘草根皮10 g。水煎服,每日1剂。

(4)肾炎水肿,尿路感染:大树甘草50 g。煮鸡肉吃。

(5)慢性支气管炎,咳嗽,喘促,痰多,痰稠:大树甘草20 g,藿香20 g,水田七20 g,白及15 g,黄果皮15 g,小黄树20 g。水煎服,每日1剂,每日3次。

(6)急、慢性前列腺炎:大树甘草30 g,海木15 g。水煎服,每日1剂,每日3次。

中医药用经验·根：味甘,性平。茎：味甘,性凉。归肺、肾、膀胱经。清热解毒,止咳化痰,利尿消肿。

附注·

(1)孕妇忌服。

(2)同科玉叶金花属植物大叶玉叶金花 *Mussaenda macrophylla*（哈尼药名"野马野舍""叶治黄水疮""皮肤溃疡"）、玉叶金花 *Mussaenda pubescens*（哈尼药名"Haqlaqmaiqba 哈喇门巴"）、同属植物红毛玉叶金花 *Mussaenda hossei*（哈尼药名"Gyulyuqli 官育哩"）、多毛玉叶金花 *Mussaenda mollissima*（哈尼药名"巴拉"）亦可作"大树甘草"入药,与本品功效相似。其中大叶玉叶金花为哈尼族特色习用药物。

483 毛果珍珠茅

哈尼药名·车卡。

别名·三面锋,可角草,割鸡刀,三稜草。

来源·为莎草科珍珠茅属毛果珍珠茅 *Scleria levis* 的带根茎全草。秋、冬季采挖,除净泥土及茎叶,晒干。

植物形态·多年生草本。匍匐根状茎被紫色的鳞片。秆三棱形。叶线形,叶鞘纸质,在近秆基部的鞘褐色,具齿,在秆中部以上的鞘绿色,具翅。圆锥花序；小穗单生或2个生在一起,褐色,全部单性；雄小穗窄卵形或长圆状卵形；鳞片厚膜质,在下部的几片具龙骨状突起,具芒。雌小穗通常生于分枝的基部,披针形或窄卵状披针形；鳞片长圆状卵形、宽卵形或卵状披针形,具龙骨状突起,上端常有紫色边缘。小坚果球形或卵形,钝三棱形,白色。花果期6—10月。

生境分布·分布于云南省江川、富宁、麻栗坡、蒙自、屏边、景洪、勐腊、孟连、凤庆等地。生于海拔0~1500m的干燥处、山坡草地、密林下、潮湿灌木丛中。

哈尼族药用经验·全草、块茎：高血压,皮肤溃烂,月经不调,痛经。

中医药用经验·味苦、辛,性平。归胃经。解毒消肿,消食和胃。

附注·

(1)孕妇忌服。

(2)哈尼族特色习用药物。

484 挖耳草

哈尼药名·兹哈、姿哈。

别名·一支箭,紫背草,紫背黄芩,熊胆草,夜行草,退色黄芩。

来源·为唇形科黄芩属异色黄芩 *Scutellaria discolor* 的全草。夏、秋季采收,鲜用或晒干。

植物形态·多年生草本。根茎匍匐,节上密生纤维状须根。茎四棱形,具槽,通常带红色。茎叶通常2~4对,密集于茎基部如基生叶状,叶片坚纸质,椭圆形、卵圆形或宽椭圆形,下面绿色或常带紫色。花互生或少数在花序下部者对生,组成背腹向的总状花序或因花序分叉而多少呈圆锥状；花梗通常带紫色。花冠紫色；冠檐二唇形。雄蕊4,子房具瘤。小坚果成熟时褐色或棕褐色,卵状椭圆形,具瘤,其上有一小果脐。花期6—11月,果实渐次成熟。

生境分布·分布于云南省西部、西南部、南部、东南部。生于海拔(20)~610~1800m间的山地林下、溪边、草坡上。

哈尼族药用经验·全草：肺结核,肾结核,扭伤。

中医药用经验·味苦,性寒。解表退热,止咳,清热解毒。

附注·

(1)名为"挖耳草"的尚有菊科天名精属烟

管头草 *Carpesium cernuum*（哈尼药名"能罕能玛都莪"）和金挖耳 *Carpesium divaricatum*，与本品功效不同。烟管头草和金挖耳味苦、辛，性寒，有小毒。清热解毒，消肿止痛。用于感冒发热，咽喉肿痛，牙痛，急性肠炎，痢疾，尿路感染，淋巴结结核；外用治疮疖肿毒，乳腺炎，腮腺炎，带状疱疹，毒蛇咬伤。

（2）菊科白酒草属熊胆草 *Eschenbachia blinii* 亦名"熊胆草"，哈尼药名"阿壳西"。哈尼族以全株、鲜叶入药，与本品功效不同。全株清肝利胆，泻火解毒；鲜叶清热解毒。

485 连线草

哈尼药名 · Ssaqguq wuseiq seiqsiq naqcil 然姑武舌舌时那雌（元江）。

别名 · 小儿伤风药。

来源 · 为唇形科黄芩属紫心黄芩 *Scutellaria purpureocardia* 的全草。夏、秋季采收，鲜用或晒干。

植物形态 · 多年生草本，全株具具腺白色短硬毛。茎上部钝四棱形，分枝均具花且多叶。叶草质或近坚纸质，心脏形，下面常被红色腺点。花对生，在茎及分枝顶端排成总状花序。花冠紫蓝色；冠筒纤细，前方基部略呈浅囊状膝曲；冠檐 2 唇形，上唇盔状，内凹，先端微缺，下唇中裂片近圆形，先端微缺，基部骤然收缩，中央常具斑点，两侧裂片卵圆形。雄蕊 4；子房光滑，淡褐色。成熟小坚果未见。花期 6 月。

生境分布 · 分布于云南省西部。生于海拔 1 600～2 100 m 处的林下。

哈尼族药用经验 · 疏散风热。

风热感冒：连线草 10 g，黄芩 3 g，鸡肝散 5 g，猪鬃草 3 g，麦冬 5 g。水煎服。

附注 ·

（1）哈尼族特色习用药物。

（2）以"连线草"为名入药的尚有车前科鞭打绣球属鞭打绣球 *Hemiphragma heterophyllum*，与本品功效不同，见"顶珠草"词条。

486 反叶红

哈尼药名 · Beildal zilsul sulssaq 背单紫苏苏让（元江）。

别名 · 山小紫苏。

来源 · 为唇形科黄芩属紫苏叶黄芩 *Scutellaria violacea* var. *sikkimensis* 的全草。夏、秋季采收，鲜用或晒干。

植物形态 · 多年生草本；根茎匍匐，密生须根。茎四棱形，具沟，常变紫色，节间白。叶坚纸质，卵圆形，每侧具 9～10 个近等大的圆齿，且常染有紫斑。花对生，排列成顶生及腋生总状花序；花梗与序轴常变紫色。花萼盾片在开花时平展，半圆形，紫红色，果时明显竖起，干时呈紫红色。花冠红色；冠筒前方基部明显囊状膨大且呈膝曲状；冠檐 2 唇形。雄蕊 4，子房 4 裂。小坚果黑色，肾形，长具瘤，腹面中央具一果脐。花期 6—7 月，果期 7—8 月。

生境分布 · 分布于云南省东北部、中部、西北部。生于海拔 1 900～3 200 m 的松林下、山坡草地。

哈尼族药用经验 · 清热解表，止泻止痢。

（1）感冒发热：反叶红 10 g，紫苏 10 g，酸木瓜 10 g，马蹄香 10 g。水煎服。

（2）腹泻，痢疾：反叶红 15 g。水煎服。

附注 · 哈尼族特色习用药物。

487 卷柏

哈尼药名 · Haqdal lavqluvq 哈达腊卢、哈达拉录；Almuvq aqlavq 阿木啊拉、罕单辣鲁（红河）。

别名·还魂草,九死还魂草,一把抓,神仙一把抓,石莲花,石花。

来源·为卷柏科卷柏属垫状卷柏 *Selaginella pulvinata* 的全草。全年均可采收,以春季采者色绿质嫩为佳,除去须根及泥沙,晒干。

植物形态·旱生复苏植物,呈垫状。根托只生于茎的基部,根多分叉,莲座状丛生,干时卷缩,各枝扁状分枝至2~3次羽状分枝。叶异形,复瓦状排列,侧叶较中叶为大,披针钻形,先端有长芒,全缘;中叶两行,卵状披针形,先端有长芒,边缘膜质。孢子囊穗生于枝顶,棱形,孢子叶三角形,孢子囊肾形。大孢子黄白色或深褐色;小孢子浅黄色。

生境分布·分布于云南省昆明、江川、丽江、洱源、德宏、德钦、维西等地。生于海拔(100~)1 000~3 000(~4 250)m的石灰岩上。

哈尼族药用经验·味辛,性平。生用:活血散瘀,平喘,催产。炒用:止血。

(1)痛经,月经不调:卷柏15 g。水煎服。

(2)吐血,咯血,胃肠出血,便血,红崩白带:卷柏(炒焦)15 g。水煎服,每日2次。

(3)哮喘:卷柏鲜品50 g,水煎服,以冰糖为引。或配仙鹤草50 g,杏叶防风30 g,水煎服。

(4)难产(胎位及产道正常情况下):卷柏15 g。开水200 mL浸泡10分钟后1次服下。

(5)胃脘疼痛:卷柏60 g。水煎服,每日1剂,每日3次。

中医药用经验·味辛,性平。归肝、心经。活血通经。

附注·

(1)孕妇慎用。

(2)同属植物卷柏 *Selaginella tamariscina* 与本品同等入药。

(3)生用破血,炒用止血。

488 翠云草

哈尼药名· Keeqbyuq lavqmuv muvssaq 克别拉木木然;克布腊母(红河)。

别名·剑柏,蓝地柏,地柏枝,伸脚草,绿绒草,烂皮蛇。

来源·为卷柏科卷柏属翠云草 *Selaginella uncinata* 的全草。全年均可采收,洗净,鲜用或晒干。

植物形态·多年生常绿草本,主茎先直立而后攀援状。主茎自近基部羽状分枝,具沟槽,主茎先端鞭形,侧枝5~8对,2回羽状分枝,小枝排列紧密,背腹压扁。叶全部交互排列,二形,草质,表面光滑,具虹彩,边缘全缘,明显具白边。孢子叶穗紧密,四棱柱形,单生于小枝末端,孢子叶一形,卵状三角形,具白边,龙骨状。大孢子灰白色或暗褐色;小孢子淡黄色。孢子期8—10月。

生境分布·分布于云南省贡山、普洱、麻栗坡、景洪等地。生于海拔50~1 200 m的林下。

哈尼族药用经验·味微苦,性寒。清热利湿,止血。

(1)急性黄疸型肝炎,全身浮肿,痢疾,肺热咳血:翠云草15~30 g。水煎服。

(2)急慢性肾炎:翠云草30 g。水煎服,每日2次。

(3)腰部扭伤:翠云草鲜品30~60 g。水、酒各半炖汁服。

(4)外伤出血:翠云草鲜品适量,捣敷。或翠云草干品适量,碾粉外敷。

(5)子宫功能性出血,产后流血不止:翠云草15 g,水冬瓜皮30 g,飞龙斩血根15 g。水煎服。

(6)烧伤,烫伤:翠云草干品适量。研粉,加油桐花(或叶)捣敷患处。

中医药用经验·味淡、微苦,性凉。清热利湿,解毒,止血。

489 女金芦

哈尼药名· Haqluv haqdal 哈芦哈达。

别名·地蜈蚣,扇地草,石蚕,石角,小骨碎补,紫柄弗蕨,凤尾金星。

来源·为水龙骨科修蕨属紫柄假瘤蕨 *Selliguea crenatopinnata* 的根状茎、全草。全年均可采收,夏、秋季较多。采挖后,洗净,鲜用或晒干。

植物形态·多年生附生蕨类。根状茎细长而横走,密被鳞片,鳞片脱落处见白粉;鳞片披针形,棕色,边缘具睫毛。叶柄紫色,无毛;叶片三角状卵形,羽状深裂或基部达全裂;裂片约3~6对,彼此远离,基部以狭翅相连,边缘具波状齿。叶脉明显,小脉网状,具棒状内藏小脉。叶纸质,两面无毛。孢子囊群圆形或椭圆形,在裂片(或羽片)中脉两侧各一行,居中或靠近中脉着生。

生境分布·分布于云南省红河、普洱、西双版纳等地。生于海拔1900~2900 m的潮湿的沟边、草丛、岩缝间、松林下。

哈尼族药用经验·根状茎:味淡,性平,有小毒。舒筋活络,导泻消滞。

(1)腹胀,便秘:女金芦鲜根3g。切细,捣碎,温开水送服。

(2)风湿骨痛,跌打损伤:女金芦10g,透骨草10g,骨碎补10g。水煎服。

(3)食积:女金芦鲜根切碎,加食盐少许,泡冷水服。

中医药用经验·味微苦,性凉。归肺、肾、胃经。清热解毒,消食,利水,舒筋活络。

附注·有小毒。

490 野青菜

哈尼药名·污族俄打;哈爬一餐餐普。

别名·山青菜,山苦菜,滇败酱,天青地红,紫背草。

来源·为菊科千里光属菊状千里光 *Senecio analogus* 的全草、根茎。夏、秋季采收,洗净,晒干或鲜用。

植物形态·多年生根状茎草本。茎单生。基生叶在花期生存或凋落。基生叶和最下部茎叶具柄,全形卵状椭圆形,卵状披针形至倒披针形;中部茎叶全形长圆形或倒披针状长圆形,基部具耳。头状花序有舌状花,多数,排列成顶生伞房花序或复伞房花序;舌状花10~13;舌片黄色,长圆形;管状花多数,花冠黄色,檐部漏斗状;裂片卵状三角形。瘦果圆柱形,冠毛白色,禾秆色或稀淡红色。花期4—11月。

生境分布·分布于云南省腾冲、澜沧江-怒江分水岭、维西、丽江、香格里拉、大理、顺宁、普洱、昆明、巧家、蒙自、屏边等地。生于海拔1100~3750 m的林下、林缘、开旷草坡、田边、路边。

哈尼族药用经验·

(1)骨折,跌打损伤,瘀肿疼痛:野青菜、接骨丹、血满草、泽兰、野茶花各等量。取鲜品捣碎外敷患处。

(2)本品全草还可治流感,头痛发热,瘫痪,风湿性疼痛,痈疮,细菌性痢疾,胃寒痛,食积中焦,久病体虚,失血。

中医药用经验·味微苦,性寒。归肝、肺经。清热解毒,利咽明目,祛风止痒。

附注·含具有肝毒性的吡咯里西啶类生物碱。

491 粗糠花

哈尼药名 · Seqnalaqhhyu 舌那阿威;Qiqnilaq-yaoq 区妮阿哟;污族俄打;克然若汝(红河)。

别名 · 九里光,九里及,风藤草。

来源 · 为菊科千里光属千里光 *Senecio scandens* 的全草、根、叶。夏、秋季采收,洗净,鲜用或晒干。

植物形态 · 多年生攀援草本。叶具柄,叶片卵状披针形至长三角形,通常具浅或深齿,稀全缘。头状花序有舌状花,多数,在茎枝端排列成顶生复聚伞圆锥花序。舌状花8~10;舌片黄色,长圆形,具3细齿,具4脉;管状花多数;花冠黄色,檐部漏斗状;裂片卵状长圆形,上端有乳头状毛。瘦果圆柱形,冠毛白色。花期10月到翌年3月。果期2—5月。

生境分布 · 分布于云南省昆明、师宗、澄江、易门、巧家、大关、镇雄、丽江、景东、凤庆、开远、屏边、文山、西畴、麻栗坡、马关、广南、大理、漾濞、洱源、芒市、泸水、福贡、贡山、兰坪、德钦、维西等地。生于海拔50~3 200 m的森林、灌丛中,攀援于灌木、岩石上或溪边。

哈尼族药用经验 · 味苦,性寒。祛风除湿,清热明目,解毒止痒。用于风湿骨痛,跌打损伤,疮疖,急性结膜炎,皮炎,湿疹,脓疱疮。

(1)根及叶水煎洗治结膜炎:粗糠花15 g,海金沙10 g,菊花10 g,夏枯草15 g,甘草10 g。水煎服,每日1剂,每日3次。

(2)蛀牙痛:粗糠花嫩尖适量。嚼含,每日3~5次。

中医药用经验 · 味苦,性寒。归肺、肝经。清热解毒,明目,利湿。

附注 · 有小毒(含具有肝毒性的吡咯里西啶类生物碱),可代替黄连、黄芩、黄柏等苦寒之品。

492 黑芝麻

哈尼药名 · Naoqseil seilnav 闹塞塞纳。

别名 · 胡麻,乌麻,油麻,脂麻,巨胜。

来源 · 为芝麻科芝麻属芝麻 *Sesamum indicum* 的种子。秋季果实成熟时采割植株,晒干,打下种子,除去杂质,再晒干。

植物形态 · 一年生直立草本。茎中空或具有白色髓部,微有毛。叶矩圆形或卵形,下部叶常掌状3裂,中部叶有齿缺,上部叶近全缘。花单生或2~3朵同生于叶腋内。花萼裂片披针形。花冠筒状,白色而常有紫红色或黄色的彩晕。雄蕊4,内藏。子房上位,4室(可至8室)。蒴果矩圆形,有纵棱,直立,被毛,分裂至中部或至基部。种子有黑白之分。花期夏末秋初。

生境分布 · 云南省各地广泛栽培。

哈尼族药用经验 · 味甘,性平。补肝肾,润五脏。

(1)肝肾不足,虚风眩晕:黑芝麻30~50 g。煮猪脚服。

(2)风痹,瘫痪,大便燥结,病后体虚,须发早白:黑芝麻9~15 g。水煎服或入丸服。

(3)胎毒(怀孕后期):黑芝麻30 g,鲜大蒜50 g。煮猪肚1个,分数次服完。

(4)产后缺乳:黑芝麻20~30 g,母猪脚1只,小母鸡1只。煮服。

中医药用经验 · 味甘,性平。归肝、肾、大肠经。补肝肾,益精血,润肠燥。

附注 · 脾虚便溏者勿服。

493 拔毒散

哈尼药名 · Zeilzi bolbeil 真子波碑、贞子波背。

别名 · 滇王不留行,王不留行,小学马,白背黄花棯,迷马庄楤,小粘药。

来源 · 为锦葵科黄花棯属拔毒散 *Sida szechuensis* 的全株。夏末秋初采收,切段,晒干备用。

植物形态 · 直立亚灌木,小枝被星状长柔毛。叶二型,下部生的宽菱形至扇形,上部生的长圆状椭圆形至长圆形。花单生或簇生于小枝端,密被星状黏毛,中部以上具节;萼杯状,裂片三角形,疏被星状柔毛;花黄色,花瓣倒卵形;雄蕊柱被长硬毛。果近圆球形,分果爿8～9,疏被星状柔毛,具短芒;种子黑褐色,种脐被白色柔毛。花期6－11月。

生境分布 · 分布于云南省南部、东南部等。生于海拔300～2700 m的山坡、路旁、灌丛或疏林下。

哈尼族药用经验 · 味甘、淡、微苦,性平。拔毒生肌,止血镇痛,通经利尿,下乳。

(1)乳汁不下,闭经:拔毒散15 g。水煎服。

(2)疮痈,无名肿毒,乳腺炎:鲜拔毒散叶、鲜梨头草各等量。加适量红糖捣碎,外敷患处。

(3)肠炎,细菌性痢疾,扁桃体炎,急性乳腺炎:拔毒散15～30 g。水煎服。

(4)泌尿道感染:拔毒散根15 g。水煎服。

(5)疖痈疮毒,刀枪伤,异物入肉:拔毒散鲜叶或根捣敷。亦可用拔毒散干品研末,热水调敷。

中医药用经验 · 味微苦,性寒。归心、肝、胃经。清热解毒,活血通经,消肿,通乳。

附注 ·

(1)孕妇禁服。

(2)荨麻科糯米团属糯米团 *Gonostegia hirta*,哈尼药名"阿珠背散"(普洱)、"阿珠莪"(普洱),别名"小拔毒散""小粘药""水粘药""糯米根""糯米藤""小蘖药"水麻秧"小铁箍""九股牛""红头带""小览""小郎根"。哈尼族

以带根全草入药,与本品功效相似。味甘、微苦,性凉。清热解毒,健脾消积,利湿消肿,散瘀止血。

494 白牛膝

哈尼药名 · Qcusolsolmal 秋所所玛;吾瓦瓦期;白莫则取热;高果果鸟。

别名 · 小九牯牛,小被单草,水筋骨,长深根,称筋散。

来源 · 为石竹科蝇子草属狗筋蔓 *Silene baccifera* 的根。秋末冬初采挖,洗净,干燥。

植物形态 · 多年生草本,全株被逆向短绵毛。根簇生,长纺锤形,白色,断面黄色,稍肉质。叶片卵形、卵状披针形或长椭圆形。圆锥花序疏松;花梗细,具1对叶状苞片;花萼宽钟形,后期膨大呈半圆球形;花瓣白色,轮廓倒披针形,爪狭长,瓣片叉状浅2裂;副花冠片不明显微呈乳头状。蒴果圆球形,呈浆果状,成熟时薄壳质,不规则开裂;种子圆肾形,肥厚。花期6－8月,果期7－9(－10)月。

生境分布 · 分布于云南省各地。生于海拔1000～3600 m的林下、灌丛中、草地或路边、河边、田埂边。

哈尼族药用经验 · 用于风湿跌打,续筋接骨,滋补,活血。

风湿痹痛,肢体关节疼痛,麻木:白牛膝15 g,土千年健15 g,刺黄连10 g,绿葡萄根15 g。水煎服,每日1剂,每日3次。

中医药用经验 · 味辛、微苦,性温。归肝、脾、肾经。活血化瘀,消肿止痛,益气养血。

附注 · 孕妇忌服。

495 土茯苓

哈尼药名 · Haqgeeq 哈格;毫藕劳。

别名·白余粮,仙遗粮,金刚藤,龙须菜,光叶菝葜,千斤力,九牛力,红萆薢,花萆薢,萆薢藤,花藤。

来源·为菝葜科菝葜属土茯苓 *Smilax glabra* 的根茎。夏、秋二季采挖,除去须根,洗净,干燥,或趁鲜切成薄片,干燥。

植物形态·攀援灌木。叶薄革质,狭椭圆状披针形至狭卵状披针形;叶柄具狭鞘,有卷须。伞形花序通常具 10 余朵花;在总花梗与叶柄之间有一芽;花序托膨大,连同多数宿存的小苞片多少呈莲座状;花绿白色,六棱状球形;雄花外花被片近扁圆形,兜状;内花被片近圆形,边缘有不规则的齿;雌花外形与雄花相似,具 3 枚退化雄蕊。浆果,熟时紫黑色,具粉霜。花期 7—11 月,果期 11 月至次年 4 月。

生境分布·分布于云南省大部分地区(除怒江、香格里拉外)。生于海拔 1 800 m 以下的林中、灌丛下、河岸或山谷中,也见于林缘与疏林中。

哈尼族药用经验·味甘、淡,性平。利湿,解毒。

(1)筋骨挛痛:土茯苓鲜品 50 g,曼陀罗叶 3 片。共捣,外敷。

(2)梅毒:①土茯苓 15 g,川椒 6 g,甘草 9 g,黄藤 9 g。水煎服。②土茯苓 30 g,蒲公英 15 g,马齿苋 15 g,生甘草 15 g,伸筋草 20 g。水煎服。

(3)皮炎:土茯苓 50 g。水煎当茶饮,并用煎液外洗。

(4)急、慢性肾炎:土茯苓 90 g,水石榴 50 g。水煎服。

(5)肾炎水肿:土茯苓 20 g,海金沙藤 15 g,石韦 15 g,半边莲 15 g,玉米须 10 g,冬瓜皮 20 g,金钱草 15 g。水煎服,每日 1 剂,每日 3 次。

(6)肠炎腹泻,肾性水肿:土茯苓 20 g,乌桕根皮 10 g,大飞扬 10 g,水石榴 20 g。水

煎服。

(7)食道癌:土茯苓 30 g。煎水送服生鸡内金粉 3 g。

(8)四肢关节肌肉抽动,麻木,疼痛:土茯苓 20 g,细水芹 20 g。用鲜品,水煎服,每日 1 剂,每日 3 次。

(9)本品根还可治肺结核,风湿性关节炎,跌打损伤,能开胃。

中医药用经验·味甘、淡,性平。归肝、胃经。除湿,解毒,通利关节。

附注·肝肾阴亏者慎服。

(1)同属植物菝葜 *Smilax china*,哈尼药名"Hmqqiqhmqhav 红其红哈"。根、果、叶入药。味甘、酸,性平。祛风利湿,解毒消肿。用于消化不良,腹满胀痛,胃痛,疔疮。嫩尖可作菜生食。

496 洗碗叶

哈尼药名·Albol sihaq 阿波石哈。

别名·毛叶,大毛叶,野烟叶,酱权树,三权树,臭枇把,天蓬草,大发散。

来源·为茄科茄属假烟叶树 *Solanum erianthum* 的根皮、叶。于开花前采叶,全株全年可采,洗净,切段鲜用或晒干。

植物形态·小乔木,全株密被星状毛,尤以幼枝更甚。单叶互生,椭圆状卵形或阔卵形,先端渐尖,基部阔楔形或钝,全缘或波形;叶面绿色,背面绿白色。聚伞花序多花,形成近顶生圆锥状平顶花序。花白色,萼钟形,5 半裂,萼齿卵形;花冠筒隐于萼内,冠檐深 5 裂,裂片长圆形,端尖,雄蕊 5 枚。浆果球状,具宿存萼,黄褐色。种子扁平。几全年开花结果。

生境分布·分布于云南省各地。生于海拔 300～2 100 m 的荒山荒地灌丛中。

哈尼族药用经验·味苦、辛,性温。解毒消肿,

理气止痛。

（1）感冒，乳腺炎：洗碗叶根皮 15～20 g。水煎服，以酒为引。

（2）恶寒发热，头痛，身痛，喷嚏，流清涕：洗碗叶根皮 10 g。加红糖适量，水煎服，每日 1 剂，每日 3 次。

（3）疟疾发热，流行性感冒：洗碗叶 6 g。水煎服，每日 1 剂，分 3 次服。

（4）疟疾初起寒热往来，恶心呕吐者：洗碗叶 6 g，双钩藤 10 g，马鞭草 10 g。水煎服，每日 1 剂，分 3 次服。

（5）全身酸痛，跌打肿痛，痢疾，疟疾：洗碗叶干根 15 g。水煎服。

（6）外伤出血：洗碗叶的叶研末外敷。

（7）痢疾，泄泻初起兼表证者：洗碗叶根 10 g。水煎服，每日 1 剂，每日 3 次。

（8）本品还可治疗癣，头痛。

中医药用经验 · 味辛、苦，性微温，有毒。归肝、胃经。行气血，消肿毒，止痛。

附注 · 有小毒。

497 苦果

哈尼药名 · Siqhaq 习蛤；Siqhaq alsiq 习哈阿习；Yaxeilbaq hav 丫先把蛤；牛迫石罕（普洱）。

别名 · 紫花茄，苦天茄，天茄子，苦子，苦果，弯把苦子，细苦子。

来源 · 为茄科茄属刺天茄 *Solanum indicum* 的全株、果实。夏秋采收，鲜用或晒干备用。

植物形态 · 多枝灌木，小枝，叶下面，叶柄，花序均密被星状绒毛。小枝褐色，密被星状绒毛及基部宽扁的淡黄色钩刺。叶卵形，基部心形，边缘 5～7 深裂或成波状浅圆裂；中脉及侧脉常在两面具有长 2～6 mm 的钻形皮刺。蝎尾状花序腋外生；花钟形，蓝紫色，或少为白色。浆果球形，成熟时橙红色，宿存萼反卷。

种子淡黄色，近盘状。全年开花结果。

生境分布 · 分布于云南省除东北部外的大部分地区。生于海拔 180～1 700 m 的林下、路边、荒地，在干燥灌丛中有时成片生长。

哈尼族药用经验 · 味苦，性凉，有小毒。散瘀消肿，止痛。

（1）偏头痛，胃痛：苦果根 15 g。水煎服。

（2）牙痛：苦果果适量。研末，外搽患处。

（3）跌打瘀血肿痛，风湿关节痛：苦果根 15 g，茜草 15 g，牛膝 12 g。水煎服。

（4）无名肿毒：苦果鲜叶适量。捣敷。

中医药用经验 · 味微苦，性凉，有小毒。解毒消肿，散瘀，镇静止痛。叶：消炎止痛，解毒止痉。

附注 ·

（1）有小毒。

（2）同属植物苦刺 *Solanum deflexicarpum*，哈尼药名"Silhaq haqmaq 思哈哈麻、哈思思玛"，别名"大苦刺果""苦果"。哈尼族以根、果入药，与本品功效类似。清热解毒，补虚。①心火炽盛，口舌生疮，发热，咳嗽：苦刺根 30 g，盐烧红作引，水煎服。或将果实用盐炒吃。②风热感冒：苦刺 30 g，柴胡 15 g，陈皮 15 g。水煎服。③虚劳羸瘦：苦刺根皮捣细，炖蛋或蒸肉吃。

498 龙葵

哈尼药名 · Hhoqleil 俄勒、额勒、俄哩（红河）；涡轮（红河）；我抡（红河）。

别名 · 龙眼草，酸酱草，天天茄，天茄子，野茄秧，水茄子，苦葵菜，小果果，野辣子，小灯笼，狗扣子。

来源 · 为茄科茄属龙葵 *Solanum nigrum* 的全草、种子。夏秋采收，鲜用或晒干备用，带果者为佳。

植物形态 · 一年生直立草本。叶卵形，全缘或每边具不规则的波状粗齿。蝎尾状花序腋外生,由3～6～(10)花组成,萼小,浅杯状,齿卵圆形,先端圆,基部两齿间连接处成角度;花冠白色钟形,筒部隐于萼内,5深裂,裂片卵圆形。浆果球形,熟时黑色,基部有宿萼。种子多数,近卵形,两侧压扁。花果期9—10月。

生境分布·分布于云南省各地。生于海拔450～3 400 m的田边、荒地及村庄附近。

哈尼族药用经验·全草:味苦,性寒。清热解毒,活血消肿。

(1)胃炎,咽喉炎:龙葵鲜品适量。煮汤当菜吃。

(2)痈肿:龙葵捣烂外敷。

(3)跌打损伤:龙葵鲜品配葱白捣烂,加酒炒热敷。

(4)痢疾:龙葵30 g,白糖10 g。水煎服。

(5)各种炎症肿块,良性,恶性肿瘤:①龙葵鲜品3～9 g。水煎服,每日1剂,每日3次。②龙葵30 g,仙鹤草芽20 g,白花蛇舌草30 g。用鲜品,水煎服,每日1剂,每日3次。

中医药用经验·味苦,性寒,有小毒。清热解毒,活血消肿。种子:清热解毒,化痰止咳。

附注·

(1)脾胃虚弱者勿服。

(2)同属植物少花龙葵 *Solanum americanum* 亦作"龙葵"入药,与本品功效不同。味甘、淡,性凉。清热利湿,散瘀止痛。用于妇女带下,月经不调,瘀血腹痛,热淋,石淋。

(3)本品和少花龙葵的嫩茎叶可入菜食用,但含龙葵碱,食用过量中毒可引起头痛、腹痛、呕吐、腹泻、瞳孔散大、心跳先快后慢、精神错乱,甚至昏迷。

499 跌打须

哈尼药名· Kalsibeihel 康思败核;Yavsail-pavqhaq 丫先把哈;Albolsiqhaq 阿波席哈、阿波石罕(红河);叽哈委扭。

别名·旋柄茄,理肺散,敷药,白条花,滴打稀,倒提壶,大苦溜溜,苦凉菜,海苦草,止咳灵。

来源·为茄科茄属旋花茄 *Solanum spirale* 的全株、果实。夏、秋季采集全草,切段鲜用或晒干。秋、冬季采收根,洗净,切片,干燥。秋季采摘果实,干燥。

植物形态·直立灌木,植株光滑无毛。叶大,椭圆状披针形。聚伞花序螺旋状,对叶生或腋外生;萼杯状,5浅裂,萼齿圆、钝或不明显,花冠白色,花药黄色,子房卵形,花柱丝状,柱头截形。浆果球形,桔黄色;种子多数,压扁。花期夏秋,果期冬春。

生境分布·分布于云南省除东北部及西北部外的大部分地区。生于海拔500～1 900 m的溪边灌木丛中或林下,稀生于荒地。

哈尼族药用经验·味苦,性寒。清热解毒,利湿,抗疟,祛风止痛。

(1)感冒发热,咳嗽,咽喉痛:跌打须叶15 g。水煎服。

(2)疟疾:跌打须叶9 g,青叶胆9 g,灯台树叶9 g,水煎服。

(3)腹痛,腹泻,细菌性痢疾:跌打须根9 g,石菖蒲9 g,马蹄香9 g。水煎服。

(4)小便短赤,膀胱炎:跌打须根15 g,水石榴15 g。水煎服。

(5)风湿跌打,疮疡肿毒:跌打须根9～15 g,水煎服。外用鲜叶适量,捣敷。

(6)肾绞痛:跌打须嫩尖适量,配艾蒿嫩尖、臭灵丹嫩尖各适量。嚼服或水煎服。

(7)本品润肠通便,用于大便不通。

中医药用经验·根、全株:味苦,性寒。归肺、脾、胃、膀胱经。清火解毒,消肿止痛,止咳化痰。果实:味苦,性寒。归肺经。清热凉血,润肺止咳。

500 苦天茄

哈尼药名 · Siqhaq haqma 习哈哈玛、思哈哈玛（普洱）；斯哈哈嘛。

别名 · 野苦果，大苦果，大苦子，山颠茄，野茄子，青茄，黄天茄，西好，乌凉。

来源 · 为茄科茄属水茄 Solanum torvum var. torvum 的根、叶、果。夏秋采收，晒干备用。

植物形态 · 灌木，小枝，叶下面，叶柄及花序柄均被尘土色星状毛。小枝疏具基部宽扁的皮刺。叶单生或双生，卵形至椭圆形，边缘半裂或作波状。伞房花序腋外生蝎尾状，2～3 歧，毛被厚；花白色；萼杯状，端 5 裂，裂片卵状长圆形，先端骤尖；花冠辐形，筒部隐于萼内，端 5 裂，裂片卵状披针形；浆果黄色，圆球形，宿萼外面被稀疏的星状毛，上部膨大；种子盘状。全年均开花结果。

生境分布 · 分布于云南省东南部、南部、西南部。生于海拔 200～1 650 m 的热带地方的路旁、荒地、灌木丛中、沟谷、村庄附近等潮湿地方。

哈尼族药用经验 · 味微苦，性凉。止咳平喘，止痛消肿，镇静。

（1）头皮多、痒：苦天茄果、侧柏叶各适量。煮水外洗。

（2）痈疮未溃：苦天茄根 10 g，虎杖 10 g，丁香花根 15 g。水煎服。

（3）蚂蟥入鼻：苦天茄果适量。用水浸泡，取水滴入鼻腔。

（4）牙痛：苦天茄果研末，少许含口中，片刻后以酒送服。若为龋牙，置碗中点燃后烟熏患处，或取种子研末，以少许烟丝混匀，卷烟吸（痛止停吸）。

（5）胃痛，尿道炎，支气管哮喘，精神失常：苦天茄根 15 g。水煎服。

（6）急慢性肾炎：苦天茄 20 g，猪腰子 1 对。将苦天茄放入猪腰子内用火烧熟食。

中医药用经验 · 味辛，性平，有小毒。活血消肿止痛。

附注 ·

（1）会增加眼压，青光眼患者忌内服。

（2）同属植物刺天茄 Solanum violaceum 亦名"苦天茄"，与本品功效相似，见"苦果"词条。

（3）同属植物喀西茄 Solanum aculeatissimum 亦名"苦天茄"。哈尼药名"阿公""石罕罕赛"。哈尼族以根、叶、果入药，与本品功效相似。有小毒（未成熟果实毒性较大），消肿止痛，解毒止痉。用于感冒，小儿惊风，头痛，胃痛，牙痛，乳腺炎，腮腺炎。

501 老鼠黄瓜

哈尼药名 · 粘甲边羊；姆都姆昔。

别名 · 老鼠拉冬瓜，小鸡黄瓜，狗黄瓜，野黄瓜，狗屎瓜，天瓜，天花粉。

来源 · 为葫芦科茅瓜属茅瓜 Solena heterophylla 的根。全年或秋、冬季采挖，洗净，刮去粗皮，切片，鲜用或晒干。

植物形态 · 攀援草本，块根纺锤状。叶柄纤细；叶片薄革质，多型，变异极大，卵形、长圆形、卵状三角形或戟形等。雌雄异株。雄花：10～20 朵生于花序梗顶端，呈伞房状花序；花萼筒钟状，裂片近钻形；花冠黄色，裂片开展，三角形；雄蕊 3，花药近圆形。雌花：单生于叶腋；子房卵形，柱头 3。果实红褐色，长圆状或近球形，表面近平滑。种子数枚，灰白色，近圆球形或倒卵形，表面光滑无毛。花期 5—8 月，果期 8—11 月。

生境分布 · 分布于云南省各地。生于海拔 600～2 600 m 的山坡路旁、林下、杂木林中、灌丛中。

哈尼族药用经验·根治毒蛇咬伤,胃痛,腹泻,淋巴腺结合。

中医药用经验·味甘、苦、微涩,性寒,有毒。归肺、肝、脾经。清热解毒,化瘀散结,化痰利湿。

附注·虚寒患者及孕妇慎服。

502 苦荬菜

哈尼药名· Almil hhoqhaq 阿米俄哈;我哈。

别名·滇苦荬菜,滇苦马菜,小鹅菜,奶浆草,羊奶草,空心苦马菜。

来源· 为菊科苦荬菜属苦苣菜 Sonchus oleraceus 的全草。春季采收,阴干或鲜用。

植物形态·一至二年生草本,全株折断均有白色乳汁。茎中空,上部绿色,下部紫红色。叶互生,矩圆形至披针形,羽状深裂、大头状羽状全裂或羽状半裂,边缘有刺状尖齿,下部的叶柄有翅,基部扩大抱茎。头状花序在茎端排成伞房状;舌状花黄色,两性,结实。瘦果长椭圆状倒卵形,亮褐色、褐色或肉色,两面各有 3 条高起的纵肋,冠毛白色。花期 4-6 月。

生境分布·分布于云南省西北部至中部。生于海拔 170~3 200 m 的山坡、山谷林缘、林下、平地田间、空旷处或近水处。

哈尼族药用经验·味苦,性寒。清热凉血,解毒消肿。

（1）目赤肿痛:苦荬菜鲜品 100 g。煮豆腐或鸡蛋,食用。

（2）乳腺炎,疮疖肿毒:苦荬菜 50 g,黄连 15 g,灯盏花 10 g,小迷马桩 10 g。水煎服。

（3）口腔炎,咽喉炎:苦荬菜 50 g。水煎服。

（4）吐血,咯血,鼻衄,血崩:苦荬菜鲜品捣汁约 50 mL,温开水送服。

（5）本品还可治急性细菌性痢疾。

中医药用经验·味苦,性寒。归心、脾、胃、大肠经。清热解毒,凉血止血。

附注·

（1）脾胃虚寒者忌之。

（2）同属植物苦荬菜 Ixeris polycephala、中华苦荬菜 Ixeris chinensis 与本品功效相似。

503 花花草

哈尼药名· Aqzallalbeeq beeqcyuq 阿扎拉别别脆。

别名·花叶叶,小花草,地胆,小蜂斗草。

来源· 为野牡丹科蜂斗草属溪边桑勒草 Sonerila maculata 的全草。夏秋采收,洗净,鲜用或晒干备用。

植物形态·草本或亚灌木;茎钝四棱形。叶片倒卵形或椭圆形,边缘具细锯齿,齿尖有刺毛,两面被糠秕。蝎尾状聚伞花序,顶生,被疏糠秕;花梗三棱形,与花萼均被疏糠秕及疏腺毛;花萼漏斗形,具 6 脉,裂片 3,广三角形;花瓣粉红色,长圆形;雄蕊 3;子房瓶形或杯形,具膜质冠。蒴果倒圆锥形,三棱形,宿存萼。花期 6-8 月,果期 8-11 月。

生境分布·分布于云南省南部及东南部。生于海拔 150~1 300 m 的山谷密疏林下、阴湿的地方及沟边。

哈尼族药用经验·味淡,性平。清热解毒。

（1）结膜炎:花花草鲜品捣汁滴眼。

（2）肺结核,胃痛:花花草 10~15 g。煎服或研末炖肉吃。

（3）骨折:花花草鲜品配方捣敷。

（4）本品还可治麻风病。

中医药用经验·味甘、淡,性凉。凉血除蒸,解毒消肿。

504 大血藤

哈尼药名· Nima laohhyul 尼玛老威;适时多

啊擦(普洱)。

别名·三叶鸡血藤,紫梗藤,红藤,活血藤,血风藤,大活血,马鹿花,小豆花,紫梗藤。

来源·为豆科密花豆属密花豆 *Spatholobus suberectus* 的藤茎。秋、冬二季采收,除去枝叶,切片,晒干。

植物形态·攀援藤本。小叶纸质或近革质,顶生的两侧对称,宽椭圆形、宽倒卵形至近圆形;基部有髯毛。圆锥花序腋生或生于小枝顶端,花序轴、花梗被黄褐色短柔毛,苞片和小苞片线形,宿存;花萼短小;花瓣白色,旗瓣扁圆形;翼瓣斜楔状长圆形;龙骨瓣倒卵形。荚果近镰形,密被棕色短绒毛;种子扁长圆形,种皮紫褐色,薄而脆,光亮。花期6月,果期11—12月。

生境分布·分布于云南省景东、蒙自、金平、绿春、西双版纳、福贡、贡山等地。生于海拔800~1700 m的山地疏林或密林沟谷、灌丛中。

哈尼族药用经验·味涩、微苦,性温。舒筋除湿,补血活血。

(1)风湿麻木,筋骨疼痛,跌打损伤:大血藤20 g,伸筋草15 g,金毛木通15 g。水煎服。

(2)风寒湿痹,关节疼痛,腰腿痛,四肢麻木:大血藤10 g,吊吊香3 g,地血香6 g,龙爪树3 g,接骨树10 g。水煎服,每日1剂,每日3次;亦可泡酒服。

(3)疾痢:大血藤10 g,马齿苋15 g,茜草15 g。水煎服。

(4)月经不调,经行小腹疼痛,拒按,经血色紫黯有块,血块排出后痛减:①大血藤20 g,丁香花10 g。水煎服。②大血藤20 g,通血香15 g,大黄藤15 g,毛木通15 g。水煎服,每日1剂,每日3次。

(5)痛经,产后腹痛,产后流血过多:大血藤12 g,昆明山海棠9 g。水煎服,每日1剂,每日3次。

(6)产后失血,外伤出血,贫血:大血藤30 g。水煎服或研粉外敷。

(7)血瘀所致的各种内脏出血:大黄藤20 g,仙鹤草15 g,大血藤20 g,益母草15 g,苏木10 g。水煎服,每日1剂,每日3次。

(8)缺铁性贫血,症见头晕眼花,心慌心悸,面色苍白,疲乏无力,失眠健忘,食欲不振等:大血藤20 g,鸡儿根20 g,当归15 g,苏木15 g,鸡血根20 g。水煎服,每日1剂,每日3次。

中医药用经验·味苦、甘,性温。归肝、肾经。补血活血,调经止痛,舒筋通络。

附注·

(1)强壮性补血药,阴虚火亢者慎用。

(2)大血藤与鸡血藤均为藤茎类药材,在砍断时均有红褐色血液状汁液流出,故临床常见混用现象;"大血藤"和"鸡血藤"又存在较为复杂的同名异物现象。云南常用的"大血藤"品种除本品外,尚有木通科大血藤属大血藤 *Sargentodoxa cuneata*,五味子科五味子属翼梗五味子 *Schisandra henryi*(见"吊吊果"词条)、异形南五味子 *Kadsura heteroclita*(见"通血香"词条),豆科巴豆藤属巴豆藤 *Craspedolobium unijugum*(见"铁藤"词条)等植物的藤茎。而"鸡血藤"常见品种则有豆科鸡血藤属滇桂鸡血藤 *Callerya bonatiana*(见"大发汗"词条)、香花鸡血藤 *Callerya dielsiana*(哈尼药名"气妮仁")、豆科榼藤属榼藤 *Entada phaseoloides*(见"乌鸦枕头"词条),豆科油麻藤属大果油麻藤 *Mucuna macrocarpa*(见"老王藤"词条),网络鸡血藤 *Callerya reticulata* 等的藤茎。上述多种药物在哈尼民间应用有所混淆,用时注意甄别。

505 吹火筒

哈尼药名·Jiqdaqdaq 吉达达。

别名·狭叶绣球菊,尖叶绣球菊。

来源·为蔷薇科绣线菊属渐尖粉花绣线菊 *Spiraea japonica* var. *acuminata* 的全草。全年均可采收,但以夏秋季花叶茂盛时采收为佳,洗净,晒干。

植物形态·直立灌木。叶片卵形至卵状椭圆形,边缘有缺刻状重锯齿或单锯齿,下面色浅或有白霜。复伞房花序生于当年生的直立新枝顶端,花朵密集;苞片披针形至线状披针形;花萼钟状;萼片三角形;花瓣卵形至圆形,粉红色;雄蕊 25～30,远较花瓣长;花盘圆环形,约有 10 个不整齐的裂片。蓇葖果半开张,花柱顶生,稍倾斜开展,萼片常直立。花期 6—7月,果期 8—9月。

生境分布·分布于云南省昆明、景东、香格里拉、贡山、福贡、永善、盐津、彝良、大关、会泽等地。生于海拔 1 300～2 700 m 的山坡脚、杂木林中、山谷河旁。

哈尼族药用经验·用于感冒头痛,呼吸道感染,外科感染,细菌性痢疾,肠炎。

中医药用经验·味微苦,性平。归肝、脾经。清热解毒,活血调经,通利二便。

506 盘龙参

哈尼药名· Beiyaoq qilcuq 伯约期粗。

别名·扭筋花,猪肾草,青龙抱柱,米洋参,左转草。

来源·为兰科绶草属绶草 *Spiranthes sinensis* 的根。夏秋季采,鲜用或晒干备用。

植物形态·多年生草本。根数条,指状,肉质,簇生于茎基部。基生叶线形,或狭披针形,先端渐尖,全缘、基部下延膨大抱茎,基出脉平行;茎生叶常退化成鞘状苞片。总状花序具多数密生的花,呈螺旋状扭转;花苞片卵状披针形;花小,紫红色、粉红色或白色,在花序轴上呈螺旋状排生;花瓣斜菱状长圆形;唇瓣宽长圆形,凹陷。蒴果椭圆形,有细毛。花期 7—8月。

生境分布·分布于云南省大部分地区。生于海拔 200～3 400 m 的山坡林下、灌丛下、草地、河滩沼泽草甸中。

哈尼族药用经验·味甘、淡,性平。滋补强壮,调和气血。

(1)肺结核:盘龙参适量。炖肉服(猪肉或鸡肉均可)。

(2)消化不良:盘龙参 15 g。水煎服。

(3)病后体虚:盘龙参 50 g。炖猪脚内服。

中医药用经验·味甘、淡,性平。归肺、肾经。益气养阴,润肺补肾。

附注·有湿热瘀滞者忌服。

507 催生草

哈尼药名· Neivqhaq moqqul 能哈莫曲。

别名·茨菇草,灵芝草,燕尾草,燕子草,剪刀草。

来源·为禾本科大油芒属箭叶大油芒 *Spodiopogon sagittifolius* 的全草。全年可采,洗净,晒干或鲜用。

植物形态·多年生草本。秆直立,具 3～4 节。叶鞘短于其节间,除鞘口生柔毛外,平滑无毛;叶舌膜质,紧贴其背部生柔毛;叶片线状披针形,基部 2 裂呈箭镞形。圆锥花序;分枝轮生,腋间生柔毛,顶端 1～3 节着生一无柄和一有柄小穗;总状花序轴节间及小穗柄约等长于小穗,先端膨大呈倒圆锥形;小穗黄绿色,基部具短髯毛,两颖近相等,草质。花果期秋季。

生境分布·分布于云南省红河南部、普洱等地。生于海拔 1 500～1 800 m 的山地林下。

哈尼族药用经验·味淡,性平。止血,催产。

(1)难产(在胎位、产道正常情况下):催生草 16 g,卷柏 15 g。水煎服。

（2）月经过多:催生草鲜品 15～30 g,叶下花根 15 g。水煎服。

（3）胸闷,气胀,阳痿:催生草鲜品 15 g～30 g。水煎服。

中医药用经验 · 味淡,性平。止血,催产,调经行气。

508 红山柰

哈尼药名 · Cevqqeil qeilnil 则切切尼。

别名 · 姜三七,姜田七,三七姜,姜叶三七,竹叶三七,石风丹。

来源 · 为姜科土田七属土田七 *Stahlianthus involucratus* 的块根、根茎。秋冬季采挖,洗净,晒干备用。

植物形态 · 多年生草本;根茎外面棕褐色,内面棕黄色,粉质,芳香而有辛辣味,根末端膨大成球形。叶片倒卵状长圆形或披针形,绿色或染紫。花 10～15 朵聚生于钟状的总苞中,总苞顶 2～3 裂,总苞及花的各部常有棕色、透明的小腺点;花白色,顶端浅 3 裂;花冠管裂片长圆形,后方的一片稍较大,顶端具小尖头;唇瓣倒卵状匙形,白色,中央有杏黄色斑。花期 5—6 月。

生境分布 · 分布于云南省南部、东南部。生于海拔 800～900 m 的林下与荒坡。

哈尼族药用经验 · 味微苦、辛,性温。清热解毒,行气止痛,消食化积。

（1）跌打损伤,风湿骨痛:红山柰 3～10 g。水煎服或泡酒服。

（2）消化不良,食积:红山柰 3 g。研粉,温开水送服。

（3）支气管炎,哮喘:红山柰 5 g,麻黄 5 g。水煎服。

（4）虫蛇咬伤,外伤出血:红山柰研粉调敷或外撒。

中医药用经验 · 味微苦、辛,性温。归心、脾经。散瘀,止痛,止血。

509 抽筋草

哈尼药名 · Zyuqxao xaoqpiul 最肖肖普。

别名 · 接筋草,青茹草,滇繁缕,星毛繁缕,假石生繁缕。

来源 · 为石竹科繁缕属箐姑草 *Stellaria vestita* var. *vestita* 的全草。全年可采,鲜用或晒干备用。

植物形态 · 多年生草本。茎疏丛生,铺散或俯仰。叶片卵形或椭圆形基部圆形,全缘。聚伞花序疏散;苞片草质,卵状披针形;萼片 5,披针形,顶端急尖,边缘膜质,外面被星状柔毛,显灰绿色,具 3 脉;花瓣 5,白色,有时具绿色条纹,2 深裂近基部。蒴果卵萼形,6 齿裂;种子多数,肾脏形,脊具疣状凸起。花期 4—6 月,果期 6—8 月。

生境分布 · 分布于云南省各地大部地区。生于海拔 600～2 300 m 的河谷草丛、旷野山地、田间、路边。

哈尼族药用经验 · 味微苦,性平。清热利湿,活血化瘀,消肿。

（1）心脏病型浮肿:抽筋草 30 g。煮猪蹄食用。

（2）腹胀:抽筋草 10 g,草果 3 g。水煎服。

（3）外伤肿痛:抽筋草鲜品适量。捣敷。

中医药用经验 · 味辛,性凉,有小毒。归肝、脾经。清肝息风,舒筋活血,利湿解毒。

附注 · 同属植物繁缕 *Stellaria media* 亦作本品用。

510 千针万线草

哈尼药名 · Nee'lyul 努累。

别名·小胖药,筋骨草,云南繁缕,麦参,大鹅肠菜。

来源·为石竹科繁缕属千针万线草 *Stellaria yunnanensis* f. *yunnanensis* 的根。夏、秋季采收,晒干备用或鲜用。

植物形态·多年生草本。根簇生,黑褐色,粗壮。茎直立,圆柱形。叶片披针形或条状披针形,边缘具稀疏缘毛。二歧聚伞花序;苞片披针形,边缘膜质,透明;花梗细,直伸或稍下弯,果时更长;萼片披针形,具明显 3 脉;花瓣 5,白色,2 深裂几达基部,裂片狭线形;雄蕊 10。蒴果卵圆形,顶端 6 齿裂,具 2~6 种子;种子褐色,肾脏形,略扁,具稀疏瘤状凸起。花期 7—8 月,果期 9—10 月。

生境分布·分布于云南省中部、西北部、东北部。生于海拔 1800~3250 m 的丛林、林缘岩石间。

哈尼族药用经验·味甘,性微温。益气健脾,活血补血,消疳。

(1)病后体虚,贫血,神经衰弱,腰膝酸软:千针万线草 15~30 g。水煎服或炖肉服。

(2)小儿疳积:千针万线草 15 g。炖肉服。

(3)月经不调,白带多:千针万线草 15 g,土当归 15 g。炖肉服。

(4)风湿疼痛:千针万线草 15 g,九股牛 15 g,土三七 10 g。水煎服。

中医药用经验·味甘,性微温。归肝、脾、肾经。益气养血,健脾益肾。

511 土瓜狼毒

哈尼药名· Beilcao hhoqpul 白曹俄普。

别名·大萝卜,山萝卜,独萝卜,一把香,绵大戟,鸡肠狼毒,顺水龙,千里马,羊奶浆,小狼毒,一扫光,一束香,药萝卜,一棵松,搜山虎。

来源·为瑞香科狼毒属狼毒 *Stellera chamae-jasme* 的根。春、秋采挖,去茎叶、泥沙,晒干。炮制:用水洗净,润透,切片晒干。醋狼毒:取狼毒片加醋拌匀(每 50 kg 狼毒片,用米醋 10~15 kg),稍闷,待醋吸尽,置锅内用文火炒至微干,取出晒干。

植物形态·多年生草本;根茎木质;茎丛生,有时带紫色,基部木质化,有时具棕色鳞片。叶散生,稀对生或近轮生,薄纸质,披针形或长圆状披针形,稀长圆形。花白色、黄色至带紫色,芳香,多花的头状花序,顶生,圆球形;具绿色叶状总苞片;花萼筒具明显纵脉,基部略膨大,常具紫红色的网状脉纹;雄蕊 10。果实圆锥形,为宿存的花萼筒所包围;种皮膜质,淡紫色。花期 4—6 月,果期 7—9 月。

生境分布·分布于云南省东南部、中部、西北部。生于海拔 2600~4200 m 的干燥而向阳的高山草坡、草坪、河滩台地。

哈尼族药用经验·味辛、微苦,性平,有毒。消积逐水,止血。

(1)各种水肿症,食积,便秘:土瓜狼毒 0.3~1.5 g。研粉服。

(2)外伤出血,疮疖,癣等:土瓜狼毒鲜品捣汁外擦或研粉外敷。

(3)疥,癞:土瓜狼毒鲜根汁外搽。

中医药用经验·味辛、微苦,性平,有毒。归肺经。泻水逐饮,破积杀虫。

附注·

(1)本品有大毒,服需炮制,内服宜慎。冲捣时需戴口罩,封尘易引起过敏性皮炎等。

(2)身体虚弱者及孕妇忌服;忌与甘草同用。

(3)大戟科大戟属土瓜狼毒 *Euphorbia prolifera* 在哈尼族民间亦作本品用,功效略有不同。味苦,性微温,有毒。归肺、脾、心经。解毒化痰,行气消滞,泻水逐饮。用于咽喉不利,痰多,胃气疼痛,食积结滞,虫积。外用于疗、癣、疮、癞及跌打损伤。炮制方法为取根洗净,放入火灰中偎熟,取出,用淘米水浸泡2日,再蒸1小时,切片晒干。

512 生藤

哈尼药名 · Zoqliaq navciq 着凉那吃。

别名 · 羊角藤,水逼药,冷水发汗,香根藤。

来源 · 为夹竹桃科须药藤属须药藤 Stelmacrypton khasianum 的根、全草。夏、秋采集。切片晒干。

植物形态 · 缠绕木质藤本,具乳汁;茎具皮孔,茎与根有香气。叶近革质,椭圆形或长椭圆形,干后淡棕红色。花小,黄绿色,4~5朵排列成具短梗的腋生聚伞花序;花萼裂片宽卵形,花萼内面具有5个腺体;花冠近钟状,花冠筒短,裂片卵圆形,向右覆盖;副花冠裂片卵形;菁葵叉生成直线,熟时开裂,外果皮无毛;种子顶端具长白色绢质种毛。

生境分布 · 分布于云南省双江、峨山、西双版纳、蒙自、富宁、普洱、昆明等地。生于海拔1 000~1 600 m山地、山谷阔叶林中或山地路旁灌木丛中。

哈尼族药用经验 ·

(1)感冒:生藤鲜品200 g,土鸡1只。以传统方法煮制,以食汤为主,每日3次,每次服200 mL,孕妇忌服。

(2)伤寒,副伤寒:生藤20 g,大罗伞20 g,藤木15 g,白花虎掌草5 g,通血香20 g,板蓝根15 g,柴胡10 g,胡椒2 g。水煎服,每日1剂,分3次服。

(3)风寒湿痹,肢体关节疼痛,麻木:生藤15 g,五叶木通10 g,胡椒2 g。泡酒服,每日2次,每次服10 mL。

(4)胃脘疼痛,泛吐清水:生藤、岩姜、岩七各等量。研粉,水冲服,每次服2 g,每日3次。

(5)食物中毒:生藤15 g,草果1个。与淘米水煎服。

(6)本品还可治支气管炎,食积腹胀,胃痛,流感,上呼吸道感染,咽喉干燥,哮喘,月经痛。

中医药用经验 · 味甘、辛,性温。归脾、胃经。祛风散寒,行气通络。

513 大百部

哈尼药名 · Hhavqteiq moqqul 阿特莫曲、啊特莫去;爱提磨春(红河)。

别名 · 拖儿带女,儿多母苦,九股牛,九重根,对叶百部。

来源 · 为百部科百部属大百部 Stemona tuberosa 的块根。春、秋二季采挖,除去须根,洗净,置沸水中略烫或蒸至无白心,取出,晒干。

植物形态 · 块根通常纺锤状。茎攀援状。叶对生或轮生,卵状披针形、卵形或宽卵形,基部心形,边缘稍波状,纸质或薄革质。花单生或2~3朵排成总状花序,生于叶腋或偶而贴生于叶柄上;苞片披针形,花被片黄绿色带紫色脉纹;雄蕊紫红色;药隔肥厚,向上延伸为长钻状或披针形的附属物。蒴果光滑,具多数种子。花期4~7月,果期(5—)7~8月。

生境分布 · 分布于云南省西部、中部、南部、东南部。生于海拔370~2 240 m的山坡丛林下、溪边、路旁、山谷、阴湿岩石中。

哈尼族药用经验 · 味甘、微苦,性微温,有小毒。止咳祛痰,定喘,杀虫,止痒。

(1)缺铁性贫血,头晕眼花,面色苍白,不思饮食:大百部9 g。洗净切碎,蒸鸡蛋或炖肉服。

(2)肺结核咳嗽,百日咳,支气管炎,阿米巴痢疾：大百部 3～9g。水煎服或配方用。

（3）湿疹，皮炎：大百部适量。用 75％乙醇制成 40％浸液外搽。

（4）哮喘：大百部 9g，绿升麻 10g，黄芩 10g，薄荷 10g。共研成末，炖蜂蜜吃。

（5）本品还可治肠炎，肺炎，肠蛔虫病，牛皮癣。

中医药用经验·味甘、苦，性微温，有小毒。归肺经。润肺下气止咳，杀虫。

附注·

（1）服用过量易中毒，常引起呼吸中枢麻痹。解救方法应立即给氧或人工呼吸；注射呼吸兴奋剂；静脉滴注葡萄糖盐水等对症治疗。

（2）脾胃虚弱，大便泻泄者忌用。脾胃有热者慎用。

（3）本品为药典所载百部的基原植物之一，其他两种基原植物为直立百部 *Stemona sessilifolia* 和百部 *Stemona japonica*，与本品功效相同。

（4）蜜炙百部润肺止咳，用于阴虚劳嗽。

514 金钱暗消

哈尼药名· Neivqssaq calsav 能然查沙；跑玛搽杀（普洱）；啊叉叉啦（普洱）；叵玛查杀（红河）。

别名·纤花千金藤，金丝荷叶，小黑藤，藤子暗消，铜钱根，铜钱暗消。

来源·为防己科千金藤属一文钱 *Stephania delavayi* 的根。秋冬采挖，晒干备用。

植物形态·纤细草质藤本；茎、枝细瘦，有条纹。叶薄纸质，三角状近圆形。复伞形聚伞花序腋生或生于腋生、具小型叶的短枝上；小花单性，雌雄异株。雄花萼片 6～8，排成 2 轮，倒卵状楔形或阔倒卵状楔形；花瓣 3～4，稍肉质，近倒三角形或阔楔形；雌花萼片和花瓣均～4

片，形状和大小均与雄花的相似。核果红色；果核倒卵形，背部有 2 行小横肋状雕纹，胎座迹穿孔。

生境分布·分布于云南省除北部和东南部外的各地。生于灌丛、园篱、路边等处。

哈尼族药用经验·味辛、苦，性温。行气止痛，消食。

（1）胃寒痛，消化不良，腹胀痛：金钱暗消研粉 2g。温开水送服。

（2）胃脘疼痛：金钱暗消 5g，土独活 10g，虎掌草 5g。水煎服，每日 1 剂，每日 3 次。

（3）慢性胃炎：金钱暗消根 3g，山茨菇 30g，斑鸠窝 30g。泡白酒 500ml，每次服 15ml，每日 2 次。

（4）跌打肿痛，无名肿毒，痈疮，蛇咬伤：金钱暗消适量。研粉调敷或鲜品捣敷。

中医药用经验·味苦，性微寒，有毒。归脾、胃经。理气止痛，祛风除湿，消肿毒。

515 山乌龟

哈尼药名· Niculcavnilubeil 尼粗扎尼鲁碑；Qilni'laolbail 气妮骆贝。

别名·红山乌龟，地乌龟，一滴血，白地胆，抱母鸡，肚拉，荷叶暗消，乌龟抱蛋。

来源·为防己科千金藤属地不容 *Stephania epigaea* 的块根。全年可采，秋季为佳，切片或晒干研末备用。

植物形态·草质、落叶藤本，全株无毛；块根硕大，通常扁球状，暗灰褐色。嫩枝稍肉质，紫红色，有白霜。叶干时膜质，扁圆形。单伞形聚伞花序腋生，稍肉质，常紫红色而有白粉，簇生几个至 10 多个小聚伞花序，每个小聚伞花序有花 2～3 朵；雄花萼片 6，常紫色；花瓣紫色或橙黄而具紫色斑纹；雌花萼片 1，倒卵形或楔状倒卵形。核果红色；果核倒卵圆形，背部二倒各有小横肋 16～20 条。花期春季,果期夏季。

生境分布 · 分布于云南省东部、中部、西部。生于石山、阴湿的山谷、灌木丛中,多栽培。

哈尼族药用经验 · 味苦,性寒,有毒。清热解毒,活血化瘀,止痛。

(1) 胃炎,胃痛,十二指肠溃疡疼痛:山乌龟 9 g,三桠苦根 20 g。水煎服,每日 1 剂,分 3 次服。

(2) 慢性胃炎或胃溃疡所致胃脘疼痛:山乌龟 20 g,重楼 10 g。研粉冲服,每服 1 g,每日 3 次。

(3) 失眠,多梦,头昏,神疲乏力:山乌龟 10 g。水煎服,睡前服。

中医药用经验 · 味苦、辛,性寒,有毒。归膀胱、肝、脾经。祛风除湿,清热解毒,止痛。

附注 ·

(1) 本品有毒,含千金藤碱,内服宜慎,不可过量服用。

(2) 孕妇及气血虚弱者忌服。

(3) 在滇东南地区同属的云南地不容 *Stephania yunnanensis* 等约十几种植物的状块根均可作"山乌龟"入药,功效与本品相似。

516 小暗消

哈尼药名 · Naoqnil pavqteiq teiqssaq 恼里巴特特然;骂不果;哈骂不果;喔帽稍那期(普洱)。

别名 · 马莲鞍,红藤,地苦参。

来源 · 为夹竹桃科马莲鞍属暗消藤 *Streptocaulon juventas* 的根。全年可采,晒干备用。

植物形态 · 常绿木质藤本,具乳汁,除花冠外,全株密被绒毛,茎和老叶面被毛渐脱落。叶厚纸质,宽卵形或近圆形,具小尖头,基部心形。聚伞花序宽圆锥状,二至三歧,腋生;花小,黄褐色;花冠辐状,裂片卵圆形;副花冠裂片丝状;雄蕊 5,花药倒卵形;子房具 2 枚离生心皮。蓇葖叉生成直线,长圆状披针形;种子长圆形,顶端具白色绢质种毛。花期 5—8 月,果期 9—12 月。

生境分布 · 分布于云南省屏边、麻栗坡、红河、玉溪、普洱、临沧、西双版纳等地。生于海拔 300～1 000 m 的山地疏林中、丘陵、山谷密林中,攀援树上。

哈尼族药用经验 · 味微苦,性凉。清热解毒,止痛。

(1) 胃痛,肠绞痛:小暗消 10 g,枳壳 10 g,菊花暗消 10 g。水煎服。

(2) 肠炎,腹泻:小暗消 10 g,白头翁 15 g。水煎服。

(3) 肾炎:小暗消 15 g,水石榴 15 g。水煎服。

(4) 感冒发热:小暗消 10 g,苍耳子 10 g,牛蒡子 10 g。水煎服。

(5) 跌打损伤,腰腿痛:小暗消 3～6 g。水煎服。

(6) 牙痛,胃痛:小暗消 10 g,飞龙掌血 3 g。水煎服。

中医药用经验 · 味苦、微麻,性凉。行气止痛,消积健胃。

附注 · 体弱虚寒者忌服。

517 猪肚子叶

哈尼药名 · Moqdyul dyulhaq 磨堆堆寒(元江);莫堆堆寒。

别名 · 硬竹叶子草,红毛竹叶子。

来源 · 为鸭跖草科竹叶子属竹叶子 *Streptolirion volubile* s 的茎、叶。夏秋采收,切碎,鲜用或晒干备用。

植物形态 · 多年生攀援草本。茎常无毛。叶片心状圆形,有时心状卵形,顶端常尾尖,基部深心形,上面多少被柔毛。蝎尾状聚伞花序有花1至数朵,集成圆锥状,圆锥花序下面的总苞片叶状,上部的小而卵状披针形。花无梗;萼片顶端急尖;花瓣白色、淡紫色而后变白色,线形,略比萼长。蒴果,顶端有芒状突尖。种子褐灰色。花期7-8月,果期9-10月。

生境分布 · 分布于云南省西北部、西南部、南部及东南部。生于海拔2 000 m以下的山地,在云南德钦、维西可生长于海拔3 200 m的地方。

哈尼族药用经验 · 茎叶:味甘、涩,性凉。去腐生肌,收敛止血。

(1)疮疡破溃:猪肚子叶鲜品捣敷。

(2)外伤出血:猪肚子叶鲜品捣敷。

(3)疮痛红肿:猪肚子叶20 g。水煎服,并用药液外搽。

(4)吐血,咯血:猪肚子叶20 g,柏枝叶20 g。水煎服。

中医药用经验 · 味甘,性平。清热,利水,解毒,化瘀。

附注 · 哈尼族特色习用药物。

518 马蓝

哈尼药名 · Mianq 苗。

别名 · 南板蓝根,大蓝根,大青根。

来源 · 为爵床科马蓝属板蓝 *Strobilanthes cusia* 的根。夏、秋二季采挖,除去地上茎,洗净,晒干。

植物形态 · 草本,多年生一次性结实。茎稍木质化,幼嫩部分和花序均被锈色、鳞片状毛。叶柔软,纸质,椭圆形或卵形,顶端短渐尖,基部楔形,边缘有稍粗的锯齿,两面无毛,干时黑色;侧脉每边约8条,两面均凸起。穗状花序直立;苞片对生;花冠漏斗状,淡紫色,5裂近相

等;雄蕊4。蒴果为稍狭的匙形。种子卵形4颗。花期6-10月,果期7-11月。

生境分布 · 分布于云南省昆明、龙陵、景东、开远、屏边、金平、河口、砚山、西畴、麻栗坡、广南、景洪、勐海、勐腊、盈江等地。生于潮湿地方,多栽培。

哈尼族药用经验 · 味咸,性寒。清热凉血,定惊。

(1)流行性脑脊髓膜炎,乙型脑炎中期:马蓝20 g,野菊花15 g,土连翘10 g,金银花10 g,薄荷10 g。水煎服,每日1剂,每日3次。

(2)流行性脑膜炎,乙型脑炎出现高热、神昏、抽搐、惊厥者:马蓝15 g,双钩藤10 g,僵蚕5 g,地龙10 g,大黄5 g,石菖蒲5 g。水煎服,每日1剂,每日3次。

(3)流行性腮腺炎,疮痈,无名肿毒:①马蓝30 g,重楼6 g,水煎服,每日1剂,分3次服。外用马蓝鲜叶、重楼适量,捣烂包敷。②马蓝20 g,蒲公英15 g,金银花15 g,夏枯草10 g,野菊花10 g,甘草5 g。水煎服,每日1剂,每日3次。

(4)咽喉红肿疼痛,扁桃腺炎:马蓝20 g,美登木10 g,白花蛇舌草20 g,穿心莲10 g,海船皮20 g,甘草10 g。水煎服。

(5)疮痈肿痛,无名肿毒:马蓝20 g,土连翘15 g,蒲公英15 g,白头翁15 g,山豆根20 g。水煎服,每日1剂,每日3次。

中医药用经验 · 味苦,性寒。归心、胃经。清热解毒,凉血消斑。

附注 ·

(1)脾胃虚寒、无实火热毒者慎服。

(2)本品的叶可作"大青叶"入药,味苦,性寒。归心、胃经。清热解毒,凉血消斑。

(3)作"大青叶"入药的尚有十字花科菘蓝属欧洲菘蓝 *Isatis tinctoria*(哈尼药名"墨唅")的叶,与本品的叶功效相同。

519 白花树

哈尼药名 · Yilhealyel 依和阿也。

别名 · 白花榔,牛油树,八翻龙,滇桂野茉莉,白背安息香,白叶安息香。

来源 · 为安息香科安息香属越南安息香 *Styrax tonkinensis* 的根、叶、花、树脂。夏秋采收根,晒干备用。叶全年可采,花开时采收,洗净,晒干。树干经自然损伤或于夏、秋二季割裂树干,收集流出的树脂,阴干。

植物形态 · 乔木。树皮暗灰色或灰褐色,有不规则纵裂纹。叶互生,纸质至薄革质,椭圆形、椭圆状卵形至卵形,下面密被灰色至粉绿色星状绒毛。圆锥花序;花序梗和花梗密被黄褐色星状短柔毛;花白色;花冠裂片膜质,卵状披针形或长圆状椭圆形,两面均密被柔毛,花蕾时作覆瓦状排列。果实近球形,外面密被灰色星状绒毛;种子卵形,栗褐色,密被小瘤状突起和星状毛。花期 4—6 月,果熟期 8—10 月。

生境分布 · 分布于云南省东南部、西南部。生于海拔 100～2 000 m 的山坡、山谷、疏林中及林缘。

哈尼族药用经验 · 味涩,性凉。健脾止血。叶:味淡,性平。润肺止咳,缓泻。花:味淡,性凉。镇静消炎。

(1) 消化不良:白花树根 15 g,山楂 15 g。水煎服。

(2) 肺热咳嗽:白花树叶 10 g,鱼腥草 10 g。水煎服。

(3) 便秘:白花树叶 10 g,桃仁 10 g。水煎服。

(4) 胃热:白花树花适量。炖鸡蛋服。

(5) 头昏失眠:白花树花适量。水煎服。

中医药用经验 · 树脂:味辛、苦,性平。归心、脾经。开窍清神,行气活血,止痛。

附注 · 阴虚火旺者慎服本品的树脂。

520 长穗花

哈尼药名 · 假欧八竹。

来源 · 为野牡丹科长穗花属长穗花 *Styrophyton caudatum* 的根。夏秋采收,晒干备用。

植物形态 · 灌木;茎密被锈色长柔毛。叶片纸质或坚纸质,卵形或广卵形,全缘,密被锈色缘毛。穗状花序顶生,密被长柔毛;花小,1 或 3～5 朵簇生,无柄;花萼钟形,密被刚毛,裂片扁三角形或钝三角形,极小;花瓣粉红色或白色,倒卵形或广倒卵形,略具爪,外面常被糠秕;雄蕊浅紫色;子房顶部被糠秕。蒴果卵状球形;宿存萼密被刚毛,具明显的纵肋 8 条。花期 5—6 月,果期 10 月至翌年 1 月。

生境分布 · 分布于云南省东南部。生于海拔 400～1 500 m 的山谷密林中、阴湿的地方、沟边等灌木丛中。云南特有。

哈尼族药用经验 · 补中益气。治子宫脱垂,脱肛(配红蓖麻)。

附注 · 哈尼族特色习用药物。

521 青叶胆

哈尼药名 · Haoldaol ciqhaq 蒿刀齐哈。

别名 · 肝炎草,小青鱼胆,土疟药。

来源 · 为龙胆科獐牙菜属美丽獐牙菜 *Swertia angustifolia* var. *pulchella* 的全草。春、夏季采集,晒干或鲜用。

植物形态 · 一年生草本。根黄色或黄褐色,须根较少。茎方形,常带紫色。叶对生,狭披针形,全缘;无柄。狭总状聚伞花序,顶生成腋生;花小,白色,具淡紫色小斑点,花梗短;花萼4 深裂,裂片披针形;花冠 4 深裂,矩圆形、短尖,在基部有一个圆形腺窝,腺窝边缘光滑;雄蕊 4。蒴果圆锥形;种子小近圆形,褐色,表面具瘤状凸起。花果期 8—9 月。

生境分布 · 分布于云南省红河、玉溪、西双版纳、临沧等地。生于海拔 150～3 300 m 的田边、草坡、荒地。

哈尼族药用经验 · 味苦,性寒。清热利湿,泻火解毒,清肝明目。

(1) 泌尿系感染,尿路结石:青叶胆 15 g。水煎服或配方用。

(2) 急慢性传染性肝炎,肝硬化腹水:青叶胆 15 g。水煎服或配方用。

(3) 急慢性肝炎,肝硬化,肝脾肿大:青叶胆 20 g,万丈深 15 g,细辛 6 g,马翻脸 15 g,大火草 10 g,双钩藤 20 g。用鲜品,水煎服,每日 1 剂,每日 3 次。

(4) 乙型肝炎,肝硬化腹水:青叶胆 15 g,龙胆草 10 g,马尾黄连 10 g,白花虎掌草根 15 g,乌节黄根 10 g,十大功劳叶 10 g。水煎服,每日 1 剂,每日 3 次。

(5) 急性黄疸型肝炎:①青叶胆 30 g,野青菜 30 g。上方用鲜品捣碎取汁加甜米酒和红糖适量,开水冲服,每日 3 次,同时可加服清热利尿药效果更佳。②鲜青叶胆 30 g,鲜田基黄 20 g,鲜车前草 30 g。水煎服,每日 1 剂,每日 3 次。③青叶胆 20 g,无根藤 15 g,芦根 20 g,木贼 15 g,地胆草 15 g。水煎服,每日 1 剂,每日 3 次。④青叶胆 20 g,九股牛 15 g,栀子 10 g,淡竹叶 10 g,芦根 20 g。水煎服,每日 1 剂,每日 3 次。

(6) 慢性肝炎,胆囊炎:青叶胆 20 g,翻白叶根 20 g,白牛胆 15 g。水煎服,每日 1 剂,每日 3 次。

(7) 急慢性肝炎,胆囊炎:青叶胆 20 g,大火草根 20 g,龙胆草 15 g,田基黄 15 g。水煎服,每日 1 剂,每日 3 次。

(8) 胆结石绞痛,急性胆囊炎:青叶胆 30 g,龙胆草 15 g,大黄藤 15 g,鸡爪黄连 10 g,红花 10 g,染饭花 10 g。水煎服,每日 1 剂,每日 3～4 次。

中医药用经验 · 味苦,性寒。归肝、胆、膀胱经。清热解毒,利湿退黄。

附注 ·

(1) 虚寒者慎服。

(2) 同属植物獐牙菜 *Swertia bimaculata*(哈尼药名“亩习乃切”)、蒙自獐牙菜 *Swertia leducii*[哈尼药名“母雪乃茄”“轰冬吃含”(普洱)]、云南獐牙菜 *Swertia yunnanensis*(哈尼药名“奇达”);川东獐牙菜 *Swertia davidii*、丽江獐牙菜 *Swertia delavayi* 等亦可作“青叶胆”入药,与本品功效相似。

522 大青叶胆

哈尼药名 · Haqmal zziqbbiq 哈马资笔(元江)。

别名 · 老母鸡吹箫树。

来源 · 为龙胆科獐牙菜属西南獐牙菜 *Swertia cincta* 的全草。夏秋采收,晒干备用。

植物形态 · 一年生草本。茎中空,基生叶在花期凋谢;茎生叶叶片披针形或椭圆状披针形。圆锥状复聚伞花序,多花;花梗具条棱;花 5 数,下垂;花萼裂片卵状披针形;花冠黄绿色,基部环绕着一圈紫晕,裂片卵状披针形,基部具 1 个马蹄形裸露腺窝,腺窝之上具 2 个黑紫色斑点。蒴果卵状披针形;种子矩圆形,黄色,表面具细网状突起。花果期 8—11 月。

生境分布 · 分布于云南省昆明、丽江、景东、麻栗坡、大理、漾濞、宾川、洱源、德宏等地。生于海拔 1 400～3 750 m 的潮湿山坡、灌丛中、林下。

哈尼族药用经验 · 清热,利湿,止牙痛。

(1) 湿热黄疸,慢性肝炎:大青叶胆 50 g,

龙胆草 15 g。水煎服。

（2）感冒咳嗽，咽喉疼痛：大青叶胆 25 g，贯众 20 g，橄榄树皮 20 g。水煎服。

（3）风火牙痛：大青叶胆适量。填擦痛齿。

523 山大黄

哈尼药名 · Pavqsiil pavqnil 八斯八尼；爬射爬尼、爬舍爬呢；Beepavqnav 杯把那。

别名 · 老虎须，老虎汤，老虎花，老虎草，蒟蒻薯。

来源 · 为薯蓣科蒟蒻薯属箭根薯 *Tacca chantrieri* 的块茎、全草。全年可采，鲜用或晒干备用。

植物形态 · 多年生草本。根状茎粗壮。叶片长圆形或长圆状椭圆形，两侧稍不相等；叶柄基部有鞘。总苞片 4 枚，暗紫色；小苞片线形；伞形花序有花 5～7（～18）朵；花被裂片 6，紫褐色，外轮花被裂片披针形，内轮花被裂片较宽，顶端具小尖头；雄蕊 6，花丝顶部兜状。浆果肉质，椭圆形，具 6 棱，紫褐色，顶端有宿存的花被裂片；种子肾形，有条纹。花果期 4—11 月。

生境分布 · 分布于云南省西双版纳、普洱、红河、临沧、保山、德宏、文山等地。生于海拔 170～1 300 m 的水边、林下、山谷阴湿处。

哈尼族药用经验 · 味苦、麻，性凉，有小毒。清热解毒，理气止痛，消滞止泻。

（1）肠炎腹泻，痢疾，消化不良，咽喉肿痛，扁桃体炎，肺炎，外伤感染：山大黄 9～15 g。水煎服。

（2）疮痈肿毒，烧伤烫伤：山大黄鲜品捣敷。或研末外敷。

（3）肾炎水肿：山大黄鲜品 20 g，茶树根 50 g，重楼 15 g。水煎服，每日 1 剂，每日 3 次。

（4）胃及十二指肠溃疡出血：山大黄 20 g，生大黄 10 g。水煎服，每日 1 剂，每日 3 次。

（5）本品的全草治痛经。

（6）本品的根茎还可治肝炎。

中医药用经验 · 味苦，性寒。归心、肺、胃经。清火解毒，消肿止痛，排脓生肌，止咳化痰。

附注 · 有毒，中毒轻者腹泻，重者肠黏膜脱落，引起大量出血。内服需慎，孕妇禁服。

524 葫芦茶

哈尼药名 · Niqtavqlaqma 尼达拉玛、尼达喇嘛；爬骂切括。

别名 · 河地马桩，马郎果叶，葫芦叶，地马桩，金剑草。

来源 · 为豆科葫芦茶属葫芦茶 *Tadehagi triquetrum* 的全草。夏秋采收，除去粗枝，洗净切段，晒干备用。

植物形态 · 灌木或亚灌木。幼枝三棱形，被疏短硬毛。叶仅具单小叶；托叶披针形；叶柄两侧有宽翅；小叶纸质，狭披针形至卵状披针形。总状花序顶生和腋生；花 2～3 朵簇生于每节上；花冠蝶形，淡紫色或蓝紫色，伸出萼外，旗瓣近圆形，翼瓣倒卵形，龙骨瓣镰刀形。荚果有荚节 5～8，荚节近方形；种子宽椭圆形或椭圆形。花期 6—10 月，果期 10—12 月。

生境分布 · 分布于云南省南部。生于海拔 1 400 m 以下的荒地、山地林缘、路旁。

哈尼族药用经验 · 味甘、微苦，性凉。清热解暑，利水通淋，杀虫防腐。

（1）尿路结石：葫芦茶 15 g，苇根 6 g，薏仁根 9 g。水煎服。

（2）尿路感染，急性肾炎：葫芦茶 9 g，海金沙 15 g，大黄药 6 g。水煎服。

（3）感冒发热，肠炎，痢疾：葫芦茶 100 g。水煎服。

（4）中暑：葫芦茶适量。煎水当茶饮。

（5）乙肝：葫芦茶 20 g，小狗响铃 20 g，野甘草 10 g。水煎服。

（6）肝炎：葫芦茶 30 g，水冬瓜树皮 30 g，树萝卜 10 g，千张纸树皮 30 g。水煎服。每日 1 剂，每日 3 次，1 次 500 mL，6 日为 1 个疗程。

（7）本品还可治小儿疳积，咽喉炎，疟疾。

中医药用经验·味微苦、涩，性凉。归肺、肝、膀胱经。清热解毒，利湿退黄，消积杀虫。

附注·同属植物蔓茎葫芦茶 *Tadehagi pseudotriquetrum* 亦作"葫芦茶"入药，与本品功效相同。

525 酸角

哈尼药名·Beiv' qeil 伯且。

别名·罗望子，通血香，罗晃子，酸饺，罗晃子，九层皮果。

来源·为豆科酸豆属酸豆 *Tamarindus indica* 的果实。果实成熟时采收，阴干备用。

植物形态·乔木，树皮不规则纵裂。小叶小，长圆形，先端圆钝或微凹。总状花序顶生，花黄色或杂以紫红色条纹；总花梗和花梗被黄绿色短柔毛；小苞片 2 枚，开花前紧包着花蕾；萼管檐部裂片披针状长圆形，花后反折；花瓣倒卵形，边缘波状，皱折。荚果圆柱状长圆形，肿胀，棕褐色，直或弯拱，常不规则地缢缩；种子 3～14 颗，褐色，有光泽。花期 5－8 月，果期 12 至翌年 5 月。

生境分布·分布于云南省南部、中部、北部等地。生于热带杂木林中、河谷两岸，栽培或逸为野生。

哈尼族药用经验·味甘、酸，性凉。清热解暑，消食化积，驱虫。

（1）小儿疳积，蛔虫症，腹痛，疟疾：酸角 15～30 g。水煎服。

（2）大便干燥，食欲不振，妊娠呕吐：酸角 15～30 g，水煎服。或生嚼服。

（3）发热口渴，预防中暑：酸角 15～30 g。加红糖适量，泡开水服。

中医药用经验·味甘、酸，性凉。归心、胃经。清热解暑，和胃消积，化痰。

附注·果肉味酸甜，可生食或熟食，作酸味调料和制作清凉饮料用。果肉具轻泻作用，可能因含大量酒石酸之故，煮熟者此作用即消失。

526 花椒树寄生

哈尼药名·Zovqlavq tevqlevq 作拉得勒。

别名·桑上寄生。

来源·为桑寄生科钝果寄生属桑寄生 *Taxillus sutchuenensis* var. *sutchuenensis* 的全株。冬季至次春采割，除去粗茎，切段，干燥，或蒸后干燥。

植物形态·灌木。嫩枝、叶、花序和花均密被褐色星状毛，小枝黑色，具散生皮孔。叶近对生或互生，革质，卵形、长卵形或椭圆形。总状花序密集呈伞形，1～3 个生于小枝已落叶腋部或叶腋；苞片卵状三角形；花红色，花托椭圆状；花冠花蕾时管状，下半部膨胀，顶部椭圆状，裂片 4 枚，披针形，反折。果椭圆状，两端均圆钝，黄绿色，果皮具颗粒状体，被疏毛。花期 6－8 月。

生境分布·分布于云南省南部、东南部等地。生于海拔 500～1900 m 的山地阔叶林中，寄生于桑树、梨树、李树、梅树、油茶、厚皮香、漆树、核桃或栎属、柯属、水青冈属、桦属、榛属等植物上。

哈尼族药用经验·味苦、甘，性平。补肝肾，强筋骨，祛风湿，通络。

（1）风湿性关节炎，四肢麻木，跌打损伤：花椒树寄生 15～30 g。水煎服，酒为引。

（2）高血压，哮喘：花椒树寄生 15～30 g。水煎服或配方用。

（3）骨折：花椒树寄生鲜品适量。配方捣敷。

（4）骨折，跌打损伤：花椒树寄生、杜仲、老乌鸦藤、打不死、叶上花，取鲜品适量，捣碎外敷患处。

（5）肾结石：花椒树寄生 20 g，野棉花 15 g，黄杨木 15 g，重楼 10 g，冲天芭蕉 15 g。用鲜品，水煎服，每日 1 剂，每日 3 次。

（6）本品还可治小儿牙痛，牛皮癣，胆结石。

中医药用经验 · 味苦、甘，性平。归肝、肾经。补肝肾，强筋骨，祛风湿，安胎元。

附注 ·

（1）多种植物可作"桑寄生"使用，功效与本品相同。如同属植物广寄生 *Taxillus chinensis*、红花寄生 *Scurrula parasitica*、毛叶毛叶钝果寄生 *Taxillus nigrans*，同科桑寄生属南桑寄生 *Loranthus guizhouensis* 等。

（2）《哈尼族药用植物》所载桑寄生为桑寄生科梨果寄生属梨果寄生 *Scurrula atropurpurea*，哈尼药名"唻摩尔仔"（普洱），别名"马桑寄生"，与本品功效相似。味苦、甘、性平，有大毒。归肝、肾经。祛风除湿，化痰开窍，活血止痛。用于风湿痹痛，腰膝酸软，精神分裂症，偏头痛，跌打损伤。

527 厚皮香

哈尼药名 · Xoqxoqbaol 削削包（元江）；学学苞。

别名 · 白花果，桂枝，山茶树，红果树，莫红砍。

来源 · 为五列木科厚皮香属厚皮香 *Ternstroemia gymnanthera* 的根、叶、花、果、全株。全株全年均可采收，切碎，晒干或鲜用。花 7－8

月采集，鲜用或晒干。果实成熟时采收。

植物形态 · 灌木或小乔木。叶革质或薄革质，通常聚生于枝端，呈假轮生状，椭圆形、椭圆状倒卵形至长圆状倒卵形。花两性或单性，通常生于当年生无叶的小枝上或生于叶腋；两性花花瓣 5，淡黄白色，倒卵形；雄蕊约 50 枚。果实圆球形，小苞片和萼片均宿存；种子肾形，每室 1 个，成熟时肉质假种皮红色。花期 5－7 月，果期 8－10 月。

生境分布 · 分布于云南省各地。生于海拔 2 000～2 800 m 的山地林中、林缘路边、近山顶疏林中。

哈尼族药用经验 ·

（1）本品的根治尿血。

（2）本品的全株治感冒。

（3）本品的叶杀虫，外用治乳腺炎，大疮痈疡。

（4）本品的花可捣烂搽癣。

中医药用经验 · 味苦，性凉。根、叶、全株：清热解毒，散瘀消肿。花：杀虫止痒。

附注 ·

（1）有小毒。

（2）同属植物厚叶厚皮香 *Ternstroemia kwangtungensis*，哈尼药名亦为"Xoqxoqbaol 削削包"，别名"小红木头树""母猪香叶树"。为哈尼族特色习用药物。凉血止血。用于尿血：厚叶厚皮香 20 g，茜草 10 g。水煎服。

528 吴茱萸

哈尼药名 · Moq savq paqloq 莫杀爬罗。

别名 · 野茶辣，茶辣，山辣子，山茱萸，野吴萸，吴萸，如意子，树幽子。

来源 · 为芸香科吴茱萸属吴茱萸 *Tetradium ruticarpum* 的近成熟果实。8－11 月果实尚未开裂时，剪下果枝，晒干或低温干燥，除去枝、叶、果梗等杂质。

植物形态·小乔木。幼枝、叶轴、小叶柄均密被黄褐色长柔毛。单数羽状复叶,对生;小叶椭圆形至卵形,有油点。花单性,雌雄异株,聚伞花序顶生;花小,黄白色,萼片 5;花瓣 5,长圆形,内侧密被白色长柔毛;雄花有雄蕊 5 枚,退化子房略成三棱形;雌花较大,具退化雄蕊 5 枚,心皮通常 5 枚。蓇葖果扁球形,熟时紫红色,每心皮有种子 1 枚,卵圆形,黑色。花期 5—6 月,果期 8—9 月。

生境分布·分布于云南省西北部、西部、中部、东北部、东南部。生于海拔(120～)950～2 900 m 的山坡疏林、旷地、阳处,常见村旁栽培。

哈尼族药用经验·

(1)疥疮,癣,湿疹,皮肤瘙痒:①吴茱萸 30 g,硫黄 10 g。共研细末,用菜油调匀外擦患处。②吴茱萸 30 g,硫黄 10 g,雄黄 3 g,明矾 15 g,蕨根 20 g。共研细末,用菜油调匀外擦患处。

(2)口疮:吴茱萸 30 g。研粉与醋调成糊,外敷于涌泉穴,男左女右,敷 5 次。

(3)本品还可治胃腹冷痛,恶心呕吐,泛酸嗳气,腹泻,脚气水肿,高血压,湿疹。

中医药用经验·味辛、苦,性热,有小毒。归肝、脾、胃、肾经。散寒止痛,降逆止呕,助阳止泻。

附注·有小毒,阴虚火旺者忌服。

529 山吴萸

哈尼药名·Lolqol siilpaq 罗确斯葩。

别名·五除叶,大漆王叶,大牛七,茶辣树,树幽子。

来源·为芸香科吴茱萸属牛科吴萸 *Tetradium trichotomum* 的根、果、叶。7—8 月果实未成熟时采摘,晒干。叶夏、秋采集,晒干。

植物形态·灌木至小乔木。树皮灰褐色或灰色,春梢暗紫红色。叶有小叶 5—11 片,小叶椭圆形、长圆形或披针形,叶轴基部的常为卵形。花序顶生,花多;萼片及花瓣均 4 片;萼片阔卵形;花瓣镊合状,白色;雄花的雄蕊 4 枚,退化雌蕊棒状;雌花的退化雄蕊鳞片状,花柱及子房均淡绿色,花瓣比雄花的大。蓇葖果由 4 枚心皮聚合而成,外皮紫红色,熟后背裂;每心皮含种子 1 枚,卵圆形,黑色。花期 6—7 月,果期 9—11 月。

生境分布·分布于云南省南部。生于海拔 1 000～1 300 m 的山地密林中。

哈尼族药用经验·根、果、叶:味苦、辛,性温。温中散寒,祛风止痛。

(1)胃脘冷痛:山吴萸 10 g。水煎服。

(2)风寒感冒:山吴萸 10 g,香樟叶 10 g,千只眼 10 g。水煎服。

(3)感冒,咳嗽:山吴萸果 6～10 g。水煎服。

(4)全身疼痛:山吴萸 10 g,陈皮 10 g。水煎服。

(5)皮肤瘙痒,风湿痛,头痛:山吴萸鲜叶、艾蒿适量。共捣敷。

中医药用经验·味苦、辛,性温。果:归肝、脾经。理气止痛,祛风散寒。叶:归肺,胃经。祛风除湿。

530 大扁藤

哈尼药名·Nibiav biavma 尼扁扁玛。

别名·蛇附子,三叶青,石老鼠,石猴子,三叶扁藤,腰带藤,扁担藤。

来源·为葡萄科崖爬藤属三叶崖爬藤 *Tetrastigma hemsleyanum* 的块根、全草。全年可采,晒干或鲜用。

植物形态·草质藤本。卷须不分枝,相隔 2 节间断与叶对生。叶为 3 小叶,小叶披针形、长椭圆披针形或卵披针形。花序腋生,下部有节,节上有苞片,二级分枝通常 4,集生成伞形,花二歧状着生在分枝末端;花蕾卵圆形;萼碟形,卵状三角形;花瓣 4,卵圆形,顶端有小角,外展;雄蕊 4,花药黄色。果实近球形或倒卵球形,有种子 1 颗;种子倒卵椭圆形,腹面两侧洼穴从下部斜展达种子顶端。花期 4—6 月,果期 8—11 月。

生境分布·分布于云南省西畴、文山、红河、普洱、临沧、西双版纳等地。生于海拔 300～1300 m 的山坡灌丛、山谷、溪边林下岩石缝中。

哈尼族药用经验·味辛、微涩,性温。祛风除湿,强筋壮骨。

(1)风湿性腰腿痛,关节疼痛,半身不遂,跌打损伤:大扁藤 30 g,水煎服或泡酒服。亦可用鲜叶捣碎外敷。

(2)黄水疮,下肢溃疡:大扁藤鲜品捣敷。

中医药用经验·味苦、辛,性凉。归肺、心、肝、肾经。消热解毒,祛风活血。

附注·孕妇禁服。

531 五爪金龙

哈尼药名· Nigovgovssaq 尼戈戈然。

别名·红葡萄,爬树藤,崖爬藤。

来源·葡萄科崖爬藤属叉须崖爬藤 *Tetrastigma hypoglaucum* 的根、全株入药。全年可采,切段,晒干备用。

植物形态·木质藤本。卷须 2 分枝,相隔 2 节间断与叶对生。叶为掌状 5 小叶,中央小叶披针形,外侧小叶椭圆形,边缘每侧有 3～6 个锯齿,齿尖锐,托叶显著,褐色,卵圆形,宿存;花序腋生或在侧枝上与叶对生,单伞形;花萼边

缘呈波状;花瓣椭圆卵形,顶端呈头盔状。果实圆球形,有种子 1～3 颗;种子椭圆形,腹面两侧洼穴呈沟状,几平行。花期 6 月,果期 8—9 月。

生境分布·生于云南省南部、东南部,海拔 2300～2500 m 的山谷林中、灌丛。

哈尼族药用经验·味苦、涩,性寒。消肿痛,活血通络,除湿。

(1)骨折:五爪金龙配飞龙斩血。水煎服,并外用捣敷。

(2)风湿关节炎:五爪金龙 15 g,紫金皮 10 g,透骨草 10 g,枸杞子 10 g。泡酒服。

(3)跌打损伤:五爪金龙配大血藤。水煎服,皮肤不破烂者兼外敷。

(4)外伤出血,跌打损伤,风湿骨痛:五爪金龙 20 g,芋头七 10 g,研粉撒敷患部。或鲜品捣碎外敷。

(5)肺结核,支气管炎:五爪金龙干根或茎 15 g。炖猪心肺服。

(6)小儿肺炎,咳嗽:五爪金龙 10 g,石椒草 10 g,紫苏叶 10 g。水煎服。

(7)本品还可治月经不调,无名肿痛,烫伤,皮肤糜烂。

中医药用经验·味辛,性温。归肝、肾经。活血通络,祛风除湿,接骨续筋。

附注·

(1)孕妇忌服。

(2)同属植物云南崖爬藤(原变种)*Tetrastigma yunnanense* var. *yunnanense*、崖爬藤 *Tetrastigma obtectum*、狭叶崖爬藤 *Tetrastigma serrulatum* 等亦可作"五爪金龙"入药,功效与本品相似。

532 爬树龙

哈尼药名· Nigov 尼果、拟裹。

别名·飞蜈蚣,石葡萄,滇崖爬藤。

来源·为葡萄科崖爬藤属云南崖爬藤 *Tetrastigma yunnanense* var. *yunnanense* 的全草。全年可采,鲜用或晒干备用。

植物形态·草质或半木质藤本。卷须 4～9 集生成伞形,相隔 2 节间断与叶对生。叶为掌状 5 小叶,小叶 3 枚,膜质,倒卵椭圆形、菱状卵形、倒卵披针形或披针形;托叶显著,卵圆形,宿存。花序为复伞形花序,小花黄绿色,杂性。花蕾卵圆形或倒卵圆形;萼浅碟形,边缘呈波状;花瓣 4,卵圆形或卵椭圆形。果实球形,有种子 1～2 颗;种子椭圆形,基部有短喙,种脐在种子中部呈椭圆形。花期 4 月,果期 10—11 月。

生境分布·分布于云南省西畴、龙陵、沧源、贡山、香格里拉、丽江、洱源、大理、宾川、鹤庆等地。生于海拔 1 200～2 500 m 的溪边林中。

哈尼族药用经验·味辛,性温。散瘀消肿,续筋骨。

(1) 骨折:爬树龙鲜品配大麻药、五爪金龙、绿葡萄根各适量。捣敷,3 日换 1 次。

(2) 跌打损伤,骨折:①爬树龙、抽筋藤、白藤花、叶上花各等量。爬树龙鲜品捣碎外敷患处,每日换药 1 次。②爬树龙 10 g,鱼子兰 10 g,大麻药 10 g。上述药物捣烂,外敷患处。

(3) 风湿关节痛:爬树龙茎15 g,水煎服或配方泡酒服。外用爬树龙鲜品适量,捣敷。

(4) 疮疖红肿:爬树龙鲜品适量。捣敷。

中医药用经验·味辛,性温。散瘀消肿,续筋骨。

附注·

(1) 同属植物菱叶崖爬藤 *Tetrastigma triphyllum* 亦作"爬树龙"入药,与本品功效相同。

(2) 以哈尼药名"拟裹"入药的尚有同属植物爬树龙 *Rhaphidophora decursiva*,别名"过江龙""过山龙"。哈尼族医生以根、茎入药,与本品功效不同。味微苦,性寒。归肺、肝经。润肺止咳,散瘀止痛。

533 血见愁

哈尼药名·Aqkeekeeqqu 阿肯咳秋;多塔高枝。

别名·假藿香,假紫苏,野苏麻,蛇药。

来源·为唇形科香科科属血见愁 *Teucrium viscidum* var. *viscidum* 的全草。夏秋采收,阴干备用。

植物形态·多年生草本,具匍匐茎。叶片卵圆形至卵圆状长圆形,边缘为带重齿的圆齿。假穗状花序顶生及腋生,顶生者自基部多分枝,密被腺毛,由密集具 2 花的轮伞花序组成;苞片披针形。花萼小,钟形,果时花萼呈圆球形。花冠白色,淡红色或淡紫色,檐部唇形,中裂片最大,近圆形,侧裂片卵状三角形。小坚果扁球形,黄棕色,合生面超过果长的 1/2。云南南部花期自 6 月至 11 月。

生境分布·分布于云南省东南部、南部、西南部。生于海拔 120～1 530 m 的山地林下润湿处。

哈尼族药用经验·味辛,性凉。拔毒消肿,活血。

(1) 糜烂性创面,溃疡面:血见愁鲜品 20 g,犁头草 20 g,断血流 20 g。3 味混合同捣烂后包敷创面,每日换 1 次药,换药时用生理盐水清洗创面(3 味皆用鲜品,用量可随创面大小而增减)。

(2) 本品的全草还可治痈肿,牛皮癣。

中医药用经验·味辛、苦。归肺、大肠经。凉血止血,解毒消肿。

534 岩黄连

哈尼药名 · Oqmaq qilbol 恶麻期波（元江）；恶麻贿皮。

别名 · 岩莲，亮叶子草，亮星草，复叶披麻草。

来源 · 为毛茛科唐松草属直梗高山唐松草 *Thalictrum alpinum* var. *elatum* 的根。夏、秋季采收，洗净晒干或鲜用。

植物形态 · 多年生小草本，全部无毛。叶4～5个或更多，均基生，为二回羽状三出复叶；在云南北部和四川西南部的一些居群植株常较高大，花葶高达25～38 cm，并常有1条分枝，小叶较大，背面有时被短柔毛，脉在背面稍隆起，脉网明显。花葶1～2条，不分枝；总状花序苞片小，狭卵形；花梗向上直展，不向下弯曲；萼片4，脱落，椭圆；雄蕊7～10，花药狭长圆形，顶端有短尖头，花丝丝形；心皮3～5，柱头约与子房等长，箭头状。瘦果，基部不变细成柄。6—8月开花。可能是高山唐松草中最原始的类型。

生境分布 · 分布于云南省东川、禄劝、丽江、大理、鹤庆、福贡、德钦等地。生于海拔2 400～4 600 m的高山草坡。

哈尼族药用经验 · 清热，解毒，止痛。

（1）脾胃实热，胸闷呕吐：岩黄连10 g，七叶莲15 g。水煎服。

（2）风火牙痛：岩黄连适量。酸菜水泡服。

（3）无名肿毒，风热眼痛：岩黄连10 g。水煎服。

（4）口腔糜烂：岩黄连10 g，十大功劳15 g。水煎含服。

中医药用经验 · 味苦，性凉。归肝、脾、大肠经。清热燥湿，解毒，凉肝。

附注 ·

（1）脾胃虚寒者慎服。

（2）本品变型毛叶高山唐松草 *Thalictrum alpinum* var. *elatum* f. *puberulum* W. T. Wang et S. H. Wang 亦作本品用，为哈尼族特色习用药物。

535 马尾黄连

哈尼药名 · Moqpaq qilsiil 莫扒期斯。

别名 · 金丝黄连，马尾连，草黄连，蚊子草。

来源 · 为毛茛科唐松草属多叶唐松草 *Thalictrum foliolosum* 的根茎、根。9—11月至次年1—2月采挖，挖出后抖去泥沙，剪除茎苗，晒干。

植物形态 · 多年生草本。茎上部有长分枝。茎中部以上叶为三回三出或近羽状复叶；小叶草质，顶生小叶菱状椭圆形或卵形，三浅裂，叶柄有狭鞘。圆锥花序生茎或分枝顶端，有多数花；萼片4，淡黄绿色，狭椭圆形；雄蕊多数，花药狭长圆形，顶端有短尖头，花丝丝形；心皮4～6，子房无柄。瘦果纺锤形，有8条纵肋。8—9月开花。

生境分布 · 分布于云南省宜良、腾冲、蒙自、屏边、漾濞、永平、福贡、贡山、红河、普洱、玉溪、西双版纳等地。生于海拔1 500～3 200 m的山地林中、草坡。

哈尼族药用经验 · 味苦，性寒。清热解毒，祛风燥湿，涩肠止泻，透疹。

（1）肠炎，腹泻，痢疾：马尾黄连15 g，黄龙尾15 g，挖耳草根30 g。水煎服。

（2）湿热痢疾，湿热泄泻：马尾黄连根30 g。水煎服，每日1剂，每日3次。

（3）赤白痢疾，肠炎泄泻：马尾黄连15 g，黄泡干根15 g，白头翁10 g。水煎服，每日1剂，每日3次。

（4）尿频，尿急，小便短赤等尿路感染症状：马尾黄连20 g，刺黄连20 g，龙胆草15 g，白头翁 15 g,贯众 15 g,杨梅皮 20 g。水煎服,每日 1 剂,每日 3 次。

(5)发热,口干口渴,出汗,咽痛:马尾黄连 20 g,麦冬 15 g,水浆尖 15 g,针精草 15 g,响铃草 15 g。水煎服,每日 1 剂,每日 3 次。

(6)急性黄疸型肝炎,急性结膜炎,肾炎:马尾黄连 15～50 g。水煎服。

(7)喉痛,消化不良:马尾黄连 10～15 g。水煎服。

(8)小儿感冒发热,肺炎,麻疹不透:马尾黄连 1～3 g。水煎服。

(9)百日咳:马尾黄连 3～6 g。水煎服。

中医药用经验·味苦,性寒。归心、肝、大肠经。清热燥湿,泻火解毒。

附注·

(1)含小檗碱,脾胃虚寒者慎服。

(2)同属植物高原唐松草 *Thalictrum cultratum*、昭通唐松草 *Thalictrum glandulosissimum* var. *chaotungense*、金丝马尾连 *Thalictrum glandulosissimum*、贝加尔唐松草 *Thalictrum baicalense*、长柱贝加尔唐松草 *Thalictrum baicalense* var. *megalostigma*、黄唐松草 *Thalictrum flavum*、粘唐松草 *Thalictrum viscosum*、狭序唐松草 *Thalictrum atriplex* 等均可作本品使用。以根条均匀、色金黄者为佳。

536 小苦瓜

哈尼药名· Haqbal silho 哈巴思和(元江)。
别名·喜雀黄瓜。
来源·为葫芦科赤瓟属长叶赤瓟 *Thladiantha longifolia* 的块根、果实。秋后采根,鲜用或切片晒干。果实成熟后连柄摘下,防止果实破裂,用线将果柄串起,挂于日光下或通风处晒干为止。

植物形态·攀援草本。叶片膜质,卵状披针形或长卵状三角形,边缘具胼胝质小齿,基部深心形,弯缺开张,叶面有短刚毛,后断裂成白色小疣点,显得十分粗糙。卷须纤细单一。雌雄异株。雄花:3～9(～12)朵花生于总花梗上部成总状花序,花冠黄色,裂片长圆形或椭圆形;雄蕊 5 枚。雌花:单生或 2～3 朵生于一短的总花梗上,退化雄蕊 5。果实阔卵形,果皮有瘤状突起。种子卵形,边缘稍隆起成环状。花期 4—7 月,果期 8—10 月。

生境分布·分布于云南省元江、维西等地。生于海拔 1 000～2 200 m 的山坡杂木林、沟边、灌丛中。

哈尼族药用经验·宣痹通阳,温中定痛。

(1)胸痹心痛:小苦瓜果实 10 g,防风 10 g,马蹄叶 10 g。冲细,炖蛋、炖肉或炖乌骨鸡吃。

(2)胃寒腹痛:小苦瓜根 5 g,山茨菇 5 g。共捣烂,开水冲服。

附注·哈尼族特色习用药物。

537 斑鸠嘴

哈尼药名· Halhueiq meitol yoqsil 哈回美拖药思(元江);哈回美拖思。

别名·铁贯藤,老鸦嘴,金钱吊葫芦。

来源·为爵床科山牵牛属碗花草 *Thunbergia fragrans* subsp. *Fragrans* 的全株、根。全年均可采收,鲜用或晒干。

植物形态·多年生攀缘草本。叶柄纤细,渐尖,基部圆,有时截形至近心形,两侧基部戟形、箭形或具 2～3 开展的裂片。花通常单生叶腋,花梗被倒向柔毛;小苞片卵形;萼具 13 不等大小齿,无毛;花冠管状,冠檐裂片倒卵形,或多或少成山字形,白色。蒴果,种子腹面平滑,种脐大。

生境分布 · 分布于云南省宜良、丽江、凤庆、蒙自、西畴、景洪、勐海、勐腊、大理、洱源、鹤庆等地。生于海拔1100～2300m的山坡灌丛中。

哈尼族药用经验 · 根：清热，除湿，利胆，平喘。

（1）肝胆湿热黄疸：斑鸠嘴15g，田基黄20g，青叶胆6g，土连翘10g，龙胆草10g，甘草5g。水煎服。

（2）哮喘：斑鸠嘴根30g。加红糖适量，水煎服。

（3）喘促短气，乏力，咳痰稀薄，自汗畏风：斑鸠嘴根30g。水煎，加红糖适量内服，每日1剂，分2次服。

（4）疮疡红肿，皮肤瘙痒：斑鸠嘴适量。煮水洗患部。

中医药用经验 · 全草：味辛、微酸，性平。健胃消食，解毒消肿。根：味辛、苦，性寒。清热利湿，泻肺平喘，解毒止痒。

附注 · 同属植物山牵牛 *Thunbergia grandiflora* 亦名"老鸦嘴"，哈尼药名"啊爷爷那"（普洱），别名"大花老鸦嘴""大花山牵牛""通骨消"。哈尼族以根皮和茎叶入药，与本品功效不同。味辛、甘，性平。消肿拔毒，排脓，生肌，止痛。根皮用于跌打损伤，骨折。茎叶用于蛇咬伤，疮疖。叶用于胃痛。

538 石竹子

哈尼药名 · Luvma aldyuv 卢玛阿对；阿噜烛补；努玛鹅枯。

别名 · 石笋，木鸟树，岩笋，通兰，岩角，岩竹，百笋。

来源 · 为兰科笋兰属笋兰 *Thunia alba* 的全草、根茎。全年可采，鲜用或晒干备用。

植物形态 · 地生或附生草本。叶薄纸质，狭椭圆形或狭椭圆状披针形，通常具10余枚互生，基部有数枚抱茎鞘，有关节，秋季叶脱落后仅留筒状鞘，貌似多节竹笋。总状花序具2～7朵花；花大、白色，唇瓣黄色而有橙色或栗色斑和条纹，仅边缘白色，每花基部有椭圆形的大苞片1枚。蒴果椭圆形，内有多数粉状的种子。花期6月，果期不详。

生境分布 · 分布于云南省西南部至南部。生于海拔1200～2300m的林下岩石上、树杈凹处，也见于多石地上。

哈尼族药用经验 · 味甘、淡，性平。活血祛瘀，接骨续筋，安胎。

（1）关节炎，跌打损伤：石竹子9～15g，水煎服。并用石竹子鲜品捣敷。

（2）骨折：石竹子鲜品加红糖捣敷。

（3）习惯性流产：石竹子10g，苎麻根30g，续断30g。水煎服。

（4）本品的全草还可治刀枪外伤。

中医药用经验 · 味甘，性平。止咳平喘，活血祛瘀，接骨。

539 粽叶芦

哈尼药名 · Alganq 阿杆。

别名 · 粽叶草。

来源 · 为禾本科粽叶芦属粽叶芦 *Thysanolaena latifolia* 的全草、根。夏、秋季采收，洗净，晒干。

植物形态 · 多年生丛生草本。秆直立粗壮，具白色髓部，不分枝。叶鞘无毛；叶舌质硬，截平；叶片披针形，具横脉，基部心形，具柄。圆锥花序大型，柔软，分枝多；小穗具关节；颖片无脉，长为小穗的1/4；第一花仅具外稃，约等长于小穗；第二外稃卵形，厚纸质，背部圆，具3脉，顶端具小尖头；边缘被柔毛；内稃膜质，较短小；花药褐色。颖果长圆形。一年有两次花果期，春夏或秋季。

生境分布 · 分布于云南省永德、镇康、双江、个旧、蒙自、屏边、建水、元阳、金平、绿春、河口、西畴、马关、西双版纳、剑川、福贡等地。生于海拔 2 200 m 的山坡、山谷、树林下、灌丛中。

哈尼族药用经验·味甘,性凉。清热解毒,生津解毒,生津止渴。

(1) 腹泻:粽叶芦 35～50 g,野薏苡根 25～35 g。水煎服,每日 2 剂,分 3 次服。

(2) 本品的根还可治疟疾。

(3) 本品的全草治关节炎,跌打损伤,骨折,外伤出血。

中医药用经验·味甘,性凉。归肺、胆经。清热截疟,止咳平喘。

附注·孕妇忌服。

540 山茨菇

哈尼药名·Luvnil pavqtiq 鲁尼八提;Cagucanilchiq 擦沽擦尼持(墨江碧约方言);阿习航。

别名·地苦胆,五香蛋,箭叶青牛胆,青石胆,金果榄。

来源·为防己科青牛胆属云南青牛胆 *Tinospora sagittata* var. *yunnanensis* 的块根。秋、冬二季采挖,除去须根,洗净,晒干。

植物形态·草质藤本,具连珠状块根。叶纸质至薄革质,披针状箭形或有时披针状戟形,很少卵状或椭圆状箭形。花单性,雌雄异株;花序腋生,常数个或多个簇生,聚伞花序或分枝成疏花的圆锥状花序。雄花萼片排列成两轮,外轮 3 片细小;内萼片倒卵形或阔倒卵形,花瓣 6,倒卵形;雄蕊 6;雌花 4～10 朵组成总状花序;退化雄蕊 6;心皮 3。核果红色,近球形;果核近半球形。花期春季,果期秋季。

生境分布·分布于云南省东南部。生于林下、林缘、竹林、草地上。

哈尼族药用经验·味苦,性寒。清热解毒,凉血,止痛。

(1) 胃痛,腹痛,急慢性肠胃炎,呼吸道感染,扁桃体炎,小儿高热:山茨菇 0.3～1.5 g,或嚼服 2～3 g。研粉,温开水送服。

(2) 慢性胃炎,胃痛,急性肠炎:山茨菇块根 30 g,取鲜品水煎服,每日 1 剂,每日 3 次。或取干品研末,温开水送服,每日 3 次,每次 3 g。

(3) 口腔炎,喉炎,热咳失音,腮腺炎,肾炎,百日咳:山茨菇 1～3 g。温开水送服。

(4) 湿热痢疾,湿热泄泻:山茨菇 5 g,白花虎掌草 5 g。取干品研末,温开水送服,每日 2 次。

(5) 无名肿毒,疮疖:山茨菇适量。调醋敷,或鲜品磨汁外涂。

(6) 蛇咬伤:山茨菇鲜品适量。捣敷。

(7) 本品的根还可治胃及十二指肠溃疡,肠绞痛,接触性皮炎。

中医药用经验·味苦,性寒。归肺、大肠经。清热解毒,利咽,止痛。

附注·

(1) 脾胃虚弱者慎服。

(2) 同属植物青牛胆 *Tinospora sagittata* 的块茎亦作"山茨菇"用,与本品功效相同。

(3) 以"山茨菇(山慈菇)"为名入药的植物较多,功效各不相同,用时注意分辨。如天南星科刺芋属刺芋 *Lasia spinosa*(见"刺芋"词条);兰科杜鹃兰属杜鹃兰 *Cremastra appendiculata*、独蒜兰属独蒜兰 *Pleione bulbocodioides*、云南独蒜兰 *Pleione yunnanensis*、大花独蒜兰 *Pleione grandiflora*、岩生独蒜兰 *Pleione saxicola*;百合科老鸦瓣属老鸦瓣 *Amana edulis*;秋水仙科山慈姑属山慈姑 *Iphigenia indica* 等。

541 宽筋藤

哈尼药名·咧则。

别名·接骨藤,大接骨藤,大接筋藤,绿藤子。

来源·为防己科青牛胆属中华青牛胆 Tinospora sinensis 的藤茎。全年均可采,洗净,切厚片,晒干或鲜用。

植物形态·藤本。叶纸质,阔卵状近圆形,基部深心形至浅心形,弯缺有时很宽,两面被短柔毛。总状花序先叶抽出,雄花序单生或有时几个簇生,雄花:萼片6,排成2轮,外轮小,长圆形或近椭圆形,内轮阔卵形;花瓣6,近菱形,有爪;雄蕊6;雌花序单生,雌花萼片和花瓣与雄花同;心皮3。核果红色,近球形,果核半卵球形,背面有棱脊和许多小疣状凸起。花期4月,果期5—6月。

生境分布·分布于云南省南部、东南部。生于低海拔地区的疏林中。

哈尼族药用经验·解表,祛风除湿,舒筋活络。用于感冒,痢疾,月经不调,风湿筋骨痛,腰肌劳损,跌打损伤,坐骨神经痛。

中医药用经验·味微苦,性凉。归肝经。祛风止痛,舒筋活络。

附注·

同属植物波叶青牛胆 Tinospora crispa,哈尼药名"葛迪茶"(普洱),别名"绿包藤"。哈尼族以藤茎入药,与本品功效不同。味苦,性凉。归肝、脾经。活血消肿,清热解毒,止痢,截疟。用于跌打损伤,骨折,毒蛇咬伤,痈疖肿毒,痢疾,疟疾。

542 飞龙斩血

哈尼药名·Hucavq naqqeil 乎扎那且;Hucavq siiqlil 乎扎斯里;Lapilgoq 拉披歌(墨江碧约方言)。

别名·见血飞,白见血飞,刺枇杷,黄大金根,血棒头,血淋甲,小格藤,猴子香橼,铁掌米树,钩藤子,刺米通,野木椒,细蜜桶藤。

来源·为芸香科飞龙掌血属飞龙掌血 Toddalia asiatica 的根、茎、叶。全年均可采收,洗净,鲜用或切段晒干。

植物形态·灌木。茎枝及叶轴有甚多向下弯钩的锐刺,当年生嫩枝的顶部有褐或红锈色细毛,或灰白色短毛。小叶对光透视可见密生的透明油点,揉之有类似柑橘叶的香气,卵形,倒卵形,椭圆形或倒卵状椭圆形。花梗基部有极小的鳞片状苞片,花淡黄白色;雄花序为伞房状圆锥花序;雌花序呈聚伞圆锥花序。果橙红或朱红色,有4～8条纵向浅沟纹;种子褐黑色,有极细小的窝点。花期几乎全年。果期多在秋冬季。

生境分布·分布于云南省南部、东南部、中部及西部。生于海拔2000 m的山地、灌木、小乔木的次生林中,攀援于其他树上,石灰岩山地也常见。

哈尼族药用经验·根:味辛、微苦,性温。祛瘀止痛,止血通经。

(1)跌打损伤,肋间神经痛,风湿骨痛:飞龙斩血15 g,八角枫0.6 g,透骨草15 g,茜草9 g,伸筋草15 g。泡酒500 mL,每次服10～20 mL。

(2)跌打,风湿:飞龙斩血根适量。泡酒(1:5),每次服15～30 mL,每日3次。

(3)外伤出血:飞龙斩血适量。研末外敷。

(4)毒蛇咬伤:飞龙斩血鲜叶适量。捣敷。

中医药用经验·味辛、微苦、涩,性温。归肺、肝、胃经。活血止痛,祛风散寒。

附注·有毒,孕妇忌用。

543 红椿

哈尼药名·Sseqsseq niqbol 热热尼玻(元江);

热热尼波。

别名·树王子,红楝子。

来源·为楝科香椿属红椿 *Toona ciliata* var. *ciliata* 的树皮或根皮的韧皮部、嫩芽。春季挖取根部,刮去外面栓皮,以木捶轻捶之,使皮部与木质部分离,再行剥取,并宜仰面晒干,否则易发霉发黑。

植物形态·大乔木。叶为偶数或奇数羽状复叶,小叶对生或近对生,纸质,长圆状卵形或披针形。圆锥花序顶生;花萼 5 裂;花瓣 5,白色,长圆形,边缘具睫毛;雄蕊 5,花药椭圆形;子房密被长硬毛,每室有胚珠 8～10 颗,柱头盘状。蒴果长椭圆形,木质,干后紫褐色,有苍白色皮孔;种子两端具翅,翅扁平,膜质。花期 4－6月,果期 10－12 月。

生境分布·分布于云南省西南部、南部、东南部。生于海拔 560～1 550 m 的沟谷林内或河旁村边。

哈尼族药用经验·根:调冲任,止白带。

妇女冲任不调,赤白带下:红椿 10 g,五叶草 10 g,草血竭 10 g。水煎服,甜白酒为引内服。

中医药用经验·味苦、涩,性微寒。清热燥湿,收涩,杀虫。

附注·脾胃虚寒,泻痢初起及肾阴亏虚之崩带者慎服。

544 椿树

哈尼药名·Ssiiqbol 日波、日播。

别名·毛椿,红椿,阳椿,椿,马泡子树。

来源·为楝科香椿属香椿 *Toona sinensis* var. *sinensis* 的树皮或根皮的韧皮部、嫩叶、果实。树皮和根皮:全年均可采收,但以春季水分充足时最易剥离。干皮可径从树上剥下。根皮须先将树根挖出,刮去外面黑皮,以木棍轻捶

之,使皮部与木质部松离,再行剥取;并宜仰面晒干,否则易发霉变黑。叶:春季采收,多鲜用。果实:秋季采收,晒干。

植物形态·乔木;树皮粗糙,深褐色,片状脱落。偶数羽状复叶;小叶 16～20,对生或互生,纸质,卵状披针形或卵状长椭圆形,背面常呈粉绿色。圆锥花序与叶等长或更长,小聚伞花序生于短的小枝上;花萼 5 齿裂或浅波状,且有睫毛;花瓣 5,白色,长圆形。蒴果狭椭圆形;种子上端有膜质的长翅。花期 6－8 月,果期 10－12 月。

生境分布·分布于云南省除南部外的大部分地区。生于海拔 1 000～2 700 m 的山谷、溪旁或山坡疏林中,多栽培。

哈尼族药用经验·味苦、涩,性寒。清热除湿,收涩固肠,止血,杀虫。

(1) 预防麻疹,麻疹不透:香椿树皮 5～15 g。水煎服,每日 3 次。

(2) 红白痢,便血,血崩,带下,梦遗滑精:香椿树皮 15～25 g。水煎服。

(3) 消化不良,腹胀:香椿树皮 25 g,石菖蒲根 5 g,马蹄香 10 g。水煎服。

(4) 皮肤过敏,风疹,疥疮:香椿鲜叶适量。煎水熏洗。

(5) 痔疮出血:香椿树皮 15 g,姜皮 10 g。水煎服,每日 1 剂,每日 3 次。

(6) 本品还可治跌打损伤,骨折。

(7) 本品的树脂可治蛔病,取树脂 6～9 g 加入牛乳 20 mL,蒸化内服。

中医药用经验·树皮、根皮:味苦、甘、涩,性寒。归手足阳明经。除热,燥湿,涩肠,止血,杀虫。叶:味辛、苦,性平。归心、脾、大肠经。祛暑化湿,解毒,杀虫。果:消炎,解毒,杀虫。味辛、苦,性温。归肝、肺经。祛风,散寒,止痛。

附注·

(1) 根皮和树皮,泻痢初起及脾胃虚寒者

慎服。

（2）春天发出的嫩芽可入菜食用。动风，多食令人神昏，血气微，有宿疾者勿食。

（3）香椿芽去掉食用嫩枝叶所留下头部，带芽鳞的干品称"椿蒂"。椿蒂：味辛，性温。透表。

（4）椿根白皮（韧皮部）：药材呈块状或长卷形，厚薄不一，外表面为红棕色，内表面有毛须。质轻松，断面纤维性。气微，味淡。椿木皮（木质部）：药材呈长片状。外表面红棕色裂片状，有顺纹及裂隙，内表面黄棕色，有细皱纹。质坚硬，断面显著纤维性。稍有香气，味淡。

（5）本品和同属植物红椿 *Toona ciliata* 在哈尼地区均习称"红椿"，但功效不同，见"红椿"词条。

545 苦生叶

哈尼药名 · Alzil naoqsiq 阿资恼实。

别名 · 小黄药，吊吊黄，蓝猪耳，木布。

来源 · 为母草科蝴蝶草属长叶蝴蝶草 *Torenia asiatica* 的全草。春夏花开时采收，晒干备用。

植物形态 · 一年生草本。茎具棱或狭翅，自基部起多分枝；枝对生。叶片卵形或卵状披针形，边缘具带短尖的锯齿或圆锯齿。花单生于分枝顶部叶腋或顶生，或 3～5 朵于近顶部的叶腋，排成伞形花序；萼狭长；萼齿 2 枚，长三角形，具 5 枚翅；果期萼成长椭圆形，常裂成 3～4 枚小齿；花冠暗紫色；上唇倒卵圆形；下唇三裂片近于圆形，各有 1 蓝色斑块。蒴果长椭圆形。种子小，矩圆形或近于球形，黄色。花果期 5—11 月。

生境分布 · 分布于云南省景东、临沧、屏边、金平、河口、文山、西畴、麻栗坡、马关、西双版纳、贡山等地。生于海拔 1 100～1 800 m 的沟边湿润处。

哈尼族药用经验 · 味微苦，性凉。清热解毒，消肿止痛。

（1）中耳炎：苦生叶鲜品适量。捣汁滴耳。

（2）睾丸肿大：苦生叶鲜品 10 g，捣烂，冲开水当茶饮。外用鲜品捣敷。

（3）小儿疳积：苦生叶 6 g。研末，炖鸡肝吃。

（4）本品还可治黄疸型肝炎，跌打损伤，腹泻，牙痛，口腔炎，外伤感染。

中医药用经验 · 味微苦，性凉。清热解毒，消肿止痛。

546 大接骨丹

哈尼药名 · Yoqcaoq naciq 约曹那期；阿迷沙拉；者多。

别名 · 大接骨，楂巴树，麻栗树，中型叨里木，齿叶叨里木。

来源 · 为鞘柄木科鞘柄木属有齿鞘柄木 *Torricellia angulata* var. *intermedia* 的根、叶、花。秋季采叶，夏季采花，冬季挖根，洗净晒干，备用。

植物形态 · 落叶乔木或灌木。茎质脆，心空，节膨大；芽大而明显，常常红色。单叶互生，掌状 7 浅裂，边缘粗锯齿；叶柄基部鞘状抱茎。花单性，雌雄异株，顶生总状花序疏散而下垂，雄花序为展开稠密的圆锥花序，呈淡黄色；花萼 5 裂；花瓣 5，长圆状披针形，内向镊合状排列；雌花序较长，雌花无花瓣。核果干时黑色，顶端冠以宿存花萼和花柱，有种子 3～4 枚。花期 10—11 月，果期翌年 4—6 月。

生境分布 · 分布于云南省彝良、禄劝、安宁、屏边、金平、文山、富宁、丽江、红河、玉溪、普洱、西双版纳等地。生于海拔 520～1 600 m 的山坡、路旁的阴湿杂木林中。

哈尼族药用经验・味苦、辛、微麻,性温。活血祛瘀,舒筋接骨,祛风止痛,除湿。

(1) 跌打损伤,干血痨伤:大接骨丹根、花各9～15g。水煎服。

(2) 骨折:大接骨丹鲜品适量。捣敷。

(3) 风湿疼,肾炎水肿:大接骨丹根皮9～15g。水煎服。

(4) 脱肛:鲜根皮30g,棕叶30g。捣烂,加糯米泔水浸泡外洗。

(5) 骨折敷药后局部皮肤溃烂,痒痛:大接骨丹、血满草适量。先煎水外洗,再用鲜品捣碎外敷患处。

中医药用经验・味苦、辛,性温。

附注・同属植物鞘柄木 *Torricellia tiliifolia* 也作"大接骨丹"用,与本品功效相同。

547 野漆树

哈尼药名・Keko koniq 克可可尼(元江)。

别名・痒漆树,山漆树。

来源・为漆树科漆树属野漆 *Toxicodendron succedaneum* var. *succedaneum* 的根、果、叶、树皮。春季采收嫩叶,鲜用或晒干备用。

植物形态・落叶乔木或小乔木。顶芽大,紫褐色。奇数羽状复叶互生;小叶对生或近对生,坚纸质至薄革质,长圆状椭圆形、阔披针形或卵状披针形。圆锥花序;花黄绿色;花萼裂片阔卵形;花瓣长圆形,开花时外卷;雄蕊伸出。核果大,先端偏离中心,外果皮薄,淡黄色,中果皮厚,蜡质,白色,果核坚硬,压扁。

生境分布・分布于云南省各地,东南部和南部较多。生于海拔(150～)300～1 500(～2 500)m的林中。

哈尼族药用经验・润肺止咳。

(1) 肺热咳嗽:野漆树果30g,百部15g,

白及30g。捣细,分3次炖鸡吃。

(2) 本品的根、叶、树皮还可治哮喘,急慢性肝炎,胃痛,跌打损伤,外用治骨折,创伤出血。

中医药用经验・味苦、涩,性平,有毒。平喘,解毒,散瘀消肿,止痛止血。

附注・

(1) 有小毒,接触会引起皮肤红肿痒痛,过量服用则引起强烈刺激、呕吐、疲倦、瞳孔散大等症状。内服宜慎,尤其对漆过敏者慎用。

(2) 同属植物木蜡树 *Toxicodendron sylvestre* 亦名"野漆树",与本品功效相似。

548 化肉藤

哈尼药名・ Xalkyul kyuqssal 虾亏亏然(元江)。

别名・细羊角藤。

来源・为夹竹桃科弓果藤属西藏弓果藤 *Toxocarpus himalensis* 的全草。夏、秋季采收,洗净,晒干。

植物形态・纤细攀援灌木;小枝棕褐色,有皮孔,具微毛。叶近革质,椭圆状长圆形,除叶柄外,余皆无毛,顶端急尖或具小尖头,基部急尖;侧脉约8对。花冠裂片膜质,内面具长柔毛;副花冠裂片长过花药;柱头纤细,顶端2裂,裂片不等长。蓇葖幼时具锈色柔毛;种子卵圆形,具喙。花期5—6月,果期8—12月。

生境分布・分布于云南省师宗、普洱、孟连、蒙自、云龙、元江、西双版纳等地。生于海拔1 000 m以下的林缘灌木丛、山谷荫处密林中。

哈尼族药用经验・破癥瘕,消肿毒。

(1) 子宫颈癌:取化肉藤嫩尖10g。切碎,炖肉吃,或用全草水煎服。须长期服用。

(2) 跌打损伤:化肉藤根15g,飞龙斩血20g,黑骨头12g,地遍15g。泡酒1000mL,每次10 mL内服。

（3）疮疡肿毒：将化肉藤全草捣细包敷患处。

附注·

（1）同属植物锈毛弓果藤 *Toxocarpus fuscus* 亦可作"化肉藤"用，与本品功效相同。

（2）同属植物云南弓果藤 *Toxocarpus aurantiacus* 亦名"化肉藤"，功效与本品相似。

（3）同科植物匙羹藤属云南匙羹藤 *Gymnema yunnanense* 亦名"化肉藤"，与本品功效不同。味苦、涩，性温，气香。消食健胃。用于胃脘饱闷，食肉积滞，体虚。

549 棕榈

哈尼药名· Sseilbol 惹波。

别名· 棕树，棕衣树，拼棕。

来源· 为棕榈科棕榈属棕榈 *Trachycarpus fortunei* 的根、树心、花、果、叶鞘。根全年可采，鲜用或晒干备用。树心全年均可采收，除去茎皮，取木质部，切段晒干。4—5月花将开或刚开放时连序采收，晒干。霜降前后待果皮现青黑色时采收，晒干。叶鞘全年可采，一般多于9—10月间采收其剥下的纤维状鞘片，除去残皮，晒干。

植物形态· 乔木状。树干圆柱形，被不易脱落的老叶柄基部和密集的网状纤维。叶片呈3/4圆形或者近圆形，深裂成30～50片具皱折的线状剑形；叶柄两侧具细圆齿，顶端有明显的戟突。花序粗壮，从叶腋抽出，通常是雌雄异株。雄花黄绿色，卵球形，钝三棱；雌花序其上有3个佛焰苞包着，具4～5个圆锥状的分枝花序；雌花淡绿色，花瓣卵状近圆形。果实阔肾形，成熟时由黄色变为淡蓝色，有白粉。种子角质。花期4月，果期12月。

生境分布· 分布于云南省各地。生于海拔上限2000m左右的疏林中，多栽培。

哈尼族药用经验· 味苦、涩，性平，无毒。树心：强壮剂。根：止血，祛湿，消肿解毒。叶：止血，强壮。花：收敛，止血，止泻。叶鞘：收敛止血。

（1）心悸，头昏：棕榈树心50g。水煎服。

（2）吐血，便血，血崩，带下，痢疾，关节痛，跌打损伤：棕榈根9～15g。水煎服，外用煎水洗。

（3）吐血，劳伤，虚弱：棕榈根的叶6～12g。水煎服。

（4）吐血，衄血，便血，血淋，尿血，下痢，血崩，带下：棕榈叶鞘炙成炭后9～15g。水煎服。

（5）泻痢，肠炎，崩漏，带下，血虚：棕榈果春烂后取9～15g。水煎服。

（6）泻痢，肠风，血崩，带下，瘰疬：棕榈花3～9g。水煎服。

（7）金疮，疮癣：棕榈根3～6g。研末，调水外搽。

（8）尿道炎：棕树根50g。水煎服，酒引。

（9）牙痛：棕榈树子30g。水煎服。每日1剂，分3次服，并含漱口。

中医药用经验· 根：味苦、涩，性凉。收敛止血，涩肠止痢，除湿，消肿，解毒。树心：味苦、涩，性平。归心、脾经。养心安神，收敛止血。花：味苦、涩，性平。归肝、脾经。止血，止泻，活血，散结。果：味苦、甘、涩，性平。归脾、大肠经。止血，涩肠，固精。叶鞘：味苦、涩，性平。归肝、脾、大肠经。收敛止血。

附注·

（1）孕妇忌用本品的花。出血诸证瘀滞未尽者不宜独用叶鞘。

（2）同科植物鱼尾葵属鱼尾葵 *Caryota maxima*，哈尼药名"啦窝尤嘀"。哈尼族以叶鞘纤维（煅炭）和根入药，与本品功效相似。叶鞘纤维：收敛止血，用于吐血，咳血，便血，血崩。根：补肾，强筋骨。用于肝炎，肾虚，筋骨萎软。

550 野婆树

哈尼药名 · Alceil 啊车(元江);阿车。

别名 · 山麻柳。

来源 · 为大麻科山黄麻属狭叶山麻黄 *Trema angustifolia* 的根、叶、果。秋末、冬初采收挖取根部,去净泥土,晒干或鲜用。春、夏季采摘叶,鲜用或晒干。

植物形态 · 灌木或小乔木;小枝纤细,紫红色,密被细粗毛。叶卵状披针形,缘有细锯齿,极粗糙(因硬毛脱落后,残留的基部膨大且砂质化,而形成硬的乳凸状凸起所致)。花单性,雌雄异株或同株,由数朵花组成小聚伞花序;雄花小,几乎无梗,花被片5,狭椭圆形,内弯,在开放前其边缘凹陷包裹着雄蕊成瓣状,外面密被细粗毛。核果宽卵状或近圆球形,微压扁,熟时橘红色,有宿存的花被。花期4—6月,果期8—11月。

生境分布 · 分布于云南省东南部、南部。生于海拔100～1600 m的向阳山坡灌丛、疏林中。

哈尼族药用经验 · 止呕,截疟,接骨。

(1)头晕:野婆树果适量。捣碎,炖鸡蛋服。

(2)止呕:野婆树果10g。捣碎,炖鸡蛋服。

(3)腹胀:野婆树根10g。水煎服。

(4)疟疾:野婆树根洗净捣碎,温开水冲服或水煎服。

(5)骨折:野婆树根、青竹标、过山龙、紫米饭各适量。分别捣烂,调匀,包敷患处。

中医药用经验 · 根:止血,止痛。叶:解毒敛疮,凉血止血,止痛。

附注 · 以"山麻柳"为名入药的尚有荨麻科雾水葛属红雾水葛 *Pouzolzia sanguinea*,哈尼药名"杀泽泽黑",别名"大粘药""小粘榔""红水麻""血升麻"。哈尼族用根、叶入药,与本品功效不同。祛风湿,舒筋络,消肿。用于风湿筋骨痛,乳腺炎,疮疖红肿,骨折,外伤出血(对皮肤有刺激性,先用凡士林纱布包扎,再敷药)。

551 葫芦巴

哈尼药名 · 奇特儿;傲哈纳气(普洱)。

别名 · 芦巴,胡巴,芸香,香豆,香草。

来源 · 为豆科胡卢巴属胡卢巴 *Trigonella foenum-graecum* 的成熟种子。夏季果实成熟时采割植株,晒干,打下种子,除去杂质。

植物形态 · 一年生草本。羽状三出复叶;托叶基部与叶柄相连;小叶长倒卵形、卵形至长圆状披针形,边缘上半部具三角形尖齿。花无梗,1～2朵着生叶腋;萼筒状,萼齿披针形;花冠黄白色或淡黄色,基部稍呈堇青色,旗瓣长倒卵形,明显地比翼瓣和龙骨瓣长。荚果圆筒状,先端具细长喙,背缝增厚,表面有明显的纵长网纹,有种子10～20粒。种子长圆状卵形,棕褐色,表面凹凸不平。花期4—7月,果期7—9月。

生境分布 · 分布于云南省各地。半野生于田间、路旁。

哈尼族药用经验 · 本品可治受风头痛,腹痛,哮喘,难产。

中医药用经验 · 味苦,性温。归肾经。温肾助阳,祛寒,止痛。

552 对对参

哈尼药名 · Wuhyuq naciq 吴灰那齐。

别名 · 双肾参,土洋参,大花囊苞花,双参,双香参,青羊参,都拉,白都拉,萝卜都拉,萝卜参,童子参,羊蹄参,山苦参,子母参,合合参。

来源 · 为忍冬科双参属大花双参 *Triplostegia grandiflora* 的根。夏秋采收,鲜用或晒干备用。

植物形态 · 柔弱多年生直立草本。主根红棕色,略呈纺锤形,成对生长。茎微四棱形,具沟,被白色长柔毛和糙毛。单叶对生,基生叶具粗壮叶柄,叶柄倒卵状披针形,呈不规则的羽状深裂或浅裂。二歧聚伞花序排成圆锥花序状,各分枝处有条状苞片1对,花冠白色带粉红色,基部狭筒状,上部漏斗形,裂片5。瘦果具喙,藏于囊苞内。花果期7—10月。

生境分布 · 分布于云南省中部、西北部、东北部。生于海拔2 000~3 000 m的山谷林下、林缘、草坡等处。

哈尼族药用经验 · 味甘、微苦,性平。健脾益肾,活血调经。

（1）贫血,头晕眼花:对对参鲜品30 g。炖肉吃,连服1周。

（2）贫血,心慌气短,失眠健忘,头昏等:对对参20 g,小回心草20 g。水煎服,每日1剂,每日3次;亦可研细末炖肉、肝、蛋服。

（3）遗精,阳痿:对对参15 g,淫羊藿15 g,泥鳅5条。炖猪腰子服。

（4）月经不调:对对参15 g,益母草10 g。水煎服。

（5）输卵管炎:对对参30 g。水煎服,每日1剂,每日3次。

（6）本品还可治肾虚腰痛,食欲不振,痛经,四肢无力。

中医药用经验 · 味甘、微苦,性平。健脾益肾,活血调经。

附注 ·

（1）同属植物双参 *Triplostegia glandulifera* 与本品功效相似,个别地区将双参用作消炎利尿药,治疗急、慢性肾炎,尿路感染。

（2）以"对对参"为名入药的尚有兰科鸟足兰属鸟足兰 *Satyrium nepalense*,兰科玉凤花属鹅毛玉凤花 *Habenaria dentata*、宽药隔玉凤花 *Habenaria limprichtii*、厚瓣玉凤花 *Habenaria delavayi* 等,均有益肾的功效。

553 昆明山海棠

哈尼药名 · Moqhhazanie 莫啊宰尼(元阳);莫啊宰呢、莫阿宰尼;Moqhhav civni 莫阿扎尼、蒙按叉尼(普洱)。

别名 · 紫金皮,紫金藤,火把花,掉毛草,马掌泥,六方藤,胖关藤,黄鳝藤。

来源 · 为卫矛科雷公藤属昆明山海棠 *Tripterygium hypoglaucum* 的全株、根皮。全年可采,洗净,切片,晒干备用。

植物形态 · 木质藤本。叶片纸质,卵状椭圆形至阔椭圆状卵形或阔卵形,顶端短渐尖或急尖,小尖头通常钝形,基部圆形或近圆形,常两侧不对称,边缘具疏或密的细圆锯齿或牙齿,下面具白霜。花序长10 cm以上,被锈色绒毛;花白绿色;花萼外面具锈色短绒毛,边缘薄,白色,常有缺刻;花瓣边缘具缺刻;雄蕊着生于花盘边缘。蒴果具3片膜质翅,红色,矩圆形,具斜脉纹;种子细柱状,黑色。花期6—7月,果期7—8月。

生境分布 · 分布于云南省大部分地区。生于海拔1 200~3 000 m的林缘或疏林灌丛中。

哈尼族药用经验 · 味苦、涩,性温,有毒。祛风除湿,散瘀止痛,接骨通络。

（1）跌打损伤,风湿疼痛,半身不遂:昆明山海棠9 g。泡酒内服或配方用。

（2）类风湿性关节炎之关节疼痛、变形、关节功能障碍:昆明山海棠根皮10 g。将火把花根皮浸入白酒500 mL中,1周后饮用,每次服5 mL,每日2次。

（3）类风湿关节炎,骨结核,睾丸及副睾丸结核。昆明山海棠根3~6 g,水煎服。或泡酒(1:10),1次10~20 mL,每日3次。

中医药用经验 · 味辛、苦,性温,有毒。归肝、肾经。祛风除湿,舒筋通络,消肿止痛。

附注·有毒,含雷公藤碱等有毒物质,尤以嫩枝叶含量较高。过量服用可致中毒。少数患者久服本品可引起闭经、精子减少或缺失,胃部疼痛等。孕妇及体虚弱者忌服。

554 粘粘草

哈尼药名· Alceil lalkaq 啊车拉咔(元江);阿车拉咔。

别名·粘草,小刺葫麻,粘人草,光黏头婆。

来源·为锦葵科刺葫麻属单毛刺葫麻 *Triumfetta annua* 的叶。全年可采,鲜用。

植物形态·草本或亚灌木;嫩枝被黄褐色茸毛。叶纸质,卵形或卵状披针形,边缘有锯齿。聚伞花序腋生,花序柄极短;苞片均被长毛;萼片先端有角;花瓣比萼片稍短,倒披针形;雄蕊10枚;子房被刺毛,3~4室,花柱短,柱头2~3浅裂。蒴果扁球形;有刺,先端弯勾,基部有毛。花期秋季。

生境分布·分布于云南省昆明以南的部分地区。生于荒野和路旁。

哈尼族药用经验·解毒,止血。

痈疖红肿,刀伤出血:粘粘草捣碎敷于患处。

附注·哈尼族特色习用药物。

555 犁头芋

哈尼药名· Daoltav miaqkaq 刀达苗卡、到达秒卡。

别名·茨菇七,百步还原,山半夏,土半夏,金半夏,狗半夏,充半夏,野附子,犁头七,芋头七,打麻刺,小独脚莲,土巴豆,小野芋。

来源·为天南星科犁头尖属犁头尖 *Typhonium blumei* 的全草、块茎。秋季采挖,洗净,鲜用或晒干。

植物形态·多年生草本。块茎近球形、头状或椭圆形,具环节,节间有黄色根迹,颈部生黄白色纤维状须根,散生疣凸状芽眼。叶基生,具长柄,戟形或深心状戟形,基部裂片卵状披针形至矩圆形,边全缘或近3裂。佛焰苞管部绿色,卵形;檐部绿紫色,卷成长角状,盛花时展开,中部以上骤狭成带状下垂,先端旋曲,内面深紫色,外面绿紫色。肉穗花序深紫色,在花序的基部,接着有数列短而锥尖、直立的中性花。浆果倒卵形。花期5—7月。

生境分布·分布于云南省保山、楚雄、普洱、西双版纳、昭通、绥江等地。生于海拔1200 m以下的地边、田头、草坡、石隙中。

哈尼族药用经验·味辛,性温,有毒。麻醉镇痛,解毒消肿,散瘀止血。

(1)毒蛇咬,痈肿疔疮:取犁头芋全草,洗净,捣烂外敷。

(2)外伤出血:犁头芋鲜品捣烂外敷。或干品研末外敷,或干粉调酒外敷。

(3)跌打损伤,骨折:犁头芋鲜品适量。捣烂外敷。

(4)急性胃肠炎,胃痛,胃溃疡:犁头芋研末,每次0.5~1 g,温开水送服。

中医药用经验·味苦、辛,性温,有毒。归肝、脾经。解毒消肿,散瘀止血。

附注·

(1)有毒,内服会出现舌、喉麻辣,头晕,呕吐等中毒症状,故一般外用。

(2)孕妇禁服。

556 榆树

哈尼药名· Caoqgaoq albol 抄高阿波。

别名·涩皮树,榔木树,榔榆。

来源·为榆科榆属常绿榆 *Ulmus lanceifolia* 的树皮或根皮的韧皮部。秋末采集,以小树为好,刮去表面粗皮,洗净,晒干。

植物形态 · 常绿小乔木;树皮灰褐色,带微红,不规则鳞片状脱落。叶卵状披针形、椭圆状披针形或卵形。花冬季(稀秋季)开放,3～7数簇生或排成簇状聚伞花序,生于叶腋。花被上部杯状,下部管状,花被片 5,裂至杯状花被的中下部。翅果近圆形、宽长圆形或倒卵状圆形,花被片不脱落。花后数周果即成熟,常宿存至次年 3—4 月,种子位于翅果中央。

生境分布 · 分布于云南省东南部。生于海拔 300～1300 m 的山坡、山谷、石灰岩山地的阔叶林中。

哈尼族药用经验 · 树皮:味微苦、涩,性平。收敛止血,拔脓消肿,接骨。

(1)骨折:榆树皮鲜品或干粉 70 g,黄牛角(切片后用子母灰烧泡)10 g,糯米面 10 g,绿葡萄 10 g,花椒 7 粒。共研末,醋或冷水调匀敷患处,3～5 日换药 1 次。

(2)外伤出血:榆树皮适量。研末外敷。

(3)乳腺炎、疮、疖、肿痛:外用榆树鲜品捣敷。或研末,鸡蛋清调敷。

(4)跌打损伤:榆树与大黄等量。研末,酒调外敷。

中医药用经验 · 味甘,性微寒。归肺、脾、膀胱经。利水通淋,祛痰,消肿解毒。

附注 · 脾胃虚寒者慎服。同属植物榆树 *Ulmus pumila*、榔榆 *Ulmus parvifolia* 亦可作"榆树"入药,其树皮皆可外用治骨折,外伤出血。

557 钩藤

哈尼药名 · Gaohhoq hhoqma 高俄俄玛、贡莪莪然(普洱)。

别名 · 倒金钩,双钩藤,长梗钩藤,大通气,四楞通。

来源 · 为茜草科钩藤属钩藤 *Uncaria rhyncho-phylla* 的带钩茎枝、根。秋、冬二季采收,去叶,切段,晒干。

植物形态 · 藤本。茎方柱形或略有 4 棱角毛。叶纸质,椭圆形或椭圆状长圆形;托叶狭三角形,深 2 裂。头状花序单生叶腋,总花梗具一节,苞片微小或成单聚伞状排列,总花梗腋生;花黄色,花冠合生,上部 5 裂,喉部内具短柔毛,雄蕊 5,子房下位。花冠裂片卵圆形。蒴果倒卵形或椭圆形,有宿存萼。种子两端有翅。花果期 5—12 月。

生境分布 · 分布于云南省河口、红河、普洱、西双版纳等地。生于海拔约 215 m 的山谷灌丛中。

哈尼族药用经验 · 味甘、苦,性微寒。平肝息风,止痉通络,活血通经。

(1)风寒湿痹,肢体关节疼痛,麻木:钩藤根 15 g,防风 15 g,大风叶根 15 g,八挂虫壳 10 g。水煎服,每日 1 剂,每日 3 次。

(2)高血压病:钩藤 12 g,桑叶、菊花、夏枯草各 9 g。水煎服。

(3)小儿脱肛:钩藤 10 g,煎汤;山蜗牛 1 个。焙干研粉,温开水送服。

(4)小儿惊风:钩藤 9 g,磁石 15 g,朱砂 1 g,黄芩 9 g。水煎服。

(5)小儿夜啼,睡觉时时惊醒者:钩藤 3 g,多叶唐松草 5 g,生地 3 g,蝉蜕 2 g,金竹叶 3 g,甘草 2 g。水煎服,每日 1 剂,每日 3 次。

(6)本品还可治头晕,月经不调,中风。

中医药用经验 · 茎枝:味甘,性凉。归肝、心包经。息风定惊,清热平肝。根:味甘、苦,性凉。舒筋活血。

附注 ·

(1)最能盗气,虚者勿投。无火者勿服。

(2)同属植物大叶钩藤 *Uncaria macro-phylla*(哈尼药名"龚洽")、华钩藤 *Uncaria sinensis*;毛钩藤 *Uncaria hirsuta*、白钩藤 *Uncaria sessilifructus*、倒挂金钩 *Uncaria lancifo-*

lia 亦作"钩藤"使用,与本品功效相同。

（3）同属植物北越钩藤 *Uncaria homomalla*,哈尼药名"哈锁卡什""哈阶卡什",别名"四楞通""双钩藤""大通气""越南钩藤"。为哈尼族特色习用药物,以根入药,清热平肝,活血痛经。用于风湿性关节炎,跌打损伤,小儿惊风,偏头痛,高血压。

（4）同属植物平滑钩藤 *Uncaria laevigata*,哈尼药名"牛毛秋旺"。藤,叶治尿路感染导致的腰痛。

558 大金钱草

哈尼药名 · Holpil aqca 喝皮阿查(元江)。

别名 · 心叶算珠豆。

来源 · 为豆科算珠豆属算珠豆 *Urariopsis cordifolia* 的根。秋、冬采收,切段,晒干。

植物形态 · 直立灌木,全株密被绒毛。叶具单小叶;托叶三角形;小叶纸质,卵形或宽卵形。总状花序顶生,不分枝或在基部具 1 分枝;苞片披针形;每苞片生 2 花;花萼 5 裂,裂片线形,上部 2 裂片合生至中部以上;花冠淡红色或白色,旗瓣倒卵形,翼瓣具耳,龙骨瓣钝,有瓣柄。荚果褐色,有荚节 2～3,每节具 1 种子;种子肾形。花期 5—6 月,果期 8—9 月。

生境分布 · 分布于云南省南部。生于海拔 1 000 m 以下的山地阳坡、路旁杂草中。

哈尼族药用经验 · 发汗解表,除湿利尿,散瘀止痛。

（1）感冒:大金钱草 9 g。水煎服。

（2）跌打瘀血:大金钱草 20 g。泡酒 100 mL,外擦(亦可酌量内服)。

（3）肾炎,膀胱炎:大金钱草全草 30～50 g。水煎服。

附注 ·

（1）哈尼族特色习用药物。

（2）报春花科珍珠菜属过路黄 *Lysimachia christiniae* 亦以"大金钱草"为名入药,与本品功效不同,见"过路黄"词条。

559 地桃花

哈尼药名 · Aolhel 奥赫、奥和。

别名 · 肖梵天花,大迷马桩,野鸡花,野棉花,土黄芪。

来源 · 为锦葵科梵天花属地桃花 *Urena lobata* var. *lobata* 的根、全草。全年可采,鲜用或晒干备用。

植物形态 · 直立亚灌木状草本,小枝被星状绒毛。茎下部的叶近圆形,中部的叶卵形,上部的叶长圆形至披针形。花腋生,单生或稍丛生,淡红色;花梗被绵毛;小苞片 5,基部 1/3 合生;花萼杯状,裂片 5,与小苞片均被星状柔毛;花瓣 5,倒卵形,外面被星状柔毛;花柱枝 10,微被长硬毛。蒴果扁球形,分果爿被星状短柔毛和锚状刺。花期 7—10 月。

生境分布 · 分布于云南省大部分地区。生于海拔 220～2 500 m 的干热空旷地、荒坡或疏林下。

哈尼族药用经验 · 味甘、淡、微涩,性平。祛风利湿,解毒,止泻。

（1）肠炎,细菌性痢疾:地桃花根 30～60 g。水煎服。

（2）风湿麻木,跌打损伤,偏瘫:地桃花根 30～60 g,水煎服或泡酒内服。外用鲜叶捣敷,或酒炒热敷。

（3）毒蛇咬伤,疮疖:地桃花鲜叶捣烂外敷。

（4）肾炎性水肿:地桃花根 30 g。水煎服或同肉炖食。

（5）本品还可治咳嗽,心源性水肿,破伤风,妇女白带。

中医药用经验 · 味甘、辛,性凉。归肺、脾经。祛风利湿,活血消肿,消热解毒。

附注 · 虚寒者忌服。

560 小灰果

哈尼药名 · Sillaq laqhaq 思郎郎哈(元江)。

别名 · 硬左灰果。

来源 · 为杜鹃花科越橘属短尾越橘 *Vaccinium carlesii* 的根。秋、冬采收,晒干。

植物形态 · 常绿灌木或乔木。叶密生,散生枝上,叶片革质,卵状披针形或长卵状披针形,边缘有疏浅锯齿。总状花序腋生和顶生;苞片和小苞片披针形或线形;萼齿三角形;花冠白色,宽钟状,5裂几达中部,裂片卵状三角形,顶端反折;雄蕊内藏,子房无毛,花柱伸出花冠外。浆果球形,熟时紫黑色,外面无毛,常被白粉。花期5—6月,果期8—10月。

生境分布 · 分布于云南省武定、元江等地。生于海拔270~800(~1 230)m的山地疏林、灌丛、常绿阔叶林内。

哈尼族药用经验 · 活血化瘀,消肿止痛。

跌打损伤,瘀血肿痛:小灰果10 g,八爪金龙10 g,化血丹5 g,大血藤20 g。共泡白酒1 000 mL,每日3次,每次5~10 mL内服,亦可涂擦患部。

附注 · 同属植物乌鸦果 *Vaccinium fragile*,哈尼药名"西摩模拟"(普洱),别名"乌饭子""老鸦泡""老鸦果""土千年健"。哈尼族以根入药,与本品功效相似。味酸,性温。祛风寒湿,活血舒筋,消肿止痛。用于风寒湿痹,手足顽麻,半身不遂,跌打损伤,牙痛,疖腮。

561 细臭灵丹

哈尼药名 · Oqba yoqkal 哦板药康(元江);板药康。

别名 · 水臭草,岩边香,蛇头细辛。

来源 · 为忍冬科缬草属柔垂缬草 *Valeriana flaccidissima* 的根、全草。夏、秋季采收,洗净,晒干。

植物形态 · 细柔草本。植株稍多汁;根茎细柱状,具明显的环节;匍枝细长具有柄的心形或卵形小叶。基生叶与匍枝叶同形。茎生叶卵形,羽状全裂。花序顶生,或有时自上部叶腋出,伞房状聚伞花序,分枝细长,果期为甚;苞片和小苞片线形至线状披针形。花淡红色,花冠裂片长圆形至卵状长圆形,花冠裂片较花冠筒为短;雌雄蕊常伸出于花冠之外。瘦果线状卵形,光秃,有时被白色粗毛。花期4—6月,果期5—8月。

生境分布 · 分布于云南省昆明、师宗、彝良、维西、元江等地。生于海拔1 000~3 600 m的林缘、草地、溪边等水湿条件较好之处。

哈尼族药用经验 · 健脾消食。

(1)消化不良引起的食积饱满,腹胀气滞,食少纳差:细臭灵丹15 g,枳实15 g。水煎服,每日1剂,每日2次。

(2)腹痛吐泻:细臭灵丹10 g,艾叶15 g,石椒草10 g。水煎服。

中医药用经验 · 味辛、微甘,性温。祛风,散寒,除湿,消食。

附注 · 哈尼族特色习用药物。

562 马蹄香

哈尼药名 · Yeivhaq yeivzaol 耶哈耶造;Ceil yaoq 测哟(墨江碧约方言);Gaos laol 高劳;拾毫边中(元阳)。

别名 · 鸡屎臭药,鬼见愁,臭狗药,狗嗅药,磨脚花,马蹄暗消,摸摸香。

来源 · 为忍冬科缬草属蜘蛛香 *Valeriana*

jatamansi 的根、根茎。秋季采收,洗净,切片,晒干备用或鲜用。

植物形态·多年生草本。根茎有浓烈香味。基生叶叶片心状圆形至卵状心形,背面微带紫红色;茎生叶,每茎2～3对,下部的心状圆形,上部的常羽裂。花序为顶生的聚伞花序,苞片和小苞片长钻形,最上部的小苞片常与果实等长。花白色或微红色,杂性;雌花小;两性花较大。瘦果长卵形,两面被毛。花期5—7月,果期6—9月。

生境分布·分布于云南省大部分地区。生于海拔2500m以下的山顶草地、林中、溪边。

哈尼族药用经验·味微苦、辛,性温。健胃消食,理气,止痛。

(1) 消化不良,腹胀,腹痛,水泻:①马蹄香9～15g,红糖适量。水煎服。②马蹄香60g,狗尾巴香30g,红糖30g。将马蹄香和红糖炒焦,与狗尾巴香一起研细末,开水冲服,每日3次,每次服15g。

(2) 肠炎,痢疾:马蹄香9g,翻白叶6g,地蜂子9g,黄龙尾6g。水煎服。

(3) 食积腹胀,呃逆呕吐,不思饮食:马蹄香15g,鸡内金5g,橘子皮15g,香茅草10g,石菖蒲15g。水煎服,每日1剂,每日3次。

(4) 消化不良而致腹胀腹痛,腹泻,食少纳差:马蹄香20g,香樟木15g。水煎服,每日1剂,每日3次。

(5) 小儿腹泻,消化不良,大便水样,腹部时感疼痛:马蹄香10g,猪蹄5g(烧焦)。水煎服,每日1剂,每日3次。

(6) 小儿高热,咳嗽,肺炎:马蹄香3g,土知母9g,石膏9g,马鞭草9g。水煎服。

(7) 感冒,支气管炎:马蹄香9g,重楼6g,枇杷叶6g,前胡9g,杏仁6g。水煎服。

(8) 慢性支气管炎,过敏性哮喘,咳嗽,咳痰,喘息气促:马蹄香15g,羊屎果10g。水煎服,草果引,每日1剂,每日3次。

(9) 本品的全草还可治各种痧证。

中医药用经验·味微苦、辛,性温。归心、脾、胃经。理气止痛,消食止泻,祛风除湿,镇惊安神。

附注·心阳虚气弱及孕妇忌用。

563 马鞭草

哈尼药名·Alludalpial 阿鲁达鳖;Aqgawoqjiq 阿咯俄纪(红河);Allohhoqpial 阿罗俄漂。

别名·铁马鞭,马鞍梢,马鞭子,马鞭痧,大仙鹤草,六杆草,燕尾草,狗牙草。

来源·为马鞭草科马鞭草属马鞭草 *Verbena officinalis* 的全草。6—8月花开时采割,除去杂质,晒干。

植物形态·多年生草本。茎四方形,节和棱上有硬毛。叶片卵圆形至倒卵形或长圆状披针形,基生叶的边缘通常有粗锯齿和缺刻,茎生叶多数3深裂。穗状花序顶生和腋生,花小,无柄,最初密集,结果时疏离;花萼有5脉;花冠淡紫至蓝色,裂片5;花冠唇形,雄蕊4,着生花冠筒内,雌蕊1,子房上位。蒴果长方形,成熟时4瓣裂。花期6—8月,果期7—10月。

生境分布·分布于云南省各地。生于海拔(350～)500～2500(～2900)m的荒地上。

哈尼族药用经验·味苦,性凉、微寒。清热解毒,活血散瘀,利水消肿,截疟杀虫。

(1) 外感发热,流感:马鞭草15～30g。水煎服。

(2) 风寒感冒,头痛发热:马鞭草25～35g,盐肤木根25～35g。水煎服,每日1剂,分3次服。

(3) 痢疾,胃炎,膀胱炎:马鞭草15～30g。水煎服。

(4) 疟疾所致肝脾肿大者,恶性疟疾:马鞭草 6 g,罗芙木 3 g,三台红花 6 g,一支箭 6 g,响铃草 6 g。水煎服,每日 1 剂,分 3 次服。

（5）急性胃肠炎所致胃痛,腹痛:①马鞭草 15 g,长杆兰 15 g。研粉,用水冲服,每次服 3 g,每日 3 次。②马鞭草 20 g,石菖蒲 10 g。水煎服,每日 1 剂,每日 3 次。

（6）湿热黄疸,肝炎:马鞭草 20 g,茵陈 15 g,龙胆草 15 g。水煎服。

（7）经闭,癥瘕,带下黄稠,产后发热,尿急,尿频:马鞭草鲜品 100 g。水煎服,每日 1 剂,每日 3 次。

（8）淋病,疮毒:马鞭草 30～50 g。水煎服。

（9）肾炎水肿:马鞭草嫩尖 10 g,合血香 10 g,野葡萄根 15 g。加甜白酒 30 g,水煎服,每日 1 剂,每日 3 次。

（10）本品还可治白喉,痈肿,牙痛。

中医药用经验 · 干燥地上部分:味苦,性凉。归肝、脾经。活血散瘀,解毒,利水,退黄,截疟。

附注 · 孕妇慎用。

564 水红木

哈尼药名 · Pavqpeel 巴拍。

别名 · 摸翻脸,灰叶子树,猪脚杆树,洋咸树,羊骨脆。

来源 · 为五福花科荚蒾属水红木 Viburnum cylindricum 的根、叶。根,叶全年可采收,晒干备用。花夏季采摘,阴干。

植物形态 · 常绿灌木或小乔木;枝带红色或灰褐色,散生小皮孔。冬芽有 1 对鳞片。叶革质,椭圆形至矩圆形或卵状矩圆形,叶面绿色,被灰白色蜡质,搓揉有灰色粉状物脱落,下面散生带红色或黄色微小腺点。聚伞花序顶生,5～7 次分枝,排成伞房花序状;花冠白色或有红晕,钟状,裂片圆卵形;花药紫色。果实先红色后变蓝黑色,卵圆形;核卵圆形,有 1 条浅腹沟和 2 条浅背沟。花期 6－10 月,果熟期 10－12 月。

生境分布 · 分布于云南省除南部热区以外的大部分地区。生于海拔 500～3 300 m 的阳坡疏林、灌丛中。

哈尼族药用经验 · 味苦,性凉。拔脓生肌,消肿止痛。

（1）白口疮,舌炎,口腔炎:水红木鲜叶适量。嚼服或捣汁含服。

（2）烧伤,烫伤:水红木叶研末,外撒创面。

（3）皮癣,痈疮肿毒,跌打肿痛,拔毒:水红木鲜叶烘热贴敷或捣敷。

（4）本品还可治风湿骨痛,肺结核,支气管炎,小儿肺炎,尿路感染。

中医药用经验 · 根:味苦,性凉。祛风除湿,活血通络,解毒。叶:味苦、涩,性平。利湿解毒,活血。花:味苦,性凉。润肺止咳。

565 冷毒草

哈尼药名 · Milguqguqma 米谷谷玛。

别名 · 扁担挑,蔓茎堇菜,匍伏堇,地白草。

来源 · 为堇菜科堇菜属七星莲 Viola diffusa var. diffusa 的全草。夏、秋季采挖,除去杂质,切段,晒干。

植物形态 · 一年生草本,花期生出地上匍匐枝。匍匐枝先端具莲座状叶丛,通常生不定根。基生叶丛生呈莲座状,或于匍匐枝上互生;叶片卵形或卵状长圆形;叶柄具明显的翅。花较小,淡紫色或浅黄色,生于基生叶或匍匐枝叶丛的叶腋间;萼片 5,披针形,附属物短,末端圆;花瓣 5 片,距短。蒴果长圆形,顶端常具宿存的花柱。花期 3－5 月,果期 5－8 月。

生境分布·分布于云南省昆明、元江、盐津、大关、彝良、景东、蒙自、屏边、文山、麻栗坡、广南、富宁、景洪、勐腊、芒市、贡山、维西等地。生于海拔 800～1500 m 的林下、林缘、草坡、溪谷旁及岩石隙中。

哈尼族药用经验·味苦,性微寒。清热解毒,消肿排脓。

（1）毒蛇咬伤：冷毒草全草（鲜）30 g,水煎服。外用鲜品加等量茄子叶,捣敷。

（2）刀枪伤,烫伤,痈疮：冷毒草鲜品适量。捣敷。

（3）小儿高热,感冒,咳嗽：冷毒草全草 3～6 g。水煎服。

（4）产后腹痛：冷毒草全草 15～30 g。与鸡同煮食用。

（5）眼睑炎：冷毒草（鲜）30 g。水煎服。

（6）本品还可治腮腺炎,乳腺炎,急性结膜炎,鹅口疮。

中医药用经验·味苦、辛,性寒。归肺、肝经。清热解毒,散瘀消肿,止咳。

附注·同属植物匍匐堇菜 *Viola pilosa* 哈尼药名亦为"米谷谷玛",功效与本品相同。

---

566 犁头草

哈尼药名·Haqpa yuvqcav naqluvq 哈爬儿扎那卢。

别名·三角草,紫花地丁,地草果,犁花草,地黄瓜,地茄子。

来源·为堇菜科堇菜属犁头草 *Viola japonica* 的全草、根。全年可采,洗净,鲜用或晒干备用。

植物形态·多年生草本。茎伏地,基生叶常枯,茎生叶紧密互生,叶片三角形,先端钝,基部阔心形,常下延成翅,边缘疏钝齿。花单生,于茎顶及叶腋抽出花梗,小花花淡紫色,有暗

色条纹；花瓣长圆状倒卵形,具距,蒴果长卵形,熟后 3 裂。花果期 3—11 月。

生境分布·分布于云南省红河、玉溪、普洱等地。生于地边、沟旁、山坡等地。

哈尼族药用经验·味微苦,性凉。清热凉血,解毒消肿。

（1）痈疮肿毒,指疔：犁头草鲜品适量。捣烂,加鸡蛋清调敷。

（2）盐卤中毒：犁头草鲜品适量。捣烂,取汁兑开水冲服。

（3）乳腺炎,气管炎,阑尾炎：犁头草 30 g,粗糠花 15 g,星秀花 15 g。水煎服。

（4）外伤出血：犁头草鲜品捣敷。

中医药用经验·味苦、微辛,性寒。归肝、脾经。清热解毒,化瘀排脓,凉血清肝。

附注·

（1）虚寒者忌服。服药后不可喝热水,吃热食。

（2）同属植物白花地丁 *Viola patrinii*、长萼堇菜 *Viola inconspicua*、戟叶堇菜 *Viola betonicifolia*,哈尼药名亦为"Haqpa yuvqcav naqluvq 哈爬儿扎那卢",与本品功效相同。

---

567 槲寄生

哈尼药名·Xavtevqtevqlevq 虾得得勒；Tevqlev' levqbiav 斗勒勒毕阿。

别名·螃蟹脚,麻栎寄生,枫寄生,扁枝寄生,扁寄生草。

来源·为檀香科槲寄生科扁枝槲寄生 *Viscum articulatum* 的全草、带叶茎枝。全年可采,晒干备用。

植物形态·亚灌木,直立或披散,茎基部近圆柱状,枝和小枝均扁平；枝交叉对生或二歧地分枝,干后边缘薄,具纵肋 3 条,中肋明显。叶退化呈鳞片状,对生于花下,甚小。聚伞花序,

1～3个腋生,具花1～3朵,花细小,单性,雌雄异株生于节上凹陷处。果球形,白色或青白色,果皮平滑。花果期几全年。

生境分布 · 分布于云南省南部、东南部。生于海拔50～1 200(～1 700)m的沿海平原、山地南亚热带季雨林中。

哈尼族药用经验 · 带叶茎枝,全株。味微苦,性平,有小毒。祛风除湿,舒筋活络,清热利尿,降血压。

(1)四肢麻木、风湿性关节炎:槲寄生100 g。配方泡酒服用。

(2)高血压:槲寄生15 g。水煎服或配方服。

(3)急性膀胱炎:扁枝槲寄生适量。水煎服,每日1剂,每日3次。

中医药用经验 · 味辛、苦,性平。归肝、脾、肾经。祛风除湿,舒筋活血,止咳化痰,止血。

附注 ·

(1)孕妇忌服。

(2)常寄生于桑寄生科的鞘花、五蕊寄生、广寄生、小叶梨果寄生等的茎上,也寄生于壳斗科、大戟科、樟科、檀香科植物上。寄生于巴豆、乌臼、夹竹桃、马桑等有毒植物上者,不得作本品药用。

(3)别名为"螃蟹脚"的尚有同属植物枫寄生 *Viscum liquidambaricola*,与本品功效相同。檀香科栗寄生属栗寄生 *Korthalsella japonica*,与本品功效不同。味苦、甘,性微温。祛风湿,补肝肾,行气活血,止痛。用于风湿痹痛,肢体麻木,腰膝酸痛,头晕目眩,跌打损伤。

568 虾子花

哈尼药名 · Malaq zovq 吗啦作、吗拉作。

别名 · 虾子木,虾米草,红蜂蜜花,野红花,沙花,破血药。

来源 · 为千屈菜科虾子花属虾子花 *Woodfordia fruticosa* 的根、花、叶。根全年可采,花春夏采集,鲜用或晒干备用。

植物形态 · 灌木。叶对生,近革质,披针形或卵状披针形。1～15花组成短聚伞状圆锥花序,被短柔毛;萼筒花瓶状,鲜红色,裂片矩圆状卵形;花瓣小而薄,淡黄色,线状披针形,与花萼裂片等长;雄蕊12,突出萼外;子房矩圆形,2室,花柱细长,超过雄蕊。蒴果膜质,线状长椭圆形,开裂成2果瓣;种子甚小,卵状或圆锥形,红棕色。花期春季。

生境分布 · 分布于云南省昆明、易门、元江、龙陵、凤庆、云县、双江、双柏、蒙自、建水、河口、红河、普洱、西双版纳等地。生于海拔300～2 000 m的干热河谷地、山坡草地或向阳灌木丛中。

哈尼族药用经验 · 味微甘、涩,性温。活血调经,止血凉血,清热解毒。

(1)月经不调:虾子花15 g,茜草10 g,泽兰10 g,韭菜根10 g,棕树根15 g。泡酒1 000 mL,每次服10～15 mL。

(2)鼻衄,咳血:虾子花15 g,侧柏叶15 g。水煎服。

(3)妇女血崩:虾子花15 g,血余炭10 g,茜草10 g。水煎服。

(4)肝炎:虾子花根15 g,黑节草15 g。水煎服。

(5)气管炎:虾子花20 g,鱼腥草15 g。水煎服。

中医药用经验 · 根、花:味微甘、涩,性温。活血止血,舒筋活络。叶:明目消翳。

附注 · 孕妇忌服。

569 苍耳子

哈尼药名 · Moqzaoceivkavq 莫早摘嘎、膜早寨

噶、膜糟塞噶(红河);Ceilkav 折嘎。

别名·粘马头果,粘头发果,粘粘果,嗅药,粘连子,棉花根。

来源·为菊科苍耳属苍耳 *Xanthium strumarium* 的带总苞的果实、全草。秋季果实成熟时采收,干燥,除去梗、叶等杂质。夏季割取全草,去泥,切段晒干或鲜用。

植物形态·一年生草本。叶三角状卵形或心形,基部稍心形或截形,与叶柄连接处成相等的楔形,边缘有不规则的粗锯齿。雄性的头状花序球形,花冠钟形,管部上端有 5 宽裂片;雌性的头状花序椭圆形,内层总苞片结合成囊状,宽卵形或椭圆形,绿色,淡黄绿色或有时带红褐色,在瘦果成熟时变坚硬,外面有疏生的具钩状的刺,刺极细而直;喙坚硬,锥端略呈镰刀状。小花无花冠。瘦果 2,倒卵形。花期 7—8 月,果期 9—10 月。

生境分布·分布于云南省大部分地区。生于海拔(140～)1 000～2 800(～3 800)m 的空旷干旱山坡、旱田边盐碱地、干涸河床及路旁。

哈尼族药用经验·味甘、微苦,性温,有小毒。发散风寒,祛风止痒,通鼻窍。

(1)头晕耳鸣,鼻窦炎:苍耳子果实 10 g。研末,炖肉食用。

(2)风寒头痛,过敏性鼻炎,四肢拘挛:苍耳子果实 5～10 g。水煎服或配方用。

(3)麻风:苍耳子果实熬膏服或配方用。

(4)疥癣瘙痒,湿疹,虫蛇咬伤:苍耳鲜茎叶适量。捣汁涂敷或煎水外洗。

(5)肝炎:苍耳子 9 g,滑叶木通 15 g。水煎服,分 3 次服。

(6)小儿脑震荡:苍耳子果实焙黄研细,取粉 30 g,分 2 次炖猪脑吃。

(7)本品还可治荨麻疹,疮疖痈肿,无名肿毒,痢疾。

中医药用经验·果实:味辛、苦,性温,有毒。归肺经。散风寒,通鼻窍,祛风湿。

附注·

(1)血虚之头痛、痹痛忌服。

(2)果实中含苍耳苷,有小毒。

(3)苍耳蠹虫为寄生于苍耳草茎中髓部的一种小虫。外用治疗疮:取苍耳蠹虫浸麻油中,用时取出虫 2～3 条,捣烂外敷。

570 雀芭蕉

哈尼药名·Halzilnaqsil 哈之纳思(元江);哈哈纳思。

别名·剑麻,凤尾兰。

来源·为天门冬科丝兰属凤尾丝兰 *Yucca gloriosa* 的根、果、花。花开时采摘,鲜用或晒干。

植物形态·常绿灌木。茎短或高达 5 米,常分枝。叶线状披针形,长 40～80 cm,宽 4～6 cm,先端长渐尖,坚硬刺状,全缘,稀具分离的纤维。圆锥花序高 1～1.5 米,常无毛。花下垂,白或淡黄白色,顶端常带紫红,花被片 6,卵状菱形,长 4～5.5 cm,宽 1.5～2 cm;柱头 3 裂。果倒卵状长圆形,长 5～6 cm,不裂。

生境分布·云南省各地均有栽培。

哈尼族药用经验·根:清热解毒,接骨。果:止血。

(1)疮疡肿毒:凤尾丝兰根捣烂敷患处。

(2)创伤出血:凤尾丝兰果捣碎撒于伤口,加压至血止。

中医药用经验·花:味辛、微苦,性平。止咳平喘。

571 岩椒

哈尼药名·Naivqzaovq 乃作;Zovqlavq 作拉。

别名·野花椒,狗花椒,臭椒,木本化血丹。

来源 · 为芸香科花椒属刺花椒 *Zanthoxylum acanthopodium* var. *acanthopodium* 的根、根皮、茎、果实。果实秋收,根全年可采,阴干备用。

植物形态 · 小乔木;枝有锐刺。叶有小叶3～9片,翼叶明显;小叶对生,纸质,卵状椭圆形或披针形,叶缘有疏离细裂齿,齿缝处有1油点。花序自去年生或老枝的叶腋间抽出,花被片6～8片,淡黄绿色,狭披针形;雄蕊5,花丝紫红色;退化雌蕊半圆形垫状;雌花心皮背面顶侧有1油点,花柱外弯。蓇葖果球形,暗红色。有瘤状小突起,熟后开裂,具有辛香味;种子黑色,近圆形,有光泽。花期4－5月,果期9－10月。也有花果同挂于枝上的。

生境分布 · 分布于云南省西北部、西部、东南部。生于海拔1400～2500 m的山地灌丛、疏林中。

哈尼族药用经验 · 味辛、麻,性温。温中散寒,止痛杀虫,避孕。

(1) 跌打损伤:刺花椒茎30 g,三台叶花根20 g,大麻疙瘩根20 g。水煎服,每日3次,每次为1个疗程。

(2) 避孕:刺花椒根皮15 g。每次月经期过后煎汤送服麝香0.1 g,每日1次,服3日,连服3个月。

(3) 胃痛,风湿关节痛:刺花椒根10～15 g,或果3～10 g。水煎服或泡酒服。

(4) 虫积腹痛,腹寒痛:刺花椒果(炒去油)6 g,三棵针10 g,乌梅15 g,干姜10 g。水煎服。

(5) 本品还可治重感冒。

中医药用经验 · 味辛、麻,性温。温中散寒,止痛杀虫,避孕。

附注 ·

(1) 孕妇及阴虚火旺者忌服。

(2) 同属植物毛刺花椒 *Zanthoxylum acan-thopodium* var. *timbor* 和椿叶花椒 *Zanthoxylum ailanthoides* 哈尼药名亦为"Naivqzaovq乃作",与本品功效相同。同属植物大叶臭花椒 *Zanthoxylum myriacanthum*,哈尼药名"炸辣",与本品功效相似。根、果:温中散寒,止痛,驱虫。上述植物均被哈尼族用作食品调味料。

572 野花椒

哈尼药名 · Neivqzovq能作、馁左、弄左。

别名 · 狗椒,两面针,入地金牛,山椒,岩椒。

来源 · 为芸香科花椒属竹叶花椒 *Zanthoxylum armatum* var. *armatum* 的根、叶、树皮、果实、种子。全年可采,阴干备用或鲜用。果实成熟时采收,浆果皮晒干,除去种子备用。

植物形态 · 落叶小乔木或灌木状。茎枝多锐刺,小叶背面中脉上常有小刺。小叶3～9、稀11片,翼叶明显;小叶对生,通常披针形,有时为卵形,叶缘有甚小且疏离的裂齿,或近于全缘。伞形花序着生近顶叶腋,花序短而密集,小花黄绿色。蓇葖果球形,暗红色,有瘤状小突起,熟后开裂,具强烈香气;种子黑色,近圆形,有光泽。花期4－5月,果期8－10月。

生境分布 · 分布于云南省除东北部、东部外的大部分地区。生于低丘陵坡地至海拔2200 m的山地多类生境,石灰岩山地亦常见。

哈尼族药用经验 · 味辛、麻,性温。温中散寒,止痛杀虫,避孕。

(1) 胃腹冷痛:野花椒10 g,生姜10 g。水煎服。

(2) 避孕:野花椒10 g,麝香0.015 g。水煎服。

(3) 本品还可治风湿性关节炎。

中医药用经验 · 根:味辛、麻、苦,性温。归肝、胃经。温经通络,散寒止痛。果实:味辛、微苦,性温,小毒。归肺、大肠经。温中燥湿,散寒止痛,驱虫止痒。

附注·以"野花椒"为名入药的尚有本植物变种毛竹叶花椒 *Zanthoxylum armatum* var. *ferrugineum*,同属植物刺花椒 *Zanthoxylum acanthopodium*、野花椒 *Zanthoxylum simulans*,前两者与本品功效相同;后者与本品功效相似。其中野花椒的哈尼药名"谷主杂续"(普洱)。哈尼族以根、果实及叶入药,味辛,性温,有小毒。果实:温中止痛,驱虫健胃。种子:利尿消肿。叶:祛风除湿,活血通络。根:祛风湿,散寒止痛,解毒。

573 两面针

哈尼药名·Xaqbeevjavhhaq 霞杯家阿;Neivqzovq 熊作。

别名·入地金牛,双面刺,山椒,钩刺藤。

来源·为芸香科花椒属两面针 *Zanthoxylum nitidum* var. *nitidum* 的根、茎、叶、皮、果。全年均可采挖,洗净,切片或段,晒干。

植物形态·幼龄为直立的灌木,成龄植株攀援于它树上的木质藤本。老茎有翼状蜿蜒而上的木栓层,茎枝及叶轴均有弯钩锐刺,皮刺基部呈长椭圆形枕状凸起,位于中央的针刺短且纤细。小叶对生,成长叶硬革质,阔卵形或近圆形,顶端有明显凹口,凹口处有油点。花序腋生。花4基数;萼片上部紫绿色;花瓣淡黄绿色,卵状椭圆形或长圆形;果皮红褐色,顶端有短芒尖;种子圆珠状。花期3—5月,果期9—11月。

生境分布·分布于云南省河口、文山、景洪、勐海、福贡、贡山等地。生于海拔800 m以下的温热地方、山地、丘陵、平地的疏林、灌丛中,荒山草坡的有刺灌丛中较常见。

哈尼族药用经验·味辛、麻,性温,有小毒。祛风除湿,活血散瘀,消肿止痛。

(1)牙痛:两面针根适量,煎水含漱。或用根皮少许,压在痛处。

(2)胃及十二指肠溃疡疼痛,腹痛:两面针干根皮研末,每次服1～1.5 g,温开水送服。

(3)风湿骨痛:两面针根15 g。泡白酒250 mL,每次服10 mL,每日3次。

(4)肺结核:两面针根皮10～15 g,竹节参根30 g。炖猪肉吃。

(5)本品还可治蛇毒咬伤。

中医药用经验·味苦、辛,性平,有小毒。归肝、胃经。行气止痛,活血化瘀,祛风通络,解毒消肿。

附注·

(1)有小毒,不能过量服用。

(2)具有局部麻醉作用。

(3)忌与酸味食物同服。

(4)阴虚火旺、孕妇、小儿及年老体弱者慎用。

574 姜

哈尼药名·Caoqceevq 嵯子;Caqciivq 查直、查知。

别名·生姜,黄姜,脚掌根,姜根。

来源·为姜科姜属姜 *Zingiber officinale* 的根茎。秋、冬二季采挖,除去须根及泥沙。

植物形态·多年生草本。根茎肥厚,多分枝,有芳香及辛辣味。叶片披针形或线状披针形;叶舌膜质。穗状花序球果状;苞片卵形,淡绿色或边缘淡黄色,顶端有小尖头;花冠黄绿色,裂片3,披针形;唇瓣中央裂片长圆状倒卵形,短于花冠裂片,有紫色条纹及淡黄色斑点,侧裂片卵形;雄蕊暗紫色;药隔附属体钻状。蒴果3瓣裂,种子黑色。花期7—8月。

生境分布·云南省各地均有栽培。

哈尼族药用经验·味辛,性温。发散解表,温胃止呕,活血止痛。

(1)预防和治疗流行性感冒:姜3～9片,

木姜子根 15～20 g,香毛 15 g,盐肤木根 15～20 g。水煎服,每日 1 剂,分 3 次服。

(2) 恶寒发热,头痛身痛,喷嚏,流清涕:①生姜 20 g,木姜子 10 g,紫苏 15 g。水煎服,不宜久煎,每日 1 剂,每日 3 次。②生姜 15 g,柴桂皮 20 g,红豆蔻 10 g,草果 6 g,胡椒 2 g。水煎服,每日 1 剂,每日 3 次。

(3) 风寒感冒:鲜姜嚼之。或取鲜品用开水闷烫 5 分钟服。

(4) 头痛身重:鲜姜 10 g,千只眼 15 g。水煎服。

(5) 支气管炎:生姜 600 g,陈蜂蜜 600 g。将生姜捣烂取汁,澄清去除上层汁液,取其沉淀物加入蜂蜜调匀,晚饭后服用。

(6) 扭伤瘀血:鲜姜切片,烘热外搽并贴于患处。

(7) 呕吐:鲜姜适量捣烂,加盐少许,冲开水闷烫 5 分钟服。

(8) 呃逆呕吐:姜汁 400 g,白蜜 400 g,紫苏叶 60 g。将白蜜、姜汁和匀,连同紫苏叶放砂锅中微火煎成膏,每日半勺,空腹服,6 日为 1 个疗程。

(9) 脚气:姜数片和盐,煎水泡脚。

(10) 本品还可治胃寒痛,风湿麻木,跌打损伤。

中医药用经验 · 味辛,性微温。归肺、脾、胃经。解表散寒,温中止呕,化痰止咳,解鱼蟹毒。

附注 ·

(1) 阴虚内热及实热证禁服。

(2) 生姜汁:将生姜洗净后打烂,绞取其汁入药。味辛,性微温。有化痰,止呕的功效,主要用于恶心呕吐及咳嗽痰多等症。一般用量为 3～10 滴,冲服。

(3) 生姜皮:即生姜的外皮。味辛,性凉。有利尿消肿之功效,适用于小便不利,水肿等症,可配合冬瓜皮、桑白皮等同用。一般用量

为 5 分至 1 钱 5 分,水煎服。

(4) 煨姜:将原只鲜生姜洗净,用草纸包裹,放在清水中浸湿,直接放在火中煨,待草纸焦黑,姜熟为度;或直接放火中烤熟。味辛,性温,具有和中止呕的功用。适用于脾胃不和,恶心呕吐等症。一般用量为 2～3 片,水煎服。

(5) 生姜能解生半夏、生南星之毒,可缓解半夏、南星中毒引起的喉哑舌肿麻木等症。因此在炮制半夏、南星的时候,常用生姜同制,以减除毒性。

575 滇刺枣

哈尼药名 · Maqtaivl 麻滇。

别名 · 缅枣,酸枣,西西果,须须果。

来源 · 为鼠李科枣属滇刺枣 *Ziziphus mauritiana* 的树皮。秋季采集。除去外皮,晒干。

植物形态 · 常绿乔木或灌木;幼枝被黄灰色密绒毛,老枝紫红色,有 2 个托叶刺。叶纸质至厚纸质,卵形、矩圆状椭圆形,边缘具细锯齿。花绿黄色,两性,5 基数,数个或 10 余个密集成近无总花梗或具短总花梗的腋生二歧聚伞花序;花瓣矩圆状匙形,基部具爪;雄蕊肉质;子房球形。核果矩圆形或球形,橙色或红色,成熟时变黑色,基部有宿存的萼筒;中果皮木栓质,内果皮硬革质;种子宽而扁,红褐色,有光泽。花期 8—11 月,果期 9—12 月。

生境分布 · 分布于云南省保山、孟连、凤庆、镇康、双江、元谋、蒙自、河口、富宁、西双版纳、瑞丽、梁河、盈江、怒江等地。生于海拔 1 800 m 以下的山坡、丘陵、河边湿润林中或灌丛中。

哈尼族药用经验 · 本品外用治香港脚癣,烂疮,烧烫伤。

中医药用经验 · 味涩、微苦,性凉。归脾经。消热止痛,收敛止泻。

第二章

动物类哈尼药

　　动物类哈尼药是哈尼医药宝库的重要组成部分,有悠久的使用历史。近年来,动物类哈尼药的使用量逐渐减少,主要基于以下几方面的原因:①动物资源保护问题。由于资源耗竭,国内外日益重视对野生动物资源及动物权益的保护,部分动物类哈尼药品种面临资源短缺、无资源可用和不允许使用的情况。为保证资源供应,动物类药材逐渐使用代用品或人工合成品。②生物安全性问题。动物类哈尼药可能携带传染因子(包括细菌、霉菌、酵母菌、寄生虫、病毒以及未知的病原体)对人体和公共卫生带来风险。同时部分动物类哈尼药在炮制加工、储藏、使用方法等方面也存在一定的安全风险。③质量控制问题。相对植物类哈尼药,动物药质量控制研究基础更为薄弱,缺乏准确有效的质量控制和评价手段。

　　下述动物类哈尼药,是为反映哈尼族在历史沿革中对动物药物的使用。其中涉及的猴、穿山甲、熊、象等已禁用或限用的动物药种类,仅是对哈尼族医药文化的记录,不作为使用参考。

1 翠鸟

哈尼药名 · Naqcaqbacaq aljil 拿查巴查阿鸡。

别名 · 鱼狗,鱼翠,翠碧鸟。

来源 · 为翠鸟科动物翠鸟 *Alcedo atthis* (Linnaeus)的全体,肉、骨、蛋。四季均可捕捉,捕杀后,除去羽毛及内脏,鲜用或晒干。

动物形态 · 体长约 16 cm。嘴粗大而直,先端不呈钩曲状,嘴峰稍圆而扁平,黑色。虹膜土褐色。头大,自额至枕蓝黑色,密杂翠蓝色横斑;下嘴基处有一同样斑杂的颧纹,向后伸至颈侧;眼先和过眼纹黑褐;前额左右边缘、颊的上部以至耳羽概栗棕色;颏、喉纯白;颈侧耳后亦有白色斑块;背面辉翠蓝色;肩和两翅的覆羽暗蓝色,稍杂以翠蓝色端斑;飞羽黑褐色,其露出部分亦呈暗蓝色,翼缘棕色;胸以下概栗棕色,腹部中央有时较淡;尾亦暗蓝,与翅相似。足短小,朱红色。

生境分布 · 分布于云南省南部、东南部。多单独栖息于临水的树枝或岩石上。

哈尼族药用经验 · 味咸,性平,无毒。止咳,定惊。

(1)咳喘:翠鸟 1 只。煅研后用开水冲服。

(2)癫痫:取翠鸟未孵化的蛋,配方后服用。

中医药用经验 · 味咸,性平。归肺经。止痛,定喘,通淋。

2 水牛角

哈尼药名 · Niuqpeel niuqkyul 牛普牛亏。

别名 · 丑角,牛角。

来源 · 为牛科动物水牛 *Bubalus bubalis* Linnaeus 的角。取角后,水煮,除去角塞,干燥。

动物形态 · 体长 2.5 m 左右,体重在 400 kg 以上,体格强壮结实。头大,额广,鼻阔,口大。上唇上部有 2 个大鼻孔,其间皮肤硬而光滑,无毛,称为鼻镜。眼大耳大,头上有角 1 对,左右各 1 支,弯曲生长如抱月状,角上有多数平行的凹纹,无分枝,中空,内有骨质角髓。颈短,腰腹隆凸。四肢粗壮结实,蹄如碗大。皮厚无汗腺,毛粗而短,体色多为灰褐色,亦有黄褐色或白色。

生境分布 · 全省各地均有饲养,以南方水稻田地区为多。

哈尼族药用经验 · 味苦、咸,性寒。清热凉血,解毒消斑。

(1)高热昏迷:水牛角 30～60 g。锉碎水煎服。

(2)风热头痛:水牛角 10 g,芸香草 10 g,水薄荷 10 g。水煎服。

(3)吐血衄血:水牛角 10 g,柏枝叶 10 g,赤火绳 10 g。水煎服。

(4)发热,口干,烦躁:水牛角 5 g,香椿嫩叶 15 g。水牛角研为细粉,用香椿嫩叶煎汤冲服,每日 1～2 次。

(5)本品还可治小儿惊风,斑疹,喉痹咽肿等血热病症。

中医药用经验 · 味苦,性寒。归心、肝经。清热解毒,凉血,定惊。

附注 ·

(1)本品成分与犀角相似,可作犀角的代用品。

(2)中虚胃寒者慎服。大量服用,常有上腹部不适,恶心,腹胀,食欲不振等反应。

(3)水牛(哈尼药名"馁牛")和野牛的干燥胆汁可用于治肝炎,黄疸型肝炎。牛胆 0.5 g,刺五加皮 15 g(研末)。炖猪肝 150 g,1 次服完,每周服 1 次,服 3 次为 1 个疗程。同时,用大树黄连 50 g,水煎服,每日 1 剂,每日 3 次以辅助治疗。

3 猴骨

哈尼药名· Almiuvq saqyyuq 阿谬撒越;阿摸。
别名·猕猴骨,申骨。
来源· 为猴科动物猕猴 Macaca mulatta Zimmermann 的骨骼。分四肢骨与全身骨,通风处晾干,酥炙或打碎。
动物形态· 体长约 45～51 cm,尾长约 18～20 cm。颜面和两耳多呈肉色。臀胝明显,多红色,雌者色更红。两颊有颊囊。四肢粗短,手足均具 5 指(趾),指端有扁平的指甲。毛色随地区、年龄而异,一般为深棕色,背面上半部灰棕,至臀部逐渐变为深棕色。肩及前肢略灰,胸腹部淡灰色。
生境分布· 分布于云南省部分地区。栖于山林。
哈尼族药用经验· 味酸,性平,无毒。祛风除湿,镇惊截疟。
　　(1)风湿痹痛:猴骨 20 g,木瓜 20 g。泡酒服。
　　(2)四肢麻木:猴骨 20 g,三七 10 g。泡酒服。
中医药用经验· 性平,味酸,无毒。归心、肝经。除风祛湿,镇惊,截疟。
附注· 短尾猴(青猴)Macaca speciosa F. Cuvier 的骨骼与本品功效相同。

4 蜻蜓

哈尼药名· Adovq 阿朵。
别名·青娘子,蜻蛉,大蜻蜓,绿蜻蜓。
来源· 为蜓科动物碧尾蜓 Anax parthenope Selys 的全虫。夏、秋季捕捉,用沸水烫死,晒干或烘干。
动物形态· 体型大,腹部长达 50 mm。体色带绿,头部有大型复眼 1 对,额上具一条宽的黑色横带。胸部黄绿色,胸侧第 1 及第 3 上方 1/3 具条纹。翅 2 对,膜质,透明。翅膜上常有轻微的金黄色光泽,前缘及翅痣黄色。腹部绿色至褐色、黑色,并有条纹和斑点。
生境分布· 分布于云南省大部分地区。夏秋季飞行于田野水边,卵产于水草中,幼虫水栖。
哈尼族药用经验· 肾虚遗精、阳痿,肾虚阳痿:2～5 只煎汤或焙干研粉内服。
中医药用经验· 味咸,性微温。归肾经。益肾壮阳,强阴秘精。
附注· 蜻科动物红蜻 Crocothemis servilia Drury、夏赤蜻 Sympetrum darwinianum Selys、黄蜻 Plantala flavescens Fabricius、褐顶赤蜻 Sympetrum infuscatum Selys 的全体与本品功效相同。

5 蜘蛛

哈尼药名· Byuqzu aqma 别朱阿玛。
别名·网工,网虫,社公,圆珠。
来源· 为圆蛛科动物大腹圆蛛 Aranea ventricosa(L. Koch.)的全虫。夏、秋季捕捉,入沸水烫死,晒干或烘干。
动物形态· 雌性体长约 30 mm,雄性约 15 mm。头胸部短于腹部,皆黑褐色。头胸部梨形,扁平,有小白毛,8 眼分聚于 3 归丘,前缘中央眼丘上有 4 眼,两侧眼丘各 2 眼。螯肢强壮,有 7 枚小齿。步足强大,多刺,肯深色环带。腹部近圆表而较大,肩部隆起,背面中央有清晰的叶状斑带,沿中线有 8 对细小圆斑。腹部有 1 对白斑。生殖大厣黑色,呈舌状体,纺锤形。
生境分布· 分布于云南省各地。多栖息于屋檐、墙角和树间,结车轮状网。

哈尼族药用经验 · 味苦,性寒,有小毒。消肿,解毒。

（1）痔漏：蜘蛛 20 只。置新瓦上焙干,研末,香油调外敷,分 5 次,脱肛亦可用。

（2）乳肿硬疼痛：蜘蛛 1 只。面裹烧存性,研末,酒送服。

（3）毒虫咬伤：蜘蛛鲜品研汁敷。

（4）恶疮：蜘蛛研末,入轻粉,芝麻油调敷。

中医药用经验 · 味苦,性寒,有毒。归肝经。祛风,消肿,解毒。

6 蟾蜍

哈尼药名 · Paqbieivaqma 帕别阿玛。

别名 · 癞蛤蟆,癞疙包。

来源 · 为蟾蜍科蟾蜍属黑眶蟾蜍 *Bufo melanostictus* Schneider 的全体和蟾酥。夏、秋季捕捉。捕得后,先采去蟾酥,然后将蟾蜍杀死,直接晒干。

动物形态 · 两栖动物。体长 7～10 cm,雄性略小。头高,顶部明显下凹,头宽大,吻端圆。吻棱明显,鼻孔近吻端;眼间距大于鼻间距,鼓膜大。头部两侧有长椭圆形的耳后腺,沿吻棱、眼眶上缘、鼓膜前缘及上下颌缘均有显著的黑色骨质棱或黑色线。背部皮肤粗糙,密布大小不等的圆形疣粒,疣粒上有黑点或刺。腹部肥大,体大者腹面满布小刺,前肢细长,指趾略高,末端色黑;后肢短,趾侧有缘膜,相连成半蹼。不善跳跃,行动迟缓。

生境分布 · 分布于云南省东南部及南部地区。栖息于潮湿草丛,夜间或雨后多见。

哈尼族药用经验 · 味甘、辛,性温,有毒。解毒,消肿止痛。

（1）小儿疳积：蟾蜍 1 只。去头、皮及内脏,同猪肉炖服。

（2）恶疮,疗毒,顽癣：蟾酥干粉 0.2 g,酒调搽。

中医药用经验 · 味辛,性凉,有毒。归心、肝、脾、肺经。解毒散结,消积利水,杀虫消疳。

附注 ·

（1）有毒,忌入眼。中毒可用紫草水洗涤消肿。

（2）体质虚弱者忌服用蟾酥。

（3）同科动物中华大蟾蜍 *Bufo bufo gargarizans* Cantor 的全体与本品功效相同。

7 山蜗牛

哈尼药名 · Jajul lovqniuv 甲局罗牛。

别名 · 瓜牛,天螺蛳,里牛。

来源 · 为蜗牛科动物华蜗牛 *Cathaica fasciola* (Draparnaud) 及其同科近缘种的全体。在夏、秋季捕捉活蜗牛,静养以排出粪便,洗净,用沸水烫死,晒干。鲜品先用瓦焙干。

动物形态 · 贝壳中等大,壳质薄而坚实。全体呈低圆锥形,高 10 mm,宽 16 mm。有 5～5.5 个螺层,螺旋部低矮,略呈圆盘状,壳顶尖,缝合线明显。壳面黄褐色或黄色。体螺层极膨大,其周缘具有一条淡褐色色带。此外,在各螺层下部靠近缝合线处也有一条颜色较浅的色带。壳口椭圆形,其内有条白色瓷状的肋。脐孔呈洞穴状。

生境分布 · 分布于云南省各地。生于阴暗潮湿的墙壁、草丛、矮丛树干,有时也见于山坡草丛中。

哈尼族药用经验 · 味咸、性寒。清热,利尿消肿,解毒。

（1）风热惊痫：山蜗牛 50 g,水牛角 30 g。水煎服。

（2）子宫下垂,胃下垂：山蜗牛 15 g,升麻

15 g,对对参 15 g。水煎服。

(3) 痔疮,痈肿:山蜗牛焙干,研粉调敷。

(4) 喉痹,瘰病:山蜗牛 100 g。水煎服。

中医药用经验·味咸,性寒,小毒。归膀胱、胃、大肠经。清热解毒,镇惊,消肿。

附注·

(1) 不宜久服。

(2) 非真有风热者不宜用,儿薄弱多泄者不宜用。

(3) 同科动物同型巴蜗牛 *Bradybaena similaris*(Ferussde)亦作本品用。

8 田螺

哈尼药名· Lovqniuv 螺扭、螺牛;啊牛;哦诺。

别名·黄螺,螺蛳,中国田螺。

来源·为田螺科动物中国圆田螺 *Cipangopaludina chinensis*(Gray)的全体。春季至秋季捕捉,捕得后洗净,鲜用。

动物形态·贝壳大,外形呈圆锥形,其高度大于壳口高度。壳顶尖。体螺层膨大。贝壳表面光滑无肋,具有细密面明显的生长线,有时在体螺层上形成褶襞。壳面黄褐色或绿褐色。壳口呈卵圆形,上方有一锐角,周缘具有黑色框边,外唇简单,内唇上方贴覆于体螺翅上,部分或全部遮盖脐孔。脐孔呈缝状。厣角质,为一黄褐色卵圆形薄片,具有明显的同心圆的生长纹,厣核位于内唇中央处。

生境分布·分布于云南省各地。生于水草茂盛的湖泊、水库、河沟、池塘及水田内。

哈尼族药用经验·味甘、咸,性寒。清热,利水。

(1) 骨折:田螺鲜品 2～5 个,血满草 20 g。共捣烂外敷。

(2) 黄疸型肝炎:①田螺 50 g(连壳打碎),野薏苡根 30 g,小柿花皮 20 g,义义草 30 g。水煎服,每日 1 剂,每日 3 次。②田螺肉 5 g,染饭花 10 g,老旦草根 10 g,茵陈蒿 15 g。将田螺肉洗净切碎,其余药物煎汤兑入田螺肉中搅匀内服,每日 1 剂,每日 3 次。

(3) 急性黄疸型肝炎,肝脾肿大:田螺 5 g,牛奶菌 30 g,姜黄 15 g。水煎服,每日 1 剂,每日 3 次。

(4) 小便不利:田螺 2 个。盐少许,捣烂敷脐下 4.3 cm 处。

(5) 寒湿痢疾,泄泻:陈年田螺壳 3～6 g。烧焦存性,生大蒜 10 g 捣碎用开水冲汤,送服田螺壳末,每日 2 次。

(6) 体虚滋补:田螺 1 000 g。水煎服,每日 6 次,连汤及肉服用。

(7) 本品还可治肾性水肿,便秘,疮毒。

中医药用经验·味甘、咸,性寒。归肝、脾、膀胱经。清热,利水,止渴,解毒。

9 家鸽

哈尼药名· Laqhyul hoqhyuq 腊灰合灰。

别名·鸽子,飞奴。

来源·为鸠鸽科动物家鸽 *Columba livia domestica* Linnaeus 的肉。全年均可捕捉,除去羽毛及内脏,取肉鲜用。

动物形态·体长约 30 cm。头较小而圆;嘴近黑色,先端略膨大,基部色较淡或带褐色,具蜡膜。头、颈、胸和上背为石板灰色。在颈部、上背、前胸有金属绿和紫色的闪光;背的羽色略淡,翼上各有一道黑色横斑;初级和次级飞羽的先端均为宽的黑褐色,腰和尾上覆羽石板灰色;尾色相同而末端有宽的黑色横斑;下体自胸以下为鲜灰色,尾下覆羽色较深。脚短健,铜黄色至红色不等,爪黑色。雌者体色较暗,幼鸟背部灰黑,羽端多少为白色,下体亦较暗。

生境分布·分布于云南省各地。有饲养,多小群在山谷或平原觅食。

哈尼族药用经验·味咸、性平。滋肾益气,祛风解毒。

(1)妇女月经不调:家鸽与当归适量,炖鸡服。

(2)肝风,肝肿大:家鸽炖菊花服。

(3)肾虚腰痛:家鸽肉与龙眼肉炖服。

(4)不孕症,月经量少或月经尚正常,形体消瘦,腰腿酸软,头昏眼花,心悸失眠:当归50 g,乌骨鸡1只,鸽子1只,麻雀1只。将当归研末,鸡、鸽、雀去毛及内脏,鸽、雀捣碎,与当归末同装入鸡腹内,文火炖熟即可食用,连用3剂。

中医药用经验·味咸,性平。归肺、肝、肾经。滋肾益气,祛风解毒,调经止痛。

附注·同科动物原鸽 *Columba livia* Gmelin,岩鸽 *Columba rupestris* Pallas 与本品功效相同。

10 血余炭

哈尼药名·Ceilkolhaqjil 车稞韩井。

别名·血余,人发炭。

来源·为健康人发制成的碳化物 *Crinis Carbonisatus*。取头发,除去杂质,碱水洗去油垢,清水漂净,晒干,焖煅成炭,放凉。

形态特征·本品呈不规则块状,乌黑光亮,有多数细孔。体轻,质脆。用火烧之有焦发气,味苦。

哈尼族药用经验·味淡、微咸,性平。收敛止血。

(1)吐血,咯血,崩漏下血,以及内脏、内伤出血,流产后子宫淋漓不尽,胃溃疡出血:①血余炭15 g,制茜草15 g,制棕炭15 g,鲜翻白叶根25 g,仙鹤草15 g。以上诸味,用冷水浸泡后煎至剩约三分之一,倒出服用。(制血余炭:取人发洗净,置铁锅内用盆盖住,锅与盆连接部位用稀泥糊死,在盆底放一张潮湿的草纸,锅底开始生火,至盆底草纸水干而皱起时,撤火,待冷却后取出备用。制茜草:将茜草药材置铁锅内,武火炒至有火星时用盆盖住,盆与锅连接部位用稀泥糊死,撤火,待冷却后取出备用。制棕炭:取棕片,点燃后迅速置铁锅内,用盆盖住,锅与盆连接处用稀泥糊死,待冷却后取出备用)。②血余炭10 g,棕炭20 g,血封草15 g,小火绳20 g。水煎服,每日1剂,每日3次。

(2)外伤出血:①血余炭研粉撒于伤口或直接取人发火烧存性压于伤口,血立止。②血余炭10 g,马齿苋50 g,飞机草50 g。取鲜品混合捣碎,敷于伤口处。

(3)鼻出血不止:血余炭10 g,罗芙木10 g,白茅根20 g,小红蒿10 g,牛膝10 g,侧柏炭10 g。将侧柏炭、血余炭研细粉,其余药物用水煎汁冲服药粉。

中医药用经验·味苦,性平。归肝、胃经。收敛止血,化瘀,利尿。

附注·胃弱者慎服。

11 蝉蜕

哈尼药名·Alzeiv zeivhovq 阿责责合、啊泽泽和;阿见见合(红河);啊尖尖和;阿节。

别名·蝉退,蝉衣,虫蜕,蝉壳,蚱蟟皮,知了皮,金牛儿。

来源·为蝉科动物黑蚱 *Cryototympana pustulata* Fabricius 的幼虫羽化时脱落的皮壳。夏、秋二季收集,除去泥沙,晒干。

动物形态·全角似蝉而中空,稍弯曲。长3～4 cm,宽1.5～2 cm。表面呈茶棕色,半透明,有光泽,被黑棕色或黄棕色细毛。头部触角1对,呈丝状,多已断落;复眼突出,透明;额部突出;上唇宽短,下唇延长成管状。胸的背面纵裂或呈"十"字形纵横裂开;左右具小翅两对,前对较长,后对较短;腹面足3对,前足腿节及胫节先端具锯齿,肘节先端有 2 个小刺,齿刺皆呈黑棕色;中足及后足均细长。腹部扁圆;共分 9 节,尾端呈三角状钝尖。

生境分布 · 分布于云南省大部分地区。栖于杨、柳、榆、槐、枫杨等树上,经过一个世代需要 12～13 年。

哈尼族药用经验 · 味咸、甘,性寒。疏风散寒,镇惊止痉,透疹。

(1) 风热感冒,皮肤瘙痒:蝉蜕(微炒)配薄荷叶等量。研末,每次服 3 g,加少量酒调服,每日 3 次。

(2) 胃热呕吐:蝉蜕 6 g(微炒),滑石 30 g。共研末,每次服 6 g,开水适量,加蜜调服。

(3) 咽喉肿痛,目赤肿痛,麻疹不透,小儿惊痫,抽搐,夜啼,破伤风发热:蝉蜕 2.5～6 g。配方用。

中医药用经验 · 味甘,性寒。归肺、肝经。散风除热,利咽,透疹,退翳,解痉。

附注 ·

(1) 虚证及无风热者忌用。

(2) 孕妇慎用。

12 蛇蜕

哈尼药名 · Eellol llolhhov 欧罗罗沃;哦洛洛哦(红河)。

别名 · 蛇皮,蛇退,长虫皮,龙衣,蛇壳。

来源 · 为游蛇科锦蛇属黑眉锦蛇 *Elaphe taeniurus* Cope 的蜕下的干燥表皮膜。多于夏、秋二季捕捉,剖开腹部或先剥皮留头尾,除去内脏,盘成圆盘状,干燥。

动物形态 · 全长约 1.7 米左右,吻鳞宽稍大于高。鼻间鳞宽比高大,长为前额鳞长的 1/2。前额鳞与上眼前鳞的缝合线比额鳞的缝合线略长。额鳞的长比两颅顶鳞间的缝合线短。颅顶鳞的长比吻端至额鳞前缘的长度更长。

颊鳞上缘椭圆形,长大于高。眼前鳞 2～3 片,不与额鳞相接。眼后鳞 2 片。前颞鳞 2 片。后颞鳞 3 片。上唇鳞 9 片。下唇鳞 11 片。体鳞 25～25～19 行。腹鳞 233～259 片,昆下鳞 84～111 对,头部褐黄色,从颊鳞至最后两个上唇鳞的上半部呈黑色横斑,状如黑眉。上唇和咽喉部黄色。背部呈橄榄色,有 4 条黑色纵纹,自颈部向后呈绳梯状斑纹。体侧前部有纵行的不规则的黑斑点,后半部渐扩大成黑色纵带。尾背黄色,尾下及体侧淡黄色。

生境分布 · 分布于云南省大部分地区。生于海拔 300～3 000 m 的平原、丘陵及山地。

哈尼族药用经验 · 味甘、咸,性平,有毒。祛风定惊,消肿退翳,杀虫。

(1) 喉风口疮:蛇蜕加人指甲等量。研细,以少许吹喉。

(2) 疔疮痈肿:蛇蜕 3 g,蜈蚣 3 条,金银花 15 g,连翘 15 g。水煎服。

(3) 痔痛:蛇蜕 3 g,露蜂房 3 g。共研末,香油调敷患处。

(4) 乳房肿胀,疼痛:蛇蜕 5 g,青皮 10 g,鲜桔叶 10 g。水煎服。

(5) 腮腺炎:蛇蜕 3 g,蚯蚓 10 g。水煎服。

中医药用经验 · 味咸、甘,性平。归肝经。祛风,定惊,解毒,退翳。

附注 ·

(1) 孕妇忌服。

(2) 同科动物王锦蛇 *Elaphe carinata* (Guenther)、乌梢蛇 *Zaocys dhumnades* (Cantor)、红点锦蛇 *Elaphe rufodorsata* (Cantor)蜕下的干燥表皮膜,与本品功效相同。

13 刺猬

哈尼药名 · Hupiul aqdaol 乎皮育阿刀。

别名 · 仙人衣,刺猬皮。

来源·为猬科动物刺猬 *Erinaceus europaeus* Linnaeus 的皮。多在春、秋季捕捉，捕后杀死、剥皮，刺毛向内，除去油脂、残肉等，用竹片将皮撑开悬放在通风处，阴干。

动物形态·体形较大，体长约 12 cm，尾长约 2 cm。头宽，吻尖，耳短，不超过其周围之棘长。足及爪较长，身体背面被粗而硬的棘刺，头顶部之棘刺向两侧分离。棘之颜色可分两类：一类纯白色，或上段略染棕色；另一类棘之基部白色或土黄色，其上为棕色，再上段复为白色，尖稍呈棕色。整个体背呈土棕色。脸部、体侧及腹面及四肢的毛为灰白或浅灰黄色。四足浅棕色。头骨之颌关节窝后突甚小，显著低于颞乳突之高。

生境分布·分布于云南省红河、普洱、临沧、西双版纳等地。栖息于山地森林、平地草原、开垦地及荒地、灌木或草丛等各种类型的环境中，但以平原丘陵、灌木丛中为多。

哈尼族药用经验·味苦，性平。降气定痛，凉血止血。

（1）反胃呕吐：取刺猬皮烧炭存性，用酒送服。

（2）吐血，咯血：刺猬皮沙炒至黄色起泡，水煎服。

（3）外伤出血：刺猬皮烧存性，研粉外敷。

（4）本品的脂肪、胆汁、心肝、肉皆可入药。

中医药用经验·味苦、涩，性平。归胃、大肠、肾经。降气定痛，凉血止血，涩精缩尿。

附注·

（1）孕妇慎服。

（2）同科动物达乌尔刺猬 *Hemiechinus dauricus* Sundevall、大耳猬 *Hemiechinus auritus* Gmelin 与本品功效相同。

14 鸡内金

哈尼药名·Aqha 阿哈；阿罕从本（红河）。

别名·鸡肫皮。

来源·为雉科动物家鸡 *Gallus gallus domesticus* Brisson 的胃内壁。杀鸡后，取出鸡肫，趁热立即剥下内壁（不要先用水洗，否则难剥离且易破碎），洗净，干燥。

动物形态·本品为不规则卷片，厚约 2 mm。表面黄色、黄绿色或黄褐色，薄而半透明，具明显的条状皱纹。质脆，易碎，断面角质样，有光泽。气微腥，味微苦。

生境分布·云南省各地广泛饲养。

哈尼族药用经验·味甘，性平。健脾胃，消食积。

（1）肛裂成疮：鸡内金配白及等量。火烧存性，研末，香油调敷。

（2）消化不良症：鸡内金 10 g，山楂 15 g。水煎服。

中医药用经验·味甘，性平。归脾、胃、小肠、膀胱经。健胃消食，涩精止遗。

附注·脾虚无积者慎服。

15 土狗

哈尼药名·Keeqna 克那、可那。

别名·蝼蛄，地狗。

来源·为蝼蛄科动物非洲蝼蛄 *Gryllotalpa africana* Palisot et Beauvois 的全虫。夏、秋季捕捉，在夜晚用灯光诱捕，或翻地时捕捉，捕后用沸水烫死，晒干或烘干。

动物形态·成虫全体淡黄褐色或暗褐色，全身密被短小软毛。体长 2.8～3.3 cm。头圆锥形，暗褐色，触角丝状，复眼卵形，黄褐色。咀嚼式口器。前胸背板坚硬膨大，卵形，背中央有一条下陷的纵沟。前翅革质软短,黄褐色。后翅大,膜质透明,淡黄色,前足发达,扁铲状;中足较小;后足长大,腿节发达,在胫节背侧内缘有 3～4 个能活动的刺。腹部纺锤形,柔软,尾毛 1 对。

生境分布·分布于云南省各地。栖息于庭院、田园及潮湿处,尤其是在大量施用过有机肥料的地方,多而密集。

哈尼族药用经验·

(1) 水肿,小便不利,痈疮,小儿高热,尿路结石等:土狗 2～5 只。烘干研粉服或水煎服。

(2) 跌打损伤,无名肿痛:土狗捣细酒调敷。

中医药用经验·味咸,性寒,小毒。归膀胱、小肠、大肠经。利水通淋,消肿解毒。

附注·

(1) 体虚者慎服,孕妇禁服。

(2) 同科动物华北蝼蛄 *Gryllotalpa unispina* Saussure 与本品同等入药。

16 油蛐蛐

哈尼药名·Nyuqjyuq nyuljyul 囡局女举;囡极那极。

别名·夜鸣虫,蟋蟀。

来源·为蟋蟀科动物中华蟋蟀 *Gryllus chinensis* Weber 的成虫。夏、秋季,于田间杂草堆下捕捉,捕后用沸水烫死,晒干或烘干。

动物形态·全体黑色,有光泽。头棕褐色,头顶短圆,头后有 6 条短而不规则纵沟。复眼大,半球形,黑褐色。单眼 3 个,位于头顶两端的较小,位于头顶中间的 1 个较大。触角细长,淡褐色。前翅棕褐色,后翅灰黄色。足 3 对,淡黄色,并在黑褐斑及弯曲的斜线,后足发达,背面有单行排列的棘,腿节膨大。腹部近似圆筒形,背面黑褐色,腹面灰黄色。

生境分布·分布于云南省各地。生于杂草丛中,也见于枯枝烂叶及砖石之下。

哈尼族药用经验·

(1) 水肿,尿闭:油蛐蛐 3～6 只,水煎服。或焙干研末,分 3 次,温开水送服。

(2) 红肿疮毒:油蛐蛐鲜品适量。捣敷。

(3) 输尿管结石,膀胱结石:油蛐蛐数只。焙干研粉用,每日 3 次,每次 2～3 g,用温开水送服。

中医药用经验·味辛、咸,性温,有小毒。归膀胱、小肠经。利尿消肿。

附注·

(1) 孕妇禁服。

(2)《红河天然药物》所载油蛐蛐为蟋蟀科拟亲油葫芦 *Brachyteleogryllus occipitalis*。

17 地牯牛

哈尼药名·Byuqjivbyuljiv aqma 别基别基阿玛。

别名·山老牛,沙虱,黄足蚁蛉。

来源·为蚁蛉科昆虫黄足蚁蛉 *Hagenomyia micans* (Maclchlan) 的幼虫。秋季捕捉,鲜用,或用沸水烫死,晒干或烘干。

动物形态·小昆虫。小,灰褐色,扁卵形,背略突起。全体被细毛,背脊上毛较短,腹面边缘束毛较长。头部前端具触角 1 对,似蟹夹。胸部有足 3 对,足尖有细钩爪。幼虫形似臭虫,体长 6～18 mm,土黄色至污白色,有黑褐色花纹。

生境分布·分布于云南省各地。生于石头下、岩下的干燥灰沙土中,形成漏斗状砂窝。

哈尼族药用经验·味咸,性凉,气腥。平肝息风,解热镇痉,拔毒消肿。

(1) 小儿高热,惊厥:地牯牛 1～3 只。新瓦焙黄研末,母乳适量调服,每日 2 次。

(2) 癫痫,高血压中风:地牯牛 3～5 只。

新瓦焙黄研末,开水送服,每日 2 次。

（3）痈疮,无名肿毒,异物入肉:地牯牛适量。新瓦焙黄研末,外敷或调敷,每日换药 1 次。

（4）骨折,跌打损伤:地牯牛 5~10 只。泡白酒 250 mL,每次服 10 mL,每日 2 次。

（5）泌尿道感染,结石:地牯牛 10 只。新瓦焙黄研末,再用金钱草 30 g 煎水,取煎液分 2 次送服。

（6）中耳炎:地牯牛适量。焙黄研末,取少许粉末吹入耳内。

（7）脱肛:地牯牛 3~5 只。焙黄研粉配方用。

中医药用经验·味咸,性凉,有毒。平肝息风,解热镇痉,拔毒消肿。

18 壁虎

哈尼药名· Halkulbahha 哈苦巴阿、哈枯吧啊。

别名·守富,干壁猴,守宫,爬墙虎,蝎虎,天龙。

来源·为壁虎科动物无蹼壁虎 *Gekko swinhonis* Güenther 的全体。夏秋捕捉,去头、足及腹内物,焙干或阴干备用。

动物形态·全长 12 cm 左右,体尾几等长。头扁宽;吻斜扁,吻鳞达鼻孔,其后方有 3 枚较大的鳞片;鼻孔近吻端;耳孔小,卵圆形;上唇鳞 9~12 枚,颏片 2 对,外侧 1 对较小,头体背面覆以细鳞,背部疣鳞交错排列成 12~14 纵行,胸、腹部鳞片较大,覆瓦状排列;尾背面鳞片排列略成环状,尾腹面中央有一纵排宽扁的鳞片。指、趾膨大,指、趾间无蹼迹,具单行指、趾间无蹼迹,具单行指、趾下瓣,第 1 指、趾发育正常,无爪,其余均具爪。雄性尾基赘疣显著,肛前窝 6~8 个。背面灰棕色,躯干背面常有 5~6 条深色横纹;四肢及尾部也有深色横纹。

生境分布·分布于云南省南部、东南部。栖于壁间、檐下等隐僻处。

哈尼族药用经验·味咸,性寒,有小毒。解毒消肿,散结止痛。

（1）扁桃体炎:壁虎焙干研末,以少许吹入患部。

（2）痈疮疼痛:壁虎适量。焙干研末,香油调敷。

（3）蝎螫伤:壁虎 1 个。以鸡蛋开 1 孔装入,阴干,用时以少许外敷。

（4）瘰疬初起:壁虎焙干研末,每次服 2 g,用白酒送服。

（5）本品还可治中风瘫痪,手足不举,小儿疳积,血积成痞块,多配方使用。

附注·阴虚血少,津伤便秘者慎服。

19 水獭

哈尼药名· Eelsaol 吴搔。

别名·獭,冰狗,水猫子,水塘猫。

来源·为鼬科动物水獭 *Lutra lutra* Linnaeus 的肝脏、胆、骨、肉。捕得后,剖腹取肝,连同心、肺,去净油脂、肌肉,洗净血液,悬通风处阴干。

动物形态·半水栖兽类。体细长呈圆筒状,长 60~80 cm,体重 2~7.5 kg;雄较雌大。头部宽而稍扁,吻端短粗,须粗硬,鼻垫小,眼小,耳小而圆。四肢粗短,趾间具蹼。爪短、侧扁而尖锐;下颏中央有数根短的硬须;在前肢腕垫后面有较短的刚毛数根。尾长,超过体长之半。全身毛短而密,有光泽。上唇白色,颊两侧及颈下为污白色。腹毛较长呈栗棕色,余者毛色为棕褐色或咖啡色。

生境分布·分布于云南省南部。栖息于河流、湖泊,水透明度较大、水生植物较少而鱼类较多处。

哈尼族药用经验 · 味甘,性平,有小毒。养阴除热,益阴止咳,止血。

（1）虚劳咳嗽：水獭肝脏烧存性,研末,每次服 1.5～3 g,以酒送服。

（2）痔疮出血,咳嗽咯血：水獭烧存性,研末,每次服 3 g,温开水送服。

（3）肺结核,肝虚夜盲：水獭鲜品 1 副。煮熟（时间不宜过久）,入五味食。

（4）本品还可治骨蒸潮热,阴虚盗汗,贫血。

（5）獭骨：化骨止呕,利水,治鱼骨鲠喉,水肿,咳嗽。

（6）獭胆：味苦,性寒,无毒,治视物模糊,月经不调,疮疡疼痛。

（7）獭肉：味咸,性平,无毒,治虚劳骨蒸,水肿胀满,闭经。

中医药用经验 · 肝：味甘、咸,性温。归肺、肝、肾经。益肺,补肝肾,明目,止血。胆：味苦,性寒。归肝、肺经。明目退翳,清热解毒。骨：味咸,性平。归肝、脾、胃经。消骨鲠,止呕吐。肉：味甘、咸,性寒。归肺、肝经。益阴清热,和血通经,利水通便。

附注 · 同科动物江獭 *Lutra perspicillata* Geoffroy、小爪水獭 *Aonyx cinerea* Illiger 的肝、胆、骨、肉与本品作用相似,亦入药使用。

20 竹蛆

哈尼药名 · Haqbyuq 哈别。

别名 · 竹子虫。

来源 · 为粉蠹虫科昆虫褐粉蠹 *Lyctus brunneus* Steph. 的幼虫。老竹或竹器的竹竿上,有蛀孔而落粉屑者,即有竹蠹虫,劈开,取出。

动物形态 · 体形小而细长,长约 5 cm,赤褐色。头部隐于前胸下,触角 1 对,从眼前直出,分 11 节,末端呈棍棒状。口器适于咀咬,上唇突出,

大颚端具 2 齿,小颚须呈长丝状。前胸节能转动。翅 2 对,前翅为角质坚固的翅鞘,上有多数纵行的隆起;后翅膜质,适于飞翔。足 3 对,各有跗节 5 节。

生境分布 · 分布于云南省各地。栖于竹林的竹节中。

哈尼族药用经验 · 味淡、甘,性温。清热解毒,排脓。

（1）小儿瘰疬头疮：竹蛆、新鲜牛尿适量。捣碎混匀,取汁涂擦。

（2）无名肿毒,恶疮：竹蛆鲜品捣汁搽,并外敷。

（3）肠痈,肺痈：竹蛆焙干研粉 3 g,败酱藤 20 g,鱼腥草 20 g。水煎服。

中医药用经验 · 味苦,性寒。归肾经。解毒,去湿,敛疮。

21 穿山甲

哈尼药名 · Taoqkee alhhov 陶克阿俄;坦可、探壳;探壳啊额。

别名 · 鲮鲤,山甲片,甲珠（甲片）。

来源 · 为鲮鲤科动物穿山甲 *Manis pentadactyla* Linnaeus 的鳞甲。收集鳞甲,洗净,晒干。

动物形态 · 为陆栖性哺乳动物。体形狭长,成年兽体长 50～100 cm,尾长 10～30 cm,体重 1500～3 000 g。四肢短粗,尾扁平,全身有鳞甲。头圆锥形,吻尖,眼小。脚具 5 趾,并有强爪,全身鳞甲如瓦状,鳞片之间夹有硬毛。两颊、眼、耳及颈腹部、四肢内侧,尾基部都生有白色及棕黄色稀疏的硬毛。

生境分布 · 分布于云南省各地。栖息于丘陵山地的树林、灌丛、草莽等各种环境中,但极少在石山秃岭地带。

哈尼族药用经验 · 味咸,性微寒。活血通络,消肿,下乳。

（1）麻疹不透：①穿山甲研末，每次服1.5g，温开水送服，每日2次。②穿山甲壳25g，香椿树皮30g，芫荽20g，水薄荷25g，香菌25g。将穿山甲壳炮焦，其余取鲜品，水煎服，每日1剂，分3次服。

（2）痈疮肿毒，乳腺炎，腮腺炎，乳汁不通：穿山甲研末，每次服1.5g，温开水送服，每日2次。

（3）瘰证：穿山甲鳞甲10g，穿山甲骨15g。混合泡酒，7日后服用，每日3次，每次服20mL，3日为1个疗程。

（4）本品还可治闭经，风湿关节痛。

中医药用经验·味咸，性微寒。归肝、胃经。通经下乳，消肿排脓，搜风通络。

附注·孕妇慎用。气血不足，痈疽已溃者慎服。

22 泥鳅

哈尼药名· Ngaqjul 那局；阿究。

别名·鳅，滑泥鳅，鳅鱼。

来源·为鳅科动物泥鳅 *Misgurnus anguilli-caudatus*（Cantor）的全体。四季可捕，多鲜活用或晒干备用。

动物形态·体细长，近圆筒状，后部侧扁。头转尖，稍侧扁。吻尖长，吻褶游离。眼小，位于头侧上方，被膜覆盖，无眼下刺。眼间隔狭小。口小，下位，呈马蹄形。唇边缘有小乳头状突，下唇分2叶，游离。触须5对，其中最长触须可伸达眼后缘。咽齿1行。鳃孔小，鳃退化成粒状。鳞细小，深陷皮内，头部无鳞。背鳍与腹鳍相对。尾柄下有明显隆起。体背侧暗褐色，体侧灰黑色密布黑色斑点，腹部灰白色或浅黄色。尾炳基上方有一小黑斑点。

生境分布·分布于云南省各地。常栖息于静水湖中或沟渠、稻田内。

哈尼族药用经验·味甘，性平。补中气，祛湿邪。

（1）阳事不起：泥鳅10条，韭菜子5g。盐少许，炖食之，每日1剂。

（2）脾胃虚弱：泥鳅数条，瓦雀2只。炖熟服。

（3）湿热黄疸：干泥鳅2条，茵陈20g，龙胆草20g。水煎服。

中医药用经验·味甘，性平。补中气，祛湿邪。

23 黄鳝

哈尼药名· Ngaqlol 那罗、纳罗；阿格、啊该（红河）；艾保（红河）；埃罗。

别名·鳝鱼。

来源·为合鳃科动物黄鳝 *Monopterus albus* Zuiew 的全体。四季可捕，多鲜用。

动物形态·体细长如蛇，前段圆，向后渐侧扁，尾部尖细。体长24～40cm。头圆，其高较体高为大。吻端尖，唇发达，下唇尤其肥厚。上下颌与口盖骨上都有细齿。眼小，为一薄皮所覆盖。2鼻孔分离较远，后鼻孔在眼前缘上方，前鼻孔在吻端。左右鳃孔在腹面合而为一，呈"V"字形。鳃膜连于鳃峡。体润滑无鳞。无偶鳍，背鳍和臀鳍均退化，仅留低下的皮褶，无软刺，都与尾鳍相联合。尾鳍尖细。体色微黄或橙黄，全体满布黑色小斑点，腹部灰白色。

生境分布·分布于云南省各地。栖于河道、湖泊、沟渠及稻田中。

哈尼族药用经验·味甘，性温，气腥。补血生津，补中益气，祛风湿，利筋骨。

（1）耳痛：于鳝鱼尾上取血，以数点滴入痛耳内。

（2）口眼歪斜：取鳝鱼鲜血适量，麝香少许，混匀，外搽患处。

（3）产后虚弱，内痔出血：黄鳝鲜品洗净，去内脏及头,煮食。

(4)妇女乳结硬痛:鳝鱼去骨、头,烧存性研末,每次用3~6g,温酒调服之。

(5)久泻:鳝鱼骨头烧存性研末,每次用3g,温开水送服,每日2~3次。

(6)百虫入耳:鳝鱼骨头烧存性研末,用棉裹少许塞耳内。

(7)风湿关节痛:鳝鱼骨头10g,老来红根15g。炖肉食之。

(8)外伤出血,枪伤流血疼痛,疮痈:鳝鱼、蚯蚓烤干,与酸浆草、紫糯米、大酸溜溜各等量。研粉撒于伤口处。

(9)本品的皮、骨、血、头亦供药用。

中医药用经验 · 味甘,性温。归肝、脾、肾经。益气血,补肝肾,强筋骨,祛风湿。

附注 · 虚热及外感病患者慎服。

24 蚱蜢

哈尼药名 · Albaol 阿包、啊苞;阿跌。

别名 · 蚂蚱,蝗虫。

来源 · 为蝗科昆虫中华稻蝗 *Oxya chinensis* Thunberg 的全虫。秋季捕捉,晒干或风干。

动物形态 · 体长圆形,长3~4 cm,黄绿色或绿色,有时黄褐色,有光泽,头顶有圆形凹窝,颜面中部沟深。复眼灰色,椭圆形,触角丝状,褐色。前胸发达,中部有横缝3条。前翅前缘部分呈绿色,余部褐色,腹黄褐色,雄体腹末端屈曲上。

生境分布 · 分布于云南省各地。多生活于水稻、玉米、高粱、甘蔗等田中,以及潮湿近水的草滩和田埂上。

哈尼族药用经验 · 味辛、甘,性温。祛风定惊,健脾运食。

(1)小儿急慢惊风:蚱蜢10只,煅存性研末,鸡内金10g。两味共研末混匀,分作20包,每日1包,或装胶囊服用。

(2)胃纳不佳,腹胀不思饮食:蚱蜢10只,草果10g,神曲10g。水煎服。

中医药用经验 · 味辛、甘,性温。归肺、肝、脾经。祛风解痉,止咳平喘。

25 蝴蝶

哈尼药名 · Alluzalbaol 阿卢扎包。

别名 · 黄凤蝶,茴香虫。

来源 · 为凤蝶科动物金凤蝶 *Papilio machaon* 的幼虫。夏、秋捕捉,捕得后,用酒醉死,文火焙干。

动物形态 · 成虫体色鲜黄,腹部背面有深黑色宽纵纹1条。翅鲜黄色,外缘及翅脉两侧深黑色。两性翅面斑纹无显著不同,唯雌蝶体型略大,翅面黑纹较宽。幼虫长圆筒形,体表光滑无毛,淡黄绿色,各节上中部有宽阔的黑色横带纹1条。后胸节及第1~8腹节上的黑条纹有间距略等的橙红色圆点6个,色泽鲜艳。

生境分布 · 分布于云南南部、东南部。寄生于茴香、胡萝卜、芹菜等伞形科植物上。

哈尼族药用经验 · 味甘、辛,性温。理气止痛。

胃痛,噎膈,小肠疝气:蝴蝶1~3只。配方用或研粉入散剂。

中医药用经验 · 味辛、甘,性温。归肝、胃经。理气,化瘀,止痛。

附注 ·

(1)胃热者忌服。

(2)同科动物花椒凤蝶 *Papilio xuthus* 的幼虫与本品功效相同。

(3)《红河天然药物》所载"阿卢扎包"为蓝凤蝶 *Menelaides protenor*。

26 瓦雀

哈尼药名 · Haqzal naqboq 哈扎那拔、铪渣那波;哈咋。

别名·山麻雀,家雀。

来源·为文鸟科动物麻雀 *Passer montanus* (Linnaeus)的肉体、粪便。四季均可捕捉,捕杀后,除去羽毛及内脏,取肉鲜用或焙干。

动物形态·小型鸟类。体长约 12 cm。嘴粗短,圆锥状,黑色。虹膜暗红褐色。额、后颈纯栗褐色。眼下缘、眼先、颏和喉的中部均黑色;颊、耳羽和颈侧白色,耳羽后部具有黑色斑块。上体砂褐色,翁和两肩密布黑色粗纹,并缀以棕褐色。两翅的小覆羽纯栗色,中和大覆羽黑褐而具白端,大覆羽更具棕褐色外缘;小翼羽、初级覆羽及全部飞羽均为黑褐色,各羽具有狭细的淡棕褐色边缘;外侧初级飞羽的缘纹,除第 1 枚外,其余羽基和近羽端两处,形稍扩大,成 2 道横斑状;内侧次级飞羽的缘纹较宽,棕色也较浓。尾暗褐色,羽缘较淡。胸和腹淡灰近白,沾有褐彩,两胁转为淡黄色,尾下覆羽较胁羽更淡。脚和趾均为黄褐色。

生境分布·分布于云南省各地。多栖于有人类活动的村寨附近、穴居墙、树洞及屋檐瓦隙中。

哈尼族药用经验·味甘,性温。温补肾阳,益气健脾。粪便:消积明目。

（1）阳痿,滑精:瓦雀 2 只,菟丝子 15 g,仙茅 15 g,雄蚕蛾 15 g。水煎服。

（2）小儿疳积,尿床:瓦雀 1 只,千针万线草 15 g。炖服。

（3）血崩带下:每次用数只瓦雀,炖服。

（4）疝气:白丁香(即瓦雀粪便)研粉,加适量红糖混合内服。

（5）风湿疼痛:瓦雀 1 只,豹骨 6 g,谷蚂蚱 7 只。白酒 500 mL 浸泡,每次服 10～15 mL。

（6）本品还可治目赤生翳,腰膝酸软,脾胃虚弱。

中医药用经验·味甘,性温。归肾、肺、膀胱

经。补肾壮阳,益精固涩。

附注·阴虚火旺者及孕妇禁服。

27 蟑螂

哈尼药名· Alpia aqma 阿帕阿玛、阿爬阿嘛;阿趴。

别名·渣蚂虫,灶蚂蚁,偷油婆,蜚蠊。

来源·为蜚蠊科动物美洲大蠊 *Periplaneta americana*(Linnaeus)的全虫。四季可捕捉,开水烫死,晒干或烘干。

动物形态·体长 4～5 cm,椭圆形而扁,红褐色,有光泽。头小,隐于前胸下,触角鞭状,超过翅的末端。前胸背圆形。翅发达,盖过腹部的末端,前翅较小,叶状,工质,有赤褐色的翅脉。后翅大,膜质,扇状。足长而侧扁。腹部各节后缘浓赤褐色。尾端有 2 长 2 短的尾毛,司嗅觉功用。

生境分布·分布于云南省各地。有饲养,多喜居于家室内,特别是温暖有食物的地方。

哈尼族药用经验·

（1）蜈蚣咬伤:蟑螂鲜品 1～2 只。捣烂,搽患处周围。

（2）无名肿痛:蟑螂鲜品适量,盐少许,共捣敷。

（3）疔疮:蟑螂鲜品适量,砂糖少许,共捣敷。亦可焙干为末,每次 1～3 只,温开水送服。

（4）脚气水肿,气喘,小便淋浊:蟑螂鲜品 1 只(焙干),萝卜子 1 g。共研末,酒送服,每日 2 次。

（5）小儿疳积:蟑螂鲜品焙干,每次服 1～2 只,每日 1 次。或鲜品 1～2 只,子母灰炮熟服。

（6）竹刺入肉:蟑螂鲜品 1 只。捣敷。

中医药用经验·味咸,性寒。归肝、脾、肾经。

散瘀,化积,解毒。

附注·

(1)孕妇忌服。

(2)同科动物东方蜚蠊 *Blatta orientalis* Linnaeus、澳洲蜚蠊 *Periplaneta australasiae* Fabricius 的全体与本品功效相同。

(3)蟑螂粪便,哈尼药名"阿瓢玛血",别名"放虫珠"。具有除积消痰的功效。

28 地龙

哈尼药名· Buqdeil 布德;布丁(红河);比蒂。

别名·蚯蚓,蛐蟮,曲虫,土蟺,赤虫。

来源·为钜蚓科动物参环毛蚓 *Pheretima aspergillum*(E. Perrier)的全体。广地龙春季至秋季捕捉,沪地龙夏季捕捉,及时剖开腹部,除去内脏及泥沙,洗净,晒干或低温干燥。

动物形态·体较大,长 110～380 mm,宽 5～12 mm。体背部灰紫色,腹面稍淡。前端较尖,后端较圆,长圆柱形。头部退化,口位在体前端。全体由 100 多个体节组成。每节有一环刚毛,刚毛圈稍白。第 14～16 节结构特殊,形成环带,无刚毛。雌性生殖孔 1 个位于第 14 节腹面正中,雄性生殖也 1 对位于第 18 节腹面两侧,受精囊孔 3 对位于 6～7、7～8、8～9 节间。

生境分布·分布于云南省各地。生于潮湿、疏松之泥土中。

哈尼族药用经验·味咸,性寒。清热平喘,平肝息风。

(1)高热狂躁:蚯蚓 15 g,3～5 枚鸡蛋蛋清。蚯蚓煎汤先服下,后服生鸡蛋清。

(2)关节疼痛:蚯蚓 15 g,生姜 10 g。水煎服。

(3)小便不通:蚯蚓 15 g,玉米须 20 g。水煎服。

(4)黄疸:蚯蚓 15 g,玉米须 20 g,大枣 20 g。水煎服。

(5)高血压:蚯蚓 20 g,玉米须 30 g。水煎服。

(6)上呼吸道感染:蚯蚓 10 g,臭灵丹 15 g,生姜 10 g。水煎服。

中医药用经验·味咸,性寒。归肝、脾、膀胱经。清热定惊,通络,平喘,利尿。

附注·

(1)脾胃虚寒不宜服,孕妇禁服。

(2)同科动物参通俗环毛蚓 *Pheretima vulgaris* Chen、威廉环毛蚓 *Pheretima guillelmi*(Michaelsen)或栉盲环毛蚓 *Pheretima pectinifera*(Michaelsen)的干燥体与本品功效相同。前一种习称"广地龙",后三种习称"沪地龙"。

29 露蜂房

哈尼药名· Biaqhovq 毕阿合;笔阿偶;把持;八所。

别名·蜂窝,蜂房。

来源·为胡蜂科昆虫黄星长脚黄蜂 *Polistes mandarinus* Saussure 或同属近缘昆虫的巢。全年可采,但以冬季为多。采得后,晒干或略蒸后除去死蜂死蛹后再晒干。

动物形态·雌蜂体形狭长,长 20～25 mm,呈黑色。头部三角形。复眼 1 对,暗褐色,分列于头之两侧;单眼 3 个,位于头之前上方。触角 1 对,细长弯曲,基部黑色,鞭节 12 节,呈赤褐色。颜面、头顶、后头、唇基、上颚及颊部都有黄褐色斑纹。胸部有刻点,前胸背部后缘及中胸背板中,有 2 条黄色纵线。翅 2 对,透明膜质,带赤色。前翅大,后翅小,静止时,其翅半开。翅基片及小盾片黑色,中央有两条黄褐色线。胸腹节呈黑色,有 4 条黄褐色纵线。足

3对,细长,5节,黄褐色,腹部呈纺锤形,两侧稍狭,第1腹节并入胸部,形成并胸腹节;第1腹节与第2腹节间紧缩成狭腰状。各节中央,有黑色纵线,尾端有能自由伸缩的毒针。春季产卵。幼虫乳白色,形略如蛆,头部小,节明显。

生境分布 · 分布于云南省南部以及东南部。群栖性,营巢于树木上或屋檐下。

哈尼族药用经验 · 味甘,性平,有毒。祛风,攻毒,杀虫。

(1)手足风痹:露蜂房50g,烧存性研细,大蒜100g,百草霜4.5g。同捣包敷。忌生冷荤腥。

(2)皮肤瘙痒:露蜂房2g,蝉蜕2g。同研为末,用酒10mL调匀,服用,每日2~3剂。

中医药用经验 · 味微甘,性平,有小毒。归肝、胃、肾经。祛风止痛,攻毒消肿,杀虫止痒。

附注 ·

(1)气血虚弱及肾功能不全者慎服。

(2)蜜蜂科中华蜜蜂 *Apis cerana* Fabr.的蜂房(哈尼药名"表阿欧")亦作本品用。

30 黑蚂蚁

哈尼药名 · Alwu' laldeiq deiqnav 阿乌拉得得纳、啊呜喇嘚嘚呐;阿活。

别名 · 黑蚁。

来源 · 为蚁科动物拟黑多翅蚁 *Polyrhachis vicina* Roger 的全体。四季可采,集于布袋内,开水烫死,晒干备用。

动物形态 · 体形较丝光褐林蚁小,工蚁体长约6mm,雄蚁体长6~7mm,雌蚁体长7~9mm。全体漆黑,平滑有光泽,头圆三角形。复眼1对,椭圆形,单眼3个,品字排列。触角屈膝状,12节。前胸背板甚发达,中胸背析较小。足3对,胸部和腹部相接处缩小成细柄状。有

向上的鳞片1枚;腹部5节。兵蚁与工蚁相似。雌蚁与雄蚁相似,均有翅,触角细长,不呈屈膝状。幼虫头胸部细小,腹部较宽,体黄白色,无足,蛹白色。

生境分布 · 分布于云南省红河南部、普洱、西双版纳等地。生于热带雨林、河谷地区,多呈球状做窝于树枝上。

哈尼族药用经验 · 味咸、辛,性平,有小毒。祛风除湿,消炎止痛。

(1)风湿性关节痛:黑蚂蚁50g,鸡血藤20g。泡酒1000mL,1个月后服用。

(2)疔疮肿痛,蛇伤:黑蚂蚁10~20g。研细后调水外敷。

中医药用经验 · 味咸,酸,性平。归肝、肾经。补肾益精,通经活络,解毒消肿。

附注 · 同科动物丝光褐林蚁 *Formica fusca* Linnaeus 与本品功效相同。

31 螃蟹

哈尼药名 · Alka 阿卡、阿咔。

别名 · 云南溪蟹。

来源 · 为溪蟹科动物云南溪蟹 *Potamon yunnanensis* Kemp 的全体。四季可捕捉,多鲜用。

动物形态 · 全体有甲壳,头胸部甲甚阔,腹甲扁平,屈折于胸下,有横纹,雄者小而尖,雌者大而圆。复眼位于背甲前缘的漤窝,有柄伸出。腮大,坚硬如齿,利于咀嚼。脚5对,第一对脚一大一小,形如钳子,能开合,用于自卫和取食。

生境分布 · 分布于云南省南部、东南部。多生活在水沟、水田、沼泽、溪流石下筑洞而居。

哈尼族药用经验 ·

(1)风湿骨痛,麻木瘫痪:鲜蟹2只,紫金皮10g,黑胡椒15粒,猪脚1只。共煮去渣,服

汤食肉。

（2）蜂蝎螫伤,疥癣,漆疮:螃蟹干壳烧存性研末,蜂蜜调搽。

（3）跌打损伤,脱白:鲜蟹 2 只(捣烂),松笔头 4～7 个,水、白酒各 50 mL,文火炖,分 3 次服。外用其渣捣敷。

（4）骨折:螃蟹鲜品全体适量。捣敷。

（5）小便频数,热涩刺痛,淋沥不畅,尿色黄赤混浊:螃蟹夹 15 g,大小狗响铃各 15 g,地板藤 15 g。水煎服,每日 1 剂,每日 3 次。

（6）寒湿痢疾,脾胃虚寒泄泻,腹中冷痛,呃逆:螃蟹 2～3 个,花椒或刺花椒 10 粒。将螃蟹捣碎水煎,花椒研末,用螃蟹汤冲服;也可将螃蟹焙干与花椒共研细末,用温开水冲服。每日 2 次,连服 3 日可愈。

附注·脾胃虚寒者及孕妇忌用。

32 干脚虫

哈尼药名· Hhaqma eelseil 阿玛欧塞。

别名·马陆,千脚虫,马轴。

来源·为圆马陆科动物约安巨马陆 *Prospirobolus joannsi* 的全虫。6—8 月捕捉,去净杂质、泥土,晒干或烘干。

动物形态·体长圆形,表面光滑。长约 12 cm,宽约 7 mm,全体由多数环节组成,从颈板,到肛节,约有体节 54 环节。头部两侧有许多单眼,集合成二团,形似复眼;触角 1 对,有毛长约 5 mm;口器包括大小腭各 1 对,小腭愈合成为腭唇。体背面黑褐色,后缘淡褐色,前缘盖住部分淡黄色;颈板半圆形,深褐色。第 2～4 节为胸部,每节各有步肢 1 对。第 5 节以下为腹部,除末节外,每节有步肢 2 对。雄虫在第 7 节上的步肢变为生殖肢。自第 6 背板后各体节的两侧,有臭腺孔。幼虫环节少,足仅 3 对,每蜕皮 1 次,则体节和足陆续增加。触之蜷曲

不动,并放恶臭气。

生境分布·分布于云南省红河、普洱、临沧等地。栖息于山崖阴面有腐殖质的草丛中或树阴凉处。

哈尼族药用经验·味辛,性温,有毒。破积,解毒。

（1）鼻息肉:千脚虫醋炙。研末,棉花蘸塞鼻孔内。

（2）扁桃体炎:千脚虫 3～6 g。研末,吹患处或煎服。

（3）疮毒:千脚虫鲜品适量。捣敷或炮制品研末调敷。

中医药用经验·味辛,性温,有毒。归心、肺经。破积,解毒,和胃。

附注·

（1）本品有毒,内服宜慎。

（2）《红河天然药物》中所载"阿玛欧赛"为山蚂科昆虫燕山蚂 *Spirobolus bungii*。

33 蜈蚣

哈尼药名· Hhaqma eelseil 阿玛欧色、啊嘛欧盛;拉度啊嘛生。

别名·百足虫,千足虫,金头蜈蚣,百脚。

来源·为蜈蚣科动物少棘蜈蚣 *Scolopendra subspinipes mutilans* L. Koch 的全虫。春、夏二季捕捉,用竹片插入头尾,绷直,干燥。

动物形态·躯干扁平细长,长达 20 cm,头及腹面黄褐色,背面红棕色,全身由多数环节构成,每一环节上生脚一对,末端具钩。呼吸孔开于环节两旁与气管相通。卵生,初孵化时仅具 6 节,后每蜕化一次,其环节与脚各增加一次;头部有单眼数只,鞭状触角 1 对。

生境分布·分布于云南省各地。栖居于潮湿阴暗处。

哈尼族药用经验·味辛,性温,气稍腥,有毒。

祛风定惊,镇痉,消肿解毒,散结止痛。

（1）小儿秃疮:鲜蜈蚣1条,食盐1g。浸于适量菜油内,1周后取油外涂患处。

（2）毒虫、毒蛇、毒兽咬伤肿痛:蜈蚣鲜品捣碎外敷伤口。或用适量菜油浸泡半月后用油外涂伤口。

（3）惊痫抽搐,痉挛,破伤风,淋巴结肿:蜈蚣(微火焙黄、去头、足剪段)1.5～4g。水煎服或研末,每周1～1.5g,温开水送服,每日1～2次。

中医药用经验·味辛,性温,有毒。归肝经。息风镇痉,攻毒散结,通络止痛。

附注·

（1）本品有毒,用量不宜过大。血虚生风者,小儿慢惊及孕妇忌用。

（2）同科动物墨江蜈蚣 *Scolopendra mojiangica*(哈尼药名"腊独腊玛生",为哈尼族特色习用药物)、多棘蜈蚣 *Scolopendra subspinipes mutilans*(Newport)与本品功效相同。

34 牛虻

哈尼药名· Aqmavq 阿蚂。

别名·牛苍蝇,牛蚊子,瞎虻虫。

来源·为虻科昆虫复带虻 *Tabanus bivittatus* 的雌性全虫。夏秋捕捉雌虫,捕后用沸水烫死,洗净,晒干。

动物形态·雌虻体长13～17mm,黄绿色。复眼大型,无细毛,中部有1条细窄的黑色横带。额黄色或略带浅灰色,头顶被有短毛。触角黄色,第3节肥大,基部具有粗钝的背突。唇基和颊黄灰色。下颚须第2节浅黄色,中胸背板、侧板、腹板灰黄色,被有黄色短毛,并杂有黑色或灰黄色长毛。翅透明无斑,平衡棒黄色。足3对,前足跗节及胫节端部黑色,中、后

足节的端部黑褐色。腹部暗黄灰色,第1—4腹节背板两侧有大的黄色斑点,中间有暗黄色纵带。腹部被有稠密的黄色或黄灰色短毛。腹面灰色,第1—3腹板的两侧黄色。雄虻形状相似,但体较小,复眼被有纤细的灰色短毛。

生境分布·分布于云南省各地。多居于草丛及树林中,遇家畜即叮咬吸血。

哈尼族药用经验·味苦,性凉,有毒。活血通经,破积逐瘀,通络。

（1）血滞经闭:牛虻0.3～0.6g。研粉,酒送服。

（2）治肿毒:牛虻与松香等分。研末,置膏药中贴患处。

（3）跌打瘀血:虻虫20只,牡丹皮30g。白酒适量浸泡服。

中医药用经验·味苦、微咸,性凉,有毒。归肝经。破血通经,逐瘀消症。

附注·

（1）无瘀积者,气血虚者,孕妇及月经期均禁服。

（2）同属昆虫金色虻 *Tabanus chrysurus*、三角牛虻 *Tabanus trigonus* 及鳖虻 *Tabanus trigeminus* 亦作本品使用。

35 青竹标

哈尼药名· Alnioq 阿略。

别名·竹叶青蛇,青竹丝。

来源·为蝰科动物竹叶青 *Trimeresurus stejnegeri*(Schmidt)的全体。春、夏间捕捉。捕得后,剖腹除去内脏,烘干。

动物形态·全长50～80cm,头部三角形,头顶覆盖许多小鳞,后头部小鳞微弱、起棱。吻鳞中等大,从背面可见。左右鼻间鳞小,由细鳞分开。上唇鳞10片,以第3鳞最大,第一上唇鳞与鼻鳞间有一缝合线;下唇鳞12～13片。

鼻鳞1片。圆形的鼻孔即位于其中；鼻鳞与颊窝间有小鳞片1～2片；眼上鳞较大，狭长形，由10片小鳞围着；左右眼上鳞之间有小鳞11～13片，少数为9或14片。体鳞23—21—15行，除最外一行光滑外，余部起棱。腹鳞159—171，肛鳞单一，尾下鳞60～74对。背面和侧面草绿色；体鳞的最外一行有一条鲜明的纵起白色条纹。头部青绿色，有的在头侧也有一条白纹，与体侧的白纹相接。腹面淡黄色。尾端红褐色或褐色。

生境分布 · 分布于云南省南部以及东南部。栖于山野和森林地带，常发现于山区的溪河边。

哈尼族药用经验 · 味甘、咸，有毒。祛风除湿，散疮毒。

（1）恶疮肿疖：青竹标用茶油浸泡，外搽。

（2）风湿性关节炎：青竹标浸酒内服兼外搽。

中医药用经验 · 味甘、咸，有毒。散疮毒。

附注 · 阴虚血亏者慎服，孕妇禁服。

36 团鱼

哈尼药名 · Byuqqulbyuqbial 别曲别巴；毕拔（红河）。

别名 · 甲鱼，鳖。

来源 · 为鳖科动物鳖 *Pelodiscus sinensis* Wiegmann 的背甲。全年均可捕捉，以秋、冬二季为多，捕捉后杀死，置沸水中烫至背甲上的硬皮能剥落时，取出，剥取背甲，除去残肉，晒干。

动物形态 · 体呈椭圆形，背面中央凸起，边缘凹入。腹背均有甲。头尖，颈粗长，吻突出，吻端有1对鼻孔。眼小，瞳孔圆形。颈基部无颗粒状疣；头颈可完全缩入甲内。背腹甲均无角质板而被有软皮。背面橄榄绿色，或黑棕色，

上有表皮形成的小疣，呈纵行排列；边缘柔软，俗称裙边。腹面黄白色，有淡绿色斑。背、腹骨板间无缘板接连。前肢5指，仅内侧3指有爪；后肢趾亦同。指、趾间具蹼。雄性体较扁，尾较长，末端露出于甲边；雌性相反。

生境分布 · 分布于云南省各地。生于湖泊、河流、池塘及水库等水域。

哈尼族药用经验 · 味咸，性寒。滋阴潜阳，软坚散结。

（1）腰肋痛：团鱼研末，每次服3g，温开水送服，酒引，每日2次。

（2）尿路结石，淋漓涩痛：团鱼研末，每次用3g，温开水送服，酒引，每日2次。

（3）痛疽不敛：团鱼烧存性，研末外敷。

（4）疟疾，脾肿大：团鱼10～15g。水煎服。

中医药用经验 · 味咸，性微寒。归肝、肾经。滋阴潜阳，软坚散结，退热除蒸。

附注 · 脾胃虚寒，食少便溏及孕妇禁服。

37 红娃娃

哈尼药名 · Ssolgovalnil 若果阿尼、偌果啊呢（红河）；一滴加铅。

别名 · 假蛤蚧。

来源 · 为蝾螈科疣螈属红瘰疣螈 *Tylototriton verrucosus* Anderson 的活体或内脏去除后的干燥体。夏秋季活动期可捕捉。

动物形态 · 两栖爬行动物。外形似蛤蚧，全体长10～20cm，腹背部宽1～3cm，尾细长渐尖，灰棕色，略扁直径约6mm。头呈圆形而扁，灰棕色，具活动眼睑，头背具"n"形棱嵴，背部棕褐色，体侧有14～16枚棕黄色的球状瘰疣。前足具4趾，后足5趾，无蹼及爪。

生境分布 · 分布于云南省红河、普洱、玉溪南部、西双版纳等地。多生活在海拔1000m以

上高山阴湿的林下、疏松土壤中,雨季喜游于水塘、沟渠中。

哈尼族药用经验·味甘,性温。滋补强壮,消疳健脾,伸筋止痛。

(1)小儿疳积,营养不良:红娃娃2只。同瘦肉共炖食。

(2)肾虚腰痛,老年性精气不足:红娃娃2只。每日炖服。

(3)坐骨神经痛:红娃娃4只,玉带草20g。泡酒500mL,每次服10～15mL。

(4)滋补强壮:红娃娃1条。除去内脏,配肉炖食,3日1次,9日为1个疗程。

(5)贫血,头昏头晕,失眠健忘,面色苍白,烦躁不安:红娃娃1条,螃蟹3只,落花生20g,核桃仁15g。研细炖肉服,每日1剂,每日2次。

中医药用经验·味甘,性温。滋补强壮,消疳健脾,伸筋止痛。

38 水蛭

哈尼药名·Xaldei aqxeivq 夏得阿协。

别名·蚂蝗,马鳖,肉钻子。

来源·为水蛭科动物蚂蟥 *Whitmania pigra* Whitman 的全体。夏、秋二季捕捉,用沸水烫死,晒干或低温干燥。

动物形态·呈扁平纺锤形,有多数环节,长4～10cm,宽0.5～2cm。背部黑褐色或黑棕色,稍隆起,用水浸后,可见黑色斑点排成5条纵纹;腹面平坦,棕黄色。两侧棕黄色,前端略尖,后端钝圆,两端各具1吸盘,前吸盘不显着,后吸盘较大。质脆,易折断,断面胶质状。气微腥。

生境分布·分布于云南省大部分地区。生于水田及沼泽中。

哈尼族药用经验·味咸苦,性平,有毒。破瘀,消肿,通经,止痛。

(1)寒湿性关节炎:水蛭1只。置于蜂蜜之中,促其分泌物渗出,捞出后饮用蜂蜜,每日2～3次。

(2)刀枪伤,外伤出血,肌腱裂伤:水蛭适量,焙黄研末,外敷。或用猪油将蚂蟥炸至焦黄色,研粉,每次服1.5～3g,酒引,每日2～3次。

(3)闭经,癥瘕腹痛,血滞:水蛭2g,当归10g,川芎10g。水煎服。

(4)湿疹,癣,疮:取活水蛭数条,放于大葱叶管内,取其分泌液外搽。

中医药用经验·味咸、苦,性平,有小毒。归肝经。破血,逐瘀,通经。

附注·

(1)体弱血虚,孕妇,妇女月经期,有出血倾向者及无瘀血者禁用。

(2)同科动物日本医蛭 *Hirudo nipponica*(Whitman)和柳叶蚂蟥 *Whitmania acranulata* 与本品功效相同。

(3)《红河天然药物》所载"夏得阿协"为水蛭科宽体金钱蛭 *Whitmania pigra*,与本品功效相同。

39 豪猪

哈尼药名·乎朴;秴铺;收铺。

来源·为豪猪科动物马来豪猪云南亚种 *Hystrix brachyura yunnanensis* 的棘刺、胃。捕杀后,拔取皮上的棘刺,烧炭存性。捕杀后,剖腹,取胃,洗净,鲜用或烘干。

动物形态·身长60～70cm,尾长约8cm,体重9～11kg。体形粗肥,全身棕褐色。身体的背面密被棕色长刺,体后部背面的刺特别粗长,可达20cm以上,直径约6mm,呈纺锤形,中空,乳白色,中间1/3为浅褐色区,刺上有许多细长纹。额部到颈背中线部位有一条白色纵纹,为末端白色的长刺所形成。肩部至颌下有一些尖端白色的刺,形成一个半圆形的"白领"。四肢及体腹面的刺短小,近棕色,略软。臀后部长刺较集中,尾甚短,几隐没于刺中,全身硬刺下被有稀疏的长白毛。

生境分布 · 分布于云南省各地。栖息于山坡、草地或密林中洞居。

哈尼族药用经验 ·

(1) 高热:豪猪毛用火烤黄,碾粉冲开水服,每日 3 次,1 次 5 g,3 日为 1 个疗程。

(2) 胃出血,十二指肠球部溃疡出血,临床见呕血,黑便,或显微镜检查出现隐血:豪猪胃10 g,穿山甲壳 10 g,鸡内金 10 g,砂仁 10 g。焙干研粉混匀,每次服 6 g,每日 2 次,用温开水冲服。

(3) 胃病:胃 1 个(下午杀死豪猪取出胃,不破开,连其内食物一起)。整个胃放入 50 ℃的包谷酒中,7 日后服用,每日 3 次,1 次20 mL,3 日为 1 个疗程。

中医药用经验 · 棘刺:味苦,性平。归脾、胃经。行气止痛,解毒消肿。胃:味甘,性寒。归肝,肾经。清热利湿,行气止痛。

附注 · 同科动物豪猪 *Hystrix hodgsoni*,亦可作本品用。

40 熊胆

哈尼药名 · 哈母培库、哈姆裴库;哈烘。

来源 · 为熊科动物黑熊 *Selenarctos thibetanus* G. Cuvier 的胆囊。一般于冬季捕捉,捕获后,剖腹取胆,割时先将胆口扎紧,割取后小心剥去胆囊外附着的油脂,用木板夹扁,悬挂于通风处阴干,或置石灰缸中干燥。不宜晒干或烘干,以防腐臭。

动物形态 · 体长 1.5～1.7 m,尾长 10～16 cm,体重 130～250 kg。身体肥大,头宽,吻部略短,

耳大而圆,被长毛,颈侧毛尤长。四肢粗壮;5趾均有爪,前足爪长于后足爪;前足腕部肉垫和掌部肉垫相接,相接间有棕色短毛分隔;后足跖部肉垫肥厚,其内侧无距毛。全身被黑毛,毛基灰黑色,毛尖乌黑,绒毛灰黑色。面部毛近于棕黄色,下颏白色。胸部有一明显的新月形白斑。

生境分布 · 分布于云南省各地。有饲养,栖息于混交林或阔叶林中,一般居于山上的石洞或大树洞中。

哈尼族药用经验 ·

(1) 热病:熊胆 0.2 g 左右。放入温开水中服用,每日 1 次,3 日为 1 个疗程。

(2) 痔疮出血,肿痛:熊胆、麝香,以 1∶2剂量比,用温开水调和擦于肛门处。

(3) 乙型肝炎,肝硬化:金钱草 30 g,生何首乌 20 g,三台红花 10 g,大黄 5 g,郁金 5 g,海金沙 30 g,茯苓 30 g,大防风 10 g。用上方煎汤后冲兑熊胆粉 1 g,每日 1 剂,分 3 次服,连服21 日为 1 个疗程。

中医药用经验 · 味苦,性寒。归肝、胆、心、胃经。清热解毒,平肝明目,杀虫止血。

附注 ·

(1) 虚证禁服。

(2) 同科动物马熊 *Ursus pruinosus* 和棕熊 *Ursus arctos arctos* Linnaeus 的胆囊亦可作本品用。

41 野猪

哈尼药名 · 牙提。

来源 · 为猪科动物野猪 *Sus scrofa* Linnaeus 的蹄甲。捕杀后,割取四蹄,去毛洗净,鲜用。

动物形态 · 体长约 1～2 m,体重约 150 kg,最大的雄猪可达 250 kg,雄比雌大。外形与家猪相似,吻部十分突出。雄猪的犬齿特别发达,

上、下颌犬齿皆向上翘,称为獠牙,露出唇外;雌猪獠牙不发达。四肢较短。尾细。躯体被有硬的针毛,背上鬃毛发达,长约 14 cm,针毛与鬃毛的毛尖大都有分叉。毛色一般为棕黑色,面颊和胸部杂有黑白色毛。幼猪躯体呈淡黄褐色,背部有 6 条淡黄色纵纹,俗称"花猪"。

生境分布・分布于云南省各地。多栖息于灌木丛、较潮湿的草地,或阔叶及混交林中。

哈尼族药用经验・

热病:野猪蹄甲粉 10 g,牙粉 5 g。开水冲服,每日 1 次,3 日为 1 个疗程。

中医药用经验・味甘,性平。归肺、肝经。祛风通痹,解毒托疮。

附注・家猪 *Sus scrofa domesticus* 可代替本品用。便秘:瘦猪肉 100 g,丝瓜(杯巴)500 g。切薄片加猪油略炒,加水 1 000 mL 煮熟,作菜服用,每日 1~2 次。

42 乌龟

哈尼药名・毕期、比起;白布。

来源・为龟科乌龟 *Chinemys reevesii* Gray 的背甲及腹甲。全年均可捕捉,以秋、冬二季为多,捕捉后杀死,剥取背甲及腹甲,除去残肉,称为"血板"。或用沸水烫死,剥取背甲及腹甲,除去残肉,晒干者,称为"烫板"。

动物形态・背甲及腹甲由甲桥相连,背甲稍长于腹甲,与腹甲常分离。背甲呈长椭圆形拱状;外表面棕褐色或黑褐色,脊棱 3 条;颈盾 1 块,前窄后宽,椎盾 5 块,第 1 椎盾长大于宽或近相等,第 2—4 椎盾宽大于长;肋盾两侧对称,各 4 块;缘盾每侧 11 块;臀盾 2 块。腹甲呈板片状,近长方椭圆形;外表面淡黄棕色至棕黑色,盾片 12 块,每块常具紫褐色放射状纹理,腹盾、胸盾和股盾中缝均长,喉盾、肛盾次之,肱盾中缝最短;内表面黄白色至灰白色,有的略带血迹或残肉,除净后可见骨板 9 块,呈锯齿状嵌接;前端钝圆或平截,后端具三角形缺刻,两侧残存呈翼状向斜上方弯曲的甲桥。

生境分布・分布于云南省各地。生于河流、池塘。

哈尼族药用经验・退高热:乌龟用火烤黄,研细,温开水送服,每日 3 次,1 次 10 g,6 日为 1 个疗程。

中医药用经验・味咸、甘,性微寒。归肝、肾、心经。滋阴潜阳,益肾强骨,养血补心,固经止崩。

第三章

文献记载哈尼药

　　本章收录的哈尼药出现在《云南植物志》、《中国哈尼族医药》、《中国民族药志要》、《中国民族药志》、《云南民族药志》(第一卷—第五卷)、《云南省志·卷七十·医药志》、《云南省中药材标准》(第一册~第七册)、《云南省中药饮片标准》(第一册~第二册)等参考文献或野外调研报告中。此类哈尼药有哈尼药名,但哈尼族药用经验、处方、使用禁忌等信息缺失,部分药物来源待考证。进一步挖掘整理和完善此类哈尼药的基原植物、药用经验等是未来哈尼族药物规范化研究工作的主要内容之一。

1 大驳骨

哈尼药名·傲呗豪闷那期(普洱)。

来源·为爵床科鸭嘴花属鸭嘴花 Adhatoda vasica 的全株。

2 老鼠牛角

哈尼药名·查何啊叉(普洱)。

来源·为夹竹桃科香花藤属云南香花藤 Aganosma cymosa 的根、叶。

3 花麻蛇

哈尼药名·甲魔(红河)。

来源·为天南星科魔芋属花魔芋 Amorphophallus konjac 的球状块茎。

4 一见喜

哈尼药名·哈赤。

来源·为爵床科穿心莲属穿心莲 Andrographis paniculata 的全草、叶。

5 花叶开唇兰

哈尼药名·美那奇(普洱)。

来源·为兰科开唇兰属金线兰 Anoectochilus roxburghii var. 的全草。

6 滇银柴

哈尼药名·喜呢饶(普洱)。

来源·为叶下珠科银柴属云南银柴 Aporosa yunnanensis 的枝叶。

7 杏

哈尼药名·波玛石木阿能(红河)。

来源·为蔷薇科杏属杏 Armeniaca vulgaris 的果实。

8 黄芪

哈尼药名·傲马哈那期(普洱)。

来源·为豆科黄芪属蒙古黄耆 Astragalus mongholicus 的根。

9 白术

哈尼药名·奇呐纳气(普洱)。

来源·为菊科苍术属白术 Atractylodes macrocephala 的根茎。

10 蛇菰

哈尼药名·柴木罗那奇(普洱)。

来源·为蛇菰科蛇菰属蛇菰 Balanophora fungosa 的全株。

11 普洱蛇菰

哈尼药名·柴木罗纳气(普洱)。

来源·为蛇菰科蛇菰属印度蛇菰 Balanophora indica 的全株。

12 勾儿茶

哈尼药名·通气香阿比(普洱)。

来源·为鼠李科勾儿茶属多花勾儿茶 Berchemia floribunda 的根、根皮、叶。

13 老鸦胆

哈尼药名·豪那奇(普洱)。

来源·为苦木科鸦胆子属鸦胆子 *Brucea javanica* 的全株。

14 喜树

哈尼药名·路数(普洱)。

来源·为蓝果树科喜树属喜树 *Camptotheca acuminata* 的树皮、果实、叶。

15 红花

哈尼药名·扰迷拿奇(普洱)。

来源·为菊科红花属红花 *Carthamus tinctorius* 的干燥花。

16 云南樱桃

哈尼药名·阿艾阿斯。

来源·为蔷薇科樱属云南樱桃 *Cerasus yunnanensis* 的叶。

17 灰条菜

哈尼药名·割虾倭牛(红河)。

来源·为苋科藜属藜 *Chenopodium album* 的全草。

18 花斑叶

哈尼药名·啊查博格(普洱)。

来源·为葡萄科白粉藤属青紫葛 *Cissus javana* 的全株。

19 猫须草

哈尼药名·奥尼麦吃(普洱);额尼脉赤。

来源·为唇形科肾茶属肾茶 *Clerodendranthus spicatus* 的全草。

20 铺地蜈蚣

哈尼药名·地锅耙。

来源·为蔷薇科栒子属小叶栒子 *Cotoneaster microphyllus* 的全株。

21 苦丁茶

哈尼药名·傲骨那期(普洱)。

来源·为金丝桃科黄牛木属红芽木 *Cratoxylum formosum* subsp. *pruniflorum* 的根、树皮、叶。

22 子楝树

哈尼药名·丑负尔虚(普洱)。

来源·为桃金娘科子楝树属子楝树 *Decaspermum gracilentum* 的枝叶。

23 金弓石斛

哈尼药名·仔谷谱纳奇杜妹(普洱)。

来源·为兰科石斛属鼓槌石斛 *Dendrobium chrysotoxum* 的全株。

24 鱼藤

哈尼药名·输那;树那(普洱)。

来源·为豆科鱼藤属大鱼藤树 *Derris robusta* 的根、藤茎、叶。

25 鸡骨常山

哈尼药名·窝逼逼里;过摆留。

来源·为绣球花科常山属常山 *Dichroa febrifuga* var. *febrifuga* 的根。

26 蛇泡

哈尼药名·莪萝玛能能玛(红河);了罗恁能嘛。

来源·为蔷薇科蛇莓属蛇莓 *Duchesnea indica* 的全草。

27 刺五加

哈尼药名·贡汉(红河);啾朵。

来源·为五加科五加属刺五加 *Eleutherococcus senticosus* 的全草。

28 大树跌打

哈尼药名·毛病冒麽纳气(普洱)。

来源·为大戟科黄桐属黄桐 *Endospermum chinense* 的皮、枝。

29 枇杷叶

哈尼药名·榄厚阿帕(红河)。

来源·为蔷薇科枇杷属枇杷 *Eriobotrya japonica* 的叶。

30 岗柃

哈尼药名·目屁得戏(普洱)。

来源·为五列木科柃属柃木 *Eurya japonica* 的叶、根。

31 小霸王

哈尼药名·奇负纳气(普洱)。

来源·为大戟科海漆属云南土沉香 *Excoecaria acerifolia* var. *acerifolia* 的全株。

32 红背桂花

哈尼药名·奥妮妮而息(普洱)。

来源·为大戟科海漆属红背桂 *Excoecaria cochinchinensis* 的全株。

33 云南刺篱木

哈尼药名·孤竹荔枝(普洱)。

来源·为杨柳科刺篱木属云南刺篱木 *Flacourtia jangomas* 的枝叶、果实。

34 白酒泡

哈尼药名·莪萝玛能能然(红河)。

来源·为蔷薇科草莓属黄毛草莓 *Fragaria nilgerrensis* 的全草。

35 白蜡树

哈尼药名·乌除墨水(普洱)。

来源·为木犀科梣属白蜡树 *Fraxinus chinensis* 的枝叶、树皮。

36 大叶竹节树

哈尼药名·熬及那首(普洱)。

来源·为藤黄科藤黄属大苞藤黄 *Garcinia bracteata* 的树皮、枝叶。

37 栀子

哈尼药名 · 早波儿惜(普洱);糟粕而习。

来源 · 为茜草科栀子属栀子 Gardenia jasminoides 的干燥成熟果实、根。

38 地宝兰

哈尼药名 · 点乌严稀(普洱)。

来源 · 为兰科地宝兰属地宝兰 Geodorum densiflorum 的全草。

39 山小橘

哈尼药名 · 豪纳气(普洱)。

来源 · 为芸香科山小橘属山小橘 Glycosmis pentaphylla 的全株。

40 玫瑰茄

哈尼药名 · 熬虚序须枣(普洱)。

来源 · 为锦葵科木槿属玫瑰茄 Hibiscus sabdariffa 的根、果、种子。

41 朱顶红

哈尼药名 · 掐把。

来源 · 为石蒜科朱顶红属朱顶红 Hippeastrum rutilum 的叶。

附注 · 哈尼族特色习用药物。

42 厚朴

哈尼药名 · 稍格那期(普洱)。

来源 · 为木兰科厚朴属厚朴 Houpoea

officinalis 的根皮、枝皮。

43 拐枣

哈尼药名 · 吃苦腊鲁(红河)。

来源 · 为鼠李科枳椇属枳椇 Hovenia acerba 的根、叶、果。

44 野八角

哈尼药名 · 傲虚阿爷(普洱)。

来源 · 为五味子科八角属滇西八角 Illicium merrillianum 的根、全株。

45 扁竹兰

哈尼药名 · 艾玛各浦(红河)。

来源 · 为鸢尾科鸢尾属扇形鸢尾 Iris wattii 的根茎。

46 龙船花

哈尼药名 · 阿爷兆(普洱);啊爷呢(普洱)。

来源 · 为茜草科龙船花属龙船花 Ixora chinensis 的根、茎、叶、花。

47 红虾衣花

哈尼药名 · 俺爷爷绰(普洱)。

来源 · 为爵床科爵床属虾衣花 Justicia brandegeeana 的全草。

48 小驳骨

哈尼药名 · 傲母那奇(普洱)。

来源 · 为爵床科爵床属小驳骨 Justicia

gendarussa 的全株。

tus 的根、叶。

49 蕊木

哈尼药名·酷磨那期(普洱)。
来源·为夹竹桃科蕊木属蕊木 *Kopsia arborea* 的树皮、果实、叶。

50 白扁豆

哈尼药名·恰尼阿贝(红河)。
来源·为豆科扁豆属扁豆 *Lablab purpureus* 的种子。

51 台乌

哈尼药名·奥兹米妮腊唔(普洱)。
来源·为樟科山胡椒属乌药 *Lindera aggregata* 的根。

52 灵香草

哈尼药名·脑株喔虚(普洱)。
来源·为报春花科珍珠草属灵香草 *Lysimachia foenum-graecum* 的地上全草。

53 黄心樟

哈尼药名·向掌喔虚(普洱)。
来源·为樟科润楠属黄心树 *Machilus gamblei* 的根皮、树皮、叶。

54 毛果桐

哈尼药名·唔除利那期(普洱)。
来源·为大戟科野桐属毛桐 *Mallotus barba-*

55 定心藤

哈尼药名·啊查渣树(普洱)。
来源·为茶茱萸科定心藤属定心藤 *Mappianthus iodoides* 的藤、茎。

56 滇南美登木

哈尼药名·露珠尔虚(普洱);绿株贰嘘。
来源·为卫矛科美登木属滇南美登木 *Maytenus austroyunnanensis* 的全株。

57 美登木

哈尼药名·露珠尔序(普洱)。
来源·为卫矛科美登木属美登木 *Maytenus hookeri* 的全株。

58 山橙

哈尼药名·尔池喔虚(普洱)。
来源·为夹竹桃科山橙属普洱山橙 *Melodinus cochinchinensis* 的藤茎。

59 大果巴戟

哈尼药名·凉啊奇(普洱)。
来源·为茜草科巴戟天属大果巴戟 *Morinda cochinchinensis* 的根。

60 野香薷

哈尼药名·落妮妮吸(普洱)。
来源·为唇形科石荠苎属小花荠苎 *Mosla*

cavaleriei 的叶、根。

61 毛花红钮子

哈尼药名·芽促芽造(普洱)。
来源·为葫芦科帽儿瓜属帽儿瓜 *Mukia maderaspatana* 的全草。

62 树葱

哈尼药名·阿波生崩(普洱);阿拔舌波。
来源·为兰科拟毛兰属指叶拟毛兰 *Mycaranthes pannea* 的全草。

63 荷叶

哈尼药名·乌确洛虎阿爬(红河)。
来源·为莲科莲属莲 *Nelumbo nucifera* 的叶、果实。

64 紫草

哈尼药名·尼埃阿期(红河)。
来源·为紫草科滇紫草属昭通滇紫草 *Onosma cingulatum* 的根。

65 罂粟

哈尼药名·洋严(红河)。
来源·为罂粟科罂粟属罂粟 *Papaver somniferum* 的果壳。

66 越南叶下珠

哈尼药名·怕塔儿序(普洱)。
来源·为叶下珠科叶下珠属越南叶下珠

Phyllanthus cochinchinensis 的全株。

67 常绿苦木

哈尼药名·势力耳子(普洱)。
来源·为苦木科苦木属中国苦树 *Picrasma chinensis* 的全株。

68 清香木

哈尼药名·央拿逡。
来源·为漆树科黄连属清香木 *Pistacia weinmanniifolia* 的树皮、叶、木质茎。

69 豌豆

哈尼药名·迪额。
来源·为豆科豌豆属豌豆 *Pisum sativum* 的根。

70 羊脆木

哈尼药名·露珠大萨(普洱)。
来源·为海桐科海桐属羊脆木 *Pittosporum kerrii* 的根、树皮。

71 桔梗

哈尼药名·俺爷爷兆(普洱)。
来源·为桔梗科桔梗属桔梗 *Platycodon grandiflorus* 的根。

72 兰花丹

哈尼药名·自此诺纳奇(普洱)。
来源·为白花丹科白花丹属蓝花丹 *Plumbago*

auriculata 的根、叶。

fortuneana 的根、叶、果实。

73 鸡蛋花

哈尼药名·阿朱呐也。
来源·为夹竹桃科鸡蛋花属鸡蛋花 *Plumeria rubra* 'Acutifolia' 的花、树皮。

74 金牛草

哈尼药名·佛手那奇(普洱)。
来源·为远志科远志属华南远志 *Polygala chinensis* 的全草。

75 香蓼

哈尼药名·从慈(普洱)。
来源·为蓼科萹蓄属毛蓼 *Polygonum barbatum* 的全草。

76 黑果茶

哈尼药名·啊木麻达子(普洱)。
来源·为山茶科大头茶属黄药大头茶 *Polyspora chrysandra* 的根、树皮、花。

77 山壳骨

哈尼药名·喔马首那期(普洱)。
来源·为爵床科山壳骨属多花山壳骨 *Pseuderanthemum polyanthum* 的全株。

78 火棘

哈尼药名·熙陌陌尼。
来源·为蔷薇科火棘属火棘 *Pyracantha*

79 使君子

哈尼药名·比蒂那期(普洱)。
来源·为使君子科使君子属使君子 *Quisqualis indica* var. *indica* 的成熟果实。

80 玫瑰

哈尼药名·阿共甲艳(红河);阿共阿艳(红河)。
来源·为蔷薇科蔷薇属玫瑰 *Rosa rugosa* 的根、花。

81 大红黄泡

哈尼药名·阿雌坡爬(红河)。
来源·为蔷薇科悬钩子属大乌泡 *Rubus pluribracteatus* 的根、叶。

82 紫丹参

哈尼药名·矮嘟嘟特(普洱)。
来源·为唇形科鼠尾草属丹参 *Salvia miltiorrhiza* 的根。

83 槐叶决明

哈尼药名·诺比啊爷首(普洱)。
来源·为豆科决明属槐叶决明 *Senna sophera* 的全株。

84 草决明

哈尼药名·腰子纳气(普洱)。

来源·为豆科决明属决明 *Senna tora* 的种子。

paniculata 的花、叶、根、嫩尖。

85 松叶防风

哈尼药名·好草赌庄(普洱)。
来源·为伞形科西风芹属松叶西风芹 *Seseli yunnanense* 的根。

86 铜钱麻黄

哈尼药名·估旧豌豆(普洱);菰臼宛都。
来源·为豆科宿苞豆属宿苞豆 *Shuteria involucrata* 的根。

87 豨莶

哈尼药名·亚麻洛奇(普洱)。
来源·为菊科豨莶属豨莶 *Mukia sigesbeckia orientalis* 的全草。

88 青树跌打

哈尼药名·实时质那奇(普洱)。
来源·为桑科鹊肾树属假鹊肾树 *Streblus indicus* 的树皮。

89 叉花草

哈尼药名·奇诺那期(普洱)。
来源·为爵床科马蓝属叉花草 *Strobilanthes hamiltoniana* 的全株。

90 白檀

哈尼药名· Moqmiqsuf 墨明树。
来源·为山矾科山矾属白檀 *Symplocos*

91 狗牙花

哈尼药名·傲科熬粥(普洱)。
来源·为夹竹桃科山辣椒属狗牙花 *Tabernaemontana divaricata* 的全株。

92 土人参

哈尼药名·复吸参(普洱)。
来源·为土人参科土人参属土人参 *Talinum paniculatum* 的全株。

93 蒲公英

哈尼药名·阿克莪罕(红河)。
来源·为菊科蒲公英属蒲公英 *Taraxacum mongolicum* 的全草。

94 红豆杉

哈尼药名·阿授阿波。
来源·为红豆杉科红豆杉属红豆杉 *Taxus wallichiana* var. *chinensis* 的根、叶。

95 夹竹桃

哈尼药名·拉吧啊耶耶(普洱);喇叭阿叶噎。
来源·为夹竹桃科黄花夹竹桃属黄花夹竹桃 *Thevetia peruviana* 或夹竹桃 *Nerium oleander* 的全株。

96 山牵牛

哈尼药名·啊爷爷那(普洱)。

来源 · 为爵床科山牵牛属山牵牛 *Thunbergia grandiflora* 的全株。

97 麦芽

哈尼药名 · 霉子阿石（红河）。
来源 · 为禾本科小麦属普通小麦 *Triticum aestivum* 的发芽种子。

98 大荨麻

哈尼药名 · 尼浩丕来（普洱）。
来源 · 为荨麻科荨麻属滇藏荨麻 *Urtica mairei* 的全草。

99 小藜芦

哈尼药名 · 能含含仙赛（红河）。
来源 · 为藜芦科藜芦属蒙自藜芦 *Veratrum mengtzeanum* 的根、全草。

100 大叶斑鸠菊

哈尼药名 · 明独独呢（红河）。
来源 · 为菊科铁鸠菊属大叶斑鸠菊 *Vernonia saligna* 的根。

101 三叶蔓荆

哈尼药名 · 误读那奇（普洱）。
来源 · 为唇形科牡荆属蔓荆 *Vitex trifolia* 的全株。

102 水锦树

哈尼药名 · 阿差玛尼（普洱）。

来源 · 为茜草科水锦树属水锦树 *Wendlandia uvariifolia* 的枝叶、根。

103 大枣

哈尼药名 · 阿石（红河）。
来源 · 为鼠李科枣属枣 *Ziziphus jujuba* 的树皮、果实。

104 河虾

哈尼药名 · 洛巴阿崩。
来源 · 为长臂虾科日本沼虾 *Macrobrachium nipponense*（de Haan）的全体。

105 蝎子

哈尼药名 · 鲁卡欧先。
来源 · 为钳蝎科东亚钳蝎 *Buthus martensii* Karsch 的全体。

106 赤麂

哈尼药名 · 哈刺。
来源 · 为鹿科赤麂 *Muntiacus muntjak* 的鹿蹄、鹿角。

107 鹅

哈尼药名 · 奥姆。
来源 · 为鸭科家鹅 *Anser cygnoides domestica* Brisson 的胆、鹅掌、鹅蛋。

108 黄胸鼠

哈尼药名 · 吱查；吱锲。

来源 · 为鼠科黄胸鼠 *Rattus flavipectus* (Milne-Edwards)的肉。

109 山羊

哈尼药名 · 阿剌。
来源 · 为牛科山羊 *Capra hircus* Linnaeus 的角、胆。

110 蛇蜥

哈尼药名 · 哦伙。
来源 · 为蛇蜥科脆蛇蜥 *Ophisaurus harti* Boulenger 的全体。

111 四脚蛇

哈尼药名 · 泵噬。
来源 · 为石龙子科石龙子 *Eumeces chinensis* (Gray)的全体。

112 象

哈尼药名 · 丫嘛。
来源 · 为象科亚洲象 *Elephas maximus* Linneaus 的皮。

113 鸭

哈尼药名 · 阿扁。
来源 · 为鸭科家鸭 *Anas domestica* Linnaeus 的卵壳。

114 家猪

哈尼药名 · 啊阿。
来源 · 为猪科猪 *Sus scrofa domestica* Brisson 的全体。

索 引

· 基原拉丁名索引 ·

• 哈尼药名索引 •

· 药材中文名索引 ·

参考文献

［1］国家药典委员会.中华人民共和国药典:一部[M].2020版.北京:中国医药科技出版社,2020.
［2］国家药典委员会.中华人民共和国药典:一部[M].2015版.北京:中国医药科技出版社,2015.
［3］国家药典委员会.中华人民共和国药典:一部[M].2010版.北京:中国医药科技出版社,2010.
［4］云南省食品药品监督管理局.云南省中药材标准:第一册—第七册[M].2005版.昆明:云南美术出版社,2005.
［5］云南省食品药品监督管理局.云南省中药饮片标准:第一册—第二册[M].2005版.昆明:云南美术出版社,2005.
［6］中国科学院中国植物志编辑委员会.中国植物志[M].北京:科学出版社,2004.
［7］中国科学院昆明植物研究所.云南植物志[M].北京:科学出版社,2006.
［8］云南省志医药志编纂委员会.云南省志卷七十医药志[M].昆明:云南人民出版社,1995.
［9］贾敏如,李星炜.中国民族药志要[M].北京:中国医药科技出版社,2005.
［10］卫生部药品生物制品检定所,云南省药品检验所.中国民族药志(第一卷)[M].北京:人民卫生出版社,1984.
［11］云南药物研究所,云南省民族药工程技术研究中心.云南民族药志第一卷—第五卷[M].昆明:云南民族出版社,2012.
［12］云南省玉溪地区药品检验所,元江哈尼族彝族傣族自治县药检所.元江哈尼族药[M].元江:云南省玉溪地区药品检验所.
［13］何建疆,黄晴岚.中国哈尼族医药[M].昆明:云南民族出版社,1999.
［14］阿海,王有柱,里二.西双版纳哈尼族医药[M].昆明:云南民族出版社,1999.
［15］红河州药学会,红河州食品药品监督管理局.红河天然药物第一卷[M].蒙自:红河州药学会,2013.
［16］付开聪,张绍云,侯风飞,等.哈尼族药用植物[M].北京:中医古籍出版社,2015.
［17］付开聪,张绍云,侯风飞.哈尼族医药[M].昆明:云南民族出版社,2012.
［18］付开聪,张绍云.哈尼族医药单验方精选.一[M].昆明:云南民族出版社,2013.
［19］陈祖琨,汪晓杰.哈尼族单验方[M].昆明:云南科技出版社,2013.
［20］杨久云,诸锡斌.哈尼族传统药物探究[M].北京:中国科学技术出版社,2015.
［21］国家中医药管理局中华本草编委会.中华本草[M].上海:上海科学技术出版社,1999.
［22］南京中医药大学.中药大辞典[M].上海:上海科学技术出版社,2006.
［23］全国中草药汇编编写组.全国中草药汇编[M].北京:人民卫生出版社,1982.
［24］黎光南.云南中药志第Ⅰ卷[M].昆明:云南科技出版社,1990.
［25］云南省药物研究所.云南重要天然药物[M].昆明:云南科技出版社,2006.
［26］罗日泽,罗东波.中国少数民族民间验方精选[M].南宁:广西民族出版社,2004.

［27］里二,郭邵荣.哈尼族药用野菜［J］.中国民族民间医药,1994,8：14－15.

［28］里二,郭邵荣.哈尼族保健茶用植物［J］.中药材,1994,18(8)：385－386.

［29］李文科.云南金平哈尼族民间特色医药方简介［J］.中国民族民间医药,1999,36：27－28.

［30］杨国才.哈尼族代表药20味简介［J］.中国民族民间医药,1999,38：154－155.

［31］王云娇,彭朝忠.哈尼族民间验方录［J］.中国民族医药,2001,7(1)：27.

［32］彭朝忠,里二,管燕红.哈尼族民间药用动物收集［J］.中国民族民间医药,2006,82：279－280.

［33］彭朝忠,段立胜,祁建军,等.元阳哈尼族治疗肾炎验方录［J］.中国民族民间医药,2008,18(24)：11.

［34］彭朝忠,祁建军,李先恩.澜沧哈尼民间验方录［J］.中国民族民间医药,2009,18(24)：11.

［35］谢赛凤.浅谈哈尼族医药治疗痛经［C］//第八届云南省科协学术年会论文集专题五：医药与健康,2018.